# 质子和碳离子的肿瘤放射治疗

## 上海市质子重离子医院建院10年总结

蒋国梁　郭小毛　主编

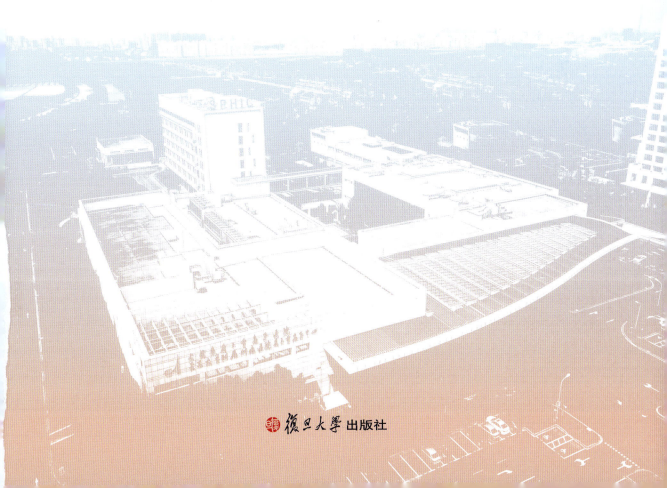

复旦大学出版社

# 编委会名单

## 主 编
蒋国梁　郭小毛

## 副主编
（按姓氏笔画排序）

孔　琳　吴开良　赵静芳　章　青　Michael F. Moyers

## 编　委
### 上海市质子重离子医院
（按姓氏笔画排序）

| | | | | | |
|---|---|---|---|---|---|
| 王孝娃 | 王　岚 | 王　征 | 王巍伟 | 尤　丹 | 孔　琳 |
| 卢　艳 | 包慈航 | 邢　影 | 刘晓莉 | 刘　鹏 | 孙家耀 |
| 李永强 | 李　杰 | 李　萍 | 李雅琪 | 杨　昱 | 肖　梅 |
| 吴开良 | 沈庄明 | 张利嘉 | 张莉雯 | 陈　剑 | 茅静芳 |
| 明　雪 | 周　丹 | 赵静芳 | 胡集祎 | 胡微煦 | 高　晶 |
| 郭小毛 | 诸葛立荣 | 黄清廷 | 盛尹祥子 | 麻宁一 | 章　青 |
| 蒋国梁 | 程竞仪 | 蔡　昕 | Michael F. Moyers | Nicki Schlegel | |

### 中国科学院应用物理研究所
夏晓彬

### 复旦大学放射医学研究所
邵春林　王　芸　蒋奉娟

### 西门子医疗系统有限公司
赵　扬

# 主编简介

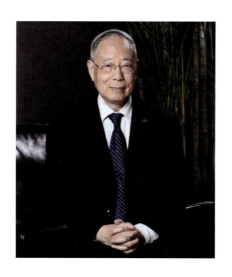

**蒋国梁** 上海市质子重离子医院临床技术委员会主任。1970年上海第一医学院本科毕业，1983年上海医科大学硕士研究生毕业；曾在美国 M.D. Anderson 肿瘤中心放疗科博士后学习和工作6年。从事放疗临床和放射生物学研究50余年，曾任复旦大学附属肿瘤医院放疗科主任、院长。目前是复旦大学附属肿瘤医院终身教授、美国放射学院 Fellow(FACR)、国际粒子放疗组织(PTCOG)领导委员会成员。2016年获 M.D. Anderson 肿瘤中心、美国放疗之父 Gilbert H. Fletcher 肿瘤放疗学会金质奖章。1998年开始调研质子重离子放疗，2005年领导复旦大学附属肿瘤医院取得卫生部颁发的质子重离子设备配置证，参与上海市质子重离子医院建设的全过程，是该院的主要设计者和建设者之一，主导项目的技术论证、设备引进、技术谈判等重要步骤。

# 主编简介

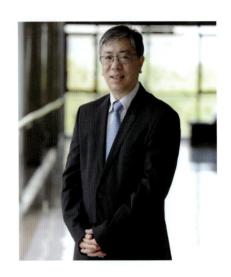

**郭小毛** 复旦大学附属肿瘤医院党委书记,上海市质子重离子医院(复旦大学附属肿瘤医院质子重离子中心)院长、放射治疗中心教授,主任医师,博士生导师。上海市优秀学科带头人,享受国务院政府特殊津贴专家。现任中国抗癌协会副理事长、中国抗癌协会肿瘤放射治疗专业委员会名誉主任委员。主要从事乳腺肿瘤和腹部肿瘤的放射治疗(含质子重离子治疗),尤其在乳腺癌、前列腺癌等肿瘤的放射治疗及多学科综合治疗方面有较深的造诣。承担国家科技部"863"计划、国家自然科学基金、上海张江国家自主创新示范区专项发展资金重大项目等多项科研项目,在国内外肿瘤权威杂志上发表论文百余篇。

# 序一

恶性肿瘤是危害人民生命和健康的主要疾病之一，近年来肿瘤的基础研究迅猛发展，人们对其病因已经有了更深的了解。在肿瘤临床治疗方面，药物治疗推陈出新，特别是靶向药物治疗和免疫治疗，显著地改善了肿瘤治疗的效果，显示出极大的潜力。在肿瘤外科学方面，微创手术已经逐步成为肿瘤外科治疗的主流技术。在放射肿瘤学方面，常规X线放疗技术不断更新进步，治疗更安全有效。最新的质子重离子放疗技术因其低毒和有效性，在国内外迅猛发展。

上海市质子重离子医院在2015年5月正式开业，至今已经运营了10年，是我国第一家质子重离子放疗中心，填补了我国放疗技术上的空白。在上海申康医院发展中心的领导下和复旦大学附属肿瘤医院的全力支持下，上海市质子重离子医院领导班子带领全体员工以"十年磨一剑"的创业精神，继续进行临床应用质子重离子放疗技术的艰苦创业。医院在学习国外技术的基础上，创立了适合我国国情的各项规章制度和技术规范，包括设备的质量控制和保证体系、患者放疗计划的质量控制和验证系统、各类不同肿瘤质子重离子放疗的技术细节以及放疗实施过程中的质量保证和控制系统。他们还自主研发了放疗中一些重要的技术和辅助设备，扩展了设备的功能，提高了设备的工作效率和治疗患者的精确性。除此以外，还根据医院的实际，开发了相应的计算机管理软件，改善了放疗流程，使临床工作得以更有序和有效地开展。开业10年来，他们已累计治疗肿瘤患者7 000余例，临床随访结果显示该项先进放疗技术的疗效的确比目前常规X线放疗有更多改善，特别是对那些具有X线放疗抗性的肿瘤。更显著的是正常组织和器官的放射损伤明显下降，放射产生的毒副作用减轻。这与肿瘤临床治疗发展的方向一致，即无创、低毒、有效。

本书总结了上海市质子重离子医院开业10年来的工作，分享了他们临床成功的经验和失败的教训，能为国内迅速增多的质子重离子放疗中心提供参考。期望这项放疗先进技术能够造福更多的肿瘤患者。

中国工程院院士  
上海交通大学附属瑞金医院血液研究所所长  
基因组学国家重点实验室主任  
2024年10月

# 序二

放疗是肿瘤治疗最主要的方法之一。质子重离子放疗被业界公认为是当前最先进的放疗技术,也是今后肿瘤放疗进一步发展的重要方向。临床实践证明这一放疗技术能够明显降低放疗的毒副作用,扩大能够接受治疗的患者人群,同时还可显著增加肿瘤控制率,改善患者的生存质量。

英国物理学家威廉·布拉格(William Bragg)早在1903年就发现质子射线特异性的"Bragg峰"剂量分布现象,但国际上真正进行大规模的质子和重离子临床放疗却只有30多年的历史。在我国,质子重离子放疗的放射物理学和放射生物学研究以及临床应用的历史更短,10年前临床放疗的技术、方法和临床经验几乎还是空白。上海市质子重离子医院于2015年5月正式开业,开启了中国质子重离子临床治疗和研究的崭新篇章。经过放射物理和放疗临床团队的共同努力,在学习和借鉴国外先进技术经验的基础上,建立了医院自己的放疗技术及其技术规范,包括质子重离子放疗设备的维护和保养、放疗设备的环境辐射防护、射线的质量控制和保证、放疗计划设计的方法和计划验证、放疗计划的实施及质量控制等。在临床上,上海市质子重离子医院对常见的肿瘤制定了临床诊疗规范(SOP),包括治疗的指征、放疗的技术、放疗中的质量控制等,临床团队建立的技术规范保证了患者可得到符合国际水平的质子重离子放疗。该院开业以来,已累计治疗了7000多例肿瘤患者,临床随访的结果显示了其所建立的质子重离子放疗技术规范是安全和有效的。多数肿瘤治疗的疗效已达到了国际上的较高水平。

质子重离子放疗设备是肿瘤治疗领域中最庞大、最昂贵、技术最复杂的医疗设备之一。近年来,中国自主研发的首台碳离子治疗装置和首台质子治疗装置先后投入临床应用,国产设备的技术性能已经达到了国外同类设备的水平。我衷心期望今后我国的产-学-研-医能够更紧密地合作,进一步推动国产质子重离子放疗设备的发展,制造出适合我国国情的、技术先进且价格相对便宜的质子重离子放疗设备,使这项先进的放疗技术能拯救更多肿瘤患者的生命。

中国工程院院士
中国科学院上海高等研究院研究员  赵振堂

2024年10月

# 前言

上海市质子重离子医院于2015年5月正式开始运营,至今已有10年之久,累计治疗了7000多例肿瘤患者。临床随访结果显示,与传统的X线放疗相比,质子碳离子放疗显著提高了肿瘤的局部控制率,更重要的是其放疗毒副作用明显减少。我院的临床实践再次验证了在质子碳离子放疗技术先行的日本和德国医院的成功经验,从而证明了上海市委和市政府在2007年作出引进质子碳离子放疗技术决策的前瞻性和正确性。

我院是我国第一家同时拥有质子和碳离子放疗技术的医院。在我院开业之初,这个先进技术在我国仍然是"空白",在医院董事会的指导下,在上海申康医院发展中心的直接领导下,在复旦大学附属肿瘤医院的大力支持下,医院党政领导班子按照"两确保三严格"(确保临床治疗安全和质量,确保治疗一例成功一例;严格选择适应证,严格选择每个病例,严格制定临床治疗方案)的要求,恪守临床治疗的质量和安全底线,带领医院专业团队,包括临床医师、放射物理师和治疗技师、设备维修和保障工程技术人员,以艰苦创业的精神,以脚踏实地的实干作风,对国外的技术进行学习、消化、吸收和改进。同时根据我国国情首先建立了符合医院实际情况的质子碳离子肿瘤放疗的一系列规章制度,包括患者收治的标准流程、放疗计划设计和实施质量控制以及质量保证制度、患者从门诊到住院到最后出院全流程的管理标准流程。在临床上,我院建立了质子碳离子放疗关键技术的平台,包括质子碳离子的精准放疗、运动肿瘤(肺癌、肝癌和胰腺癌)的放疗、质子和碳离子联合以及X线和碳离子联合的放疗方法;并把X线放疗新技术整合到质子碳离子放疗中,实现了质子碳离子放疗中的"图像引导的放疗"和"自适应放疗"。在引进国外先进技术的同时,我院对现有质子碳离子放疗设备进行技术改进和创新,包括自主研发了"坐姿放疗"技术、眼部肿瘤放疗技术、360°旋转放疗舱、3mm和6mm的脊形滤片、蒙特卡罗模拟计算法软件等。在临床实施质子碳离子放疗方面,医院组织制定了各种肿瘤临床放疗的标准工作流程,成为临床治疗患者的准则,保证了患者放疗的安全和有效。在我院全体同仁的努力下,我院每年治疗患者人数逐年上升,最近连续三年年治疗患者数均超过了1000例,已居国际质子重离子放疗中心年治疗患者数之首;临床治疗的疗效(包括肿瘤的控制率和患者生存率)已达到国际水平,部分肿瘤的治疗已居国际前列。

在本书中,我们将向国内同行介绍和分享过去 10 年中医院的成功经验和失败教训,供国内质子重离子放疗界的同仁参考,促使我国正在快速发展的质子重离子放疗向着正确的方向行进。然而,我们特别声明,本书中介绍的我院各类肿瘤的治疗方法和技术是根据我院的设备来实施的,尤其是使用的碳离子放疗的剂量、分割剂量和总剂量,以及对关键脏器(OAR)的碳离子耐受剂量,是基于德国的 LEM-1 放射生物物理模型计算而来的。国内同行必须根据自己的放疗设备和使用的碳离子放射生物物理模型来决定自己使用的碳离子临床放疗分割剂量和总剂量,不能照搬我院的方案,以免造成放疗失败。

目前,由于临床上需要接受质子碳离子放疗患者的数量激增,我院的设备已不能满足患者的需求。我院已启动了第二期项目的建设,将引进更多的质子重离子放疗设备,建立更强大的临床技术团队来适应临床需要。虽然我们的任务艰巨,但是前途光明。到 2030 年,我院在规模上将成为国际上最大的质子重离子放疗中心;到 2035 年,我院的临床放疗技术和疗效将雄踞世界之冠。

循道而行,但到半途须努力;会心不远,要登绝顶莫辞劳!

十年磨一剑,十载砺锋芒,辉煌新十年!

2024 年 10 月

# 致谢

在我院筹备、建设和运营过程中，质子重离子肿瘤放疗界众多同仁给予了支持、帮助和鼓励，在此我们谨表诚挚的感谢！具体人员包括詹文龙院士（中国科学院近代物理研究所）、赵振堂院士（中国科学院上海高等研究院）、方守贤院士（中国科学院高能物理研究所）、申文江教授（北京大学附属第一医院放疗科）、Marco DURANTE［国际粒子放疗协作组织（PTCOG）主席、德国国家重离子研究所（GSI）主任］、Martin JERMANN［国际粒子放疗协作组织（PTCOG）秘书长、瑞士 PSI 研究所前所长］、Jürgen DEBUS［德国海德堡大学附属医院粒子放疗中心（HIT）主任］、辻井博彦［日本国立放射医学研究所（NIRS）/日本国立量子科学和技术研究所（QST）医院前院长］、镰田正［日本国立放射医学研究所（NIRS）/日本国立量子科学和技术研究所（QST）医院前院长］、山田滋［日本国立放射医学研究所（NIRS）/日本国立量子科学和技术研究所（QST）医院院长］、大野達也（亚太地区 PTCOG 主席、日本群马大学重离子中心主任）等。

我们衷心感谢医院老领导——前董事长陈建平、前执行董事诸葛立荣的卓越贡献！

我们也诚挚感谢全院 280 位员工以及曾在我院工作过的同事，有了你们的奉献，才有我院今天的辉煌！

2014 年 5 月，应原国家食品药品监督管理局的要求，我院进行了"西门子质子重离子放疗系统注册临床试验"，35 位患者志愿参加了试验，他们托付了自己的健康和生命，让我们有了最初的临床经验，感谢他们对我们的信任！

感谢"西门子医疗"对这本学术专著编撰和出版工作的支持！

# 特别提醒

本书的临床放疗部分对各种肿瘤的质子碳离子放疗技术做了介绍,也列出了肿瘤照射剂量和危及器官(OAR)的放射耐受剂量。在此特别提醒:本书中列出的碳离子放疗的肿瘤剂量和 OAR 的剂量限制值是来自我院使用西门子质子重离子放疗系统(Syngo 放疗计划系统),用射线扫描技术进行碳离子放疗临床实践的过程中总结出来的。该系统的数据是根据德国的碳离子放射生物模型——局部效应模型(local effect model I, LEM 1)计算的。读者在自己的临床实践中,若需引用和参考本书介绍的碳离子肿瘤照射剂量和 OAR 的限制剂量,绝对不能照搬,而要根据自己中心使用的放疗计划系统和碳离子生物物理模型进行适当的修正。具体可参考本书 6.2 节"碳离子放疗的临床放射生物学"和 6.3 节"碳离子放射治疗中的生物物理模型"。

# 目录

**第1章 质子重离子肿瘤放射治疗的历史和现状** ... 1
    1.1 上海市质子重离子医院概况 ... 1
    1.2 上海市质子重离子医院"十年磨一剑"的建设历程 ... 10
    1.3 国内外质子重离子放疗的历史和现状 ... 16

**第2章 质子碳离子放疗设备和辐射防护** ... 23
    2.1 质子碳离子放疗设备 ... 23
    2.2 西门子医疗质子重离子放疗设备(IONTRIS)的质量控制、质量保证、维修保养和运营 ... 28
    2.3 质子碳离子放疗环境和辐射的防护 ... 37

**第3章 质子重离子射线的放射物理学** ... 46
    3.1 质子重离子放疗的物理学基础 ... 46
    3.2 质子碳离子放疗系统的验收和调试 ... 49
    3.3 质子碳离子放疗系统的质量控制与质量保证 ... 68
    3.4 质子碳离子的放疗计划的设计、评估和验证 ... 88
    3.5 质子碳离子放疗的模拟定位、治疗摆位和实施 ... 102
    3.6 质子碳离子放疗网络建设和管理 ... 121

**第4章 质子重离子放疗的特殊技术** ... 134
    4.1 运动靶区的控制技术 ... 134
    4.2 离子束放疗的图像引导和自适应放疗技术 ... 147
    4.3 立式放疗技术 ... 156
    4.4 旋转舱放疗技术 ... 166
    4.5 眼部疾病放疗技术 ... 177

**第5章 核医学在质子重离子肿瘤放疗中的应用** ... 188
    5.1 概述 ... 188
    5.2 核医学新型诊断性放射性药物在放疗中的应用 ... 189
    5.3 质子重离子束流射程在体生物验证 ... 198

# 第 6 章　重离子放疗的放射生物学 ........207
## 6.1　质子碳离子放疗的放射生物物理学基础 ........207
## 6.2　碳离子放疗的临床放射生物学 ........236
## 6.3　碳离子放疗中的生物物理模型 ........251

# 第 7 章　中枢神经系统和头颈部肿瘤的质子碳离子放疗 ........270
## 7.1　胶质瘤 ........270
## 7.2　颅底和颈椎脊索瘤 ........280
## 7.3　鼻咽癌 ........288
## 7.4　头颈部黏膜恶性黑色素瘤 ........298
## 7.5　头颈部腺样囊性癌 ........306

# 第 8 章　胸部肿瘤的质子碳离子放疗 ........319
## 8.1　肺癌 ........319
## 8.2　食管癌 ........334
## 8.3　纵隔肿瘤 ........339
## 8.4　气管支气管腺样囊性癌 ........344
## 8.5　胸部恶性软组织肿瘤 ........348

# 第 9 章　肝胆胰腺肿瘤的质子碳离子放疗 ........358
## 9.1　肝癌 ........358
## 9.2　胰腺癌 ........374

# 第 10 章　腹部盆腔肿瘤及乳腺癌的质子碳离子放疗 ........387
## 10.1　前列腺癌 ........387
## 10.2　宫颈癌 ........399
## 10.3　腹膜后软组织肿瘤 ........410
## 10.4　肢体软组织肿瘤 ........417
## 10.5　骶尾部脊索瘤 ........426
## 10.6　直肠癌 ........434
## 10.7　乳腺癌 ........442

# 第 11 章　放射生物学研究 ........457
## 11.1　实验室建设 ........457
## 11.2　样本库建设 ........458
## 11.3　SPHIC 已经建立的技术平台 ........459

11.4　研究成果·················································································462

**附录一　上海市质子重离子医院(SPHIC)放疗技术和设备参数**··············468

**附录二　术语中英文对照**·······································································471

# 第1章
# 质子重离子肿瘤放射治疗的历史和现状

## 1.1 上海市质子重离子医院概况

上海市质子重离子医院(Shanghai Proton and Heavy Ion Center,SPHIC)(以下简称"医院")是我国首家同时拥有质子和重离子两种放射治疗(radiation therapy,RT;以下简称放疗)技术的医疗机构。医院在2014年5月开始进行国家食品药品监督管理局要求的设备临床注册试验。2015年4月获得批准,2015年5月正式开业,至今已有10年的发展历程。我们始终严格按照"两确保、三严格"(确保临床治疗安全和质量,确保治疗一例成功一例;严格选择适应证、严格选择每个病例、严格制定临床治疗方案)的要求,恪守治疗的质量与安全底线,致力于应用世界先进的质子重离子放疗(particle therapy,PT)技术造福广大肿瘤患者,打造国际一流的质子重离子诊疗研发中心。经过10年创新发展,医院已经成为国内的质子重离子放疗标杆、国际上的著名质子重离子放疗中心。

医院坐落于上海市浦东新区国际医学园区,隶属于医院董事会(申康投资、锦江集团、太平洋保险、上海电气集团);另外设有上海市质子重离子研发中心,隶属于上海申康医院发展中心。医院的性质定为"非营利、非基本医疗",这是一个全新的医院运行模式。上海市质子重离子医院是复旦大学的附属医院,同时还是复旦大学附属肿瘤医院质子重离子放疗中心。它是一个医、教、研相结合的研究型医院。医院在筹建和运营中与复旦大学附属肿瘤医院紧密合作,依托复旦大学附属肿瘤医院强大的医、教、研平台,为肿瘤患者提供先进的多学科综合治疗的优质服务。

医院的质子重离子设备是德国西门子公司的质子重离子"一体机",能够引出质子和碳离子两种不同的射线,并且配备了先进的笔形扫描技术、呼吸门控技术、患者定位和影像验证等核心技术,为肿瘤患者提供国际上最先进的质子重离子放疗。

医院的临床组织架构:有三个临床科室——中枢神经和头颈肿瘤科、胸部肿瘤科和腹部盆腔肿瘤科;另外设有放射物理科,包括临床放射物理团队、放射物理基础研究和IT团队以及放射治疗技师团队;此外,医院还建立了放射生物学研究室实验平台,进行质子重离子放射生物学的基础研究;医院还设有放射诊断科、核医学科、护理部、门诊部等医技科室以及相关行政职能部门，构建起"行政服务临床、临床服务患者"的良好服务生态。

目前医院有职工277名，其中临床注册医生45名，全部具有硕士及以上研究生学位，其中正高职称11名、副高职称13名。放射物理师22名，全部具有硕士及以上研究生学位。临床和研究护士91名。建院初期，为了迅速建立质子重离子放疗的先进技术平台，医院引进外力，先后共引进了欧美的高级技术人员7名，包括医生2名、物理师3名、工程技术人员2名。他们为医院质子重离子放疗技术平台的建立作出了重要贡献。其中最突出的是放射物理科主任Michael F.Moyers，他来自美国著名的Loma Linda大学质子放疗中心。他于2013年来到上海市质子重离子医院，至今已经11年，先后获得了白玉兰纪念奖（2016）、国际电工协会IEC 1906奖（2017）、白玉兰荣誉奖（2022）和中国政府友谊奖（2024）。

### 1.1.1 质子重离子放疗技术平台的建立

#### （1）质子重离子放疗技术平台的建立

质子重离子放疗在我国是一个全新的治疗技术。临床医疗和放射物理学团队首先攻克和创立了适合国情的临床放疗技术，包括：①精确的物理剂量和生物剂量计算，包括放疗计划系统的计算机断层扫描（computed tomography，CT）组织密度（hounsfield unit，HU）值和相对线性阻止本领（relative linear stopping power，RLSP）曲线剂量的刻度、二维和三维剂量测量技术、体内植入物（假体、碘油）后的剂量精确测量和计算及特殊组织（肺微孔结构组织）剂量的精确计算等；②克服运动靶区使用射线扫描技术中射线给予的不确定性技术要点；③放疗运动靶区的关键技术——Anzai呼吸门控技术的应用，包括主要的技术参数、临床使用的标准工作流程（standard operating procedure，SOP）；④质子碳离子照射后患者体内剂量验证，创立了基于医院PET/CT验证的技术，包括物理参数的PET验证计算方法；⑤放射生物物理模型的比较研究，获得医院使用的德国LEM（local effect model）模型和日本的MKM（microdosimetric-kinetic model）模型之间的差别，总结出两者之间的转换因子（convert factor，CF），为参考日本碳离子放疗（carbon ion radiotherapy，CIRT）的临床经验打下了基础。

医院的物理团队和临床团队合作，以质子碳离子放疗的安全性和有效性为目标，攻克了临床放疗的技术难题，建立了技术上的SOP，包括脑肿瘤、鼻咽癌、眼眶肿瘤、老年黄斑变性、肺癌、肝癌、胰腺癌、前列腺癌、直肠癌、子宫颈癌、骨骼和软组织肿瘤和乳腺癌等。这套SOP根据医院的实际情况建立，适合国内的肿瘤患者，同时参考了日本和德国质子重离子放疗的先进经验，使国际先进技术本土化。

#### （2）质子重离子放疗设备的技术改进

医院的专家团队对西门子设备进行了一些技术改进，自主研发了一些附属设备和新技术，增加了设备的功能，提高了设备工作效能。这些新技术包括：①等中心旋转、六维调节的治疗椅（自主知识产权）（图1-1），主要用于颅内肿瘤、头颈肿瘤、眼眶肿瘤的治疗,部分克服没有 360°旋转机架的缺陷;②眼眶肿瘤的放疗设备(眼眶肿瘤照射的专门限光筒、眼球定位追踪设备)(图 1-2),使得放疗更安全、精准;③360°旋转治疗舱(自主知识产权)(图 1-3),能进行多角度射线的放疗,应用于乳腺癌的手术后放疗和部分肺癌;④粒子束流 Bragg 峰(Bragg peak)的调节器(6 mm 脊形滤波器),该调节器能够扩展 Bragg 峰的宽度,减少射线扫描的层数,显著缩短了放疗的时间,提高了设备每天放疗患者的数量;⑤质子重离子的治疗信息管理和计划系统软件(treatment information management and planning system,TIMPS®)(自主知识产权),使得放疗全过程的管理更加有效;⑥蒙特卡罗(Monte Carlo,MC)计算的个体化放疗计划验证软件(自主知识产权),减少了用水箱验证方法的使用,节省了射线束流时间,增加患者的治疗量。

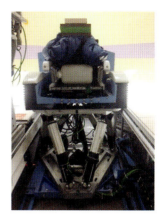

图 1-1 六维调节的、360°旋转的放疗椅

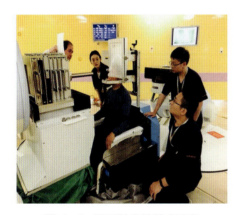

图 1-2 眼眶肿瘤的放疗设备

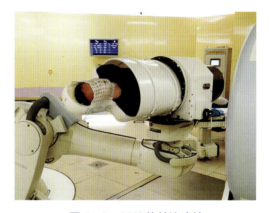

图 1-3 360°旋转治疗舱

除此之外,医院整合了现代 X 线放疗的先进技术到质子重离子放疗设备中,使得放疗技术达到精准放疗水平(图 1-4)。这些技术包括:①安装在线 CT 并整合到质子重离子放疗系统。用于患者体位的验证和每周的 CT 复查,实现"图像引导的放疗"和"自

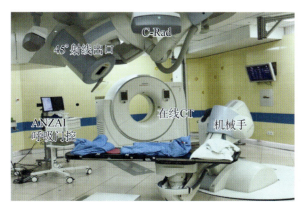

图 1-4 3号治疗机房

适应放疗"精确放疗的目标；②配备了"体表追踪技术"，用于患者放疗体位的摆放和放疗中体位移动的监视，已经用于乳腺癌、肢体软组织肿瘤等非常规的放疗体位的摆位，极大提高了放疗的精确性。

### 1.1.2 临床治疗

#### （1）临床治疗规章制度的建立

按照医院确立的临床治疗"两确保、三严格"的基本要求，医院首先建立了患者收治的规章制度：多学科讨论（multi-disciplinary team，MDT）的 SOP。MDT 的梯队包括临床放疗科医生、放射物理科物理师、影像诊断科和核医学科医生以及放射技师（包括制作固定患者体位和实施放疗的技师）和临床护士（图 1-5）。每例接受放疗的患者必须经过 MDT 讨论，讨论的内容包括患者的诊断、总的综合治疗计划、放疗的性质、放疗计划，以及放疗的技术，如放疗体位、体位固定方法、肿瘤剂量和正常器官的限制剂量等。通过 MDT 讨论同意治疗的患者必须经过科主任和 MDT 主持人签署文件后才能开始放疗的各项流程。MDT 的讨论能够保证患者接受现代肿瘤规范的综合治疗，保证质子重离子放疗的安全和质量，确保患者从质子重离子放疗中获益。

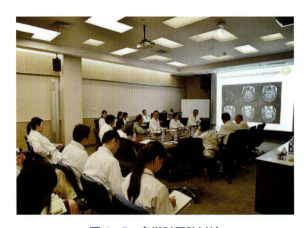

图 1-5 多学科团队讨论

质子重离子放疗在我国属于一片"空白"的领域，没有可以参考的经验。为了确保该项技术能够在医院落地，医院认为：要参考日本和德国等先行国家的经验，同时要结合我国国情，首先要建立我们自己的临床 SOP。医院发动全体技术人员建立了各种肿瘤诊疗的 SOP。最初共有 55 个肿瘤的 SOP，每半年到一年更新一次，到 2023 年已经更新至第 13 版，共计 36.5 万字，包括了 66 个可收治的恶性肿瘤或良性肿瘤。这个 SOP 是医院临床治疗的基本准则。为了聚焦临床研究的重点，医院将颅内和颅底肿瘤、肺癌、肝癌、前列腺癌以及胰腺癌、乳腺癌作为临床研究的重点病种加以支持，力争做精做强。

#### （2）临床治疗的业绩

2015 年 5 月 8 日—2024 年 8 月 25 日，医院累计治疗出院患者 7 174 例，年平均增长率达 18%。其中，2021—2023 年，连续 3 年的年治疗量突破千例大关（图 1-6），这在全球同类机构中属年治疗患者数最高者。使用碳离子或 X 线/质子射线加碳离子射线加量治疗的患者数占全部患者的 76%。单纯使用质子放疗（proton radiation therapy，PRT）的患者占 24%，表明医院主要使用碳离子射线放疗。

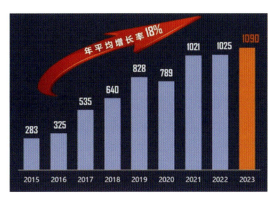

图 1-6　2015—2023 年治疗患者的数量

全部治疗的患者中，头颈肿瘤患者有 3 716 例，占 52%；胸部肿瘤患者有 1 221 例，占 17%；腹部和盆腔肿瘤 2 237 例，占 31%。每个科室收治的肿瘤种类如图 1-7 所示。

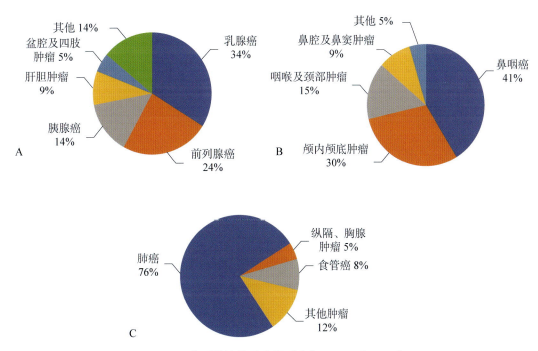

图 1-7　各科收治的肿瘤类型（截至 2024 年 6 月）

注：A，腹部盆腔肿瘤科；B，中枢神经和头颈肿瘤科；C，胸部肿瘤科。

医院的临床和物理学团队按照科学的临床试验方法，在实践中不断总结成功的经验和失败的教训,持续改进临床治疗技术,经过 10 年的临床实践,基本掌握了质子重离子放疗的技术,特别是创造了使用 LEM 生物物理模型放疗肿瘤的大量临床经验,丰富了国际上用 LEM 模型治疗患者的数据库,供国内外的同行学习和参考。鼻咽癌是亚洲的常见肿瘤,用 X 线放疗后复发的患者,目前使用 X 线再次放疗,治疗的毒副作用非常显著,2 年生存率仅为 68%。中枢神经和头颈肿瘤科经过了临床剂量递增试验,获得了碳离子放疗的最佳剂量,治疗的 186 例患者的 2 年生存率提高到 78%。这个研究结果已经被国际业界认可和推荐。头颈部腺样囊性癌是 X 线放射抵抗的肿瘤,不能手术的患者用 X 线放疗后的 3 年生存率在 55% 左右,但是经过碳离子或质子加碳离子放疗后的 214 例患者,其 3 年和 5 年生存率分别达到 89% 和 76%。Ⅰ期非小细胞肺癌医院用质子碳离子放疗(87 例/93 个病灶),疗效和 X 线放疗类似,但是毒副作用减少,适合老年、心肺功能差、有多发肺内病灶的患者。局部晚期Ⅲa-b 非小细胞肺癌使用碳离子放疗共计 181 例,中位生存时间为 37 个月,高于 X 线放疗的 30 个月,同时治疗的毒副作用是可以耐受的。气管腺样囊性癌是外科手术有困难的肿瘤,而且对 X 线放射抵抗,用碳离子放疗共 33 例,4 年局部控制率(local control,LC)为 72%,4 年生存率为 77%,给这类患者提供了一个新的有效治疗方法。肝细胞性癌,用碳离子放疗了 90 例,2/3 的患者是不能手术的局部晚期患者,3 年的局部肿瘤控制率为 93%,3 年生存率为 75%,而毒副作用轻微。不能手术的胰腺癌用碳离子放疗 49 例,中位生存时间为 24.1 个月(从化疗开始计算),或 19.6 个月(从放疗开始计算),疗效比 X 线放疗的 15.2 个月(从化疗开始计算)显著提高。这个研究是国际上第一个临床Ⅱ期前瞻性的试验。局限期前列腺癌的碳离子放疗 475 例后的 5 年总生存率(overall survival,OS)为 93%。总体而言,医院临床质子碳离子放疗的疗效与国际水平相当。在本书的临床各个章节中会详细介绍我们取得的成果。

### 1.1.3 基础研究

建院以后,医院建立了放射生物学研究的实验平台。经过两期实验室建设,实验室已经初具规模,总面积为 527 平方米;拥有分子生物学实验室、细胞实验室、动物实验室、精准医学实验室等多个模块(图 1-8);拥有全职管理和技术人员 3 名,负责实验室日常运转,并为研究人员和研究生开展技术服务工作。实验室拥有超过 20 万元的大型设备 25 台,其他设备 175 台,共计 200 台,科学研究设备固定资产超过 2 961 万元。2024 年 1—8 月,设备服务时间达到 2 926 小时。实验室建立了精准医学测试平台,包括二代测序系统,数字化基因分析系统,高压液相色谱耦合质谱系统开展基因组、转录组和代谢组研究工作,建立了 RNAseq、代谢组学、脂质组学、代谢流分析技术平台,拥有自主知识产权的代谢组学算法 1 项。截至 2024 年 8 月,已完成质子、碳离子患者样本组学检测 1 089 样次。建立了生物样本库,截至 2024 年 7 月,共计收集 5 520 名质子重离子治疗的患者 14.2 万份样本,样本库信息系统含有样本、质控、备注、知情同意等信息共计 3.7 万条,成为全球最大的质子、重离子患者生物样本库。

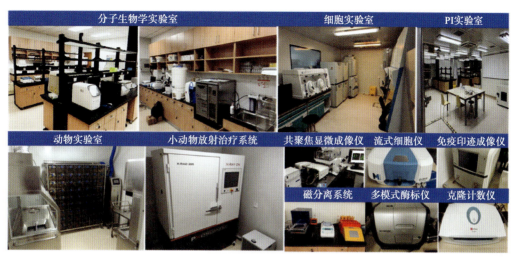

图1-8 放射生物学研究实验室

### 1.1.4 科研和教学

**（1）科研工作**

从医院开业到2024年8月,科研项目总立项178项,专项经费人民币7684万元、美元205万元,先后实现国家自然科学基金委员会青年项目、面上项目"零的突破"。前瞻性临床研究累计有156项,回顾性临床研究有96项。共发表科技论文278篇,其中SCI收录论文146篇,授权且有效专利51项。

**（2）教学工作**

2019年,"上海质子重离子放射治疗工程技术研究中心及其培训基地"在医院揭牌成立,旨在为国内培养质子重离子放疗专业人才,推动这项技术在国内的进一步推广和应用。为了保证进修的培训质量,医院针对不同学科专业的进修人员设置了不同的课程体系,注重理论学习和实践操作相结合。设置了6个月的临床医生和物理师进修课程,3个月的医技、护理人员的进修课程。按期完成培训计划并通过考核者,颁发培训合格证书。截至2024年8月,医院共招收各级各类进修人员33批次,累计培训学员127名,包括临床医生64人、物理师36人、放射治疗师26人、护师1人。学员来自全国14个省（市）的28家医疗机构。

**（3）继续医学教育项目**

医院自2017年起连续承办国家级继续医学教育项目。截至2024年8月,"质子重离子肿瘤放疗临床技术及放射物理应用"高级学习班已举办4届,累计招收学员280余人,学员来自内地的13个省（市）及香港特别行政区;"护理科研设计与方法及肿瘤护理发展热点"以及"肿瘤患者的全方位人文康复护理"高级学习班已举办11期,累计招收学员1760人次,学员来自国内16个省（市/区）。

### 1.1.5 质子重离子放疗技术团队的人才培养

医院成功运行的关键是团队,医院始终注重学科人才队伍建设,力争打造质子重离子放疗诊疗技术人才孵化基地,为医院的高质量可持续发展筑牢人才之基,同时也为国内质子重离子放疗技术的推广输送人才。

在质子重离子肿瘤放疗中,放射物理师的地位和作用至关重要。医院创新开展院校深度融合的"订单式"人才培育,依托复旦大学开办了放射物理生物医学工程的硕士培养,填补了国内医学、物理学交叉学科复合型人才培养的空白。现已招收 10 批次 87 人,已经毕业 8 批次 67 人。其中优秀者留在医院工作。在医院内的放射物理科,创新地设置了包含首席物理师在内的五级物理师职称体系及晋升机制。目前已完成 21 名"本土化"物理师的能级聘任,中级职称(二级、三级)占比达 62.5%,平均年龄 36.5 岁,均有硕士及以上学位。

在质子重离子放疗临床人才培养方面,医院一方面与复旦大学附属肿瘤医院共享专业人才资源优势,另一方面,通过设立三级放疗医师晋升制度、专科医师规范化培训制度、质子重离子区总住院医师轮岗制度等,加快提升年轻医师的临床诊疗水平及能力。目前已完成 22 名临床三级放疗医师的岗位聘任,高级职称占比达 68%,平均年龄 42.5 岁,均有硕士及以上学位。

历经 10 年,医院已自主培养了年龄、能级、职称结构合理的第一代"本土化"质子重离子放疗临床诊疗核心技术人才队伍。目前,有 2 人次入选上海市高层次人才,2 人次入选上海市"优秀技术带头人",2 人次入选上海市"青年科技启明星"计划,4 人次入选上海市"青年科技英才扬帆计划"。

### 1.1.6 国际交流

医院自 2014 年开始临床试验后,积极开展国际的学术交流,向国际同行学习,并把医院的学术成果向国际展示,扩大了医院的国际影响力,提升了医院在国际上的学术地位。2014 年 5 月,受国际粒子治疗协作组织(Particle Therapy Co-Operative Group, PTCOG)委托,由医院会同复旦大学附属肿瘤医院组织了"第 53 届国际粒子放疗年会(PTCOG)",与会国际代表近 1 000 人,通过会议向国际展示了中国第一个质子重离子放疗中心的诞生。在 2015 年、2017 年、2023 年医院成功举办"国际粒子放射治疗会议",PTCOG 主席及德国、日本、美国、意大利等粒子放疗机构的专家、学者作主旨报告。2014 年至今,外宾来访 43 批次,计 551 人次。

除此之外,医院派出专业人员参加国际会议和技术培训,共计 83 批次,198 人次。

### 1.1.7 医院管理

医院的定位是"非营利、非基本医疗",这是一个新型的医院运营模式。医院领导班子在实践中学习和实施这个新的模式,对上海市质子重离子医院与上海市质子重离子临床技术研发中心实行"一体化"管理。

医院秉持国际化视野,按照"国际化管理、市场化运行"模式,以创建"上海重离子"品牌为目标,统筹"医、教、研、管、服"五位一体协同发展。医院成立半年后启动国际医疗机构评审联合委员会(Joint Commission International, JCI)的评审工作,全面梳理医院质量安全管理规范与标准。2017年9月,经安全、质量、服务、管理和运营等维度的全方位评审,医院顺利通过JCI(第6版)国际认证(图1-9)。

医院门诊按国际模式施行全预约制,要求门诊医生对每位患者的平均诊疗时间不少于25分钟,保证每位患者都能接受详尽、细致的问诊;设置"临床医生助理"的岗位,提供"1对1"的患者就诊服务。

除稳步推进临床诊疗安全、质量保证、研发创新、人才培养等工作外,医院将质子重离子系统设备的稳定运行视为医院的"生命线"和医院管理的重中之重。为保持系统设备的高开机率,医院组建了专业的维修保养团队,联合开发了国内首套质子重离子系统设备运营维护的智能化管理平台,有效提升了系统设备的运营维护效率。

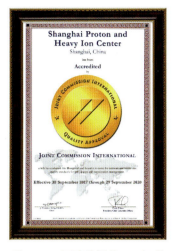

图1-9 医院获得的JCI证书

目前,质子重离子系统设备开机率保持在96%以上,辅助系统设备开机率保持在99.9%,有效保障了临床治疗的需求。

自2015年起,医院连续三次获评上海市卫生健康系统文明单位。2018年,作为"上海持续打造学科人才高地,提升医疗服务能级"的重要组成部分,医院入选"上海卫生改革发展20件事"。同年被上海市科学技术委员会评为上海市高新技术企业。2021年,医院被上海市总工会授予企事业单位的最高荣誉——"上海市五一劳动奖章"。2023年,被评为"第六届中国最美医院"。

## 1.1.8 深化"医险融合"

目前质子重离子放疗暂时没有纳入国家基本医疗保险。为了让这一尖端放疗技术造福更多的肿瘤患者,医院自开业之初就同商业保险(简称商保)公司合作,通过商保渠道开拓商保服务。通过流程标化、商保服务质量优化、商保服务端口延伸等举措,推进医险融合发展。医院联合业内口碑好、信誉度高的保险公司,先后推出了多款具有质子重离子特色的保险产品,减轻患者的经济负担。目前,通过商保渠道来院的患者占总数的近40%。上海城市定制型商业补充医疗保险"沪惠保"(太平洋保险公司)在2021年正式推出,其亮点之一是涵盖了质子重离子放疗项目。为做好保险理赔配套服务,医院成立了"一站式"专属服务团队,为参保患者提供覆盖诊前、诊中、诊后的全流程、精细化服务。截至2024年6月,医院已协助近600位购买"沪惠保"的患者,累计从保险公司获赔近9000万元。为进一步提升理赔便捷度,缓解患者垫付资金压力,医院还与"沪惠保"共保体深化合作,开通了直赔服务。

医院收治的全部患者中,来自长三角地区的患者占47%,其中,上海地区患者占17%,苏浙皖地区的患者占30%。此外,累计有84位来自美国、英国、法国、德国、韩国、新加坡等国家以及我国港澳台地区的患者来院接受治疗。

### 1.1.9 下一个十年规划

目前恶性肿瘤是危害人类健康和生命的主要疾病,放疗是局部肿瘤主要的治疗技术。在55%能够被现代治疗方法根治的肿瘤患者中,其中22%是通过放疗根治的。虽然外科和内科肿瘤治疗的技术发展迅速,但是一般认为,在可预期的将来,放疗仍然是恶性肿瘤局部治疗的主要技术之一。医院10年的临床实践已经证明了质子重离子放疗显著优于常规X线放疗,包括疗效提高、毒副作用减轻、治疗适应证扩大等方面,特别是老年和儿童的肿瘤患者的获益最大。随着质子重离子放疗设备造价的下降和社会经济的发展,质子重离子放疗有很乐观的发展前景。鉴于目前医院患者需求治疗量大增,医院已启动了第二期建设计划。在下一个五年中,医院将再装备一套重离子放疗设备和一套质子放疗设备。届时医院在规模上将成为世界上最大的质子重离子放疗中心。其后再过5年,医院累计治疗的患者数以及放疗的疗效将会雄居国际前列。我们将继续发扬"十年磨一剑"的创业精神和开业后十年的创新精神,在下一个十年中创造更辉煌的明天,让质子重离子放疗的新技术造福于肿瘤患者。

(郭小毛　蒋国梁)

## 1.2　上海市质子重离子医院"十年磨一剑"的建设历程

上海市质子重离子医院从筹备到建成历经十余年,在上海市委和市政府的直接关怀和指导下才得以建成。本节将列出医院筹建的十余年时间里的重大事件,供国内正在筹建和计划建设质子重离子中心的同行参考。

### 1.2.1　前期调研初步论证(2000.01—2006.12)

2000年,上海市卫生局组织专业人士调研质子重离子放疗肿瘤的技术,调研的结论是:该项放疗技术是最新的技术,优于X线放疗,具有发展前景,是今后肿瘤放疗的发展方向。

自2003年起,在上海市委、市政府以及上海市卫生局等部门的大力支持下,复旦大学附属肿瘤医院(以下简称肿瘤医院)开始筹划引进质子重离子放疗系统。

2004年11月,肿瘤医院正式提交《复旦大学附属肿瘤医院关于引进粒子(质子/重离子)放疗系统申请》。

2005年1月26日,由上海市卫生局组织、国家卫生部规划财务司参与,召开了关于肿瘤医院配置质子重离子放疗系统设备的专题论证会。论证会邀请了全国的专家来参与论证,包括肿瘤放疗学、放射物理学、加速器研发和制造的研究机构、清华大学相关专业以及卫生经济学等领域专家。与会专家一致认为,质子重离子肿瘤放疗技术是国际先进技术,配置质子重离子放疗系统设备项目具备必要性和可行性,应当尽快立项。

2005年4月,国家卫生部正式批复上海市卫生局《关于同意复旦大学附属肿瘤医院配置质子(重离子)放疗系统的批复》。

2005—2006年,肿瘤医院尝试获得国有大企业和民营企业的财力支持,但均告失败。同时上海市政府多次组织专题会议,探讨质子重离子放疗项目的筹建计划以及运营管理方案。2006年,上海市发展和改革委员会(简称发改委)组织全市8家国有投资公司听取引进质子重离子项目推介。经过一年的调研、考察、投资洽谈以及经济运行可行性分析,发现由于质子重离子系统设备投资巨大、建设周期长、运行成本高、治疗量有限且投资回报周期长,用纯商业化运作来回收投资存在困难。最终国资企业和民间资本均无意参与建设该项目。至此,质子重离子系统设备引进项目几乎到了绝境。

### 1.2.2 深化论证确定系统设备引进技术路线(2007.01—2007.12)

2007年1月5日,上海市委和市政府主要领导主持召开了质子(重离子)项目专题会议,深入研讨项目引进路线,就此形成了五点意见:第一,肯定上海引进质子重离子技术应用于医疗临床的必要性,认为此项技术的引入有助于提升上海市肿瘤治疗水平,满足人民群众不断增长的高质量医疗服务需求。第二,明确设备引进路线需充分听取医疗、高能物理、工程技术等领域专家的论证意见。第三,确定上海申康医院发展中心(以下简称申康中心)为项目建设主体。第四,明确项目遵循三条原则,即速度要快、风险要小、有利于消化吸收。第五,市政府通过上海申康投资有限公司投资项目建设。

2007年1月9日,申康中心、肿瘤医院、市卫生基建管理中心成立项目办公室(简称项目办)并召开第一次工作会议。按照市政府会议精神,研究加快项目推进工作,包括技术论证、项目建议书编制、考察调研等事宜。

2007年1月24日,市发改委召开质子(重离子)引进技术路线专家论证会,邀请了上海市9名放射医学、高能物理、加速器、工程技术等领域的专家进行论证。专家经讨论后一致同意建设质子重离子项目及引进能够产生质子与重离子射线的治疗装置系统。

2007年2月12日,申康中心向市发改委上报《关于报请审批上海市质子(重离子)放疗系统项目建议书的函》。次日,上海投资咨询公司召开质子重离子系统项目建议书审核会。在农历新年的前一天,即2月16日,市发改委下发《关于上海市质子(重离子)放疗系统项目建议书的批复》,同意建设上海市质子(重离子)放疗系统项目。项目建设主要内容为引进质子放疗系统,同时做好引进重离子放疗系统的技术准备和论证工作,为发展重离子放疗技术预留空间,资金由市级建设财力安排。

与此同时,自1月11日起,项目办多次前往上海国际医学园区,洽谈质子重离子项目建设用地,与南汇区政府商讨选址和征地要求,提前为全面推进项目建设做好准备。

自2007年3月起,项目办先后考察了日本、德国、美国的质子(重离子)中心和科研机构,包括日本国立放射医学研究所(National Institute of Radiological Sciences,NIRS)、德国国家重离子研究所(Gesellschaft für Schwerionenforschung,GSI)、德国海德堡大学离子束治疗中心(Heidelberg Ion Beam Therapy Center,HIT)、美国麻省总医院(Massachusetts General Hospital,MGH)质子中心、美国M.D.安德生癌症

中心（M.D.Anderson Cancer Center，MDACC）质子中心、美国洛玛琳达大学医学中心质子中心、瑞士 PSI 研究所（Paul Scherrer Institute，PSI）（图 1-10）。经过 11 个月的国内外考察调研、大量文献资料检索，以及十余次专家论证会的反复研究分析，来自高能物理、核物理、加速器、临床放疗领域的专家达成一致意见：质子放疗相对成熟，设备价格相对较低；重离子放疗的放射生物学效应更为显著，杀伤肿瘤的疗效更好，具有更大的发展前景。故建议同时引进质子和重离子设备。在论证引进什么设备的讨论中，出现了一些非学术的不和谐的声音，项目办排除干扰，坚持专家集体讨论的技术路线。在此基础上，市委市政府最终做出引进质子加重离子技术路线的决定。从 2003 年正式启动引进粒子设备技术的研究论证工作，到大量缜密考察调研、严谨科学论证，再到最终决策，共历经了 4 年半的时间。

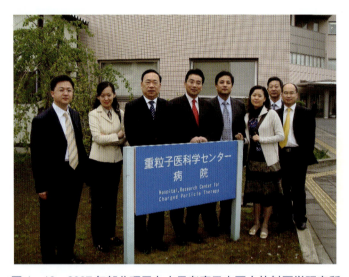

图 1-10　2007 年部分项目办人员考察日本国立放射医学研究所

### 1.2.3　系统设备引进的招标谈判（2008.01—2009.01）

2008 年 1 月，由申康中心牵头，成立了系统设备引进组（以下简称引进组），成员包括上海市发改委、上海市科委、上海市经济和信息化委员会（简称经信委）、上海市卫生局、中科院上海应用物理研究所、上海电气集团、肿瘤医院、市卫生基建管理中心、上海建筑设计研究院有限公司等的共同参与。至此，质子重离子系统设备的国际招标正式启动，参与招投标及合同谈判的专家是来自放射治疗学、放射物理学、影像诊断学等方面的临床专家，以及来自高能物理学、加速器、辐射防护、设备管理、商务谈判、法律、建筑设计等领域的专家。

经过三轮洽谈，首先确定了设备国际招标代理公司和设备进口代理公司。同年 3 月，引进组与招标代理公司开始研究并编制设备国际招标文件。在此期间，项目办召开了 19 次专题工作会议。经各方专家对招标文件内容反复讨论和研究，形成了 21 类 98 条设备参数及要求。质子重离子放疗系统设备的技术文件和商务文件编制耗时长达 1

个月。

2008年6月4日,质子重离子系统设备进行国际招标开标。7月23日,由西门子(中国)有限公司与西门子股份公司共同组成的西门子联合体成功中标。

2008年8月,引进组与西门子联合体开启具体商务与技术合同谈判之路。由于中德两国在文化、语言、思维方式以及理解视角等方面存在明显差异,谈判过程充满曲折。从2008年8月至2009年1月,设备引进组与西门子联合体经历了九轮长达6个月的艰难谈判。谈判初期,双方围绕技术细节展开深入探讨。随后,谈判焦点逐步转移至维护保养服务费,面对西门子提出的高昂费率,我方坚定地秉持国际通行标准,毫不退让。经过激烈的谈判与冷静的思索,最终西门子做出让步。尽管谈判过程中面临诸多棘手问题,但双方最终成功克服重重困难,在设备供应、服务费费率、汇率问题以及项目进度等方面达成共识。而且,西门子联合体还同意在原合同基础上附赠先进影像设备。2009年1月23日,质子重离子系统设备合同正式签订(图1-11)。

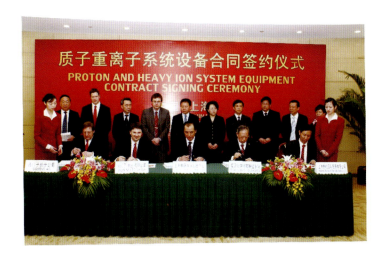

图1-11 西门子质子重离子系统设备合同签约仪式

## 1.2.4 基建项目实施(2009.11—2011.12)

历经多次深入论证,项目选址确定为上海市南汇区国际医学中心。2009年11月11日,项目基建正式启动(图1-12)。鉴于质子重离子系统设备的特殊需求,项目建设基建工程必须遵循最高标准与最严苛要求,比如:在辐射屏蔽设计方面,要对混凝土的密度、厚度以及裂缝进行严格把控;结构沉降偏差需控制在±0.25 mm的范围之内;微震动应控制在0.01 mm以内;工艺冷却水系统必须满足设备24小时不间断运行的需求等。

因为质子重离子系统设备是一个高能粒子同步加速器,所以辐射屏蔽成为了项目的关键技术难点之一。质子重离子设备机房的混凝土墙体板厚度为3.7 m,顶板厚2.7 m,底板厚2.9 m,这些厚度远远超过常规建筑标准,对混凝土裂缝的控制要求极为

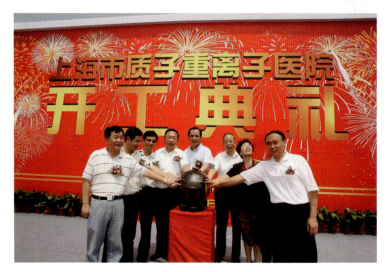

图 1-12　上海市质子重离子医院开工典礼

严格。项目团队通过精准的模拟试验和严格的施工管理,成功地满足了这一高标准要求。

同时,针对上海地区特有的软弱地基条件,项目团队采取了创新的工程技术解决方案,确保了建筑的稳定性和安全性。在地基处理上,选择了深层土(第九层土)作为持力层,共打下 1 915 根桩基,其中包含 729 根长 68 m 的长桩,有效控制沉降差异(图 1-13)。

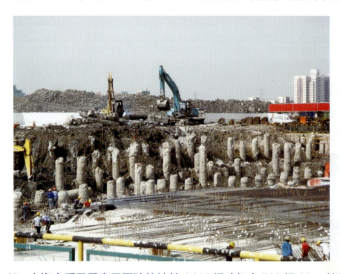

图 1-13　上海市质子重离子医院的桩基 1 915 根(包含 729 根 68 m 的长桩)

为阻断震动源对质子重离子系统设备运行和临床治疗的影响,加速器机房地面震动振幅要求极为严苛(小于 0.01 mm)。经相关大量课题研究,项目组在 1 360 m² 的冷却水泵、冷冻机设备机房场地下设置了减震浮置地板,并安装了 1 186 个弹簧减震器。

工艺冷却水系统是直接影响质子重离子设备正常运行的关键条件,冷却水系统温度必须恒定在27℃，压力9.5kg，全容量水循环24小时不间断，方能达到设备开机率要求及负荷变化时的正常运行。项目团队成立攻关小组，成功完成控制模型的搭建、控制软件开发、关键元器件的研制，顺利实现工艺冷却水系统控制目标，系统运行稳定。

2012年1月17日，项目举行了基建竣工及基地移交仪式。在各方齐心协力的共同努力之下，上海市质子重离子医院项目成功克服了重重困难，比合同约定时间提前7天，在总历时不到三年的时间里圆满完成了基建任务。这一过程中，不仅确保了工程质量，还充分满足了德方的技术要求。值得一提的是，对于同样体量和技术标准的项目基建，在德国施工通常需要6年左右的时间。而在系统设备进场安装调试前，德方技术负责人以"脱帽致敬"这一极具敬意的方式，对中方的建设质量和建设进度给予了高度肯定。

### 1.2.5 系统设备安装调试和测试、系统设备检测（2012.01—2014.05）

质子重离子放疗技术为国际放疗尖端技术，其安装、调试及测试过程涉及众多方面，包括束流质量、控制系统、剂量计算、治疗计划系统以及笔形扫描技术等。在项目时间紧迫、工作界面复杂的状况下，西门子公司、北京医疗器械质量监督检验中心（以下简称北检所）和医院方等不同的团队采取交错作业的方式，提前介入检测、验收等相关工作。

2012年1月19日，设备安装工作拉开帷幕。同年12月5日14时36分，首条粒子束流成功被引出，在一张X线胶片上用笔形扫描线束刻画出一个"沪"字。紧接着，4个治疗室的束流质量皆达到了临床应用的标准。

2013年3月，一类辐射安全许可证申请工作正式开始，上海市环保局组织相关专家在现场检测，现场联锁装置、监控设施和射线测试等均符合要求。12月11日，医院获得国家环境保护部颁发的一类辐射安全许可证。

2014年3月3日起，由国家食品药品监督管理局医疗器械审评中心指定北检所开展带束治疗计划系统和粒子性能检测。2014年5月23日，北检所完成了质子重离子系统设备检测并生成报告，设备移交医院（图1-14）。

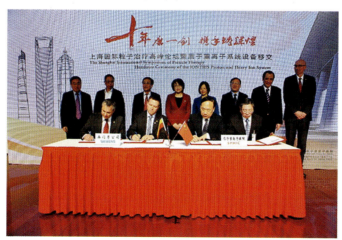

图1-14 西门子质子重离子放疗设备移交医院

### 1.2.6 临床试验（2014.06—2014.12）

鉴于我国首次引进粒子治疗设备，根据国家食品药品监督管理局的规定，必须对西门子的质子重离子放疗系统进行设备注册的临床试验，以检验系统设备的安全性和有效性。医院会同西门子公司进行临床试验的筹备工作，先后组织了多次专家预评价论证会，讨论临床试验方案，其中包含确定疗效、毒副作用观察指标、试验患者数量等。在德国海德堡大学 HIT 的帮助下，临床试验方案确定。

2014 年 6 月 14 日，医院正式开始临床试验，临床试验共治疗了患者 35 例，其中包括前列腺癌 19 例、头颈肿瘤 10 例、肺癌 4 例、肝癌 1 例、腹膜后软组织肉瘤 1 例，于 2014 年 9 月 28 日完成所有临床试验患者治疗。经过 3 个月的临床观察，没有一例发生严重的放疗相关毒副作用。国家食品药品监督管理局组织了专家对临床试验的结果进行了审查，认为西门子的质子重离子放疗系统治疗肿瘤是安全和有效的，遂于 2015 年 3 月颁发医疗器械注册证。医院于 2015 年 5 月 8 日正式开业。

（诸葛立荣　王　岚）

## 1.3 国内外质子重离子放疗的历史和现状

### 1.3.1 质子重离子放疗的历史

肿瘤的放疗可以追溯到一个多世纪以前。伦琴在 1895 年发现了 X 线，随后即被用于疾病的诊断和治疗，包括肿瘤。1898 年居里夫妇发现了放射性镭，并用于治疗疾病，包括良性疾病和恶性肿瘤，在临床实践中发现对恶性肿瘤的治疗效果更佳。到了 1950 年代，出现了千伏 X 线放疗设备和远距离的 $^{60}$Co 放疗机，以后又发展了百万电子伏特的直线加速器，能够产生高能 X 线，用以放疗深部的肿瘤。除了放疗的设备外，肿瘤放疗的一个基本问题是肿瘤的诊断，包括肿瘤和周围正常组织以及脏器的定位。从 1970 年代开始，由于计算机技术的发展，CT 和磁共振等先进的诊断技术被发明，从而能够精准地定位肿瘤以及邻近的正常器官。放疗中的一个重要问题是放疗计划的制订、剂量计算和放疗计划的实施。由于计算机技术的高度发展并应用于肿瘤放疗，先进的放疗计划系统(treatment planning system, TPS)产生了。上述先进的射线产生、肿瘤定位和 TPS 等先进技术的综合，形成了现代的 X 线放疗技术：三维适形放疗(3-dimensional conformal radiotherapy, 3D-CRT)、调强放疗(intensity modulated radiotherapy, IMRT)和头部(伽马刀)/体部的立体定向放疗(stereotactic body radiotherapy, SBRT)等。这些先进放疗技术显著改善了肿瘤放疗的疗效，包括肿瘤控制率的提高和正常器官和组织放射损伤的减小。X 线放疗技术已经成为当今放疗的主流技术，然而它还存在一些缺点，主要是：第一，在给予肿瘤高剂量照射的同时，给患者的正常器官和组织一个大体积的低剂量照射。这对儿童肿瘤患者产生了不利于生长发育的严重影响。对年轻且能长期生存患者的生存质量也有影响,包括免疫功能的受损和放射诱导的第二恶性肿瘤发生概率增加。第二,X线放疗杀死肿瘤的过程中需要有氧的存在,而低氧和乏氧肿瘤在临床放疗的肿瘤中普遍存在,X线杀死这些肿瘤的效果比较差,因此控制这些肿瘤的效率还不够好。第三,在恶性肿瘤中存在天然抗X线的肿瘤,如骨和软组织肉瘤、黑色素瘤等,X线放疗对这些肿瘤的疗效不佳。因此在肿瘤放疗中存在进一步发展的需求,质子和重离子放疗成为放疗发展的一个新的方向。

事实上从发现质子和重离子射线到今天也已经有一个多世纪了。1904 年英国物理学家 William Bragg 发现从镭发出的 α 粒子在空气中电离分布的特殊现象,即放射线物理剂量分布在进入介质后,在某一个深度射线的能量骤然释放,形成一个高剂量区,然后剂量骤然下降。这个剂量分布的特征被命名为"Bragg 峰"现象。1919 年英国曼彻斯特大学物理学家 Ernest Rutherford 用 α 粒子轰击氮原子,打出了一种离子,继而测定了它的电荷和质量,最后命名为质子。质子射线进入介质后的物理剂量分布也有 Bragg 峰现象。但是,把这类射线用于肿瘤放疗的主意是在 1946 年由哈佛大学的 Robert Wilson 首次提出的。由于有了质子和重离子射线物理剂量分布的 Bragg 峰现象,如果用以治疗肿瘤,只要把 Bragg 峰的高剂量放在肿瘤上,在肿瘤的浅部和深部的正常器官和组织就受到比较低的剂量。最早使用质子放疗肿瘤的是在 1947 年的美国加州劳伦斯伯克利国家实验室(Lawrence Berkly National Lab,LBNL),他们首先研发了回旋加速器,最大的达到直径 4.67 米(184 英寸),能够产生能进入人体深部的质子射线。他们在临床治疗前先进行了动物实验,成功后才开始人体临床试验。当时主要用于治疗垂体肿瘤,获得了比较好的结果。为什么他们只治疗这类肿瘤呢?主要的原因是 CT 等现代的 X 线诊断技术还没有问世,而通过 X 线摄片能够明确定位垂体肿瘤。1960 年美国哈佛大学麻省总医院使用物理学研究用加速器的质子射线来治疗肿瘤,在 Herman Suit 主任的领导下开始了质子肿瘤放疗,当时主要治疗的是儿童肿瘤,获得了比较好的治疗效果。同时在瑞士、英国、苏联和日本也开始了质子肿瘤放疗。质子放疗肿瘤真正大规模在临床上应用是在现代先进的 X 线诊断技术 CT 问世以后。CT 提供了肿瘤和周围的正常器官的准确解剖定位,加上计算机技术应用于肿瘤放疗的计划和剂量计算产生的 TPS,使得质子放疗有了很大的发展。1990 年,全球第一个以医院为基地的质子放疗中心在美国洛马林达大学(Loma Linda University)成立,他们使用专门为治疗患者设计的同步加速器,能产生 $250\,\text{MeV}/\mu\text{m}$ 的质子射线,同时配有 360°旋转放射机架的质子放疗设备。在 James Slater 主任的领导下,从 1994 年开始到 2020 年,他们已经累计治疗了肿瘤患者 2 万多例,疗效比 X 线放疗更好,放疗的副作用减轻。随着质子放疗设备的发展,放疗技术不断改进和提高,质子放疗的肿瘤几乎覆盖了 X 线放疗所有病种,特别对于儿童肿瘤,质子放疗能够比较好地保护正常器官,减少对儿童生长发育的影响,对能够长期生存的肿瘤患者,能降低后期的放射损伤和放射诱发第二原发性肿瘤的概率。

最早开始重离子放疗研究的是美国 LBNL,他们在 1954 年制造了高能同步加速器的设备,能够生产碳、氧和氖离子射线。他们对这些离子射线的放射物理学、放射生物学和在医学领域应用进行了深入的研究。1977年，LBNL开始了临床试验。在15年的时间里，治疗了2000多例患者，大多数患者接受了氖离子放疗，包括晚期或复发性肿瘤、垂体肿瘤、涎腺癌、鼻窦肿瘤、晚期软组织肉瘤等，治疗结果良好。但是他们在1992年终止了重离子放疗肿瘤的研究，主要原因是设备老化，不能继续工作。此后重离子放疗肿瘤的研究转到了日本和德国。

1994年日本国立放射医学研究院(NIRS)[目前该研究院已经与量子科学的有关研究机构合并，成立了日本量子科学和技术研究所(Quanta Science and Technology Institute, QST)]在日本建造了第一个重离子加速器，并于1994年开始了临床试验，虽然LBNL使用氖离子的病例数比较多，但是从质子、碳、氧和氖离子的物理剂量分布来看，较为适合临床肿瘤治疗的是碳离子，因为氧和氖离子射线在Bragg峰浅面和深部的物理剂量比碳离子更高，所以肿瘤周围的正常组织和器官的剂量会更高。同时碳离子的放射生物学研究表明，它杀灭肿瘤的效应比较强，相对生物效应(relative biological effectiveness, RBE)在2~3，氧增强比(oxygen enhancement ratio, OER)在2左右。虽然碳离子不如氖和氧离子射线杀灭肿瘤的效应强，但是综合考虑放疗物理学和生物学两方面的优缺点，使用碳离子射线进行临床肿瘤放疗更合适。所以NIRS的临床放疗主要使用了碳离子射线。他们首先进行了Ⅰ/Ⅱ期剂量递增研究，以验证碳离子放疗肿瘤的安全性和有效性，已经获得放疗各种肿瘤的最佳分割剂量和总剂量。到2023年3月，NIRS/QST已经累计治疗肿瘤患者15 000多例。

德国国家重离子研究所(GSI)在1997年开始了碳离子肿瘤的临床治疗，使用GSI的物理研究用加速器。在1997—2008年期间，治疗了450多例肿瘤，包括脊索瘤、颅底软骨肉瘤、腺样囊性癌、骶骨的软骨肉瘤和前列腺癌等，取得了很好的疗效。随后GSI的临床应用被终止，因为由GSI和海德堡大学共同研制了专门为治疗患者而设计的质子和重离子放疗设备。装置在德国海德堡大学离子束治疗中心(HIT)，配备有先进的主动束流扫描技术和世界上第一个重离子放疗的旋转机架。HIT在2009年开始用同步加速器的质子和碳离子射线进行肿瘤放疗，在Juergen Debus主任的领导下，到2023年，他们已经累计治疗7 200多例患者。同时他们联合GSI和德国国家肿瘤研究中心(Deutsches Krebsforschungszentrum, DKFZ)对重离子射线的放射物理学和生物学进行了深入的研究，基本了解了重离子的放射物理学规律，同时初步搞清了重离子的放射生物学，为临床使用碳离子放疗奠定了基础。

我国的质子放疗开始于2004年，山东淄博万杰肿瘤医院引进了IBA的质子放疗系统并开始治疗肿瘤，开创了我国质子放疗的先河，治疗了数千例患者。2006年兰州中国科学院近代物理研究所自主研发了碳离子放疗系统，前期治疗200多例肿瘤，初步取得了令人鼓舞的结果。然后他们不断努力，自主创新、攻克难关，最新型号的碳离子放疗系统已经达到了国际上同类设备的技术水平，已经装备于武威、莆田、杭州和武汉等地。上海市质子重离子医院项目启动于2007年，引进德国西门子的质子碳离子放疗系统，经过7年建成，于2014年开始了国家食品药品监督管理局要求的设备临床注册试验，2015年获得批准正式开业，至今已经累计治疗患者7 000余例。我国山东济南的山东省肿瘤医院和安徽合肥的中国科学技术大学附属医院的离子医学中心引进了瓦里安 ProBeam 的质子放疗设备，已于 2023 年开始了临床治疗。在我国台湾省，目前运营的质子中心有 3 个——林口长庚医院和高雄长庚医院、台北医学大学附属医院；另外还有一个质子重离子中心——台北荣民总院，于 2022 年开业。我国大陆正在筹建的质子重离子中心已经有 10 余家，在台湾则有台湾大学癌症中心等 4 家质子中心正在建设中。

### 1.3.2 国际粒子治疗协作组织

国际粒子治疗协作组织（PTCOG）是国际上唯一的粒子治疗学术团体。它于 1985 年在美国波士顿成立，是一个非营利的纯学术组织。粒子治疗包括质子、轻离子和重离子等。PTCOG 的使命和任务是推动这个领域科学和技术的发展以及临床应用。最终目标是最大程度地改进肿瘤放疗。通过宣传教育、组织学习班和地方性及全球性的学术会议来实现 PTCOG 的使命和任务。

PTCOG 的最高领导组织是执行委员会（steering committee），由 PTCOG 的主席领导。目前加入 PTCOG 的国家有 24 个。PTCOG 设有下述分会：乳腺肿瘤、泌尿肿瘤、消化道肿瘤、头颈部肿瘤、淋巴瘤、眼眶肿瘤、中枢神经和颅底肿瘤、妇科肿瘤、胸部肿瘤，还有影像诊断、放射生物学、硼中子和射线给予等分会。在 PTCOG 下面还成立了地区的 PTCOG，包括亚洲和太平洋地区 PTCOG（PTCOG‑AO）、北美洲 PTCOG（PTCOG‑NA）。

PTCOG 每年组织国际性学术会议和教育学习班，由欧洲、美洲和亚洲轮流组织。我国山东省淄博万杰肿瘤医院组织了 2007 年第 46 届 PTCOG 全球年会，上海市质子重离子医院组织了 2014 年第 53 届 PTCOG 的全球年会。PTCOG 的官方学术杂志是《国际粒子治疗杂志》（*International Journal of Particle Therapy*），目前是 SCI 收录的学术杂志，2023 年影响因子是 2.1。

### 1.3.3 国内外主要的重离子放疗中心

根据 PTCOG 网站报告，到 2024 年 6 月，全球正在运营的质子中心有 120 个，大多数位于欧洲和美国。重离子中心有 15 个（日本 7 个、中国 3 个、韩国 1 个、奥地利 1 个、德国 2 个、意大利 1 个）。到 2022 年全球治疗肿瘤患者数：质子 32 万，重离子 5 万。正在建设中的质子、碳离子或质子加碳离子中心有 31 个。

**（1）日本国立放射医学研究院（NIRS）/量子科学和技术研究所（QST）**

日本 NIRS/QST 是现代重离子放疗肿瘤的先驱。NIRS/QST 在 1988 年开始建设，于 1994 年开始临床肿瘤的治疗。它是世界上第一个制造了专为治疗肿瘤而设计的加速器并且进行临床重离子治疗的中心。目前国际上使用的重离子放疗肿瘤的多数技术由该中心和德国 GSI/HIT 研发和应用到临床，包括最初射线给予的散射技术（broad beam），到现在广泛使用的扫描技术（beam scanning）、固定射线照射技术和 360°旋转机架的放疗，从单纯碳离子放射到多种重离子射线联合治疗，以及超导材料制造的同步加速器和 360°旋转机架的研发和应用。当然上述技术的研发是和相关厂商合作的成就。目前国际上绝大多数的临床碳离子放疗经验,包括多数常见肿瘤的分割放疗方案、照射剂量和关键正常器官的耐受剂量,多数由 NIRS/QST 根据他们的临床经验提出。NIRS/QST 碳离子放疗的病例数是国际上最多的,1994—2023 年,他们累计治疗了 15 024 例。近 5 年来每年的治疗病例数在 800~900 例。治疗患者数量最多的是前列腺癌(占全部病例的 30.9%),然后依次为骨和软组织肉瘤(9.8%)、头颈部肿瘤(9.5%)、肺癌(7.9%)、X 线放射后复发的肿瘤(7.3%)、胰腺癌(6.2%)、肝癌(5.5%)、手术后盆腔复发的直肠癌(5.0%)。在 QST/NIRS 治疗的肿瘤中,包括了比较大比例的 X 线放射抵抗的肿瘤,包括骨肉瘤、软组织肉瘤、黑色素瘤、腺样囊性癌、胰腺癌、大体积的肝癌。QST/NIRS 以及日本其他碳离子放疗中心的临床碳离子放疗方案不同于欧洲和上海市质子重离子医院的方案,他们使用 1 周照射 4 次的方案,照射的分割剂量比较大,头颈部肿瘤 3.6~4.4 Gy(RBE)/次,局部晚期肺癌 4~6 Gy(RBE)/次,早肺癌和早期肝癌使用 1~4 次照射,腹盆腔肿瘤 4.2~4.6 Gy(RBE)/次,前列腺癌 3.6~4.3 Gy(RBE)/次。

#### (2) 日本其他的重离子中心

日本其他的重离子中心还有 6 个。除了 2001 年开业的兵库粒子治疗中心装备有质子加碳离子射线的同步加速器外,其他 5 个均为单纯碳离子放疗中心,分别为群马大学重离子中心(2010 年开业)、九州重离子中心(2013 年开业)、神奈川肿瘤中心(2015 年开业)、大阪重离子中心(2018 年开业)和山形大学重离子中心(2021 年开业)。在日本的 7 个重离子放疗中心中,QST 和山形大学配备有 360°旋转的放疗机架。其余的中心都是固定角度的射线。日本重离子放射治疗最常见的肿瘤是前列腺癌、头颈部肿瘤、肝癌和肉瘤等。2018 年,日本联合了 7 个碳离子放疗中心,成立了全日本碳离子放疗学会(J-CROS),联合起来进行临床试验和基础研究。

#### (3) 德国海德堡大学离子束治疗中心(HIT)

HIT 的设备是同步加速器,能产生质子和碳离子射线,在 2020 年研发了氦离子射线。三种射线均已用于临床肿瘤的放疗。目前正在研发氧离子射线,但还未用于临床治疗。其有 3 个治疗房间,2 个为水平治疗射线束,1 个为 360°旋转机架,这是世界上第一个碳离子的旋转机架。治疗室内已经配备了在线 CT 等先进影像诊断技术。HIT 从 2009 年开始治疗患者,近 5 年来每年治疗患者在 600~700 例,到 2021 年已累计治疗了 6 892 例。HIT 是国际上最著名的重离子放疗中心之一,与德国 GSI 和 DKFZ 合作进行了比较全面的重离子放射物理学和放射性生物研究。

#### (4) 奥地利的 MedAustron 粒子治疗中心

MedAustron 的同步加速器和患者治疗装置由欧洲多国联合制造,能产生质子和碳离子射线。有 3 个治疗房间,均为固定角度的线束。该中心自 2016 年开始运营,先是用质子线照射。近 2 年开始使用碳离子照射,治疗患者的总数不到 2 000 例,主要治疗的病种是脑肿瘤、头颈部肿瘤、脊索瘤和软骨肉瘤、X 线放射后复发的肿瘤等。

#### (5) 我国甘肃省武威的重离子中心

我国甘肃省武威的重离子中心装备有兰州中国科学院近代物理所制造的碳离子设

备,为固定角度的射线照射。2018 年 11 月开始了临床试验,到 2023 年 11 月已经累计治疗了 1 006 例肿瘤患者,治疗患者数量最多的是肺癌(279 例)、胰腺癌(128 例)和肝癌(72 例)。

### 1.3.4 质子重离子肿瘤放疗发展的前景

虽然质子重离子肿瘤放疗从质子重离子射线的发现到临床应用已有一个多世纪,但是由于设备以及相应建筑投入成本巨大而发展缓慢。然而随着对质子和重离子射线的放射物理学和生物学研究的深入和临床放疗经验的累积,它们显示出相比于 X 线放疗的优势。最近 10 余年来,质子重离子的肿瘤放疗在国内外迅速发展的事实表明,这个技术已经被肿瘤放疗界接受,成为肿瘤放疗技术发展的方向。对于质子在肿瘤放疗中的放射生物学研究表明,质子的放射生物效应、质子在放疗肿瘤和肿瘤周围正常组织和器官的放射生物学变化以及规律方面与 X 放疗基本相同。质子放疗肿瘤患者的病例数也超过 30 万,临床经验相对成熟。虽然质子放疗设备的价格高于 X 线放疗设备,但是能为不少医院所接受。然而,质子放疗还不可能像 X 线放疗那样普及,在今后的一段时间里不可能取代 X 线放疗。质子放疗的优越性是不可置疑的,预期随着质子放疗设备价格的下降,使用的医院会越来越多。

重离子肿瘤放疗在放射生物学研究中已经显示出明显的优势,特别是对 X 线放射具有抗性的肿瘤,包括乏氧肿瘤细胞、肿瘤干细胞以及固有抗 X 线放射的软组织肉瘤、骨肉瘤和黑色素瘤等,以及 X 线放疗后局部复发的肿瘤。碳离子放疗是目前最常使用的重离子射线,至今在全球已经累计治疗了 5 万例患者。碳离子放疗的临床资料显示其疗效优于 X 线和质子放疗,特别是对 X 线放射抵抗的肿瘤。然而由于碳离子放疗的病例数不够多,碳离子临床放疗中还存在诸多的问题,主要包括:①对碳离子的放射生物学还没有完全了解,而放射生物学研究的结果是临床碳离子放疗新技术和新方法发展的基础;②临床使用碳离子放疗的肿瘤患者数不多,各种肿瘤用碳离子放疗最佳的剂量分割和总剂量方案在碳离子放疗界还没有共识,其中一个重要原因是计算碳离子放射生物效应的放射生物物理学模型没有统一;③碳离子放疗和其他抗肿瘤治疗方法的联合治疗还没有成熟的经验。因此与 X 线和质子放疗相比,碳离子的肿瘤放疗远未达到成熟的地步。虽然如此,从放射物理学、生物学基础研究结果和临床放疗的结果优于 X 线放疗的现实来看,重离子射线放疗是肿瘤放疗更有前景一个发展方向。目前重离子放疗有两个发展方向。第一,发展多种重离子的放疗,包括氦、碳、氧、氖等多种重离子射线。放射生物学的研究已经表明,质量更大的重离子射线的 Bragg 峰处的线性能量传递(linear energy transfer,LET)更高,而更高的 LET 射线的 RBE 更高,OER 更低。因此,杀灭那些高度抗放射肿瘤的能力更强。然而比碳离子质量更大的重离子射线的物理剂量分布不够好,在 Bragg 峰浅面的坪区剂量更高,在 Bragg 峰深部的"尾巴"剂量也更高,不利于保护肿瘤周围的正常组织和器官,所以提出使用"LET 画图"技术(LET painting),即联合多种离子射线的照射,包括质子、氦离子、碳离子以及氧离子、氖离子射线照射。对肿瘤周边的放射相对敏感的肿瘤,使用质子或氦离子照射;对肿瘤中心最抗拒放射的乏氧细胞,使用碳离子和氧离子或氖离子射线照射。这种联合多种重离子射线的照射,既提高了肿瘤的杀灭效应,又能有效保护肿瘤周围的正常组织。第二,减少重离子放射设备的经费投入成本,使用超导的材料来建造同步加速器和旋转机架,使加速器和旋转机架的体积缩小,随之相应的机房大小也缩小;开发"直立放疗技术"来取代 360°旋转机架是另一个设备研发的途径,可以完全排除使用 360°旋转机架的需要,大大降低重离子放疗装备的经费投入。虽然经过上述设备研发能降低资金的投入,但是对大多数医院来说,仍然是难以接受的经济负担。因此在可预期的将来,重离子放射肿瘤还不可能成为肿瘤放疗的主流技术,但是其治疗肿瘤价值将会被业界认可。

(蒋国梁)

## 参考文献

TSUJII H. History of charged particle radiotherapy [M]//KAMADA T, SHIRAI T, NODA K, et al. Carbon ion radiotherapy: principles, practice and treatment planning. Tokyo: Springer Japan, 2014:3-12.

# 第 2 章
# 质子碳离子放疗设备和辐射防护

## 2.1　质子碳离子放疗设备

质子和碳离子肿瘤放疗充分利用其独特的 Bragg 峰物理剂量分布特性和优越的生物效应，展现出提高癌症治愈率和减少毒副作用的潜力。本节将介绍用于临床离子放疗的不同类型加速器，包括同步加速器（synchrotron）、等时回旋加速器（isochronous cyclotron）和同步回旋（synchrocyclotron）加速器，以及这三种主流加速器的束流参数。此外还将介绍目前市场上常见的质子治疗设备。

### 2.1.1　离子放疗加速器类型

最新一代的离子放疗技术称为离子调强治疗（intensity modulated particle therapy，IMPT），它采用笔形束扫描技术，以实现精准适形的剂量分布。这项技术能够有效控制肿瘤区域的剂量，同时将对周围正常组织的损伤降至最低。对于这种点扫描技术，加速器需要产生高达约 230 MeV 的质子束和 430 MeV/u 的碳离子束。此外，快速的离子能量（energy）和流强（intensity）调制对于放疗的准确性、效率以及安全性至关重要。离子放疗系统是一个复杂的集成系统，由多个关键子系统组成，包括加速器、能量选择系统、束流传输系统和出束系统（包括喷嘴）等。每个子系统都在确保治疗的精确性和安全性方面起着至关重要的作用，而加速器（即束流产生系统）则是离子放疗设备的核心。

目前，离子放疗中广泛应用的两种加速器为回旋加速器和同步加速器。回旋加速器又分为等时回旋和同步回旋加速器，这些加速器利用振荡射频（oscillating radiofrequency）电场加速带电离子。数据显示，过去 30 年间，全球对离子放疗中使用的回旋和同步加速器设备投入不断增加，每种加速器设备的应用数量总体呈逐年上升趋势（图 2-1A）。近年来，回旋加速器的数量显著增加，这可能得益于加速器技术的进步，如超导技术的应用，进一步降低了设备的尺寸、重量和成本。各地区的应用情况也有所不同：美国主要采用质子治疗，而日本则兼具质子和碳离子放疗，其中以同步加速器设备为主。同时，欧洲的离子放疗基础设施相对丰富，各国均拥有相关设备（图 2-1B）。

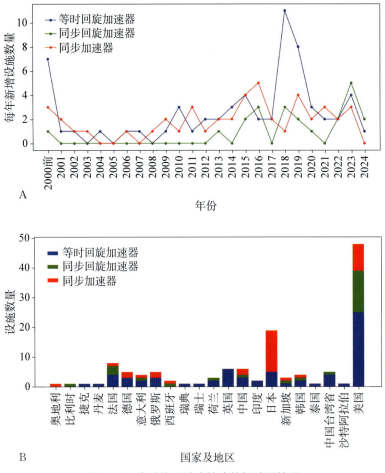

**图 2-1 全球使用肿瘤放疗的加速器情况**

注：A. 按加速器类型（等时回旋加速器、同步回旋加速器和同步加速器）每年增加的离子放疗设施数量；B. 按加速器类型排序的每个国家/地区运行的离子放疗设施数量。

引自：https://www.ptcog.site/index.php/facilities-in-operation-public.

### 2.1.2 回旋和同步加速器的束流参数

回旋加速器和同步加速器都利用电场来加速带电离子。表 2-1 对临床使用的回旋加速器和同步加速器在离子放疗系统中的关键技术参数进行了比较。回旋加速器包括等时回旋和同步回旋加速器，是质子治疗中最常用的加速器类型。由于技术挑战，这些设备尚未应用于碳离子放疗。回旋加速器的运行依赖于特定的离子源，用以产生适合加速的带电离子，以适应不同离子类型的加速需求，这样的需求无疑增加了系统的复杂度和成本。同时，确保对离子束的精确控制也带来了额外的工程挑战。科研人员正不断探索更为实用、易于管理的技术解决方案。近期提出的耦合回旋加速器方案，包括了一个重达 100 吨的大型回旋加速器。尽管如此，这些设计方案大多仍处于开发或提案阶段，目前尚未得到临床应用。

表 2-1　目前离子放疗加速器设备的重要参数比较

| 比较项 | 等时回旋加速器 | 同步回旋加速器 | 同步加速器 |
| --- | --- | --- | --- |
| 质子 | 是 | 是 | 是 |
| 碳离子 | 否 | 否 | 是 |
| 时间结构 | 连续 | 脉冲式,占空比约 1% | 溢流式,空载时间>10% |
| 快速能量调制 | 降能器 | 降能器 | 等待下一次溢流 |
| 感生放射 | 是,需屏蔽 | 是,需屏蔽 | 否 |
| 流强调制 | 任意,调制时间毫秒 | 任意,调制时间毫秒 | 受限 |
| 流强稳定性 | 2%～5% | 2%～5% | 10%～20% |
| 点扫描 | 是 | 是 | 是 |
| 连续快速重复扫描 | 是 | 是 | 否 |

对需要同时提供质子和碳离子放疗的机构来说,同步加速器是目前唯一可行的选择。等时回旋加速器在加速过程中保持固定的射频(radio frequency,RF),并通过方位角变化场实现等时性和垂直聚焦。相比之下,同步回旋加速器通过随时间变化的射频频率和逐渐减小的磁场运行,生成具有垂直聚焦的脉冲束流。同步加速器则采用变化的弯曲场、加速射频频率,从而保持离子回旋频率与高频加速电场同步,以确保稳定的束流引出。与回旋加速器固定能量提供连续波(continuous wave)束流不同,同步回旋加速器在整个加速周期内产生不同能量的脉冲束流(通常为 1 kHz,占空比约为 1%)。连续输出的束流包含纳秒级的微观结构,尽管在纳秒内可能会出现微小的波动,但在较长时间内(如几秒钟)能提供平稳且恒定的束流,从而确保向目标靶区内稳定、可预测地递送剂量。

相比之下,同步加速器产生的束流具有溢流(spill)结构(通常为 0.5～0.1 Hz),其空载时间超过 10%,且同步加速器的束流强度变化较大,为 10%～20%,流强调制幅度相对受限。在临床实践中,回旋加速器产生的连续束流可用于快速重复扫描,从而最大限度地减少靶区的相互作用(interplay effect)。在能量调制方面,回旋加速器引出的质子束流最大能量固定约为 250 MeV,可通过降能器和能量选择系统调整至适合质子调强治疗的能量范围,而同步加速器则在离子加速循环过程中动态调整离子能量。因此,基于回旋加速器的离子放疗系统需要在降能器附近设置额外的屏蔽,以确保放射工作人员安全操作。

## 2.1.3　常见的质子重离子放疗设备

表 2-2 列出了现有的质子、碳离子放疗系统的技术参数,涵盖了亿比亚、瓦里安、迈盛、西门子、日立等国际供应商的系统,也包括目前正在使用的一些国产同步加速器质子系统。其中,由兰州近代物理研究所开发的一套系统专门用于碳离子放疗。值得注意的是,西门子和日立开发的同步加速器是质子、碳离子一体机,而其他回旋加速器系统则仅限于质子治疗。

表 2-2 中国市场现有的质子、碳离子放疗系统的技术参数

| 加速器类型 | 同步 | 同步 | 同步 | 同步回旋 | 同步回旋 | 回旋 | 回旋 |
|---|---|---|---|---|---|---|---|
| 机构/供应商型号 | 兰州中国近代物理研究所 | 上海质子重离子医院(西门子 Siemens) | 日立(Hitachi) | 亿比亚(IBA) S2C2 | 迈盛(MeVion) S250 Hyperscan | 亿比亚(IBA) Proteus 235 | 瓦里安(Varian-Pr), oBeam |
| 离子类型 | 碳离子 | 质子,碳离子 | 质子,碳离子 | 质子 | 质子 | 质子 | 质子 |
| 能量范围 | 70~400MeV/u | 质子:48~221MeV; 碳离子:85~430 MeV/u | 质子:70~250MeV; 碳离子:120~480MeV/u | 最大230/235MeV | 最大227MeV | 70~230MeV | 70~250MeV |
| 加速器周长/直径(m) | 56.2 | 64.8 | 23;18(新型) | 2.5 | 1.8 | 4.34 | 3.2 |
| 射频 | | 1~7MHz,电压:2.5kV | 1.6~8MHz, 1.3~10MHz(新型) | 90~60MHz,电压:7~10kV | | 106MHz | 72.8MHz |
| 束流引出 | 射频敲击慢引出 | 三阶共振引出 | 射频敲击慢引出 | 静电偏转器 | 静电偏转器 | 静电偏转器 | 静电偏转器 |
| 能量调制 | 单能及多能引出 | 单能引出 | 单能及多能引出 | 降能器(旋转机架) | 射程位移器(旋转机架) | 降能器(束流传输系统) | 降能器(束流传输系统) |
| 能量调制时间 | 单能引出:8s; 多能引出:0.2s | 质子:3s; 碳离子:4.5s | 单能引出:2s; 多能引出:0.2s | 0.05s | 0.2s | 0.2s | 0.2s |

大多数质子放疗系统提供的束流能量范围相近,通常为 70～230 MeV,对应的水等效深度为 4～30 cm。日立研制的同步加速器能够提供最高约 480 MeV/u 的碳离子,而碳离子最高临床应用能量约为 400 MeV/u,足以满足大多数临床需求。大多数离子放疗系统的临床剂量率为 1～2 Gy/(min·L),这相当于等中心点的束流强度约为 2 nA。对于基于同步加速器的系统,每次引出的最大束流强度约为 $10^{11}$(质子)和 $10^9$(碳离子),如表 2-2 中列出的日立系统。然而,基于回旋加速器的系统,最大束流强度可以高达几百纳安。例如,亿比亚(IBA)的 C235 系统可达 300 nA,而瓦里安的 ProBeam 系统则高达 800 nA。然而束流通过降能器与能量选择系统时会有显著的流强损失,最终在等中心处的平均束流强度通常仅为几纳安。

同步加速器通常比回旋加速器体积更大,例如,上海市质子重离子中心的同步加速器周长为 64.8 m,而 MeVion Hyperscan 系统的超导回旋加速器直径仅为 1.8 m,日立的紧凑型同步加速器周长约为 18 m。质子治疗中,回旋加速器通常内置冷阴极彭宁离子源(Penning ionization gauge,PIG),而同步加速器则需要额外的直线加速器来预加速质子,从而克服同步加速器的剩磁,因此回旋加速器更加紧凑。同步加速器的射频和磁场强度随着束流能量的增加而上升,而等时回旋加速器的射频是固定的,通过方位角变化调节磁场。束流引出方面,大多数同步加速器采用射频敲击慢引出,而等时回旋加速器则通过静电偏转器在最后一圈加速过程中引出束流(如 Varian ProBeam 和 IBA C235 系统)。在同步加速器的单能引出(single energy extraction,SEE)技术中,束流能量切换大致需要几秒,而多能引出(multiple energy extraction,MEE)技术已将同步加速器的切换速度提升至与回旋加速器相当(约 0.2 秒),这对于治疗效率至关重要。

### 2.1.4 离子放疗设备发展趋势

在临床应用中,回旋加速器提供的连续束流在稳定性和剂量输送效率方面具有明显优势,而且在处理移动靶区时也更为有效。相比之下,同步加速器发出的脉冲束流在处理移动靶区时可能需要额外的策略来确保精确的剂量输送,比如同步加速器中的动态引出控制技术可以帮助精准控制束流,这对于保护危及器官和治疗移动靶区至关重要。在回旋加速器中,通过降能器调节离子束能量可能会导致束流散射,但随着能量选择系统的进步,这些影响已经可以忽略从而保证治疗的高效性和安全性。

展望未来,Rossi 等提出了一项欧洲合作项目,旨在研究用于下一代重离子放疗的超导磁体。该项目被纳入欧洲 H2020 HITRIplus 计划,旨在推动用于离子放疗的超导磁体(包括同步加速器和机架)的设计和技术发展。Norman 等提出了下一代离子医疗设备研究,探索紧凑型超导同步加速器在重离子放疗中的应用可行性。在日本,Iwata 等的"量子手术刀"项目致力于开发紧凑型超导加速器,以促进重离子放疗的普及并最大限度发挥其治疗潜力。近年来,超高剂量率(>40 Gy/s)的质子闪疗(FLASH)逐渐成为趋势,这种治疗方法不仅保留肿瘤控制的有效性,还能减少对危及器官的副作用。尽管 FLASH 效应的生物学机制尚未完全明确,但 Vozenin 等和 Sørensen 等的动物实验已证明了其对正常组织的保护作用。然而，FLASH 的主要挑战在于如何在等中心提供足够高的流强。回旋加速器（如 Varian ProBeam）能够轻松引出最大约为 800 nA 的束流，最大束流能量为 250 MeV。然而，束流通过降能器和能量选择系统时会导致低能质子流强显著损失，从而无法在靶区内提供超高剂量率的剂量。Maradia 等人通过修改束流光学系统，成功提高了低能质子束的传输率，但基于 Bragg 峰的质子调强 FLASH 技术尚未实现。超高剂量率的点扫描技术为未来质子治疗带来了希望，有望大幅提升治疗效率。然而，低成本的离子放疗系统和超高剂量率的应用仍需要进一步开发小型加速器和提高束流传输效率，这将决定离子放疗是否能广泛应用。

（肖　梅　李永强）

## 2.2 西门子医疗质子重离子放疗设备(IONTRIS)的质量控制、质量保证、维修保养和运营

### 2.2.1 质量控制保证

#### （1）制度保障

1）运行管理手册：IONTRIS 系统包含了大量的子系统和设备，设备的复杂性和特殊性远高于常规的医疗设备。为了保证设备安全可靠地高稳定运行，上海市质子重离子医院在 2015 年 3 月开始运行之前，借鉴西门子医疗已有的粒子治疗项目运行经验，经过一年时间的充分沟通和探讨，根据西门子医疗全球服务标准流程，结合与西门子医疗之间的合同约定，遵照我国相关法令法规和医院内部的管理规定，共同制定了《上海市质子重离子医院 PT 运行管理手册》（以下简称《手册》），对涉及西门子医疗与医院的管理接口、技术接口（如日常运行的技术界面、安全与防护的技术界面等）做了明确规范，确保分工明确和紧密配合。《手册》还包含西门子医疗质子重离子设备服务的内部流程，以及医院基础技术设施和后勤保障的内部流程。此《手册》是 IONTRIS 系统稳定运行的重要保证。

2）运行管理细则：在《手册》的基础上，医院与西门子医疗继续将 IONTRIS 系统设备运行管理的接口和制度细化，制定了包括技术接口、管理接口、医疗监管报告的相关细则。

A. 技术接口：指由医院负责管理的可能对质子重离子放疗设备的技术运行、开机率服务产生影响的任何设施、工作条件（如温度、压力、湿度等）或供应，以及西门子医疗按照服务协议负责的质子重离子放疗设备的所有子系统和组件。

B. 管理接口：指医院和西门子医疗现场服务团队之间与质子重离子放疗设备技术操作和开机率服务相关的相互交流和交互式管理。

C. 不良事件、后市场监管和重大故障报告的沟通接口：医院和西门子医疗现场服务团队各指定一负责人，作为不良事件、后市场监管和重大故障报告的沟通接口。

D. 解决接口相关问题的基本原则：当出现接口相关问题时，西门子医疗和医院约定按照中国法律法规、双方签署的服务合同、《运行管理手册》文件（按照优先级自高到低排列）中已有的接口规定，来澄清问题责任的划分以及协商解决措施。

E. 运行管理细则：主要包括《备件管理规定》《患者数据备份和恢复的特殊流程》《技术基础设施故障处理流程制度》《设备故障应急预案流程图（医疗保障）》《设备用户账号管理流程》《非临床使用期间故障处理流程》《故障硬盘移交流程》《临床使用期间客户接口故障处理流程》《日常服务性能报告制度》《PT系统预防性维保计划的制定流程》《PT系统预防性维护保养流程》《PT系统日常移交加速器流程制度》。

3）制度的持续改进和更新：IONTRIS系统是国内首例投入临床运行的质子重离子一体机设备，面对质子重离子放疗设备和临床治疗技术和管理上的复杂性，医院与西门子医疗相互合作，在运行管理和质量管理制度上大胆创新，不断总结实际运行中的经验，持续优化和改进管理制度，到2024年8月为止，双方已经对《手册》及其《工作细则》做了7次更新。利用完善、合理、行之有效的制度，为质子重离子放疗设备的长期稳定运行提供了保障。在下面的章节中，结合医院在质子重离子放疗设备运行的经验，对至关重要的流程、组织管理和制度做详细的介绍。

**（2）人员保障**

1）医院现场团队：与医疗服务团队有工作接口的医院质子重离子运行团队及人员组织架构如图2-2所示。

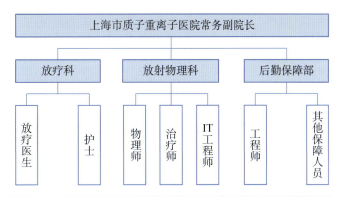

图2-2 上海市质子重离子医院粒子治疗运行团队组织架构图

医院现场团队，由分管院长领导下的医生团队、护理团队、物理计划与治疗团队、后勤保障团队组成，除核心医疗团队之外，IONTRIS系统区别于常规医疗设备的地方在于需要强大的后勤保障团队来保障IONTRIS辅助系统，如供电、冷却、温湿度控制等系统的稳定运行，辅助系统后勤团队包含电气工程师、冷却水工程师、暖通工程师、加速器工程师，其主要职责是负责IONTRIS设备供电系统的稳定、IONTRIS设备的冷却、设备区及治疗区的温湿度和通风次数、制订年度维保计划、故障信息上报、开机率的统计汇报、服务报告的确认、例会技术讨论等。

2）西门子医疗现场服务团队（图2-3）：现场服务团队主要由服务经理和加速器物

理技术组、电气工程技术组、IT服务技术组组成,每个组各派一名工程师参与早、晚、夜班轮班值守。其中西门子医疗粒子治疗服务经理全面负责管理西门子医疗现场客户服务团队,全面管理在西门子医疗负责范围内的粒子治疗系统的技术操作及开机率服务,确保西门子医疗的各项流程、规章和制度的实施,负责合同管理、业务报告以及向医院提交服务报告。轮班组长负责本班次内发生的技术接口问题,负责组织相关客服工程师给予澄清,负责准备日常服务性能报告,确保在日常班次和班次移交过程中都遵循所有粒子治疗客户服务流程、故障事件管理、故障上报、更新/升级、汇报以及投诉,履行本班次内服务热线职责。

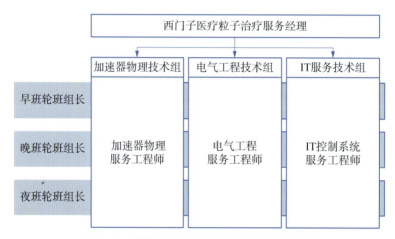

图2-3 西门子医疗现场服务团队组织结构图

3)粒子治疗质量管理团队:除服务团队外,还需要配备粒子治疗质量管理团队,包括西门子医疗客户服务质量管理经理、西门子医疗粒子治疗服务经理、西门子医疗粒子治疗现场服务质量和流程组。主要职责:①确保粒子治疗现场服务团队的质量管理体系符合ISO 9001标准和西门子质量管理体系要求;②支持粒子治疗现场服务团队质量管理体系的有效运行,确保质量流程的充分实施;③对粒子治疗服务团队的质量管理提供咨询建议;④定期从质量管理体系和质量流程实施角度针对粒子治疗服务团队开展内部审计,发现不足并提出建议,达到持续改进的目的。

**(3)沟通保障**

1)服务热线:服务热线是医院现场团队与西门子医疗现场团队的主要联络方式。

A. 西门子医疗现场服务热线:是与西门子医疗负责的质子重离子放疗设备临床运行相关(故障报修、设备移交等)的服务热线,西门子医疗现场服务团队(轮班组长)负责服务热线以确保畅通。

B. 医院后勤保障服务热线:是与医院负责的技术基础设施(如水冷系统、电气设施系统、暖通风系统、办公室设施等)运行相关(故障报修、消耗品补充等)的服务热线,医院后勤保障部服务工程师轮值负责服务热线以确保畅通。

C. 医院现场辐射安全防护热线:是与所有辐射防护问题相关的服务热线。医院辐射安全防护官轮值承担服务热线的工作。

2）每日例会：医院现场团队与西门子医疗现场服务团队每天有"日常性能报告会"，西门子医疗轮班组长、医院放射物理科轮班物理师、医院后勤保障部轮班工程师参加会议，对前一天的临床使用时间、故障等议题达成共识。

3）每周例会：医院现场工程师团队与西门子医疗现场服务团队每周进行例会，讨论技术基础设施相关的事务、安全生产运行事务、辐射防护事务等，讨论和评估质子重离子放疗设备的保养项目与医院技术基础设施设备的保养项目，保证双方各自的保养项目有序进行、互不影响。

4）每月例会：医院放射物理科物理师团队与西门子医疗现场服务团队每月进行例会讨论临床运行计划、设备临床使用相关的事务，如设备运行性能相关的问题与反馈、设备技术更新计划、设备临床应用相关问题与反馈、设备临床应用培训等。

5）管理层例会：医院与西门子医疗现场服务团队的双方管理层每两周进行例会，讨论与质子重离子放疗设备运行和操作有关的重要事务，如设备运行效率、备件供应、复杂的更新与升级、对潜在的高风险预防性保养进行评估和协商预防性措施等。

6）报告：

A. 日常服务性能报告：就前一天（24小时）内的设备运行情况（包括临床治疗时间、设备故障纪录、宕机时间结算、意见反馈和跟踪等）进行讨论并达成一致结果，最终西门子医疗轮班组长和医院放射物理科轮班物理师签发当天的《日常服务性能报告》。

B. 月度服务性能报告：每月定期的综合服务报告，包括当月的设备运行开机率以及当年综合开机率、设备故障工单统计和分类、备件消耗统计、技术升级统计、接口事件汇总、双方相互反馈汇总、客户提出的询问汇总、年度预防性保养计划概览、每天临床使用时间记录表等。

## 2.2.2 IONTRIS 质子重离子系统设备服务性能运行情况

### （1）开机率

系统开机率指在临床使用时间内，IONTRIS 质子重离子系统设备可为预约的患者安排治疗（包括临床质量控制）的实际临床使用时间在合同约定的临床使用时间中的比例。

1）临床使用时间：IONTRIS 质子重离子系统设备自 2015 年 3 月取得原国家药品监督管理局颁发的医疗器械注册证并正式运行以来，在双方协商的基础上共同约定 IONTRIS 质子重离子系统设备的常规临床使用时间如下：第一年：12 小时/天，每周 5 天；第二年：14 小时/天，每周 5.5 天；第三年起：17 小时/天，每周 6 天；根据患者收治情况，实际的临床使用时间有时会延长。

据统计，自 2015 年 3 月至 2023 年底，IONTRIS 质子重离子系统临床运行共 2453 天。在 2 年质保期之后，自第 3 年起 IONTRIS 质子重离子系统年平均临床运行 284 天（图 2-4）。

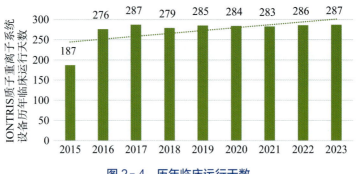

图 2-4　历年临床运行天数

自 2015 年 3 月至 2023 年底，IONTRIS 质子重离子系统共临床运行 42 509 小时，在 2 年质保期之后，自第三年起 IONTRIS 质子重离子系统年临床运行小时数逐年上升（图 2-5）。

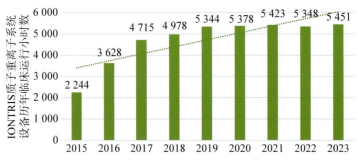

图 2-5　历年临床运行小时数

特别是近 5 年（2019—2023 年），随着肿瘤患者医疗需求不断增加，IONTRIS 质子重离子系统年临床运行小时数更是维持在了 5 300 小时以上。

2) 开机率：IONTRIS 质子重离子系统设备自 2015 年 3 月运行至 2023 年度以来，在设备临床使用小时数逐年增加的情况下，设备开机率也逐年稳步提升（图 2-6）。运行 9 年来的年平均开机率 98.1%，近 3 年开机率更是达到 99.22%，与世界上同类粒子设备相比，处于领先水平。这说明 IONTRIS 质子重离子系统设备保持着相当高的可靠性和稳定性。

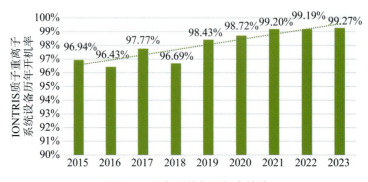

图 2-6　历年系统年开机率统计

## （2）故障情况

1）故障统计：IONTRIS 系统自正式运行至 2023 年底以来，临床束流日使用期间共产生 3 894 件故障工单，其中造成停机的故障工单共 2 871 件。前 5 年平均年故障工单 555 件，平均年停机时间 104 小时；近 4 年平均年故障工单 280 件，平均年停机时间 43 小时（图 2-7、2-8）。

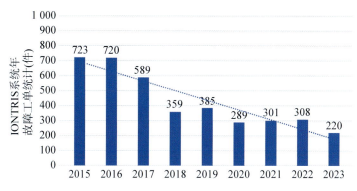

图 2-7 历年平均故障工单统计

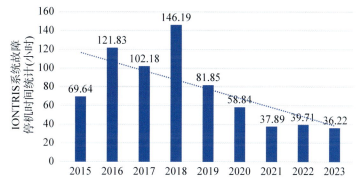

图 2-8 历年平均故障停机时间统计

在 IONTRIS 系统所有故障工单中，造成停机的故障共有 2 781 件，其中在 1 小时内解决的故障占比 82.24%，超过 1 小时解决的故障占比 17.76%，详见表 2-3。

表 2-3 故障工单统计汇总（件）

| 故障 | 2015年 | 2016年 | 2017年 | 2018年 | 2019年 | 2020年 | 2021年 | 2022年 | 2023年 | 总计 | 占比 |
|---|---|---|---|---|---|---|---|---|---|---|---|
| ≤1h 解决 | 338 | 338 | 317 | 216 | 248 | 224 | 247 | 259 | 190 | 2 287 | 82.24% |
| >1h 解决 | 70 | 115 | 64 | 52 | 56 | 38 | 33 | 37 | 29 | 494 | 17.76% |
| 总计 | 408 | 453 | 381 | 268 | 304 | 262 | 280 | 296 | 219 | 2 781 | 100% |

从图 2-9 可以看出，自 2015 年 3 月开始运行以来，停机故障的次数逐年呈下降趋势。同时，1 小时内解决的停机故障比例略有上升，这说明了停机 1 小时以上的故障频

次呈现了更为显著的下降趋势。

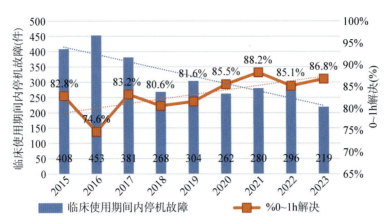

图 2-9 历年造成停机的故障情况

据统计，IONTRIS 系统自正式运行至 2023 年底以来，已更换备件 3 018 个，年平均更换备件 335 个，其中预防性主动更换备件 1 490 个，占比 49.4%；故障维修更换备件 1 406 个，占比 46.6%；其余 122 个备件用于更新/升级的消耗，占比 4%（图 2-10）。预防性主动更换备件占比接近总更换备件的一半，高于故障维修更换备件的比例，从运行的实践来看，预防性主动更换备件是提高设备开机率的重要措施。

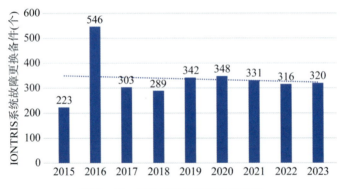

图 2-10 历年平均更换备件数统计

2）故障分类：为确保 IONTRIS 系统故障期间的临床计划安排、提高医院与西门子医疗之间的沟通效率，医院与西门子医疗根据系统设备的特点共同制定了故障分类的规则，针对不同级别的故障，采取不同的应对方法。对能够引起 IONTRIS 整系统停机无法使用或第 3 治疗室停机或任意一种粒子无法使用这三种情况的故障进行分类，按照故障事件发生的紧急程度、发展势态和可能造成的严重程度分级共分为 4 级、3 级、2 级、1 级；其中 4 级故障严重程度最低，1 级故障严重程度最高。不同的严重等级需要采取不同的措施，例如在故障当天后续夜班中增加额外的治疗时间，将 45°束流治疗重新规划为 90°束流治疗，或在即将到来的周末安排额外的治疗部分等，目的是减少对患者的治疗影响（表 2-4）。

表 2-4 故障分类规则

| 停机故障分类及严重等级 | | 停机<4h | 4h≤停机<1d | 1d≤停机<2d | ≥2d |
|---|---|---|---|---|---|
| 预计 4h 内可恢复的故障 | 1. 整系统停机<br>2. 第 3 治疗室停机或一种粒子无法使用的故障 | 严重等级 ⅥA | 严重等级 ⅢA | 严重等级 ⅡA | 严重等级 ⅠA |
| 预计 4h 内无法恢复的故障 | 1. 整系统停机<br>2. 第 3 治疗室停机或一种粒子无法使用的故障 | NA | 严重等级 ⅢB | ⅡB | ⅠB |

注：NA 表示无数据。

自 2019 年发布分类规则以来至 2024 年上半年，符合此故障分类规则的故障以及故障分级统计如表 2-5 所示。

表 2-5 历年故障分类（件）

| 分级 | 2019年 | 2020年 | 2021年 | 2022年 | 2023年 | 2024年 | 总计 | 占比 |
|---|---|---|---|---|---|---|---|---|
| Ⅳ | 180 | 135 | 167 | 186 | 157 | 105 | 930 | 96.60% |
| Ⅲ | 9 | 7 | 3 | 7 | 2 | 0 | 28 | 2.90% |
| Ⅱ | 1 | 1 | 0 | 0 | 0 | 0 | 2 | 0.20% |
| Ⅰ | 0 | 0 | 0 | 0 | 1 | 2 | 3 | 0.30% |
| 总计 | 190 | 143 | 170 | 193 | 160 | 107 | 963 | 100.00% |

从上表可以看出，2019—2023 年底，在历年的分级故障中，均呈现Ⅳ级故障占比最高、Ⅰ~Ⅲ级故障占比较少的相同情况。严重等级Ⅰ级和Ⅱ级的事件始终控制在每年 2 次以下的水平，而严重等级Ⅲ级的事件也保持在每年个位数的水平，这主要得益于西门子医疗服务团队对纳入故障严重等级分类规则的停机事件高度重视，为此类事件专门制定了特殊的应急机制。

**（3）维护保养**

1）维护保养的目的：IONTRIS 系统预防性维护保养的目的是减少设备发生故障或者功能降级的可能性。在设备运行一段特定的时间或者满足事先指定的条件后对设备进行科学严谨的维护保养和检查是必不可少的。

首先，定期的预防性维护保养可以帮助及时发现并解决潜在问题，确保设备各部分正常运行，避免因故障导致系统停机；其次，良好的维护保养可以保证加速器系统设备性能稳定，从而提高治疗精度和稳定性，为患者带来更好的治疗效果；再次，适当的维护保养可以减少设备的故障损耗，延迟设备使用寿命，从而降低运行成本；最后，良好而稳定的设备性能可以降低设备在运行过程中可能产生的辐射风险，严格的保养操作流程可以降低潜在的电气等事故风险，从而保障患者、医护和维护保养等人员的安全。

2) 维护保养的内容：设备的维护保养涵盖了从基本状态和参数的检查监控到设备备件有计划的预防性更换等多个层面。在不大范围影响治疗的前提下，为实现预防性保养的目的，需要提前对保养做出系统性的年度保养计划，并在每次保养前合理安排人力和时间，确保在有限时间内最大程度地完成预防性维护保养任务。

质子重离子加速器系统的维护保养是一个复杂而系统的过程，根据功能和用途，整个加速器系统共分为 36 个子系统，这些子系统又进一步分为至少 499 个设备单元，每个设备单元又根据自身不同的要求设置了不同时间间隔的保养活动，这些保养活动分为季度保养、半年度保养、年度保养、两年/三年/五年等周期保养，每种保养活动又对设备保养任务做了详细的要求。

一般来看，对于短周期的保养（如季度保养和半年度保养），主要执行物理性检查和电气连接检查，其中物理性检查主要包括设备表面清洁干燥，对于特殊设备需使用特定的试剂和工具清洁，清理和检查散热系统（风扇和水冷系统等）；电气连接检查主要包括检查高压电缆、接头等的连接是否松动，氧化磨损状态等。

而对于更长周期的保养（年度保养，特别是两年、三年等更长周期的保养），更加关注备件老化程度评估，并根据要求和实际情况进行备件预防性更换。对于需更换的备件，需做好备件管理，确保在维护保养或者故障发生时及时更换，并严格落实备件更换登记等工作。

3) 计划与执行：IONTRIS 系统的维护保养需要多团队分工协作完成，由院方工程师团队负责设备的供水供电等基础设施的保障工作；西门子医疗客户服务工程师团队负责设备具体的预防性维护保养工作以保证设备正常运行；辐射防护团队负责设备的辐射防护工作，确保在维护保养前保证设备的辐射检测状态满足工作条件。

根据计划，西门子医疗现场服务团队每年约有 34 天保养日。据统计，现场服务团队每年需完成对加速器系统的保养任务约 3 200 项，这些保养任务又细分为约 20 000 次保养操作，也即平均每个保养日需完成约 100 项保养任务（近 600 次保养操作）。如图 2-11、2-12，随着加速器运行时间的增加和维护保养的优化更新，从统计数据可以看出保养活动呈现增加趋势。

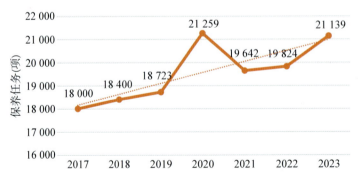

图 2-11　IONTRIS 质子重离子系统设备历年保养操作趋势

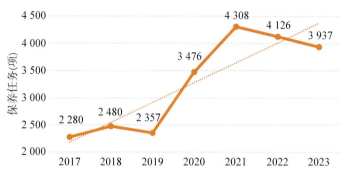

图 2-12　IONTRIS 质子重离子系统设备历年保养任务趋势

对于执行预防性保养的人员,需经过严格培训后方可执行保养,为保障人员安全,涉及水电等有安全风险的相关保养,执行保养任务需至少两人进行(一人操作,一人协助)。

4) 维护保养的优化更新:根据加速器设备的使用年限和故障频率,可以适时更新预防性保养计划。一般来讲,对于新安装的加速器,更多关注执行短周期维护;随着使用年限的增加和故障频次的增加,可以适当调整维护周期和任务内容。对于任何预先设定的保养任务和周期,如在执行过程中发现问题或者根据现有保养经验发现不合适之处,可以与技术专家讨论后进行优化更新,以确保可以在尽可能少的保养频率下达到预防性维护保养的目的,又不会对设备正常运行造成影响。

(赵　扬　刘　鹏)

## 2.3　质子碳离子放疗环境和辐射的防护

### 2.3.1　辐射防护安全体系

质子与碳离子束流剂量分布的主要特征是此类带电粒子在射程末端以 Bragg 峰的形式释放出绝大部分能量,而尾部剂量很低。这种特征显著地提高了肿瘤治疗剂量,增强了对肿瘤的杀灭效应,降低了质子、碳离子入射途径周边和肿瘤病灶周围正常组织损伤并减少了受照射的正常组织器官的体积。但由于质子重离子加速器能量较高、辐射源项复杂、辐射场瞬间变动、局部区域可能存在残余辐射,对于医用质子重离子加速器的辐射安全防护,不但要在技术上提出苛刻的要求,还要在辐射防护管理上具备科学新颖的管理模式。因此,为了保障进出上海市质子重离子医院(SPHIC)粒子治疗(PT)区域的工作人员与患者的安全,SPHIC 经过近 10 年的辐射安全实践和经验累积,建立了一整套质子重离子加速器辐射安全防护体系,以减少辐射对 PT 区相关人员的影响,并保证加速器的安全运行。SPHIC 的医用质子重离子辐射防护安全体系针对国内首台医用质子重离子加速器,从辐射防护纵深防御的角度,以辐射防护技术和防护管理作为维度来保障加速器运行安全,从而更有效、更全面地做好质子重离子加速器辐射防护。

从辐射防护纵深防御的角度出发,围绕医用质子重离子加速器,从三维立体构建其辐射防护体系,即辐射防护安全技术、辐射防护安全管理要求以及辐射事故的应急准备和响应三个方面(层次)。技术层面主要是就辐射防护的要求而言,从内到外依次从剂量监测、个人安全防护系统、辐射防护信息平台搭建等构建横向技术防护体系;辐射防护管理要求层面内容从上至下依次从辐射防护管理架构的成立、辐射防护规章制度建设、辐射安全文化的宣传贯彻等构建纵向管理防护体系。再辅以辐射安全应急预案、培训、各项形式的演练;同时所有相关"人"(技术人员、管理人员、职业人员、非职业人员、诊疗患者、施诊人员)贯穿于全部体系的任意位点,涉及培训、个人剂量监测、健康检查及档案的建设等。

SPHIC 辐射防护体系的构建架构图如图 2-13 所示。医用质子重离子加速器辐射防护体系是从技术层面+管理层面+辐射安全应急三个方面在立体结构上构筑了医用质子重离子加速器的辐射安全防护架构,达到了纵深防护措施要求的冗余度,从而保障加速器的安全运行。第一,在技术层面主要是指辐射防护专业技术方面,包括:① 构建了医用质子重离子加速器辐射防护信息平台;② 建立了全方位的 PT 区辐射剂量实时监测平台;③ 个人安全防护系统(personnel safety system,PSS)的设置运用;④ 个人辐射剂量监测体系等内容。第二,在管理层面,包括:① 搭建 SPHIC 辐射防护的管理架构;② 建立辐射防护规章制度体系;③ 辐射安全文化的宣贯制度等内容。第三,在辐射防护应急处理层面,主要包括:① 辐射安全防护应急管理体系;② 放射源的管理体系。

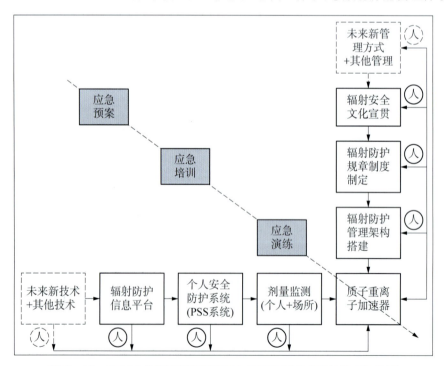

图 2-13 SPHIC 的医用质子重离子加速器辐射安全防护体系架构图

### 2.3.2 SPHIC 辐射安全技术

**（1） PT 区安全防护系统**

该应用解决的技术问题是提供一种设计合理、安全性高的 SPHIC‑PT 区安全防护系统，包括控制中心、门禁系统、监控系统、报警系统和消防系统。上述门禁系统、监控系统、报警系统和消防系统均与控制中心连接，同时作为进一步改进，还包括个人剂量计系统，即个人剂量计系统与控制中心连接。个人剂量计系统包括多个用来测量区域内工作人员所受辐射剂量的个人剂量计。

该技术在 SPHIC‑PT 区安全防护系统设计合理，将门禁系统、监控系统、报警系统和消防系统集成于系统内，通过控制中心实现统一监测和管理，可有效保证防护系统的平稳运行，实现控制人员出入，提升人员和设备的安全性。

**（2） 辐射防护体系中在线监测技术**

该体系的在线监测技术中的光电转换安装技术，对室外环境监测系统中使用的光电转换器的安装进行了技术更新，以便提高装置的安装稳定性，同时通过保护箱对光电转换器和供电器进行保护，提高装置的安全性和可靠性，提高装置的外界适应性，进而提高装置的实用性。

光电转换器的安装结构：首先通过保护箱安装架和四组固定螺栓将保护箱安装架和保护箱整体固定到其他安装设备上；然后通过穿线口将供电器与外界供电设备电线连接，对供电器进行供电；之后供电器通过接线管道对光电转换器进行供电，然后将光电转换器与外界设备连接即可。

**（3） 医用质子重离子加速器辐射防护信息平台**

辐射安全防护信息平台是以网络为基础、计算机电脑 Windows 系统为终端的。网络通信采用通用的 TCP/IP 通信协议，可使数据传输的正确性得到保证。平台划分为六大模块：①制度与法规模块；②个人档案模块；③人员管理模块；④主值班工作记录模块；⑤夜班值班记录模块；⑥辐射安全信息模块。各个模块相互依存，相互联系。

平台所使用的软件功能和模块划分决定了程序中必须使用多进程并发执行的手段。主要语言为 asp.net、jquery、c#；数据库 Sql Server2012；程序架构为 B/S、三层架构；前端、后端分别部署在 IIS 上，通过浏览器访问，并将程序与 HIS、人事做接口以同步相关信息，与微软统一工作平台做接口，以统一用户登录的方式作为入口；通过权限控制各模块的操作限制。

信息获取设计：①数据获取，数据获取采用 IIS 部署网站的方式，通过安全性较高的 POST 方法向服务端程序传递参数，对于 POST，浏览器先发送 header，服务器响应 100 continue，浏览器再发送 data，服务器响应 200 ok(返回数据)。②PDF 获取，采用 ftp 上传副本文件后通过浏览器使用 PDF 阅读器插件进行在线浏览或下载，实现实时预览功能。

**（4） SPHIC 辐射剂量检测体系**

SPHIC 的辐射剂量检测体系主要包括：①在线监测系统，PT 区及周围布设 16 个监测点(中子和光子);②法规标准要求检测,包括设备性能检测和防护检测;③自主巡检,PT 区不定时的仪器检测和活化样品的检测;④特殊剂量检测,主要是为某一需要而做的检测,如调查某一位置剂量水平,也可以按照检测的形式分为内部监测、外部监测和个人剂量监测。内部监测即在线监测系统,在整个 SPHIC 园区部署有 4 个环境监测点位,在 PT 区工作场所部署有 12 个区域监测点位,实时监测装置运行对周围环境以及工作场所的影响。每个点位均部署一对伽马和中子探测器。表 2-6 为 SPHIC 近 5 年来的内部辐射剂量监测的数据。对 SPHIC 院区内使用的多台医用诊疗及 X 线放疗的射线装置进行了机房防护和装置质量控制监测。监测报告结果表明 SPHIC 周围环境和工作场所辐射水平满足相关卫生防护标准,使用的射线装置性能检测参数均满足国家质量保障检测标准的相关要求。

表 2-6 SPHIC 近 5 年来的内部辐射监测的数据

| 年份 | 位置 | γ/n 剂量率 | 平均值($\mu$Sv/h) | 最大值($\mu$Sv/h) |
| --- | --- | --- | --- | --- |
| 2019 | 环境 | γ | 0.087 | 0.133 |
| | | n | 0.001 | 0.003 |
| | 区域 | γ | 0.150 | 0.202 |
| | | n | 0.001 | 0.005 |
| 2020 | 环境 | γ | 0.082 | 0.160 |
| | | n | 0.002 | 0.005 |
| | 区域 | γ | 0.140 | 0.184 |
| | | n | 0.001 | 0.003 |
| 2021 | 环境 | γ | 0.081 | 0.161 |
| | | n | 0.002 | 0.005 |
| | 区域 | γ | 0.141 | 0.183 |
| | | n | 0.001 | 0.003 |
| 2022 | 环境 | γ | 0.079 | 0.159 |
| | | n | 0.002 | 0.005 |
| | 区域 | γ | 0.140 | 0.182 |
| | | n | 0.001 | 0.003 |
| 2023 | 环境 | γ | 0.078 | 0.160 |
| | | n | 0.002 | 0.004 |
| | 区域 | γ | 0.139 | 0.183 |
| | | n | 0.001 | 0.002 |

注:γ,γ 射线;n,中子射线。

个人剂量监测是辐射防护工作的重要组成部分,是改善辐射防护条件、提高辐射防护效能、研究辐射防护危害和评价的重要依据。SPHIC 同样委托具有个人剂量监测资质的单位对 SPHIC 放射工作人员进行个人剂量的监测。监测方式是通过使用热释光探测器（thermoluminescent detector，TLD）剂量计进行。近 5 年 SPHIC 的个人剂量监测结果如表 2-7 所示，个人剂量监测结果符合国家对个人剂量限值的标准要求。

表 2-7 SPHIC 的个人剂量监测结果

| 年份 | 监测人数 | 最大年有效剂（mSv） |
| --- | --- | --- |
| 2023 | 99 | 0.577 |
| 2022 | 100 | 0.688 |
| 2021 | 100 | 0.33 |
| 2000 | 100 | 0.31 |
| 2019 | 100 | 0.30 |

综上所述，在过去 5 年中，SPHIC 院区的辐射监测结果表明，无论是环境监测还是个人剂量监测，辐射水平都被控制在安全范围内，符合国家的相关标准和要求。

### 2.3.3 SPHIC 的辐射安全管理

#### （1）辐射防护的管理架构

SPHIC 根据相关法律法规及医院的实际情况，成立了上海市质子重离子辐射防护委员会，作为院级辐射防护管理者的分管院长担任委员会主任，并按规定接受了国家核安全局要求的辐射管理者的中级安全培训。委员会成员由与辐射防护相关的各科室主要负责人担任。

SPHIC 还成立了全国首家辐射防护办公室，负责并执行医院辐射防护的日常工作。按照最新的《射线装置分类办法》，SPHIC 的质子碳离子加速器属于Ⅰ类射线装置，辐射防护办公室有 3 名专职人员，其中 2 名持有国家注册核安全工程师证书，符合国家核安全局对于关键岗位注册核安全工程师人数的要求。

#### （2）规章制度的建立

SPHIC 辐射防护符合国家相关法律法规，如《中华人民共和国放射性污染防治法》《中华人民共和国核安全法》《放射性同位素与射线装置安全和防护条例》《放射性同位素与射线装置安全许可管理办法》《放射性同位素与射线装置安全和防护管理办法》等的要求；根据 SPHIC 实际情况制定了《放射工作人员管理制度》等 SPHIC 自己的十余个规章制度，以便更好、更充分地开展辐射防护相关工作。主要的规章制度包括《放射工作人员管理制度》《放射性废物管理制度》《放射源安全管理制度》《辐射安全管理委员会章程》《辐射事故应急预案》《医用 X 线防护用品检测流程》《放射性污染紧急处置演练方案》《放射诊疗场所辐射防护安全管理制度》《放射诊疗工作安全防护制度》《放射工作人员培训制度》《放射性三废管理制度》《辐射工作场所个人剂量监测制度》《工作人员在 PT 加速器停机期间进入 PT 辐射区的暂行规定》和《放射工作人员健康管理制度》。这些制度及附件,基本涵盖了 SPHIC 日常辐射防护的管理内容,做到有法可依、有据可循,且会对辐射防护规章制度进行实时更新及完善。

**（3）辐射安全文化的宣传贯彻制度**

为贯彻《核安全法》等相关法规标准,医院建立了辐射安全培训的规章制度,且对全体员工(含第三方工作人员)每年进行 1～2 次辐射防护安全方面的培训工作,同时对新员工(含进修实习人员)进行辐射安全防护培训并考核。放射性职业工作人员除参加生态环境保护部门、卫生行政部门要求的培训外,还不定期组织参加各类辐射安全培训来加强核安全文化的宣传贯彻。强化辐射从业人员的知识储备,提高辐射安全意识,减少辐射安全隐患,对落实放射防护措施,保证医疗质量和医疗安全,保障医务人员、患者和公众的健康权益具有重要意义。

**（4）SPHIC 放射工作人员管理**

SPHIC 目前有放射工作人员 100 余人,每一名放射工作人员均按要求建立了职业档案,包括环保和卫生的培训、职业健康检测以及佩戴个人剂量仪。其中个人剂量仪的佩戴按照接触主要射线的种类不同主要分为两类:一类主要是针对在 PT 区进行作业的人员,包括放疗科医生、物理师、治疗师、加速器工程师及辐射防护安全工程师,根据现有加速器的特点,这些放射工作人员主要受到 γ 射线和中子射线的照射;另外一类是放射诊断科、核医学科以及直线加速器区域的放射工作人员,他们主要受到 X 线的照射。

SPHIC 的最高管理层、加速器工程师、辐射安全工程师以及放射治疗的关键岗位的放射工作人员均参加生态环境部和卫生健康委员会组织的培训考核。

SPHIC 要求每个放射工作人员每两年到放射工作人员职业体检机构进行职业体检,严格按照体检结果上岗。对于体检结果为"暂时脱离放射岗位"的,医院都会严格执行其建议,确保每一名放射工作人员安全上岗。

SPHIC 委托具有个人剂量监测资质的单位对放射工作人员进行个人剂量检测,每两个月检测一次,全年 6 次,保障不少于国家要求的年 4 次个人剂量检测次数。放射工作人员的年剂量都会通知到每一位放射工作人员,并让其签名确认。目前 SPHIC 正式开业近 10 年,未发现一名放射工作人员的年剂量超过 SPHIC 的管理限值(10mSv)。

**（5）SPHIC 放射诊疗设备的管理**

SPHIC 射线装置较多,有Ⅰ类射线装置(质子碳离子加速器)、Ⅱ类射线装置(直线加速器)和Ⅲ类射线装置(CT 等)设备。同时还拥有 6 枚密封放射源和核医学科的乙级开放性放射工作场所。按照要求每年对上述工作场所进行一次辐射防护检测和质量控制检测。

SPHIC 辐射防护办公室配备了 X-γ 巡测仪、表面污染检测仪等,对相关工作场所按照制度进行巡检。

医院配有个人剂量报警仪以满足来访人员进入 PT 区相关放射工作场所的需求,确保每一个进入 PT 区人员的安全。

## 2.3.4 辐射防护应急处理

### （1）辐射安全防护应急管理体系

应急管理体系主要应用于一旦发生辐射防护紧急事件的及时处置，包括：①制定了规章制度《辐射事故应急预案》。演练严格按照国家标准《核和辐射事故医学应急演练导则》的流程和要求进行。演练的内容和形式多种多样，有针对某一个辐射安全措施的应急演练，有针对辐射安全综合演练。②应急保障。组织配备了 X-γ 巡测仪、表面污染检测仪、个人剂量报警仪等 18 台辐射安全应急检测仪器等；同时配有安全警示带、通讯器材、吸水纸及长柄钳等。

### （2）放射源的管理体系

对质子重离子加速器及核医学科所使用的校准用的 6 枚放射源，建设有符合国家安全标准的放射源库房，放射源库房安装有技防设施，与 SPHIC 防控中心及公安系统联网。对于门控技术，除双人双锁外，还需通过人脸识别系统才能进入放射源库，放射源存储于放射源库房内的保险柜内，确保放射源安全。放射源领用时要求双人签字并做好登记记录。同时针对放射源进行的可能事故建设有应急预案，并对预案内容开展各项形式的演练工作。

### （3）辐射事故的应急演练

根据 SPHIC 规章制度《辐射事故应急预案》，SPHIC 每年进行 1～2 次辐射应急预案演练，场所主要选在质子碳离子治疗区域和核医学科两个比较重要的辐射安全场所。演练严格按照国家标准《核和辐射事故医学应急演练导则》的流程和要求进行。

SPHIC 辐射防护办公室负责组织每年应急演练工作，配合的部门有医院核医学科、放射物理科、第三方的西门子公司和物业等部门。演习前参与演习的每一个人按照演习预案熟悉自己的任务，演习按事先制定的演练脚本进行，完成后辐射防护管理办公室对演习进行总结，并将相关总结和意见发给参与演习的每一个员工，以便其知悉并在下次演习中提升技能。

（王孝娃　夏晓彬）

---

## 参考文献

[1] EBINA F, UMEZAWA M, NISHIUCHI H, et al. Development of a compact synchrotron for proton beam therapy [J]. Electron Commun Jpn, 2017, 100:34-42.

[2] HENROTIN S, ABS M, FORTON E, et al. Commissioning and testing of the first iba s2c2 [C]// Proceedings of the 21st international conference on cyclotrons and their applications (cyclotrons-16). Zurich, Switzerland: JACoW Publishing, 2016:178-180.

[3] HE P, LI Q. Impact of different synchrotron flattop operation modes on 4D dosimetric uncertainties for scanned carbon-ion beam delivery [J]. Front Oncol, 2022, 12:806742.

[4] IWATA Y, NODA K, SHIRAI T, et al. Design of a superconducting rotating gantry for heavy-ion therapy [J]. Phys Rev Spec Top—Accelerators and Beams, 2012, 15

(4):044701.

[5] JONGEN Y. Review on cyclotrons for cancer therapy [C]// Proceedings of CYCLOTRONS, Joint Accelerator Conferences Website (JACoW). Geneva: CERN, 2010: 398-403.

[6] KLEEVEN W, ABS M, FORTON E, et al. The iba superconducting synchrocyclotron project s2c2 [C]// Proceedings of cyclotrons, 2013:115-119.

[7] MARADIA V, GIOVANNELLI A C, MEER D, et al. Increase of the transmission and emittance acceptance through a cyclotron-based proton therapy gantry [J]. Med Phys, 2022,49:2183-2192.

[8] NODA F, EBINA F, NISHIUCHI H, et al. Conceptual design of carbon/proton synchrotron for particle beam therapy [C]// Proceedings of the particle accelerator conference. Vancouver, Canada, 2009.

[9] NORMAN H, OWEN H, APPLEBY R, et al. Performance (Study of the NIMMS superconducting compact synchrotron for ion therapy with strongly curved magnets) [C]// JACoW IPAC, 2022:3014-3017.

[10] PEETERS A, GRUTTERS J P, PIJLS-JOHANNESMA M, et al. How costly is particle therapy? cost analysis of external beam radiotherapy with carbon-ions, protons and photons [J]. Radiothe Oncol, 2010,95:45-53.

[11] ROSSI L, BALLARINO A, BARNA D, et al. A European collaboration to investigate superconducting magnets for next generation heavy ion therapy [J]. IEEE Trans Appl Supercond, 2022,32(4):1-7.

[12] SCHIPPERS J. Beam delivery systems for particle radiation therapy: current status and recent developments [J]. Rev Accel Sci Technol, 2009,2:179-200.

[13] SCHIPPERS J, DÖLLING R, DUPPICH J, et al. The SC cyclotron and beam lines of PSI's new protontherapy facility ProSCAN [J]. Nucl Instrum Meth B, 2007,261:773-776.

[14] SØRENSEN B S, SITARZ M K, ANKJAERGAARD C, et al. Pencil beam scanning proton FLASH maintains tumor control while normal tissue damage is reduced in a mouse model [J]. Radiother Oncol, 2022,175:178-184.

[15] UMEGAKI K, HIRAMOTO K, KOSUGI N, et al. Development of advanced proton beam therapy system for cancer treatment [J]. Hitachi Rev, 2003,52:197.

[16] VAN D E WALLE J, ABS M, CONJAT M, et al. The s2c2:from source to extraction [C]// Proceedings of cyclotrons 2016. Zurich, Switzerland, 2016.

[17] VILCHES-FREIXAS G, UNIPAN M, RINALDI I, et al. Beam commissioning of the first compact proton therapy system with spot scanning and dynamic field collimation [J]. British J Radiol, 2020,93:20190598.

[18] VOZENIN M C, HENDRY J H, LIMOLI C L. Biological benefits of ultra-high dose rate FLASH radiotherapy: sleeping beauty awoken [J]. Clin Oncol, 2019,31(7):407-415.

[19] YANG W, ZHANG X, HAN S, et al. Magnetic field measurement for synchrotron dipole magnets of heavy-ion therapy facility in Lanzhou [J]. IEEE Trans Appl Supercond, 2013, 24:1-4.

[20] ZAREMBA S, KLEEVEN W. Cyclotrons: magnetic design and beam dynamics [C]// CERN yellow reports: school proceedings, Vol 1(2017): Proceedings of the CAS-CERN accelerator school on accelerators for medical applications; 2017. arXiv preprint arXiv:

1804.08961.

[21] ZWART T, COOLEY J, FRANZEN K, et al. Developing a modern, high-quality proton therapy medical device with a compact superconducting synchrocyclotron [C]// Proceedings of centro de investigaciones energéticas, medioambientales y tecnológicas (CIEMT) 2016. Madrid, Spain, 2016.

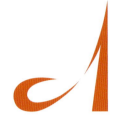

# 第 3 章
# 质子重离子射线的放射物理学

## 3.1 质子重离子放疗的物理学基础

放疗中应用的带电粒子主要有轻离子、重离子和介子等,其中轻离子主要为质子、α粒子、氘核等离子。重离子是指原子序数大于 2 且失去了部分电子的正离子,如碳、氮、氧、硼、氖和氩离子等。

### 3.1.1 质子的物理特性

质子是带正电的离子,具有一个单位的质量($1.67 \times 10^{-27}$ kg)和一个单元的正电荷($1.60 \times 10^{-19}$ C)。质子与电子电荷相同,但质量比电子大 1 836 倍,致使质子与电子进入介质的能量损失和剂量分布差别很大。质子进入靶介质原子核后,主要受到靶原子核和核外电子的静电作用而损失能量,表现出电子能损(主导作用)与核能损方式。质子与靶介质作用时,质子束电离作用产生大量的次级自由电子,携带了多于 70% 的能量。当质子用于治疗肿瘤时,质子在人体内的能量损失和剂量分布曲线呈现出先缓慢上升后变快,直至峰值,称为 Bragg 峰,峰后急速下降后趋于零。这是质子固有的物理特性,为肿瘤治疗提供了理想的治疗性能:将峰值部分对准肿瘤病灶处,接收到最大的剂量值;而在肿瘤前的正常细胞通常受到 1/3~1/2 的最大剂量值,受到伤害的程度要比常规的 X 线或电子线少;在肿瘤后部的正常细胞或敏感器官受到伤害很低或基本上不受到伤害。

### 3.1.2 重离子的物理特性

重离子电荷多,核子数大,当它进入靶原子核后,可以与靶核形成复合核,把能量均匀地转移给每个核子。与质子相比,重离子与原子核的相互作用更复杂,反应的机理不同。当重离子能量超过库仑壁垒时,核力就起作用,重离子与靶核互相吸引,可出现四种反应过程:①重离子与靶核彼此靠边碰撞,引起转移反应;②重离子与靶核接近中心线碰撞,引起复合核反应;③重离子与靶核表面接触后,离心力的作用引起熔合反应;④重离子能量更高时,重离子可以把靶核打散引起散裂反应。重离子通过物质时,致使许多原子激发，之后退激发过程中放出各种光子和各种能量的电子，可引起很大的物理和化学效应。能量损失主要是由重离子的原子核和物质原子的外层电子相碰撞引起。重离子用于治疗肿瘤时，重离子在人体内的能量损失和剂量分布曲线呈现入射坪区吸收剂量相对保持常量，之后出现一个很窄的 Bragg 峰。在峰区内，重离子损失其大部分能量，而后停止下来。随着原子序数的增加，Bragg 峰变窄，但峰的高度增加，峰对坪的剂量比增加。同时重离子入射时的单能离子束在进入人体内也会形成一个能散分布的离子束，能量歧离（energy straggling）效应使峰宽加宽，但重离子的 Bragg 峰比质子的 Bragg 峰更尖。核分裂作用产生的质量轻的重离子有更长的射程引起 Bragg 峰后沿下降的底部有一个拖长尾巴，而质子没有这个小尾巴。这是重离子固有的物理特性，意味着重离子可以在肿瘤处释放最大剂量，而在进入和离开肿瘤的路径上释放的能量较少，从而最大限度地减少对周围正常组织的损害。

### 3.1.3 带电粒子（质子重离子）与物质的相互作用及能量损失

带电粒子进入靶介质后，与介质的电子和原子核发生相互作用，决定了带电粒子在靶介质中的运动过程。高能带电粒子入射到靶介质中，主要与靶原子中的电子发生碰撞，产生动量和能量转移，即入射带电粒子的一部分动能转移给电子或靶原子核。每次碰撞入射带电粒子能量损失不大，运动方向几乎不变。入射带电粒子穿过靶介质时，要与靶原子中的电子连续地发生很多次上述的小能量转移碰撞，逐渐损失能量。随着入射粒子速度减慢，当速度小到一定程度时，发生电荷交换效应。低速运动粒子从靶介质中俘获电子，从而使原来高速运动时完全剥离了电子的入射粒子，其有效核电荷数随粒子速度的减小而逐渐减少。若靶介质厚度足够厚，入射的带电粒子与靶原子中的电子或原子核经过许多次碰撞后，入射带电粒子的能量全部耗尽。根据带电粒子与靶介质中的电子或原子核相互作用的运动过程，可将相互作用主要分为下列四种。

#### （1）与核外电子发生非弹性碰撞（电离损失）

高能带电粒子经过靶介质原子附近时，入射粒子与靶介质的核外电子之间的库仑相互作用，核外电子获得一部分能量。若传递给核外电子的能量可以使电子克服原子的束缚致脱离原子，成为自由电子，该过程为电离（ionization）过程。电离过程中发射出来的自由电子，如果具有足够的动能，可继续与其他靶原子发生相互作用，进一步电离。原子的内壳层电子被射出，该壳层留下空位，外层电子就要向内层跃迁，伴随发射特征 X 线或俄歇电子（auger electron）；若入射带电粒子传递给电子的能量较小，可使电子从低能级状态跃迁到高能级状态，该过程称为激发（excitation）过程。带电粒子与靶原子中核外电子的非弹性碰撞（inelastic collision），为克服势能作用致原子的电离或激发，是带电粒子穿过介质时损失能量的主要方式。引起的能量损失称为电离损失（electromagnetic loss）。带电粒子在靶介质中的电子阻止本领称为电离能量损失率，以 Bethe-Block 公式来计算，计算公式如下：

$$\left(-\frac{dE}{dX}\right)_e = \frac{4\pi z^2 e^4 NZ}{m_e v^2}\left[\ln\left(\frac{2m_e v^2}{I}\right)+\ln\left(\frac{1}{1-\beta}\right)-\beta^2-\frac{C}{Z}\right] \quad （公式 3.1）$$

（$-dE/dX$）$_e$ 的单位为 MeV/cm。其中 E 为入射粒子的能量，z 为入射粒子的原子序数，$m_e$ 为电子的质量；式中 $\beta=v/c$，v 为入射粒子的速度，c 为光速，方括号中的第 1 项考虑量子理论，第 2、3 项是相对论修正值，第 4 项为其他修正项。NZ 是靶介质的电子密度，I 是靶原子的平均电离和激发能（mean excitation energy），根据 ICRU 90 最新的建议，$I_{air}=85.7$ eV 以及 $I_{water}=78$ eV。C/Z 是壳修正项（shell correction），表示当入射粒子速度不能满足大于靶原子内层电子轨道速度时，束缚得很紧的内层电子不能被电离和激发而引进的一项修正项。

### （2）与原子核发生非弹性碰撞

入射带电粒子接近靶原子核时，它与原子核之间的库仑力作用，使入射粒子受到吸引或排斥，使入射粒子的速度和方向发生改变，入射粒子的能量有一定的损失，辐射出光子，产生辐射损失。带电粒子与靶原子核的非弹性碰撞，可改变粒子的运动状态，产生辐射光子，还可能使原子核从基态跃迁到激发态，该过程称为库仑激发。发生这种作用方式的概率相对较小，一般忽略不计。

### （3）与核外电子发生弹性碰撞

入射带电粒子接近靶原子核时，由于它们之间的库仑力作用，入射带电粒子的运动方向发生偏转，但没有辐射光子，也不激发原子核，该过程为弹性碰撞（elastic collision）过程。弹性碰撞过程中，入射带电粒子损失部分动能，能量转移给原子核，使原子核产生反冲。入射带电粒子在介质中与靶原子核进行多次弹性碰撞引起入射粒子的能量损失（弹性碰撞能量损失）。发生弹性碰撞的概率极低，仅对低能入射带电粒子来讲，弹性碰撞过程是主要的能量损失过程。

### （4）与原子核发生弹性碰撞（核阻止）

入射带电粒子与靶原子中的核外电子由于库仑力作用，使入射粒子改变运动方向，且不断地发生运动方向的改变，入射带电粒子能量损失，但这种能量损失一般很小，比原子中电子的最低激发能还要小，电子的能量状态无变化，该过程为入射带电粒子与核外电子的弹性碰撞过程。这种弹性碰撞过程只对极低能量（小于 100 eV）的粒子才考虑，其他情况下完全可忽略。

以上四种相互作用都是靶介质原子的核外电子和原子核的静电场对入射带电粒子的库仑作用。总体来讲，阻止本领只与入射粒子的速度有关（与速度平方成反比），与入射粒子的质量无关；与入射粒子的电荷数平方成正比；与靶介质的电子密度 NZ 有关，高原子序数和高密度物质具有较大的阻止本领；高能的带电粒子与靶介质作用时，主要与核外电子发生非弹性碰撞，能量损失主要以电离损失为主，辐射损失很小。若入射带电粒子的能量大到可以穿过原子核的库仑势垒，可能与靶原子核发生核反应。对低能的入射带电粒子才需考虑核弹性碰撞对能量损失。

## 3.1.4 能量歧离

带电粒子穿过一定厚度的靶介质后，与靶介质原子中的电子和原子核发生多次碰撞而损失能量，每次能量损失是随机变化过程，存在统计涨落，入射粒子的能量将不再是单能的，而发生了能量的离散。带电粒子在路径上的碰撞次数、能量损失都是随机的不同，这种能量损失的汇集统计分布称为能量歧离。

### 3.1.5 射程

带电粒子在靶介质中碰撞时，多次出现能量损失，直到能量为零而停留在介质中。带电粒子沿入射方向所穿过靶介质的最大距离，称为入射粒子在该介质中的射程（range）。在离子射程测量实验中，可以使用法拉第杯测量平均投射射程，该装置记录质子束穿过可调节厚度的材料后的电荷。然后，可以通过确定在不考虑核相互作用的情况下阻止一半入射质子所需的材料厚度来估计质子束的射程。简单来说，可以通过沿水模体中的深度扫描剂量计来测量剂量/能量沉积的射程。按剂量测量的 $R_0$ 可以定义为：

$$R_0 = d_{80} \tag{公式 3.2}$$

其中 $d_{80}$ 指的是峰值远端 80%点处的水深（已根据水模入口窗口和剂量计壁厚进行校正）。此定义中使用的 80%值是 A. M. Koehler 等首次提出的近似值，此后已通过理论和实验得到证实。

（李永强　肖　梅）

## 3.2　质子碳离子放疗系统的验收和调试

为了使粒子放疗系统能够顺利应用于临床，必须严格遵循一系列步骤。本节在简要介绍关键概念后，将概述验收测试，并提出针对粒子治疗（PT）系统调试的建议。以上海市质子重离子医院（SPHIC）的验收测试和调试为例，最后附上相关参考文献供进一步研究。

### 3.2.1　概述

当一个新建的粒子治疗设施从制造商移交给用户时，需要进行正式的验收测试。只有完成验收测试，用户才能启动调试工作。而调试完成后，才能进入常规的质量保证（quality assurance, QA）阶段。以下是相关常用定义：

1) 验收测试：用于确认设备是否达到合同中规定的性能和安全标准。这些测试在现场进行，通常由制造商代表进行监督。

2) 调试：在验收完成后，对设备进行性能表征，包括制定未来 QA 的程序、操作说明和参考数据，并对工作人员进行培训。

3) 常规 QA：调试后定期进行的检查程序，以确保设备继续满足初始标准，并验证参考数据的有效性。

由于不同的粒子治疗设备技术各不相同，验收测试、调试和 QA 所需的测量和测试也会有所区别。本文所提供的信息基于我们在 SPHIC 的经验，SPHIC 采用了同步加速器的笔形束扫描技术。有关 SPHIC 技术基础的详细信息，请参见 3.3.3 节。

### 3.2.2 验收测试

一个完整的粒子治疗质量保证计划不仅应包括定期的 QA，还应包括初始的验收测试和调试。验收测试是用户必须执行的第一步，它为后续的操作奠定了基础。

#### （1）验收测试概述

验收测试的主要目的是验证设备是否达到合同规定的性能标准。合同规格通常是制造商技术能力与客户临床需求评估之间的折中结果。验收测试还应确保设备达到基本安全标准，避免任何辐射危害或其他安全隐患。

验收测试通常在制造商代表的监督下进行，由制造商准备并执行一系列测试，以尽量确保所有项目符合验收标准。尽管如此，用户应仔细审核并与制造商商讨测试范围，如有必要，还应进行额外测试，以确保设备完全满足临床需求。

粒子治疗设备技术复杂，通常配有售后服务合同，并有制造商的服务人员驻场，因此，尽管设备已正式验收，用户仍有机会对性能不足的部分提出意见。不过，一旦验收完成，物理师会签署验收文件，确认设备符合标准且最终付款结清，设备所有权即转移给用户，质保期随之开始。此时，针对新型粒子治疗系统的临床试验也通常可以启动。

验收测试通常分为以下三类：①安全检查；②机械检查；③离子束测量。

更多详细信息可参考相关文献。目前多个国家和国际标准组织及专业协会均已出版了与验收测试相关的文献：

1) 标准示例：①YY/T 1763—2021《医用电气设备 医用轻离子束设备 性能特性》（Medical Electrical Equipment: Performance Characteristics of Medical Light Ion Beam Equipment）；②IEC 62667:2017《医用轻离子束设备——性能特点》（Medical Electrical Equipment: Medical Light Ion Beam Equipment—Performance Characteristics）；③IEC 60601‑2‑64:2014《轻离子束医用电气设备基本安全和基本性能的特殊要求》（Medical Electrical Equipment-Part 2‑64: Particular Requirements for the Basic Safety and Essential Performance of Light Ion Beam Medical Electrical Equipment）。

2) 指南示例：①美国医学物理学家协会第 40 任务组 46 号报告《放射肿瘤学的全面质量保证（1994）》[AAPM Task Group 40 Report 46 Comprehensive QA for Radiation Oncology（1994）]；②美国医学物理学家协会第 126 任务组《PET‑CT 验收测试和质量保证》（2019）[AAPM Task Group 126 PET‑CT Acceptance Testing and Quality Assurance（2019）]；③国际原子能机构人类健康系列第 7 号报告《用于癌症放射治疗的记录与验证系统——验收测试、调试和质量控制（2013）》[IAEA HHS‑7 Record and Verify Systems for Radiation Treatment of Cancer—Acceptance Testing, Commissioning and Quality Control（2013）]；④《国际原子能机构放射肿瘤学物理学——教师和学生的手册（2005）》[IAEA Radiation Oncology Physics—A Handbook for Teachers and Students（2005）]；⑤国际原子能机构技术报告系列第

430 号报告《用于癌症放射治疗的计算机化计划系统的调试和质量保证（2004）》[IAEA TRS－430：Commissioning and Quality Assurance of Computerized Planning Systems for Radiation Treatment of Cancer（2004）]；⑥国际原子能机构技术文件第 1540 号报告《放射治疗计划系统的规范和验收测试（2007）》[IAEA TECDOC－1540 Specification and Acceptance Testing of Radiotherapy Treatment Planning Systems（2007）]。

基于国际原子能机构（International Atomic Energy Agency, IAEA）发布的 TRS－430 和 TECDOC－1540 报告，普通用户在面对大量与验收测试、调试和 QA 相关的文献时，往往会感到挑战重重。2004 年发布的 TRS－430 报告十分详尽，长达 302 页，提供了对治疗计划系统（TPS）中算法进行表征、验证和软件测试的全面建议。然而，IAEA 很快意识到，许多医院因人手有限，难以完成所有这些测试。因此，在 2007 年发布了内容简洁、仅 68 页的 TECDOC－1540 报告，提供了更为直观的分步指南。总体而言，用户应根据自身的需求和能力选择最适合的参考文献。

（2）SPHIC 的验收测试

我们在 2014 年 5 月对西门子 IONTRIS 系统进行了验收测试（所有制造商提供的测试均通过了验收标准），并在一份 41 页的报告中记录并签字确认。值得注意的是，西门子为确保患者治疗的安全性进行了更多测试。此外，在开始患者治疗之前，SPHIC 也进行了额外的测试，包括：①射野大小；②同步加速器注入；③同步加速器可用能量；④射程；⑤带射程移位器（range shifter, RaShi）的射程；⑥TPS 计划优化时间；⑦其他 QA（束斑大小）；⑧照射时间；⑨患者治疗端到端测试；⑩正常运行时间；⑪每日 QA。

### 3.2.3 调试

在设备通过验收测试后，需进行调试工作，以确保粒子治疗系统能够安全、精确地应用于临床。

（1）调试概述

粒子治疗设备的调试过程复杂且工作量大，尤其是在相对生物效应（RBE）的计算远比质子复杂情况下。TPS 制造商需要协助完成生物剂量计算的调试，以确保用户设施的计算结果与其他使用相同 TPS 的设施一致。调试的主要内容包括以下几个方面：①质量保证、治疗计划和治疗的标准操作程序；②员工培训；③工具和设备的准备；④TPS 基础数据的录入；⑤为定期 QA 制定参考数据；⑥质量控制测试、容差和流程的制定；⑦操作程序和设备的准确性验证。

部分调试工作可能由制造商在调试阶段完成。例如，制造商通常会对束斑的位置、大小以及各能量射程等参数进行调整。因此，用户与制造商的紧密合作至关重要，充分利用其调试数据能够大大简化后续工作。

调试过程涉及的测量工作包括：①粒子束基础数据采集和 TPS 粒子束模型构建；②粒子束模型和 TPS 算法的验证；③粒子束照射系统的验证；④计算机断层扫描（CT）和 kV 成像的校准和验证；⑤工作流程测试（端到端测试）。

本节仅提供调试过程中需执行的部分测试示例，用户应根据实际情况调整测试内容。未在本节中详述的调试任务还包括：①软件系统，如治疗管理系统（treatment management system，TMS）等的测试；②各类软件系统之间的数据处理与传输；③辅助设备的表征与验证，如治疗床、患者固定与定位设备等。

以下是笔形束扫描粒子治疗系统调试过程中常见测量项目的简要列表：①验收测试中的辐射检测；②在参考情形下绝对剂量标定；③单能野轴外均匀性；④单能束流中心轴积分深度剂量；⑤束流照射全过程射程重复性；⑥中心轴外射程均匀性；⑦中心轴上束斑位置；⑧中心轴上及中心轴外束斑大小和形状；⑨水中束斑形状（至极低剂量）；⑩束流强度线性；⑪剂量通量线性；⑫束流中断时间；⑬束流调制器（脊形滤波器，ripple filter，RiFi）特性；⑭机械测试；⑮机械、成像和束流等中心的一致性；⑯kV成像和CT的校准；⑰CT值（HU）与相对线性阻止本领（RLSP）的标定；⑱患者位置验证和修正的准确性；⑲生物剂量、TPS算法、均匀靶区及患者计划的剂量验证；⑳全流程端到端测试。

**（2）调试工具与方法**

调试过程必须依赖于合适的测量设备，并确保这些设备具备良好的工作性能。设备的验证与调试至关重要，为了有效使用这些设备，通常需要多种工具和方法。本节介绍了一些在调试过程中常用的工具，并按照不同测量目的进行了分类。提到的工具仅为示例，实际的全面调试和QA可能需要更多设备和技术。此部分基于SPHIC的经验，重点关注扫描粒子治疗的要求。

1）辐射检测：为了确保治疗室外的环境无辐射，必须进行辐射检测。这是基本的安全要求。粒子治疗设备的初始机器调试需要大量束流时间，因此在设备交付前应尽早完成辐射检测。意外的次级辐射不仅可能在加速器生成束流时产生，甚至可能在加速器的离子源处就已出现。常用的测量工具包括盖革计数器、大体积电离室测量仪和中子测量仪。由于这些设备复杂且昂贵，许多机构更倾向于外包咨询服务。SPHIC则有专门的内部辐射防护人员（radiation protection officers，RPO）负责这些测量工作。

2）参考条件下的剂量测定：剂量校准是调试过程中关键的任务之一。在SPHIC，剂量校准严格遵循国际标准，采用IAEA基于水的吸收剂量标准。该标准最初在2000年的IAEA TRS-398报告中提出。与基于空气Kerma的校准相比，基于水的吸收剂量校准具有多个优点。吸收剂量与放疗中的剂量直接相关，基于水的标准简化了过程，减少了测量不确定性。2024年发布的IAEA TRS-398（修订版1）引入了对扫描离子束剂量测定的更新。SPHIC在IAEA TRS-398（修订版1）发布之前完成了校准，当前正在审查新版标准对SPHIC校准的影响。以下为一些基本建议：

应使用分辨率达到0.1 fA的参考级静电计。选择体积为0.1~1 cm³的大体积电离室（如常用的体积为0.6 cm³的Farmer电离室或0.35 cm³的Roos平行板电离室），以提高测量电流相对于漏电流的比例。Advanced Markus平行板电离室（0.02 cm³）适用于离子束测量，但容易受漏电流影响。漏电流需低于电离室读数的0.1%。电离室需具备过去一年内的水剂量校准因子 $N_{D,w}$，由二级标准剂量实验室（secondary standards dosimetry laboratory，SSDL）或北京一级实验室提供校准。静电计读数需校正空气密度(对应修正因子 $k_{TP}$)、束流质量(对应修正因子 $k_Q$)、极性效应(对应修正因子 $k_p$)和离子重组(饱和)效应(对应修正因子 $k_S$)。推荐使用至少 4 个电压绘制完整的 Jaffé 图(1/M 与 1/V 的关系),而非双电压法。通常情况下,湿度修正因子 $k_h$ 和静电计修正因子 $k_{elec}$ 为 1。电离室的有效测量点(effective point of measurement, EPOM)应放置在感兴趣的位置(point of interest, POI)。参考剂量测定应在水中进行,除非在表浅测量(≤3 cm)时可使用等效水模体。在较大深度测量中,由于水与等效水模体的通量修正不一致,不建议使用塑料模体进行剂量校准。塑料模体适用于常规 QA,但需经过适当调试。法拉第杯和量热计仅用于研究,不适用于临床校准。电离法仍然是剂量标准。

良好的测量实践要求监测温度和气压的变化,确保电离室与环境温度平衡,电离室预热,监控漏电流,并通过重复测量检查系统稳定性和重复性。

电离室调试还应包括 X 线影像检查,确认电离室结构无损坏。水模体调试则需确认入射壁的水等效厚度,检查入口窗是否平整。

3) 积分深度剂量:TPS 束流模型需要积分深度剂量分布(integral depth dose distributions, iDD),即 Bragg 曲线。这些曲线通常使用大面积平行板电离室在水模体中进行测量。常见的电离室包括德国的 PTW Bragg Peak 150 和比利时的 IBA StingRay,市场上也有相应的扫描水模体匹配使用,PTW Peakfinder 是一种简便且高精度的替代工具,能够在水柱中进行精确测量。多层电离室(multi-layer IC, MLIC)也被用于测量,但由于其不在水中工作,需要进行修正,故不推荐用于 TPS 调试,仅适用于常规 QA。

测量的 Bragg 曲线需要两项修正:首先,将深度电离分布转为深度剂量分布(depth dose distributions, DDD)[需要根据水深依赖的水对空气的止动比 $s_{w,air}$ 进行调整,并可能需要修正干扰 $p_{ch}$(通常假设为 1)、重组 $k_S$ 和极性 $k_p$];其次,需对直径大于 20 cm 的范围(超过 20 cm 的整个横向低剂量区)进行横向剂量积分。这些修正通常由 TPS 制造商通过蒙特卡罗计算完成。

4) 束斑位置、尺寸及射野均匀性:束斑的调试需要使用平板探测器。尽管早期使用卤化银胶片能够完成此项工作,但随着供应商的陆续关闭,这种自显影胶片的使用变得复杂而不可靠,因此数字探测器逐渐成为理想选择。结合闪烁体屏幕与数字相机的设备已经被广泛应用,尽管其耐辐射性能有限。a-Si 平板探测器也面临类似问题。当前唯一专门用于质子治疗的大面积平板探测器是 IBA myQA Phoenix,它具备高分辨率和小像素间距,能够真实反映束斑形状。条带电离室、多丝正比电离室(multi-wire proportional counters, MWPCs)和 GEM 探测器虽具备更强的辐射耐受性,但无法提供实际的束斑形状。目前,意大利的 DE.TEC.TOR 公司提供商用条带电离室,SPHIC 使用西门子的 IsoMWPC 作为 QA 和调试设备。

调试过程中需在等中心及其上下游位置,测量多个能量下的束斑尺寸,并通过适当函数插值以获取不同位置和能量的束斑尺寸。

5) 水中束斑形状:虽然在生成 TPS 束流模型时通常不需要测量水中的束斑尺寸,

但水中束斑尺寸对临床效果的影响远大于空气中的束斑。因此，用户应验证 TPS 计算的水中束斑尺寸。此类测量可使用自显影胶片，但更便捷的方式是使用小体积电离室。在 SPHIC，我们使用了一组 24 个小体积 PTW PinPoint 电离室（体积为 $0.03 cm^3$）进行束斑形状的测量。为了避免体积平均效应，电离室的横向敏感体积必须远小于束斑的半高全宽（full width at half maximum, FWHM）。为了完全消除体积平均效应，推荐使用点探测器，如 PTW 宝石探测器。SPHIC 也采用此类探测器进行水中束斑测量。相比普通小体积电离室，宝石探测器显著提升了低剂量分辨率，能够检测到低至中心轴剂量 0.01% 的束斑边缘剂量。这对验证 TPS 的多高斯束斑模型尤为重要。

6) 机械、成像和束流等中心的一致性：在 X 线放疗中，机器人运动、kV 成像和束流等中心一致性的测试是非常重要的，因此市场上有多种设备可用于执行此类测试。Winston-Lutz 测试及其变体已成为标准测试方法，相关文献有详细描述。

7) 机械精度：用于机械精度检查的工具种类繁多。需要强调的是，即使是如水平仪、卡尺、尺子和卷尺等简单工具，也必须经过验证以确保读数准确。一些看似简单的测量工具有时可能提供不准确的读数，因此采购设备时应选择可信赖的供应商，并将样品送至校准实验室进行验证。激光测距仪等更复杂的工具在特定场合非常有用，而经纬仪在某些放疗场景中也有应用。现代激光跟踪仪则用于精确的等中心和距离测量。在 SPHIC，我们根据实际需求使用相关公司提供的激光测距服务。

8) kV 成像：千伏级（kV）成像在患者放疗中的应用与传统放射治疗中的成像过程类似。在进行 QA 和调试时，通常需要使用 X 线多功能计量仪，以测量诸如峰值电压（kVp）、剂量、剂量率、曝光时间、脉冲数和半价层（half-value layer, HVL）等关键参数。此外，还需使用对比度和分辨率测试模体，确保成像设备的校准正确，验证成像几何形状及尺寸的准确性。对于 CT 成像，设备制造商通常提供相应的质量保证模体及程序。另外，还需在专用的聚甲基丙烯酸甲酯（polymethylmethacrylate, PMMA）模体中测量 CT 剂量指数（computed tomography dose index, CTDI），这些模体模拟了不同直径的头部和躯干。在 SPHIC，西门子的 CT 设备几乎实现了全自动化的 QA 程序，用户干预需求较少。CT Hounsfield（HU）值的调试对于粒子治疗至关重要，后续章节将对此进行详细讨论。

9) CT 的 HU 值与 RLSP 的转换：在粒子治疗中心的调试过程中，HU 值与 RLSP 或质量密度 $\rho$ 的转换是关键步骤之一。此转换对于基于患者 CT 图像的射程计算至关重要。然而，该转换的准确性通常受到约 3.5% 的不确定性限制，而这种不确定性是影响粒子治疗中射程和剂量分布的主要因素之一。因此，治疗计划中必须设置较大的安全边界，许多粒子治疗中心也普遍采用这种做法。

目前广泛采用的 HU 与 RLSP 转换基于的是 1996 年发布的化学计量标定方法。该方法使用经过商业化组织表征模体的 CT 扫描数据，现代组织模体通常包括模拟头部和躯干大小的部分模体，因此可以考虑束流硬化效应。商业化模体如 CIRS EPTN 模体和 Gammex 先进电子密度（advanced electron density, AED）模体的插入件在 X 线和质子射线下均与组织等效。通过获得的 HU 与 RLSP 数据进行分段线性拟合，以提高 HU 转换表（hounsfield lookup table, HLUT）的稳定性。每台 CT 设备和每种扫描协议都需单独设置转换表，因为 HU 值依赖于 X 线光谱及扫描设置的具体参数，不同中心之间的转换表不具备可比性。组织表征模体通常仅在电子密度 $\rho_e$ 方面与生物组织等效，即适用于 X 线的情况。这些模体的某些插入物可能对于粒子束而言并不完全等效，可能导致转换表的系统误差，并引发射程误差。例如，在脑肿瘤治疗中，这可能造成约 6 mm 的射程偏差。

目前，国际社会尚未就 HU 与 RLSP 转换的所有细节达成共识。跨机构研究表明，不同机构对个别组织的射程预测差异可高达 6%～9%，而整体射程预测差异在 2.5%～3.0% 之间。因此，保证足够的安全边界在治疗计划中至关重要。

10) TPS 束模型验证：在应用 TPS 的基础数据后，必须对生成的束流模型进行全面验证。理想的验证方式是在水中进行测量，并使用与患者计划验证相同的设备。小体积电离室通常是最适合的选择。在 SPHIC，我们使用 24 个小体积电离室阵列进行水模体中的测量。更为理想的方案是使用超过 1 000 个电离室的平面阵列。目前虽然多个机构已开发出专用于平面探测器的内部解决方案，但市场上仅有少数商业化的水模体解决方案可用，如比利时 IBA 的 Digiphant 模体。

固体水只能用于常规 QA 和类似的验证测量，不适用于调试测量。塑料模体与水之间的剂量读数应进行交叉校准，以校正可能存在的散射和通量差异。此外，需明确其水等效厚度，确保每块塑料模体的平均厚度和密度符合要求，并确认单块板内的厚度均匀性。通过 X 线检查以排除气泡或缺陷也十分重要。据报道，塑料模体可能存在电荷积聚和温度不均匀的问题，需特别关注。

常规剂量分布测量的推荐测量对象是扩展布拉格峰（spread-out Bragg Peak, SOBP），沿中心轴的测量可验证射程的准确性，横向测量则用于检查水中束斑尺寸的准确性。SOBP 中心的剂量可反映剂量校准的准确性。此外，还应对射束路径中的调制设备进行测量，特别是对 RaShi 的使用情况进行评估。

11) TPS 算法验证：虽然商用 TPS 通常已由制造商或其他用户广泛测试，系统中用于剂量计算的算法理论上不存在显著的不准确性或者至少这些不足之处已经得到记录，但是为了验证用户的束流模型，TPS 的准确性仍应在现场进行测试。该验证不仅应该包括算法在均匀介质中的准确性，还应涵盖其在横向不均匀界面以及涉及 RaShi 等复杂情形中的表现。蒙特卡罗（MC）方法虽然以高精度著称，但同样需要经过类似的验证。截至目前，尚无商用 TPS 采用 MC 算法计算重离子剂量，但相关 TPS 已在开发中。

作为 TPS 验证的一部分，计算结果应与实际测量结果进行对比。基于均匀模体的剂量验证相对较为简单，例如在水模体中的剂量计算。然而，全面的调试还应包括复杂情形下的验证，以模拟真实患者治疗情况。例如，对于非正交或曲面靶区，笔形束算法在等效水深度差异较大的情况下可能需要通过子采样（即笔形束分裂）来提高计算精度。考虑到这类情况在实际人体照射中较为常见，且对剂量分布影响较大，市场上有专门用于此类测试的商业模体，例如安装在水模体前的楔形或半球形 PMMA 模体。

CIRS 公司的质子治疗剂量学人头模(型号 731-HN)已被广泛应用于质子和 X 线放疗中的组织等效性测试。

对于非水模体材料后的剂量分布,也应进行相应测试,以验证 TPS 的射程计算准确性。笔形束算法在处理横向不均匀介质时依赖笔形束分裂技术,测试中可通过设置高密度板(如骨骼)与低密度板(如肺部)相邻的配置来验证该分裂技术的准确性。RaShi 的处理能力也是笔形束算法 TPS 验证的关键挑战,因此需要结合 RaShi 的实际测量进行进一步验证。

理想情况下,笔形束 TPS 计算结果还应与经过调试的独立 MC 代码的计算结果进行对比,以确保高精度。

12)端到端测试:作为调试的最终步骤,端到端测试是对患者工作流程的全面验证。为了尽可能模拟真实患者的情况,应使用半人形或人形模体进行测试。所有与治疗精度和患者安全相关的措施均需得到验证。通常,这些模体带有激光标记和不透射线的标记,便于摆位及位置验证,并在模体中放置探测器进行剂量测量,如使用胶片或小体积电离室来执行这些测试。

端到端测试验证了从定位、制模、治疗计划到实际治疗的整个流程,确保设备与软件的准确性和一致性,从而保证治疗的可靠性和安全性。

### (3) SPHIC 的调试

SPHIC 的初始调试是由设备制造商完成的,设施自投入使用时即具备经过全面调试的 TPS 基础数据。由于粒子治疗设施的复杂性、高昂的成本和紧迫的时间安排,使用制造商提供的调试服务是一种经济且高效的选择。尤其是在涉及比质子更重的离子治疗时,由于生物剂量计算的复杂性,没有 TPS 制造商的支持几乎无法完成调试工作。此外,必须确保计算出的生物剂量与其他同类设施的设备结果一致。

通常情况下,制造商的调试服务主要包含 TPS 基本数据的准备,但临床调试所需的许多其他任务并不包括在内,这些任务需由医学物理师自行完成,例如定期 QA 测试的准备工作,详细内容参见相关章节[3.2.3(1)]。

对于商业设备制造商而言,合同期限通常比调试结果的绝对精确性更为重要。因此,制造商提供的调试结果始终需要医学物理师进行验证,并在必要时进行调整和改进。在 SPHIC,初始调试中的许多方面随后经过重新检查和优化。这些改进显著提升了 TPS 计算结果与实际测量数据的一致性(表 3-1),从而保证了临床治疗的精度。

表 3-1 SPHIC 最重要的精度改进

| 改进类型 | 改进描述 |
| --- | --- |
| TPS 算法 | 增加双高斯束斑模型 |
|  | 增加质子使用 RaShi 时束流散射计算 |
|  | 增加笔形束分裂功能 |

续 表

| 改进类型 | 改进描述 |
| --- | --- |
| TPS 计算 | 修正生物剂量计算 |
| | 优化了 RaShi 的水等效厚度 |
| | 优化 CT HU 值到 RLSP 的校准 |
| | 优化质子和碳离子束斑尺寸 |
| | 为碳离子加入单独带有 RaShi 的束斑数据 |
| | 优化质子 Bragg 峰宽度 |
| | 优化绝对剂量校准 |
| | 将源轴距（source-to-axis distances, SAD）优化到设计值 |
| 束流递送 | 将 SAD 优化到设计值 |
| | 优化 RaShi 的伸缩距离 |
| 计划测量 | 优化了水模体中探测器阵列的纵向设置 |
| | 优化了水模体中探测器阵列的角度设置 |

大多数商业 TPS 使用笔形束算法进行剂量计算，这种算法因其在合理计算速度下提供相对准确的剂量计算而被广泛采用。然而，在特定情况下，例如在横向不均匀界面和使用 RaShi 的场景下，笔形束算法已知存在计算不准确的问题。如果不通过附加算法进行修正，这些缺点可能导致剂量学精度下降至临床不可接受的水平。直到最近，基于蒙特卡罗（MC）方法的商用 TPS 才开始应用于质子治疗，而在撰写本文时，重离子商用 MC 方法的应用仍不普遍。尽管 MC 方法能够提供更精确的剂量计算结果，但其计算时间相对较长。此外，无论是 MC 方法还是笔形束算法，均依赖于准确的射束模型来确保计算的精确性。TPS 中使用的模型、算法和必须检测的项目。

1）高斯束模型：商业 TPS 通常不对加速器机头的详细组成进行建模，然而，射束在机头中的相互作用对最终剂量分布有重要影响，特别是在横向剂量分布方面。在 SPHIC，机头包含两个冗余的多丝正比电离室（multi wire proportional counter, MWPC），每个 MWPC 包含三层钨丝。尽管每根钨丝的直径仅为几微米，但约有 24% 的初级粒子与这些钨丝发生相互作用，导致大角度散射。这种散射在低剂量区域的横向剂量分布以及深度剂量分布中均有所体现。因此，为了精确描述射束特性，即便在基于 MC 算法的 TPS 中，也需要采用双高斯或多高斯束模型进行模拟。此外，对于笔形束算法，随着射束在较深水层中的传播，单一高斯模型对水中多重库仑散射效应的描述能力逐渐不足。这一效应应通过测量水中 SOBP 的横向剂量分布加以验证。特别是对于较轻的粒子（如质子）、较大的水深以及横向尺寸较小的 SOBP，单高斯模型和多高斯模型之间的差异会更加显著（图 3-1）。或者，也可以测量单束射线在较大水深处的束斑形状，直至非常低的剂量水平，双高斯束模型的优越性和必要性将变得非常直观（图 3-2）。

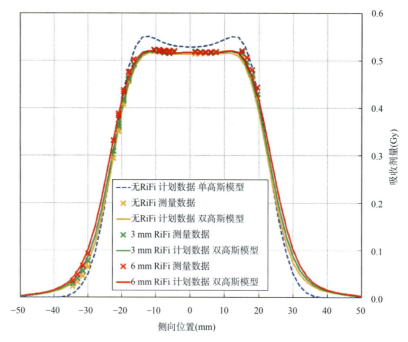

**图 3-1 测量和计算的横向剂量分布**

注:本图显示了在 204mm 水深处,3cm×3cm×3cm SOBP 的横向剂量分布,分别对应于无 RiFi、带 3 mm RiFi 和带 6 mm RiFi 的质子束。蓝色虚线显示用单高斯模型计算的无 RiFi 的质子 SOBP,可以看到和黄色实线双高斯模型计算的差异,以证明双高斯模型的重要性。

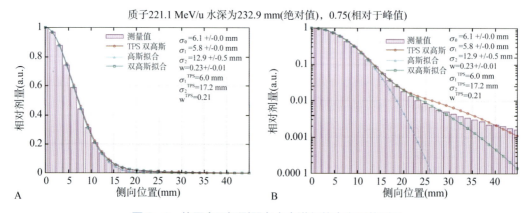

**图 3-2 使用宝石探测器在水中进行的束斑形状测量**

注:本图展示了在水深 23.3 cm 处测量的 221 MeV 质子束的束斑形状,该深度对应于 Bragg 峰深度的 75%(31 cm)。数据采用单高斯(浅蓝色)和双高斯(绿色)进行拟合,TPS 计算的束斑形状以红色表示。A 图以线性刻度显示剂量,而 B 图采用对数刻度,清晰展示了双高斯束流模型的必要性。

2) RaShi 中的束流展宽:笔形束算法的一个显著缺陷是其对 RaShi 处理的不足。RaShi 及其后方空气中的束流横向展宽通常被显著低估,导致 TPS 剂量的高估。此问题在质子等轻离子治疗中尤为明显,特别是在使用较厚的 RaShi 材料且 RaShi 与患者之间距离较大时(图 3-3)。为改善 TPS 的准确性,建议尽量缩短 RaShi 与患者之间的距离,以减小束流尺寸,从而获得更好的剂量一致性。西门子在其 Syngo TPS 中应用了附加算法,以更好地处理质子束流中的 RaShi 效应,而其他商业 TPS 可能需依赖 MC 代码进行准确计算。

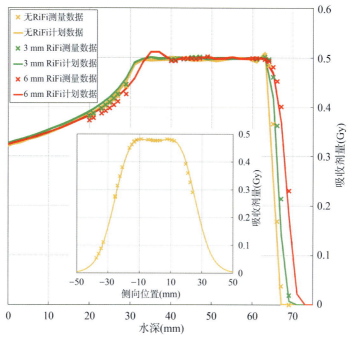

**图 3-3 测量和计算的纵向剂量分布**

注：本图显示了中心位于 50 mm 水深处的 3 cm×3 cm×3 cm SOBP。质子束在 19.7 mm PMMA RaShi 的条件下进行测量，分别配备无 RiFi、3 mm RiFi 和 6 mm RiFi。测量是在同轴线 30 cm 处的水模体中进行的。同时，图中还展示了在同轴线处使用水模体测量的相同 SOBP 的横向剂量分布。

3）笔形束分裂：笔形束算法在处理横向异质性时存在固有不足。在横向密度差异较大的界面上，未经改进的笔形束算法可能导致剂量计算的不准确。为解决此问题，现代 TPS 引入了多种算法改进。例如，西门子 Syngo TPS 通过光线追踪技术计算水等效深度（water-equivalent depth, WED），从而准确考虑横向异质性。

在调试过程中，需要特别测试 TPS 在横向异质性情况下的表现。可以使用各种模体（如楔形、半球形模体或类人头模体）来验证 TPS 的剂量计算准确性（图 3-4、3-5）。通过在具有高密度梯度的材料中测量剂量分布（如 RaShi 后方），可以评估 TPS 中的笔形束分裂效应。尤其是在束流穿过横向大密度梯度后，远端边缘可能出现的剂量尖峰是评估这一效应的关键（图 3-5）。

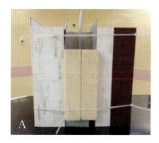
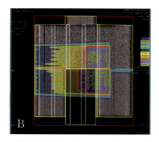
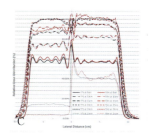

**图 3-4 横向非均质介质中剂量计算的测试**

注：本图展示了 Syngo TPS 在固体水中央插入一半肺部模体板的情况（A）。基于该组件的 CT 进行了均匀剂量的规划（B）。在该组件中插入胶片以测量计划的剂量，并将胶片测得的剂量（红色）与 TPS 预测的剂量（黑色）进行比较（C）。

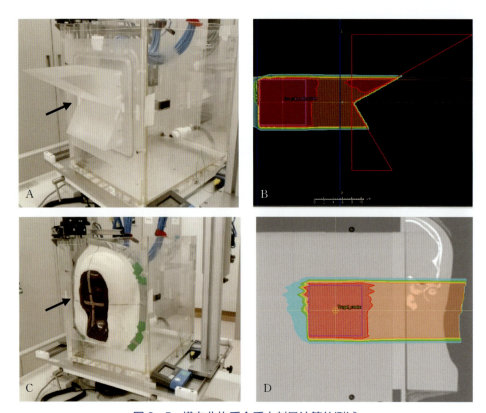

**图 3-5 横向非均质介质中剂量计算的测试**

注:本图展示了 RayStation TPS 的应用。在水模体前方安装了一个 PMMA 楔形模体(A),并在该设置下计算均匀剂量(B)。同时,一个类人半头模体也安装在水模体前方(C),在此设置下同样进行了均匀剂量的计算(D)。

4) 生物剂量计算:质子治疗的生物剂量通常通过将吸收剂量乘以 1.1 进行估算。然而,对于碳离子治疗,情况更加复杂。尽管存在多种生物物理模型,当前临床应用的仅有两种:微剂量动力学模型(MKM)和局部效应模型(LEM)。碳离子的 RBE 通常在 2~5 之间,但 RBE 无法直接测量,只能通过细胞实验来评估,这些实验伴随着较大的不确定性。因此,在调试 TPS 的生物剂量计算时,必须格外小心,并需要 TPS 制造商的协助。首先,RBE 计算的合理性必须得到验证。为此,应优化生物剂量均匀的 SOBP;沿该 SOBP 的深度剂量分布需显示吸收剂量在 SOBP 远端的下降趋势(图 3-6)。另一种合理性检查可以直接针对剂量计算的输入数据进行:LEM 使用深度方向碳离子初级粒子和碎片粒子谱作为生物剂量计算的输入,而吸收剂量的计算则使用 DDD,作为自洽性检查,应验证来自 DDD 的吸收深度剂量是否等于碳初级粒子和碎片的累积吸收深度剂量(图 3-7)。当用于生成碎片粒子谱数据的蒙特卡罗模型出现不准确性或错误时,可能会导致上述两者不一致。

临床上,碳离子治疗中心能够直接比较生物剂量至关重要,前提是这些中心使用相同的生物物理模型。只有在这种情况下,医生才能直接将本院剂量与其他中心的剂量进行比较。因此,生物剂量计算应与其他中心使用相同模型和 TPS 计算的剂量进行比

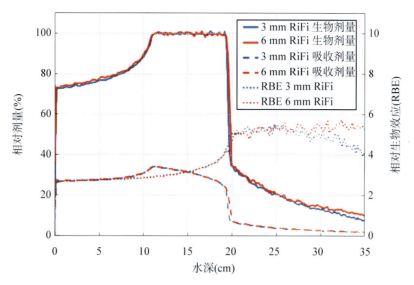

**图 3-6　3 mm RiFi（蓝色）和 6 mm RiFi（红色）的生物剂量计算对比**

注：在相同的计划参数下，分别对两个均匀的 SOBP 进行了生物剂量优化。结果表明，生物剂量（实线）、吸收剂量（虚线）和 RBE（点线，右轴）的分布应当保持合理的一致性。水深超过 30 cm 时，两种 RiFi 在生物剂量和 RBE 的差异，主要源于碎片能谱的不同。对于每种射束能量，3 mm RiFi 考虑碳离子碎片到 Bragg 峰深度的 2 倍，而 6 mm RiFi 则考虑到 3 倍深度（最多至 60 cm）。这种差异在临床上是可以接受的。生物剂量计算的合理性检查步骤包括：对于平坦的生物剂量 SOBP，吸收剂量应在 SOBP 远端逐渐下降，而 RBE 则需要在远端增加。根据 LEM 的预测，RBE 将在碎片尾部达到最大值。

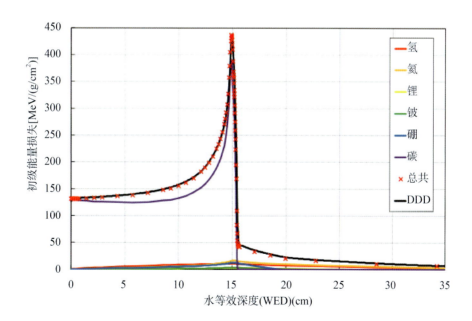

**图 3-7　280 MeV/u 中等能量碳束（使用 6 mm RiFi）的自洽性检查**

注：DDD（黑线）中的剂量必须与碎片粒子谱中初级粒子及其碎片的吸收剂量总和（红色叉号）相匹配。TPS 利用 DDD 进行吸收剂量的计算，而碳初级粒子和碎片则分别被 TPS 用作生物效应剂量的计算依据。

较。通常情况下，TPS 制造商应该已确保这一点，用户和 TPS 制造商之间需要对此进行明确沟通。

为确保碳离子束流在添加不同束流调制设备后生物剂量的一致性，还需进行其他几项测试。在 SPHIC，我们针对全新的 6 mm RiFi 进行了所有这些测试，并与之前的 3 mm RiFi 进行比较。为确保不同束流调制装置间生物剂量的一致性，这些测试包括：① 相同生物剂量 SOBP 在吸收剂量、生物剂量和 RBE 方面必须一致；② 相同生物剂量 SOBP 在每单位能量的粒子数量上必须表现一致；③ 如果使用 LEM：单能束的碎片谱在各束流调制装置间需要有一致性（图 3-8）。

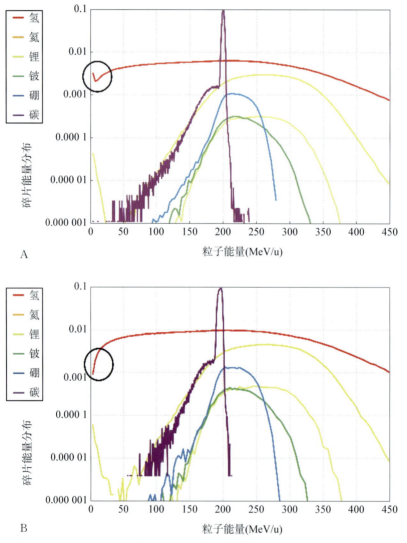

**图 3-8 408 MeV/u 高能碳束在 20 cm 水深处的碎片能量分布对比**

注：A 展示的是使用 3 mm RiFi 的碳束碎片能量分布，B 为使用 6 mm RiFi 的碳束。碳能量分布范围差异（紫色，注意峰值高度和宽度的差异）是由不同 RiFi 造成的。然而，低能质子碎片数量的 0.2% 差异（黑圈中标出）则是在意料之外，这导致了两种 RiFi 在吸收剂量和生物效应剂量上约 5% 的差异，这是不可接受的。西门子提供了更新的基础数据，纠正了这个不一致。

5) CT 值到 RLSP 的转换：Syngo 基础数据的初始版本包含经典 CT 校准的 HU 值与 RLSP（相对线性阻止本领）的转换表。该方法相对直观：首先，对组织等效样本进行 CT 扫描以获取 HU 值；然后，通过测量离子束穿过这些样本时的射程变化来确定其 RLSP 值。该方法的核心要求是所有样本必须具备对粒子束的组织等效性。然而，市售的 CT 组织表征体模并不总是满足这一要求，一些体模可能仅针对 X 线治疗进行了优化。体模插入物与实际组织在化学成分上的差异是造成其非组织等效性的主要原因之一。一个典型的例子是 Gammex 467 组织表征体模中的 BRN-SR2 脑组织替代物，其化学组成中碳占 73%，氧占 15%，而实际脑组织中的碳含量为 15%，氧含量为 71%。脑组织的 CT 值约为 20 HU，属于软组织的 HU 范围（0～100 HU）内，因此在临床 CT 扫描中极具代表性。由于 HU 值到 RLSP 转换表的误差，射程预测可能出现偏差。在脑肿瘤治疗中，这种偏差可能导致射程低估多达 6 mm，从而在靶区远端产生过射并导致过量照射。为了提高准确性，初始转换表随后被基于更精确的标准体模测量所取代。新表与基于化学计量法生成的转换表的对比如图 3-9 所示。

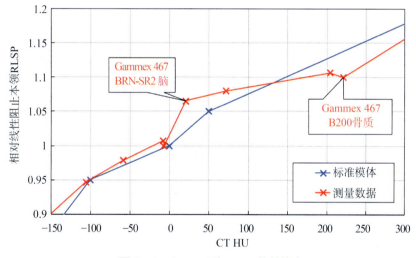

**图 3-9 CT HU 到 RLSP 的转换表**

注：初始版本（红色）基于对市售体模中的 HU 和 RLSP 的直接测量，但其中一些组织替代物（如脑组织和骨矿物）在元素组成上与真实组织存在差异，导致射程计算不准确。目前的临床转换表（蓝色）则更加精确。

6) 质子和碳离子束斑尺寸：构建 TPS 剂量模型的基本要求之一是测量空气中的笔形束束斑尺寸。通常，只需对测量数据进行单一高斯分布拟合并确定其宽度即可。在 SPHIC 也是如此。然而，机头内束流与探测器相互作用显著产生大角度散射，Syngo TPS 针对这一现象通过增加一个高斯分布来处理。

束斑尺寸的测量需要在多个能量点进行，并在该能量的等中心及其上下游位置进行测定。最基本的要求是在所有治疗室的等中心进行测量，同时还需测量不同机架角的束斑。在 SPHIC，理想的束斑尺寸测量需覆盖两种离子类型（质子和碳离子），以及无 RiFi、3 mm RiFi 及 6 mm RiFi 的配置，质子与碳离子分别有 290 种和 291 种能量，每种能量需测量5档束斑、沿中心轴9个测量点位,且需覆盖4个治疗室。这产生了超过30万种束斑尺寸组合,即使经过精简筛选,仍有超过1000种组合。因此,高效的数字化测量设备是必需的,我们采用了IsoMWPC。

Syngo TPS已经通过专用算法考虑了质子束在RaShi中的散射效应,但这一算法并未应用于碳离子。因此,我们专门为碳离子+RaShi创建了独立的射束模型,并进行了额外的束斑尺寸测量。根据能量不同,碳离子束穿过19.7mm的PMMA RaShi时,束斑尺寸会增加3%~30%。我们共测量了14种能量的束斑尺寸,其余通过插值法计算。在评估了多种插值函数后,发现FWHM= $a$/(Energy- $b$)+ $c$ 的拟合函数与测量数据最为一致,参数 $a$、$b$、$c$ 为拟合系数。早期版本的基础数据中仅使用了5种能量的线性插值,导致误差过大而中止使用。临床束斑数据库中的等中心束斑尺寸如图3-10所示。由于真空窗至等中心距离达1.4m,特别是低能质子束斑尺寸较大,临床上采用非等中心治疗,即将患者靠近机头,这样能够有效减小质子束斑尺寸。虽然6mm RiFi的射程间距为3mm RiFi的两倍,但其束斑尺寸仅比3mm RiFi大约5%。

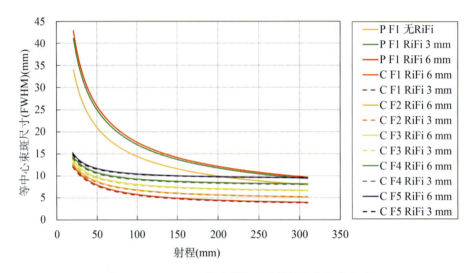

图3-10　SPHIC临床数据库中的等中心束斑尺寸

注:由于质子束在1.4m空气至等中心过程中受到较强的多库仑散射作用,其束斑尺寸较碳离子束显著增大。因此,临床上质子束仅采用最小档束斑。碳离子束提供了5档束斑。使用6mm RiFi时,束斑尺寸最多比3mm RiFi束斑大5%。

7) 质子Bragg峰宽度:TPS基础数据的核心部分是iDD,该数据基于对水中平行板电离室的深度测量而获得。然而,电离室的横向尺寸通常不足以捕获所有横向散射的粒子,因此这些测量数据在用于TPS基础数据之前需进行校准(图3-11)。通常,TPS的制造商会协助完成这些校准工作。对于Syngo,这些校准是通过MC模拟进行的。最初版本的质子DDD因未考虑同步加速器固有的能量展宽,导致Bragg峰过窄。这表明,MC模拟的准确性依然依赖于模型构建的质量。当前临床使用的DDD模型,能够精确模拟同步加速器的能量展宽、机头内的束流相互作用以及RiFi的影响(图3-

12)。图3-13展示了SPHIC所有射束的Bragg峰宽度。RiFi通过扩展Bragg峰来减少所需的射束能量步数,从而缩短患者照射时间,提高治疗效率,并可能减少患者剂量分布对靶区运动的敏感性。由于未调制碳离子Bragg峰过窄,未在临床使用。

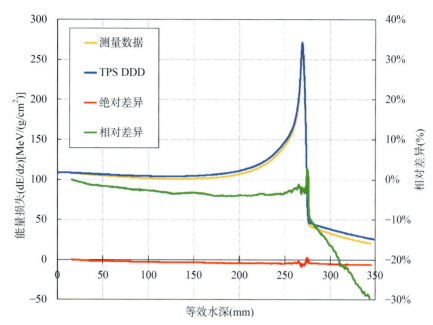

**图3-11  397 MeV/u 碳离子束通过 6 mm RiFi 后的深度 iDD 分布（橙色）与 Syngo TPS 基础数据中的蒙特卡罗模拟生成的 DDD（蓝色）对比**

注：由于平行板电离室的径向接受范围有限（直径8.16 cm），与径向积分至约25 cm的蒙特卡罗生成的DDD相比，出现了临床上显著的差异（绝对差异以红色表示，左轴；局部相对差异以绿色表示，右轴）。实验数据已在最浅测量深度（16 mm）处相对于DDD数据进行了归一化。

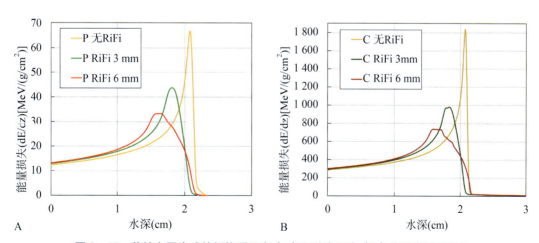

**图3-12  蒙特卡罗生成的低能质子束（A）和碳离子束（B）的深度剂量分布**

注：数据取自Syngo TPS基础数据。未调制射束的Bragg峰出现在水中21 mm处。调制后的射束经过RiFi，能量分布得到展宽，特别是6 mm RiFi下产生了非高斯型的Bragg曲线。质子束因射程离散性较高，Bragg曲线更加平滑，而碳离子束的曲线则更加陡峭。值得注意的是,碳离子束的能量损失约为质子束的20倍。

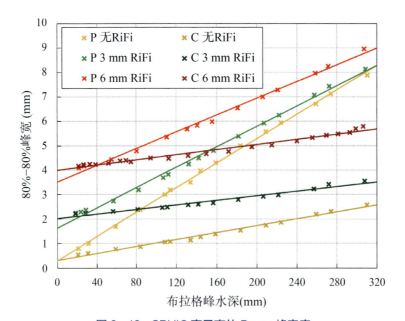

**图 3‑13 SPHIC 离子束的 Bragg 峰宽度**

注：交叉标记表示测量数据，线条为线性回归拟合结果。较宽的 Bragg 峰减少了均匀剂量覆盖所需的能量数量，从而缩短了照射时间。

8) 剂量校准：射束监测器的校准是确保精确剂量照射的关键调试任务。通常，TPS 制造商会在调试过程中提供测量程序建议，这些建议可能与最新发布的 IAEA TRS‑398(修订版 1)有所不同。SPHIC 的校准是在 2024 年该修订版发布之前完成的，因此存在一定差异。但建议尽可能遵循国际标准。以下是 SPHIC 为 Siemens Syngo TPS 制定的剂量校准方案。

在笔形束扫描设备上的校准要求是对单能均匀射野（射野通常要≥10 cm×10 cm）的坪区（即 Bragg 曲线的平坦区）进行剂量测量。当射野大到一定程度时，其中心剂量应与更大射野的中心剂量相同。文献报道，12 cm 的方形射野足够满足此要求。这种剂量校准方法最早于 1999 年由德国国家重离子研究所（GSI）提出。值得注意的是，早期的文献使用的射野过小，导致在最大束斑尺寸（即最低能束斑）下剂量校准存在偏差。这些测量用于校正射束监测器在不同能量条件下的剂量依赖性。

在 TPS 中应用此校准后，需生成均匀剂量分布的 SOBP，并测量其中心的剂量。通常，这些 SOBP 的横向尺寸为 10 cm×10 cm。如果出现系统性剂量偏差，可能需要根据测量结果应用一个能量无关的重新校准因子。

在 SPHIC，14 个单能均匀剂量分别在等中心固定深度（使用 Farmer 型电离室）和水箱中大约射程 1/4 深度处（使用 Roos 型电离室）进行测量。等中心处的测量由于不受摆位不确定性的影响，能提供较为可靠的数据，但其测量点位于浅层水中（深度 7.7 mm），临床意义较低。而水箱中的测量则在临床上更有意义地深度进行，但由于水箱的摆位不确定性，可能会增加测量误差。

由于 SPHIC 的质子束具有较大的束斑尺寸，需要使用 20 cm×20 cm 的射野进行测量(图 3-10)。这些测量结果与 TPS 基础数据中 MC 生成的横向 iDD 的预期剂量进行了对比(图 3-11)。基于 Bethe-Bloch 方程的计算结果,在等中心和水箱的测量结果,与 DDD 的模拟结果的相对偏差在±0.4%以内,束流射程偏差为 0.3 mm(图 3-14)。这一结果表明,射束监测器、Farmer 和 Roos 电离室、MC 生成的 DDD 以及 Bethe-Bloch 方程在能量依赖性方面保持高度一致。该一致性表明,能量依赖的剂量校准不仅准确,而且符合基本物理定律。

在使用 Bethe-Bloch 方程进行剂量重新校准后,对 10 个体积均为 10 cm×10 cm×2 cm 但深度不同的 SOBP 进行了剂量测量,并与 TPS 的预测值进行比较。尽管剂量与能量无关,但测量结果比预期值低 1.4±0.3%,因此需要进行能量无关的重新校准。最终验证时,对 11 个不同尺寸($3^3$ cm$^3$,$6^3$ cm$^3$,$8^3$ cm$^3$)及不同水深(5~25 cm)的 SOBP 进行了重新计算,结果与实际测量的偏差在-0.7%~0.6%。自临床应用以来,76%的质子患者 QA 测量($n$=539)与 TPS 预测剂量的偏差在±1%以内。

在首次临床治疗前,建议还需进行吸收剂量的独立外部验证。目前有多个独立剂量验证中心提供邮寄服务,SPHIC 使用来自美国休斯顿影像与放射肿瘤核心(Imaging and Radiation Oncology Core, IROC)的热释光探测器(TLD)进行验证。此外,SPHIC 也非常愿意提供与其质子和碳离子束进行剂量学比较的服务。

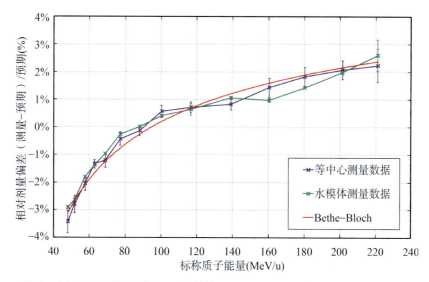

**图 3-14　质子剂量校准中 14 个单能量 20 cm×20 cm 射野的相对剂量偏差**

注:测量分别在等中心使用 Farmer 型电离室以及在水模中射程约为 1/4 深度处使用 Roos 型电离室进行。预期剂量数据来源于 TPS 基础数据中的蒙特卡罗模拟生成的 DDD。Bethe-Bloch 方程对等中心的测量结果进行拟合,结果显示相对剂量偏差在±0.4%以内,射程偏差为 0.3 mm。

### 3.2.4　小结

粒子治疗中心及其辅助设备的调试工作量巨大,通常需耗时数月才能完成。因此,建议在厂商交付设备前,尽早启动相关准备工作。这些准备工作包括编写操作规程、培训人员、生成基础数据、建立定期 QA 流程,并全面验证设备的安全性、准确性及性能。

一个经过充分调试的 TPS 和粒子治疗系统应确保绝大多数患者计划的测量值与 TPS 预测的剂量误差控制在±1%以内。如存在较大偏差,需追溯根本原因并进行相应修正。特别重要的是,在调试过程中必须准确验证那些在后续阶段不会频繁进行质量保证的环节,包括对非均质体模的剂量验证、组织中的射程精度以及生物剂量的校准。这将为临床治疗提供坚实的基础,确保患者获得安全有效的治疗。

(Nicki Schlegel　张莉雯　王巍伟)

## 3.3　质子碳离子放疗系统的质量控制与质量保证

### 3.3.1　概述

在放疗设备验收测试完成后,作为最终调试的一部分,需要制定一套应该定期执行的流程。这些流程就是周期性质量保证(QA)制度,用以评估初始条件是否仍然满足要求,以及参考数据是否依然有效。

在质量管理(quality management,QM)系统中,常用的术语包括 QM、QA 和质量控制(quality control,QC)。QC 是 QA 的一部分,而 QA 又是 QM 的一部分。虽然对于 QM、QA 和 QC 的定义和方法各有不同,但以下定义被广泛采用:

QM:放疗部门为整个诊断和治疗过程制定的全面计划,旨在确保放疗过程的整体质量和安全。

QA:为确保质量和安全要求而实行的计划性和系统性流程。

QC:通过与现有标准进行比较的监管过程,测量实际状态,并采取必要流程使之与标准相符。

在实际应用中,QA 和 QC 两个术语常被互换使用。

### 3.3.2　建立 QA 流程

质子重离子放疗和传统放疗在许多方面具有相似性。许多用于传统放疗的 QA 流程也适用于质子重离子放疗,通常只需少量修改或无须变动。因此,无论使用哪种治疗方式,都可以参考有关传统放疗 QA 的文献资料。质子重离子放疗也有独特性,需要专门的 QA 流程,针对这些方面的文献正在逐渐增加。

在质子重离子放疗领域中,不同的束流产生方式(如回旋加速器、同步回旋加速器、同步加速器)和束流照射技术[如双散射、均匀扫描、笔形束扫描(pencil beam scanning,PBS)]意味着需要不同的 QA 流程。由于不同制造商生产的质子重离子放疗设备设计存在显著差异,需要为其制定特定的全面 QA 流程。因此,这里提出了一个建立全面 QA 流程的通用方法。该路径从设备 QA 流程最基本的要求开始,并逐步引向最复杂的技术,以建立一个全面的 QA 体系,包括 7 个方面——法律法规、国家与国际标准、制造商建议、用户群体、专业指南、科学出版物、风险评估。

### (1) 法律法规

QA 最基本的要求是符合国家法律法规。通常这些基础的要求,设备制造商在设计 PT 设备时已经考虑到(例如,关于辐射屏蔽的法规)。此外,某些法律法规的合规责任由 PT 设备的使用者承担(如定期校准测量设备)。显然,政府的要求必须遵守。

中国的相关政府机构包括国家食品药品监督管理局、地方的食品药品监督管理局、国家质量监督检验检疫总局。

相关法规示例:

在欧洲,须遵守欧洲医疗器械法规(自 2017 年 5 月 26 日起)和欧洲医疗器械指令(截至 2017 年 5 月 25 日)。

质子重离子放疗设备上市后的监督计划,要求建立机构协议,并严格按照设备使用管理系统操作。

《治疗水平电离室剂量计检定规程》(JJG 912—2010),要求在认可的剂量计量实验室进行剂量测量设备的年度校准。

### (2) 国家与国际标准

与法律法规类似,QA 流程还需考虑一系列国家和国际标准。主要是制造商在设计医疗设备时需要遵守这些标准。然而,作为医疗设备初始验收测试的一部分,用户应进行测试以确认这些标准确实得到了满足。此外,有些测试可能需要规律性重复(如每年一次),以确保长期合规性。这些标准定义了 QA 计划所需的基本性能和安全要求。

相关标准化组织包括国际电工委员会、国际标准化组织、中国国家标准化管理委员会。

涉及离子束治疗的标准示例:WS 816 2023 医疗质子-重离子放疗设备质量控制检测标准;YY/T 1763 2021 医用电气设备:医用轻离子束设备的性能特性;IEC 62667:2017 医用电气设备:医用轻离子束设备的性能特性;IEC 60601‐2‐64:2014 医用电气设备—第 2‐64 部分:轻离子束医用电气设备的基本安全和基本性能的特别要求。

通用相关标准示例:

JJF 1743-2019:放疗中电离室剂量计水吸收剂量校准规范

IEC 60731:2011:放疗中使用的电离室剂量计

IEC 60601-1:2015:医用电气设备—第 1 部分,基本安全和基本性能的通用要求

IEC 62083:放疗计划系统的安全要求

EN ISO 13485:质量管理

EN ISO 14971:风险管理

### (3) 制造商的建议

任何医疗设备都会附带详细的用户手册。部分文件将提供确保设备性能所需的操作指南。有时,制造商还会建议特定的 QC 测试和时间间隔。这些测试基于制造商的

风险分析和监管要求。制造商是最能评估其医疗产品技术 QC 要求的，因此这些指导对设计 QA 流程至关重要。QA 流程需要考虑制造商的建议。

用户文档中包含 QA 建议的示例：

西门子 IONTRIS 操作手册 PT QA 和服务：QA 检查的时间间隔

Varian 客户技术公告：CTB GE-871 束流质量指南

除了上述文档外，PT 设施的制造商通常还会推荐或提供初始 QA 设备，帮助建立 QA 流程。

由于质子重离子放疗设备的复杂性，这些设备总是附带服务合同。现场服务人员将按照服务手册和程序进行预防性和纠正性维护。这些维护包括确保设备在维护后性能正常的措施。然而，用户可能希望或需要执行额外的 QC。因此，建议在实际服务执行之前与服务工程师商议，在设备投入临床使用前应遵循的 QA 流程。

**（4）用户群体**

PT 设备的商业制造商通常会为其客户定期举办用户会议。制造商和用户可以在共同感兴趣的话题上进行合作，如开发一个高效的 QA 流程。比如已有的在临床运行的设施，分享他们实施 QA 流程的经验。多个用户的合作往往会制定出更优的 QA 流程。与其他用户的合作是一种建立和审查 QA 流程直接而有效的方法。

在 SPHIC，每月组织一次制造商的医学物理师和 PT 设备用户在线会议。在此感谢西门子、海德堡粒子束治疗中心和马尔堡粒子束治疗中心的同行们的知识交流，以及 HIT 在 2014 年临床试验开始前协助我们建立初始 QA。

**（5）专业指南**

专业机构的指南设定了应该被遵循的"标准"或"最先进水平"。

多个国家和国际组织以及专业学会发布了与放疗相关的建议和指南。

此类组织和专业学会的示例：

美国医学物理学家协会（American Association of Physicists in Medicine，AAPM）

欧洲放疗与肿瘤学学会（European Society for Radiotherapy and Oncology，ESTRO）

国际原子能机构（International Atomic Energy Agency，IAEA）

国际放射防护委员会（International Commission on Radiological Protection，ICRP）

国际放射单位与测量委员会（International Commission on Radiation Units and Measurements，ICRU）

医学物理与工程学会（Institute of Physics and Engineering in Medicine，IPEM）

这些组织的出版物由该领域的专家撰写，并经过严格的审查过程，因此这些文件可以为 QA 计划提供可信的基础。专业机构的指南设定了应该被遵循的"标准"或"最先进水平"。关于 QA 的指南通常包括 QA 测试的类型、容差和频率。QA 设备的制造商使用这些指南来指导其产品开发，遵循这些建议。偏离这些指南是可以被允许的（有时也是必要的），但应有充分的理由，最好以书面形式列出偏离的原因并分析可能的风险。

讨论质子重离子放疗 QA 的指南示例：

  AAPM 任务小组 224：全面质子治疗设备质量保证（2019）
  ICRU 报告 93：轻粒子束治疗的处方、记录和报告（2020）
  ICRU 报告 78：质子束治疗的处方、记录和报告（2007）

传统放疗 QA 的建议也可应用于质子重离子放疗 QA，通常只需要做少量修改或无须变动。讨论传统放疗 QA 的指南示例：

  AAPM 任务小组 40 报告 46：放射肿瘤学的全面 QA（1994）
  AAPM 任务小组 53 报告 62：临床放疗计划的质量保证（1998）
  AAPM 任务小组 142：医学加速器的质量保证（2009）
  AAPM 任务小组 198：TG 142 医学加速器质量保证实施指南（2021）
  ESTRO 手册 2：外照射放疗质量保证计划建议（1995）
  ESTRO 手册 4：放疗质量体系实施实用指南（1998）
  IAEA《放射肿瘤物理学——教师与学生手册》（2005）
  ICRU 报告 76：电离辐射剂量测量质量保证（2006）
  IPEM 报告 81：放疗质量控制的物理学方面（1999）

最显著且具有教育意义的文件是记录放疗中过去事故的报告，这些文件说明了有效质量管理体系的重要性。新技术的发展，例如新的笔形束扫描粒子束放疗，似乎常常伴随着复杂性的增加，人类和机器的犯错的可能性增加。数据显示大多数事故是由人为错误（即失误）而非机器错误（即设备或软件故障）引起的。一个 QA 流程的关键在于拥有足够数量经过专业培训且谨慎的员工并遵循流程。

发生意外最常见的因素包括：①缺乏或无效的程序、协议或文档；②安全措施不足（"纵深防御"，即独立检查）；③教育、培训或专业知识不足；④信息沟通或传递不充分；⑤缺乏足够的意识和警觉。

通常，事故的发生是由几个促成因素共同作用的。这可能表明医院的质量管理体系存在总体缺陷。

放疗事故报告的示例：

  IAEA SRS–17：放疗中意外照射的经验教训（2000）
  ICRP 出版物 86：防止接受放疗的患者意外照射（2000）
  ICRP 出版物 112：防止新型外照射放疗技术造成的意外照射（2009）

未来几年，质子重离子放疗设施预计将在我国迅速增加。这些医疗产品的设计和制造受到越来越严格的监管，这可能导致设备更加复杂，但相对安全。相较之下，具有质子重离子放疗经验的专业人员队伍（包括医生、医学物理师、治疗师、护士和工程师）只能相对缓慢地增加。有报告指出，我国医学物理师数量不足，且部分地区仍缺乏高质量的继续教育和培训项目。缺乏经验丰富的工作人员和放疗事故中人为错误的主要原因可能是未来几年我国质子重离子放疗发展面临的主要挑战之一。

### （6）科学出版物

大量且日益增加的科学出版物为建立 QA 流程提供了丰富的信息来源。巨大的文献量可能会让人感到抓不住重点。因此，有必要对现有文献进行全面审查，以确定与研究目标最相关的论文。在确定了相关论文后，应对其进行批判性分析。虽然科学出版物通常会经过同行评审，但仍应警惕其中的错误或不准确之处。此外，由于质子重离子放疗领域的发展速度很快，有些信息和方法可能已经过时。选择符合特定要求的科学出版物可以帮助建立 QA 流程。

### （7）风险评估

风险评估方式的使用需要深入的系统和流程知识。建立 QA 流程最复杂且要求最高的方法是进行全面的前瞻性风险评估。在本书关于 QA 的章节中，此评估仅限于医学物理方面。然而，为了确保患者安全，风险分析应覆盖整个放疗过程。只有在识别并理解整个放疗过程中的所有相关风险之后，才能制定出真正全面的质量管理体系，以适应用户的特定情况。放疗过程不仅包括放疗，还涉及临床肿瘤学、护理和其他支持。这一过程从患者进入放疗科开始，一直延续到治疗后的随访阶段。因此，全面的风险分析需要来自整个多学科团队，通常包括医生、医学物理师、治疗师和护士，还可能包括工程师和行政人员。

有多种方法可用于风险评估，如失效模式与影响分析（failure modes and effect analysis，FMEA）、故障树分析（fault tree analysis，FTA）、风险矩阵法、概率安全评估等。这些工具有许多相似之处，有些还可以结合使用。FMEA 是使用最广泛的技术之一，因为它被广泛应用于工业界、国家法规以及 AAPM 任务组 100 的报告中。FMEA 评估过程中每个步骤可能发生的失效情况，并考虑其对最终过程结果的影响，即对患者治疗的负面影响。失效模式根据其发生的可能性（O）、严重性（S）和不可检测性（D）进行评估。这三个参数相乘得到一个定量指标，称为风险优先级数（risk priority number，RPN），即 $RPN = O \cdot S \cdot D$。使用 RPN 来识别需要修改或需要进行 QC 测试的流程，以减轻或者消除风险。

进行全面的 FMEA 是一个需要专业知识的重大工作，涉及对流程和系统设计的深入理解。一个多学科团队可能需要超过 100 个小时的工作时间。如果将质子重离子放疗设施的束流生成部分纳入风险分析，可能需要数千个小时的工作量。但据报道，仍有大约 42% 的重大风险可能未被发现。这表明还应进行回顾性风险评估，并实施事件学习系统。对失效原因的分析可以通过根本原因分析（root cause analysis，RCA）进行，重点应放在工作流程和过程上，而非个人，以避免不利的指责。

关于风险评估的指南和期刊文章示例：

AAPM Task Group 100: Application of Risk Analysis Methods to Radiation Therapy Quality Management. 2016.

IAEA TECDOC－1685: Application of the Risk Matrix Method to Radiotherapy. 2016.

Huq M S, Battista J J, Mohan R A. A Method for Evaluating Quality Assurance

Needs in Radiation Therapy. Int J Radiat Oncol Biol Phys. 2008, 70(3):902-908.

Cantone M, Cozzi L, Mairani A, et al. Application of Failure Mode and Effects Analysis to Treatment Planning in Scanned Proton Beam Radiotherapy. Radiat Oncol. 2013, 8(1):211.

#### （8）总结与结论

建立 QA 流程的各个步骤可以采取多种方法。即使省略某些建议的步骤，仍然能够到达一个全面且符合要求的目标。大量的文献，包括法律、法规、标准、建议、指南、报告、期刊文章和教科书等，都可以为这一流程提供指导。然而，几乎所有这些信息都只是建议，只有少数详细的硬性要求必须满足。由众多制造商所采用的各种射束产生和照射技术表明，无法制定一种适用于所有质子重离子放疗设施的通用质量保证方案。因此，QC 测试的类型、频率和容差在不同设备之间会有所不同。此外，全面的质量保证流程还需要考虑用户所在机构的特殊情况。用户必须根据自身情况制定出适合的先进的 QA 流程。

### 3.3.3 周期性和患者 QA

以下将概述医院设施的设备 QA 流程。虽然这可能对读者有所帮助，但正如上文所述，QC 测试的全部内容不应直接套用到其他 PT 设施。然而，特定的 QC 测试实施方案可能对其他中心也具有参考价值。要理解我们所选择的 QC 测试，了解医院的 PT 设备所采用的技术是至关重要的。

#### （1）技术和历史基础

SPHIC 的核心设备是西门子 IONTRIS 质子重离子放疗机（Siemens Healthineers, Erlangen，Germany）。该设备利用同步加速器生成质子和碳离子束用于患者治疗。与其他同步加速器一样，技术上允许引入更多粒子类型，如氦和氧。粒子束通过 PBS 技术照射患者。PBS 技术在 1990 年代初由德国国家重离子研究所（GSI）开发，作为其开创性癌症治疗项目的一部分。这一技术的出现还促成了局部效应模型（LEM）的发展，该模型至今仍用于我院和欧洲的质子重离子放疗中心计算碳离子束的生物学效应。在 GSI 项目成功完成后，部分研究人员继续在 GSI 工作，或加入后续临床项目——海德堡离子束治疗中心。另一些研究人员则加入西门子，后者收购了 CSI 的技术并对其进行发展，最终创建了 IONTRIS 质子重离子放疗系统。

与大多数质子重离子放疗中心相比，IONTRIS 系统有几个不常见的特点（表附1）。

1）最低束流能量仅相当于等效水射程 2 cm。通常，质子治疗中心的最低能量约为 70 MeV/u，相当于等效水射程 4 cm。这有助于减少射程移位器（RaShi）的使用。RaShi 会导致碳离子束在进入患者之前出现不必要的核碎片。此外，使用 RaShi 通常还会导致剂量降低和束斑横向散射增加。

2）每个能量有 5 种束斑尺寸。这样就可使用更大束斑，如增加束斑间的重叠（而不增加所需的束斑数量）。好处是可降低剂量分布对束流横向运动的灵敏度。

3）治疗机头被西门子称为束流应用和监控系统（beam application and monitor

system，BAMS）。它包含 5 个束流监视器，其中 3 个为确保剂量投送精度，而两个多丝正比电离室（MWPC）通过实时位置反馈回路定位笔形束位置并监控束斑大小。BAMS 的重复性确保了患者的安全。

4）$ArCO_2$ 气体与空气相比，可降低产生离子对所需的能量值（w 值）达 18%，从而增强探测器的输入信号。相比之下，几乎所有质子中心都使用空气作为探测器注入气体。机头中五个束流监测器加上真空窗口的等效水深度（WET）仅为 1.7 mm。

5）IONTRIS 机器最初主要设计用于碳离子放疗。由于空气中的多次库仑散射（multiple Coulomb scattering，MCS）对碳束斑大小的影响可以忽略不计，因此真空到等中心的距离（1.4 m）对于碳离子治疗来说影响不大。相反，对于质子来说，这么长距离加上极低能量会导致等中心处的质子束斑增大。其他质子中心通常可通过将患者定位在更靠近机头的位置来减少空气中 MCS 的影响。

铅笔束扫描的优势可从胶片上的图案中看出（图 3-15）。此外，碳离子束相对于质子束的优势也不言而喻。此时，质子束和碳离子束在等中心的束斑尺寸分别为半高宽[半高全宽（FWHM）]8.1 mm 和 3.4 mm，两者射程相同，均为 31 cm。笔形束扫描是调强粒子放疗（IMPT）的基础，它能够实现高度适形的剂量分布，而被动散射（passive scattering，PS）技术无法实现。

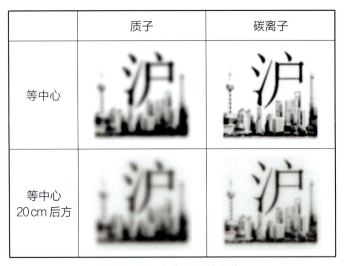

图 3-15　上海天际线图像

调强质子重离子放疗的强大性能通过"上海天际线的图像"得以展示。此外，碳离子束相较于质子束的优越性显而易见。

**（2）SPHIC 质量保证体系的演变**

现代 QA 流程必须是一个"活"程序。这意味着 QA 需要不断适应 PT 设施的不断变化。任何引入临床实践的新技术或治疗方法都需要额外的、量身定制的 QA。新 QA 设备可以实现新的、更高效、更有效的 QA。即使没有引入任何新东西，也应该定期审查现有 QA。已经发现的意外故障模式，需通过额外的 QC 测试来缓解。从较高的测试频率开始,如果质量控制测试结果和风险分析允许,考虑降低频率。

因此,SPHIC 今天的 QA 与十年前该设备启用时的 QA 大不相同。不断审查 QC 测试的实施情况,旨在简化和自动化 QC 测试的执行,数据的收集、分析和趋势分析;开发和实施了新的、更高效的 QA 设备和软件工具。考虑到与质子重离子放疗和粒子束的产生相关的大量费用,更新 QA 的主要目标是在不降低 QA 质量的同时尽量减少 QA 所需束流时间。由于 SPHIC 有 4 个治疗室,将一个房间专门用于非束流 QA 活动,同时在另一个房间中保持临床束流使用,可以最大程度降低成本。

我们过去十年的努力成果如图 3-16 所示。该柱状图显示了 SPHIC QA 束流时间(以小时/周为单位)。所有数字均为四舍五入后的值,束流时间是我们 4 个治疗室的束流时间总和,单个治疗室的时间是总数的 1/4。值得注意的是,这些数字并非从束流记录中获得,因为束流记录仅记录该治疗室第一个和最后一个粒子出束时间。基于束流记录的计算值通常小得不切实际,因为这些时间既不包括不可避免的技术消耗(束流生成和加速、系统互连通信、数据传输、安全检查等),也不包括操作消耗(计划加载、束流预留、测量设备控制、数据归档等的用户手动操作)。因此,从我们的 QA 束流记录中获得的时间通常只有如图 3-16 所示时间的一半左右。

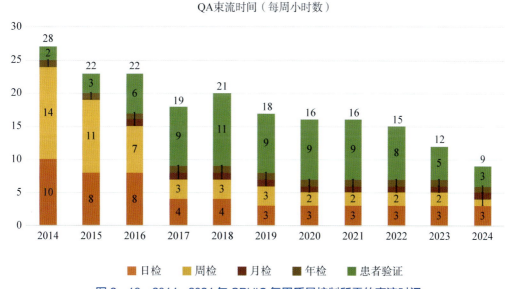

图 3-16  2014—2024 年 SPHIC 每周质量控制所需的束流时间

通过采取多种措施,在过去十年中,我们成功将 QA 束流时间从 2014 年临床试验期间的每周约 28 小时减少到 2024 年的每周约 9 小时。束流时间减少了约 68%,而 SPHIC 治疗的患者数量则从 2014 年临床试验期间的约 30 名患者增加到过去几年每年超过 1000 名患者。非束流 QA 时间类似。

随着时间的推移,西门子 IONTRIS 机器表现出极高的稳定性和可靠性。这允许增加某些 QC 测试的时间间隔。新设备和内部软件带来的效率改进至少同样重要,其中一些将在下文中简要介绍。我们的 QA 开始使用胶片,首先是 Carestream EDR2 胶片，然后是灵敏度高出 100 倍的 Carestream PPL 胶片。PPL 胶片从 2017 年起大幅减少每日和每周 QA 所需的束流时间。我们开发了一套与之对应的内部软件来分析胶片测得的束斑大小、位置、形状和射野均匀性与对称性。由于根据自身要求定制，只需单击几下鼠标即可快速进行胶片分析。自 2024 年以来，我们用闪烁体探测器的全数字化设备取代了胶片。它于 2019 年引入 SPHIC，能够在日检中代替掉胶片的照射和冲洗，大大简化了工作流程。

SPHIC 的内部软件，也就是"治疗信息管理和计划系统"（TIMPS®），是一种基于蒙特卡罗的独立计算工具，可用于进行患者计划剂量的独立验证。治疗信息管理和计划系统于 2019 年首次推出，自 2023 年以来得到了大范围的临床应用。TIMPS® 大大减少了患者计划 QA 的束流时间，得益于此，同时期医院的患者数量大幅增加，更多的患者得到了治疗。

为了便于执行许多 QA 测试，西门子创建了一个专用软件模块，即"医学物理师应用程序"（medical physicist application，MPA）。该模块提供了集成工作流程解决方案，即所谓的 QA 程序，用于高效开展定期的稳定性和安全性测试和检查。这些 QA 程序执行和管理很大程度上让 QA 任务能实现自动化。该模块提供了 70 个 QA 流程，包括照射请求、测量设备控制、机器人移动、联锁屏蔽、联锁自检、束流中止定时测试、束流监视器的校准和控制、束流监视器日志文件的导出、束流传输配置和控制等。为了降低定期 QA 的执行难度，我们内部还编程了 228 个额外的 QA 程序。自 2017 年以来，这些流程的引入大大提高了 QA 测量和分析的效率。

**（3）定期质量保证简介**

以下简要叙述我们的机器 QA 流程，讨论过去十年的一些变化。我们将详细介绍各种 QC 测试，但不讨论许多辅助设备的 QC 测试。对于辅助设备，医院通常严格遵循制造商的建议和专业指南。机器和患者 QA 的具体选择通常基于医学物理学师的讨论，最终决定和责任由首席物理学家承担。物理师之间很少能够达成完全共识，这通常是由于风险评估不同。

为 QC 测试设定的容差限度通常考虑临床要求和技术可能性、制造商规范、专业指南和实验结果。容差带通常选择得比较紧，因此超出容差范围的事件仅表示需要特别注意（即警告阈值）。这与可能需要立即采取行动甚至暂停治疗的较大公差（即行动阈值）相反。在过去十年中，西门子 IONTRIS 设施已被证明非常可靠稳定。制造商的正常运行时间计算通常约为 98%，为此我们要向西门子表示感谢。

医院的定期 QA 以每日、每周、每月和每年为间隔进行，患者 QA 测量是根据需要进行的。2014 年某项 QA 通常是每天一次，而如今相同 QA 可能是每两周一次。自 2023 年以来，大多数患者 QA 仅通过计算机模拟进行。

**（4）日检**

自 2014 年临床试验以来，医院日检 QA 的项目基本保持不变。这包括对室内激光对准、机头和束流调节装置的简单视查；对内部通信系统的测试；对治疗机器人的制动测试，西门子根据风险分析结果认为需强制进行机器人制动测试，虽然从未发现机器人制动器出现任何问题；使用紧急停止按钮以及在照射期间打开治疗室门来测试束流中止功能。为确保剂量输出准确，机头中所有 5 个束流监测器的初始化，并通过测量内部填充气体的温度和气压来更新束流监测器的气体密度校正。

早在 2014 年，这种气体密度校正是通过专用剂量测量的结果额外进行的，而在 2015 年，上述措施被证明不必要，因此被放弃。2017 年开展了多项 QA 效率改进，包括用于均匀性和束斑位置、大小和形状测量的 Carestream EDR2 胶片被灵敏 100 倍的 Carestream PPL 胶片取代，来缩短 QA 束流时间。在这之前，每种粒子类型需测量 3 个能量的绝对剂量，现在减少到只测 1 种能量。这种合理改变是基于多年测量从未观察到剂量稳定性会随能量发生改变。2017 年，我们开始利用 MPA 集成不同专用 QA 工作流程，通过将多种 QA 步骤的自动化，如机器人移动和束流请求的自动化，来极大提高了日常 QA 的执行效率。

2019 年，我们对日检进行了重大更新。QA 小组改进了一款专为传统放疗设计的一体化探测器 Sun Nuclear daily QA3，使其可用于粒子束 QA。在其电离室前端添加铜棒作为能量吸收器，进而可实现测量束斑位置（±0.3 mm 容差）和立方靶区中心剂量，即扩展 Bragg 峰（SOBP）（±1.5%容差）。过去十年的测量证明医院设备的剂量稳定性表现优异，从未进行剂量校准。dailyQA3 设备中的二极管探测器能准确定位束斑位置（±1.5 mm 容差）。这些测试涵盖了笔形束扫描设备中除了束斑大小外的所有重要束流参数。在我们十年的经验中，发现束斑大小只会随着时间缓慢变化，每隔一年才需要重新调整一次。束斑大小的微小变化与剂量几乎没有关系。联锁系统可及时发现显著的束斑变化。此外，AAPM 任务组报告 224 也认为束斑尺寸测量并不需要每天进行。这款一体化设备最显著的优势在于其坚固性和易用性，这让医院治疗师能够进行日检。该设备还集成了一个不透射线标记，可用激光进行摆位，并通过该标记来测试和校准千伏级患者位置验证系统的精度。虽然机器人工作台校正精度的容差为 ±1.5 mm，但超出容差范围的 QA 事件极为罕见。经过 2019 年几个月的测量显示射程为 30 cm 碳离子偏离射程基准均不超过 0.3 mm（射程的 0.1%）。它在临床上无关紧要，尤其是考虑到临床基于 CT 转换获得射程不确定约 3.5%。我们对日检 QA 设备的经验于 2021 年发表。

2019 年前，日常剂量测试都是使用 Farmer 型电离空进行测量。Farmer 电离空读数准确稳定，连续多日剂量测量之间的相对标准偏差低于 0.2%。但该电离室易损，无法承受每天使用。胶片用于检查束斑大小、位置和均匀性，但胶片显影、数字化和分析既烦琐又耗时。相比之下，一体化 QA 设备可以实现高效日检。直到 2018 年，这种一体化 QA 设备才在质子重离子放疗中得到应用，这促使许多质子治疗机构对现有的 QA 设备进行改造。查阅文献发现，有 5 篇期刊文章描述了对 Sun Nuclear daily QA3 设备的改造，两篇文章描述了 IBA MatriXX PT 平板的改造，还有一篇文章描述了 PTW Octavius 729 平板的改造。直到 2018 年，IBA Lynx＋Sphinx 组合才开始作为专用的一体化设备用于质子重离子放疗日常 QA。由于闪烁体设备大而重，其笨重的设计随着基于非晶硅平板的 IBA Sphinx Compact 的发布而得到改进。在撰写本文时，这款设备似乎是唯一一款在市场上可用的质子重离子放疗一体化设备。用于质子重离子放疗的一体化 QA 设备可以大大简化和加速日常 QA 执行。

### （5）周检

2014 年，医院的每周 QA 需要大量的束流时间。当时我们还没有关于西门子 IONTRIS 系统稳定性和可靠性的数据。因此选择了更高的 QC 测试频率。下面我们将介绍 2014 年的周检内容，目前这些测试大部分测试周期更长了。还应注意，其他几家质子重离子放疗中心不开展周检。是否开展周检取决于日检是否需要扩展和个人风险分析。

1）Bragg 曲线：2014 年，我们使用 PTW Peakfinder（一种带有两个平行板电离室的专用探测器）测量了每种粒子类型 10 种能量的深度剂量分布（Bragg 曲线）。测量这些高分辨率曲线测量非常耗时，每个治疗室每周大约需要 1 小时的束流时间。2015 年开始仅测量 5 种束流能量，时间减半。2016 年，该测量改为每月一次，2020 年改为每年一次。西门子设备束流能量已被证明随时间推移非常稳定。过去十年中，最高能碳离子仅出现两次射程缓慢偏移，随后西门子进行了纠正。IONTRIS 系统配备了集成的能量验证（energy verification，EV）系统。EV 系统通过同步加速器中的旋转频率和磁铁电源电流以及治疗室弯曲磁铁的电源电流来验证束流能量。这可防止束流射程大于 1mm，从而防止临床相关的剂量误差。

2）束斑位置和大小：点扫描设备一项关键 QA 任务是确保笔形束斑的位置和大小的准确性。西门子 IONTRIS 机器提供大量能量和束斑不同的束流选择：2 种离子类型、290(291)档质子（碳）束能量、每种能量 5 档束斑尺寸、4 个治疗室，总共有 290×5×4+291×5×4=11620 种可能的束流生成和传输设置。即使只需定期检查这些设置中的一小部分，工作量和束流时间也很可观。只有在数据采集和分析非常高效（即自动化）的情况下，才能使用更高效的数字设备（如闪烁体探测器）。为了实现更高效的束斑 QA，西门子开发了"isocentric multi wire proportional counter"（IsoMWPC 或 MWPC3）。与机头中的 MWPC（MWPC1 和 MWPC2）相同，但安装在外壳中，以便可将其放置在治疗室等中心。IsoMWPC 测量结果会在照射结束后自动显示，无须用户进行后处理（图 3-17）。

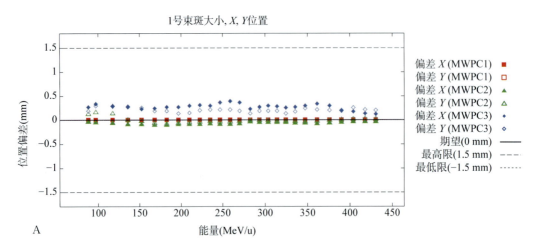

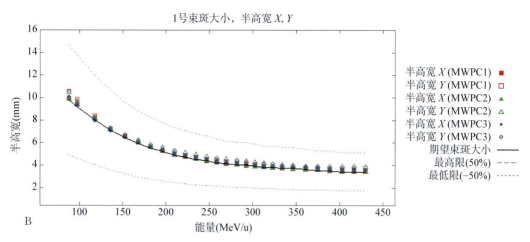

图 3-17 使用西门子多丝正比电离室 IsoMWPC 设备对 1 号束斑大小的碳离子束的束斑位置（A）和尺寸（B）的测量结果

这些图像由西门子医学物理师应用软件 MPA 自动生成，显示了机头（MWPC1 和 MWPC2）和等中心（MWPC3）处 MWPC 的测量结果。

2014—2020 年，我们在周检中使用此 IsoMWPC 来测量等中心处的束斑位置和大小。从 2020 年起，我们每月只进行一次该 QA。2014 年间共查了 27 档质子和 27 档碳能量，其中质子仅测试第一档束斑，碳粒子测试所有 5 档束斑，总共有 $27 \times 1 + 27 \times 5 = 162$ 个笔形束。每个治疗室每周需 0.5 小时的束流时间。2017 年，在分析了所有患者计划基础上，确定了常用束斑尺寸和能量，未在临床上使用的笔形束能量和束斑尺寸从周检中删除，最后对剩余的 108 个笔形束继续进行周检。数据显示束斑位置和大小是稳定的，只有碳离子束，有时会观察到几个月内的缓慢偏移。等中心点处质子束斑大小不会改变，主要是因为这些束斑大小主要受从真空窗到等中心 1.4m 长距离的多次库仑散射（MCS）的影响。对于质子束斑，我们使用 ±10% 的容差，对于碳离子，我们使用 ±15% 的容差。对于束斑绝对位置，我们使用 ±1mm 的容差，这主要受限于 IsoMWPC 的摆位精度。通过比较机头中两个 MWPC 中的束流位置（0.5mm 容差），进一步分析测量数据，以确定质子束和碳离子束之间的位置差异（1mm 容差）和束流轴的倾斜度。此外，还检查束流能量或束斑大小对束斑位置的依赖性（1mm 容差）。束斑位置对第一档束斑大小的依赖性可能是由治疗室前端聚焦四极磁体的束流未对准而引起的。结果的稳定性使我们在 2020 年将该测试改为每月一次。

3）束斑位置、大小和形状：自 2014 年至今，我们每周都会检测等中心处束斑形态。质子采用 9 个束斑（包括 9 档能量并使用每档能量的最小束斑），碳离子采用 32 个束斑（包括 8 档能量的前四档束斑）。基于测量图像检查束斑位置、大小和形状。相比之下，IsoMWPC 无法显示实际束斑形状，因此进行这个额外测试。束斑形状检查对于西门子 IONTRIS 尤其重要：从同步加速器引出离子束方式是横向敲除，束斑的一部分会被静电隔膜分开，而导致粒子束沿水平方向呈现非高斯束斑形状。虽然这对质子束斑的影响可以忽略不计，但对高能碳离子的影响不可忽视。这些非高斯束斑在几个月内往往会出现轻微形态变化,从而导致束斑大小发生变化。根本原因是在引出时束流对称性的轻微偏移。西门子会根据我们的要求(每隔一年需要一次)对此进行纠正。临床上,我们通常通过增加笔形束斑的横向重叠来补偿非高斯束流光斑。束斑间的最小横向距离选定为等中心处束斑 FWHM 的 1/3。2014 年,这些束斑图像使用 EDR2 胶片获得,2017 年后使用 PPL 胶片,大大缩短了束流时间。2024 年起,我们使用闪烁体探测器,进一步省去了烦琐的胶片冲洗过程。

4) 横向均匀性:2014—2020 年,胶片剂量平坦度测试每周在等中心位置进行,自 2020 年起调整为每年一次。射野区域由单能笔形束叠加形成方形野,束斑大小和间距需符合临床需求。这项测试的目的是评估单能剂量场的横向均匀性,因为对于笔形束流照射系统而言,保持这种均匀性存在较大挑战。测试结果依赖于束斑的准确定位、大小和形状,以及剂量照射的精度,且测试范围不仅限于等中心点,还覆盖了整个横向扫描区域。

2014 年时使用 EDR2 胶片进行测试,该胶片灵敏度较低,导致每周每个房间需要 80 分钟的束流辐照时间。由于束流动力学与临床患者计划中的快速单能束照射(通常在 1 秒内完成)存在显著差异,该测试效果受到一定限制。自 2017 年起,随着灵敏度更高的 PPL 胶片的引入,测试时间大幅缩短至每周每个房间 3 分钟束流时间,动态束流照射更接近实际的临床照射。测试还能够捕捉同步加速器束流提取开始和结束时的亚毫米级束斑位置和尺寸变化,尽管这些束流变化伪影对临床患者剂量的影响较小。自 2020 年起,基于胶片的均匀性测试频率调整为每年一次,并在月检中加入了利用 IsoMWPC 分析束流变化效应的测试。

5) 机器人精度:2014—2019 年,患者定位机器人和 kV 成像机器人的运动测试每天进行。自 2019 年引入 dailyQA3 设备后,机器人位置校正工作流程的测试被纳入日常检查,机器人运动精度检查频率相应调整为每周一次。此项质量控制(QC)检查包括在治疗台上设置一个金属球并与治疗室等中心激光对齐,然后使用成像机器人进行位置验证,精度容差为±1mm。接着,将床板旋转至右侧和左侧位置,通过观察和微调金属球来检查金属球是否与激光等中心对齐,容差同样为±1mm。超过容差极为罕见,过去十年只需对机器人进行少量调整。

6) 横向扫描的束流范围均匀性:自 2017 年起,周检(QA)新增对横向扫描束流范围的测试(图 3-18)。最初使用 PPL 胶片进行,每次照射时间不到 1 分钟。2024 年起,改用闪烁体探测器。此项测试对于散射束流设施至关重要,设备长期暴露于高辐射环境中可能会导致某些部件出现裂纹。在笔形束扫描系统中,束流能量由同步加速器决定,束流通过扫描磁体进行横向扩展。离轴横向束流范围的均匀性则依赖于机头厚度的均匀性。西门子 IONTRIS 机器的机头经过优化,水等效厚度仅为 1.7 mm,且分布在机头内的 5 个束流监测器上,每个装置的水等效厚度仅有几百微米。在最初验收过程中确认了这些部件的厚度均匀性,之后未发现因厚度随时间变化而引发的故障。该测试在过去几年中已进行超过 1000 次,未发现任何问题。

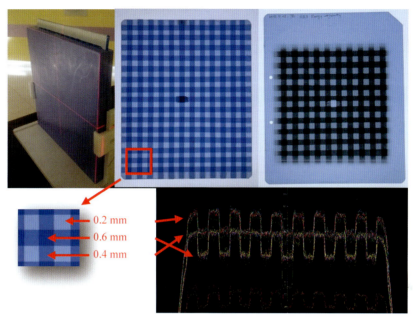

**图 3-18 用于检查横向射束射程均匀性的装置和摆位**

注：厚度为 2 cm 的固态水被放置在等中心位置。其后方是 0.2 mm、0.4 mm 和 0.6 mm 厚度的射程校验板，再后方是胶片（自 2024 年起，改用闪烁体）。单能量的束流照射在此装置上，使 Bragg 曲线的末端位于胶片。厚度阶梯在胶片上形成黑度阶梯。这些黑度阶梯用于确保在横向扫描区域内的均匀性。

7）束流中止计时测试和联锁测试：根据风险分析，西门子 IONTRIS 系统配备了 3 个冗余的束流中断系统，其中最快的系统能够在联锁触发后 0.5 毫秒内关闭束流（图 3-19）。出于安全考虑，2014 年起每天进行此项测试，并同时执行 36 项联锁自检测试。2014 年大部分测试是周检的一部分，由于未观察到相关问题，自 2017 年、2019 年和

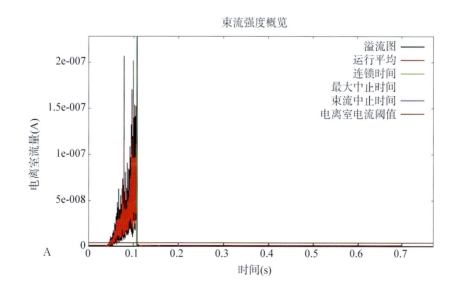

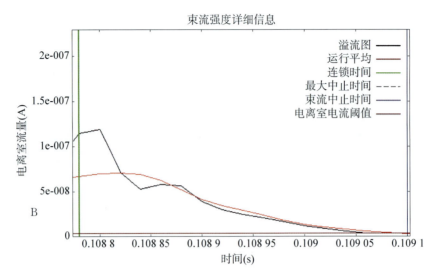

**图 3-19 对 3 个可用束流中止系统之一的完全集成定时测试结果**

注：A 为概览图，B 为细节图。此测试的目的是测试专用溢流中止磁铁的性能。联锁在 0.11 秒时启动（绿色竖线），并且束流在联锁后 0.32 毫秒内中止（蓝色竖线）。最大允许关闭时间为 0.5 毫秒。

2024 年起，部分测试的时间间隔逐渐延长。2024 年，这些测试大部分已成为每月质量保证的一部分。

数据分析表明，过去十年中共执行了 40 567 次联锁测试和束流中止计时测试，其中 105 次（0.3%）未提供预期结果，失败的测试立即重复，其中 6 次（0.01%）再次失败。进一步分析显示，失败的原因通常是执行联锁测试所需的设备处于错误状态，导致测试无法正常运行，因此失败结果并不构成安全隐患。

**（6）月检**

1）横向扫描中的束斑位置和大小：2020 年起，月检 QA 中新增了 IsoMWPC 测试，主要目的是确认横向扫描区域内轴外笔形束的位置精度（图 3-20）。该测试使用单一能量束流，时间控制在 20 秒以内。扫描模式设计为均匀覆盖 20 cm×20 cm 的扫描区域，水平和垂直步长均为 1 mm，至少需要 201 个扫描点。生成的束斑图案如图 3-20 所示，并附有示例测量结果。MWPC 的故障模式之一是钨丝的故障，这可能导致束流点错位。MWPC 的导线间距为 1 mm，束斑步长相同，因此所有导线均被均匀采样。如果得到的 IsoMWPC 测量结果未显示位置伪影，可以推断所有 MWPC 及其电线均按预期工作。

201 个束斑的测量结果可通过多种方式分析，包括计算位置校正矢量以最小化计划与测量点位置的差异（水平和垂直容差为±1 mm，旋转容差为±0.2°）、检查残余点位置偏差（最大偏差 0.5 mm）以及评估整个扫描的均匀性（容差为±0.5 mm）。此外，还通过分析电离室 IC2、IM 与 IC1 之间的响应一致性（最大误差为 0.5%）进行进一步检查。

**（7）年检**

医院的年度 QA 测量涵盖多个方面，不包括辅助设备（如滑轨 CT）的测试。这些测

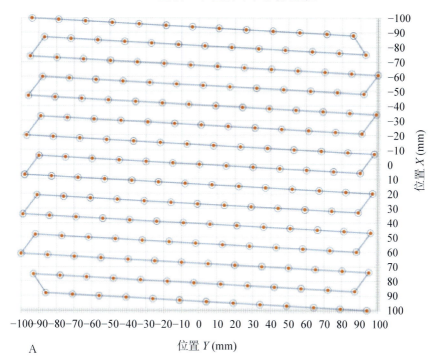

A

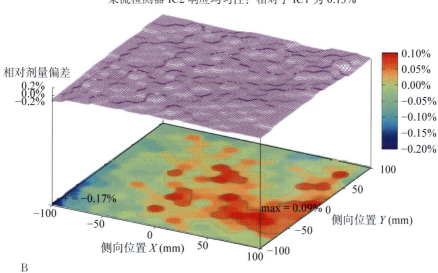

B

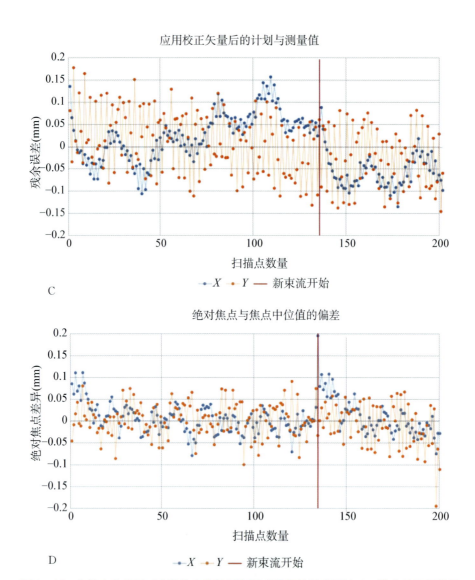

**图3-20 在等中心位置对束流的光斑位置和尺寸进行的月度质控 QA 检查的示例结果**

注:A. 计划的光斑图案(橙色)和应用修正向量后的测量的光斑图案(蓝色)。B. 束流监测电离室 IC2 相对于 IC1 的剂量响应均匀性。典型结果为 0.2% 的均匀性。C. 应用修正向量后光斑位置的残差(计划值减去测量值)。通常在 ±0.2 mm 范围内。在新束流引出开始时(深红色竖线)可能出现较大偏差。D. 测量光斑尺寸与所有光斑尺寸的中位数之间的偏差。0.1 mm 的波动代表了多丝正比电离室 IsoMWPC 的测量分辨率。在新束流引出开始时(深红色竖线)可能会出现光斑尺寸的轻微变化。

试大多基于质子重离子放疗质量保证的专业指南,主要目标是验证初始验收测量期间获得的束流特性是否保持稳定。因此,年度 QA 测试使用与验收时相同的测量条件和工具,以便年度 QA 结果与调试结果可以直接对比分析。值得注意的是,测量结果在很大程度上依赖于所使用的测量设备。特别是对于非高斯分布的水平束斑轮廓位置和大小的分析对测量工具和分析方法敏感。由于束斑大小通常用高斯分布的半高宽值或标准差表示,而实际束斑轮廓并非完全符合高斯分布,这不可避免地带来一定程度的测量不确定性。

1) 年度非束流测试:在年度非束流测试中,重点对治疗室中的成像设备及机器人的机械运动精度进行全面检查。机器人用于临床患者的治疗,因此其等中心运动精度尤为关键。患者位置验证工作流程的准确性用 Standard Imaging 的 HexaCheck 和 MiMi 模体进行评估。为优化治疗效果,RaShi 可从机头伸出并靠近患者,以减少 RaShi 与患者之间的距离,从而减小束斑尺寸,提高基于铅笔束算法的治疗计划系统(treatment planning system,TPS)计算的精度。

RaShi 位置精度的检查每年进行一次。此外,电离室(Farmer 和 Pinpoint 室)的响应稳定性至少每年使用放射性 $^{90}$Sr 设备进行验证,以确保电离室未受损且校准因子仍然有效。治疗室内的所有安全机制,包括紧急关闭和紧急停止按钮,也由技术人员和设备供应商(如西门子医疗)每年共同检查,确保其正常运作。

2) 年度束流测试:年度束流检查通常针对两种离子类型和一组束流能量进行,每个治疗室的测试总时长约为 14 小时。

3) 束斑大小和形状:在等中心位置,通过重复初始验收测量检查笔形束的束斑大小和形状。此外,使用 IsoMWPC 设备检查穿过脊形滤波器的束流束斑大小,以验证横向束流调制(散射)是否与调试期间的测量结果一致。至今未发现与此有关的问题。IsoMWPC 设备的高效性允许在等中心的上下游进行束斑大小测量,以确认束流光学性能相较于验收时无明显变化。对于碳离子束,这项测试尤为重要,因为其束斑大小受空气中散射的影响较小。

4) 源轴距:使用 IsoMWPC 设备在等中心上下游进行离轴测量,以重建从等中心到扫描磁铁的距离(虚拟源到轴的距离)。通过对在等中心上下游设置的 Farmer 电离室进行均匀单能场照射,进行相应的测量。这些测量可用于重建从等中心点到两个扫描磁铁中间位置的距离。对于笔形束扫描系统,发生源到轴距离变化的故障模式极为罕见,因此该测试对于散射束设施更具相关性,因为受损的束流散射体可能通过源到轴距离的变化被检测到。

5) 剂量输送:通过在等中心使用 Farmer 电离室测量剂量,检查束流监测器的线性。测量针对两种离子类型及低、中、高能束流能量,剂量范围包括 0.01~5 Gy。Farmer 电离室的剂量结果通常在线性范围内,误差在 1%以内,但在最低剂量下,可能由于测量不准确而出现高达 3%的偏差。剂量率依赖性通过在测量间隔内将剂量率缩放 50 倍进行验证,结果表明剂量在 1%范围内与剂量率无关。

剂量校准在不同深度的水模体内测量立方体剂量分布进行。水模体的剂量测量通常使用 24 个小体积 Pinpoint 电离室阵列进行,另一组测量则使用 Farmer 电离室。两者的测量结果相互比较,并与验收时的预期值进行对照,结果显示通常差异在 1%以内。单能照射到 Farmer 电离室的测量结果也重复了验收时的测量,通常与预期值偏差在 1%以内。

每年通过美国休斯顿影像和放射肿瘤学核心(IROC)对质子、光子和电子的剂量进行独立验证。每个治疗室使用热释光探测器(TLD)进行 3 Gy 剂量照射后邮寄进行读数,结果表明大多数 TLD 读数与剂量测量结果的误差在 1%以内,个别读数出现偏差,主要源于 TLD 读数不确定性(90% CI 以上的不确定性为 5%)。建议在临床操作开始前至少进行一次独立的剂量审核,相关审核可通过提供剂量比较数据予以协助。

6) 横向均匀性:通过在机头处放置胶片(或闪烁体探测器)均匀照射 MWPC3 的钨丝,以检查其完整性。MWPC 上的束流散射能够显示可能存在的钨丝缺陷,但实际操作中未发现此类损坏。

通过在灵敏的 PPL 胶片(或闪烁体探测器)上照射单能射野,检查整个扫描区域的剂量均匀性。此测试适用于两种离子类型,并结合不同横向扫描步长和束斑大小组合进行评估。至今未发现任何均匀性问题,但在较高能量碳束下,胶片上偶尔会显示出溢出效应,表现为条纹。这些伪影可能源于束流稳定照射前几毫秒内,束斑大小和位置发生微小变化。束流照射范围的均匀性检查方法与每周 QA 一致,但在束流路径中使用了脊形滤波器和 RaShi,以验证这些调制装置的厚度均匀性。

7) Bragg 曲线:通过测量穿过脊形滤波器的低能碳离子束的深度剂量分布(Bragg 曲线),将测量结果与验收数据进行比较,以确认脊形滤波器无损坏。针对 15 个质子束和 15 个碳离子束,进行了涵盖坪区和尾部全 Bragg 曲线的高分辨率测量。PTW Peakfinder 设备在 Bragg 峰附近以 0.04 mm 的步长进行精确测量,结果需与验收期间的测量保持一致。过去十年中,只有两次最高能量碳离子的射程偏移约为 0.3 mm,之后西门子进行了束流范围的调整。

每年使用 Peakfinder 检查并获取离子束的射程偏移,特别是在同步加速器束流引出开始和结束时,测量射程的变化。通常 30 cm 范围的束流射程偏移为 0.3 mm(约为 0.1%),在临床上是可以接受的。对于低能束流,这种射程偏移通常过小而无法准确测量。

**(8) 患者特定的 QA**

SPHIC 每个患者计划都会经过剂量验证。通常采用两种方法:一种是使用具备 24 个微型电离室阵列的水模体;另一种是使用具备 1 405 个电离室的 PTW Octavius 1500 XDR 平板电离室阵列,后者通常放置在固体水后方。

过去十年中,大多数患者 QA 测量均使用水模体中的 24 个微型电离室进行(图 3-21)。

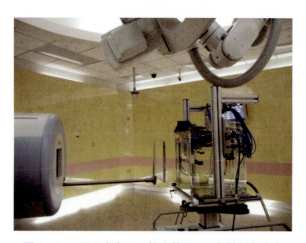

图 3-21 用于患者 QA 的水箱和 24 个微型电离室

这一系统的优势在于其完全与西门子 IONTRIS 系统集成,流程简便高效。西门子 Syngo 将患者剂量计算至水模体上,并允许用户将探测器放置在感兴趣的区域以计算预期剂量和剂量梯度。治疗室中水箱摆好完成后,探测器会自动移动到计划位置,并将测量结果实时显示给用户。

过去十年我们使用该高效解决方案完成了超过 30 000 次患者 QA 测量。大多数计划验证均符合验收标准,24 个电离室的平均相对剂量偏差保持在±3%以内,标准偏差低于 5%。此外,90%以上的电离室通过了伽马测试,剂量偏差为 3%,距离一致性为 3 mm。包含 539 个射野的质子患者 QA 最新分析显示(图 3-22),99.0%的平均剂量

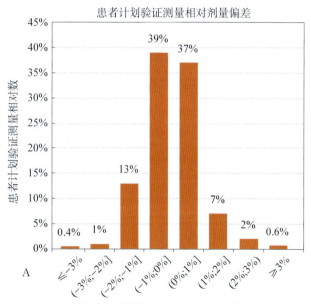

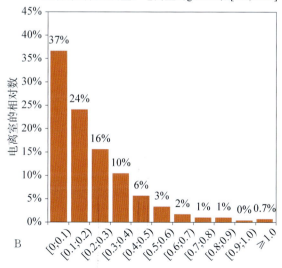

**图 3-22 最近质子患者计划质控 QA 结果的直方图(n=539)**

注:76%的质子患者 QA 测量结果与治疗计划系统 TPS 剂量的偏差在±1%以内,96%的结果在±2%以内,99%的结果在±3%以内(A)。99.3%的电离室测量通过了 3%剂量偏差和 3 mm 距离一致性的伽马测试(B)。

(mean dose，$D_{mean}$)偏差在±3%范围内，99.3%的电离室通过了伽马测试。束流调制器，如脊形滤波器和RaShi不会显著影响TPS的准确性。没有RaShi的计划平均剂量偏差为0.0%，而有RaShi的计划平均剂量偏差为-0.3%。

已有大量患者QA数据积累，进一步从测量中获取新情况的可能性较低。考虑到测量过程所需的束流时间较长，且随患者治疗的增加而增加，我们开发了基于蒙特卡罗方法的独立患者计划QA剂量计算工具TIMPS®（图3-23），并于2019年首次投入使用。自2023年以来，该工具的应用更加广泛，几乎所有患者计划均通过与TIMPS®计算剂量的比较进行验证，只有少数计划仍需进行实际测量。同时，每年还会执行一些联锁自检以保证系统的整体安全性。

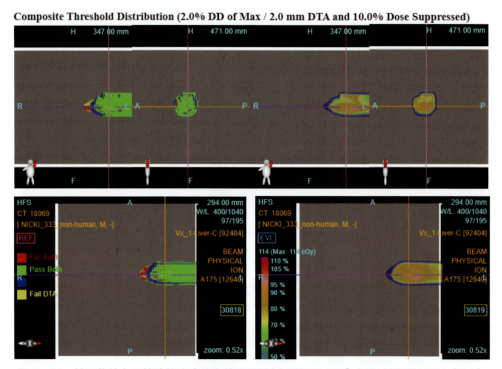

图3-23 基于蒙特卡罗算法的治疗信息管理和计划系统TIMPS®中的计划质量保证（QA）
注：临床治疗计划系统TPS的剂量与TIMPS®的剂量进行比较，采用的伽玛标准为2%剂量偏差和2mm距离一致性。

（Nicki Schlegel 张利嘉 王巍伟）

## 3.4 质子碳离子的放疗计划的设计、评估和验证

### 3.4.1 质子碳离子放疗的物理特性和不确定性

#### （1）Bragg峰

带电的质子和碳离子等与组织的相互作用，主要是通过与原子核外轨道电子的碰

撞损失能量的方式，质子和碳离子的电子质量远大于电子的电子质量，在与核外电子碰撞后几乎不改变方向，同时在行进过程中符合能量损失反比于其运动速度的平方规则，于是在射程末端形成一个典型的 Bragg 峰，图 3-24 为质子、碳离子和光子的深度剂量分布对比。质子碳离子在物质中能量损失的过程通常使用阻止本领（stopping power，SP）进行描述，用于衡量物质对带电质子碳离子的阻挡能力。为了方便临床评估和应用，通常将带电质子碳离子的阻止本领以其相对水的阻止本领来表示，即 RLSP。

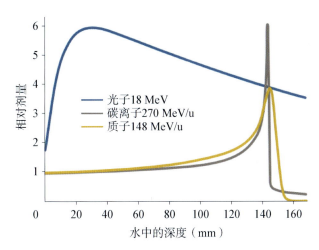

图 3-24　质子、碳离子和光子的深度剂量分布对比

单个 Bragg 峰的峰区非常窄，深部的临床肿瘤通过拓宽单个 Bragg 峰或者将不同能量单个 Bragg 峰加权叠加形成一个扩展 Bragg 峰（SOBP），如图 3-25 所示。SOBP 具有均匀剂量的高剂量区，且几乎没有出射剂量的剂量学优势，可以给予靶区高剂量的同时更好的保护危及器官（organ at risk，OAR）。

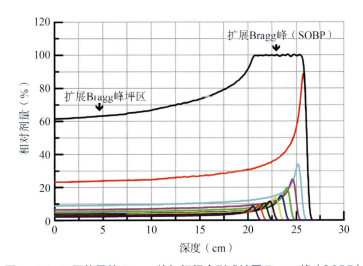

图 3-25　不同能量的 Bragg 峰加权组合形成扩展 Bragg 峰（SOBP）

### (2) 质子碳离子放疗不确定性

带电的质子碳离子在人体组织内的运动轨迹难以精准预测,通常质子碳离子计划可根据一组 CT 图像的 CT 值(HU)与 RLSP 的转换来计算质子碳离子射线的三维剂量分布,这个转换过程存在一定的不确定性,同时在质子碳离子放疗的各个环节,如定位设备、影像设备、计划系统、靶区勾画、治疗摆位、治疗实施等方面也存在一定的不确定性,质子碳离子放疗的不确定性来源如表 3-2 所示。

表 3-2 质子碳离子放疗不确定性来源

| 不确定来源 | 概述 |
| --- | --- |
| 生物学不确定 | 临床上质子 RBE 通常设定为 1.1,临床研究通常针对 SOBP 的中段部分,SOBP 末端的线性能量传递较高,因此 RBE 会相应增加,会引入一些生物学不确定性。碳离子的 RBE 多样性需要通过使用生物学模型(LEM 1、LEM 4、MKM 或 mMKM)来计算 RBE 加权剂量,然而由于这些生物学模型的计算机制不同,结果存在不一致性(详见 6.3 节) |
| 射程不确定 | 质子碳离子射线的射程随能量大小和穿过的组织的 RLSP 的变化而变化。射程不确定性的来源有 CT 值与 RLSP 的转换、射程偏差、设备精度、患者解剖结构、呼吸运动等 |
| 解剖结构的变化 | 质子碳离子射线对每次治疗中和治疗间的解剖变化高度敏感。解剖结构可能有呼吸运动、体重减轻、肿瘤体积缩小、鼻腔窦性组织充盈、膀胱充盈或肠气改变等 |
| 患者摆位不确定 | 质子碳离子射线的剂量分布对患者摆位高度敏感,位置变化会造成射程提前或延后停滞,引起剂量变化 |

注:mMKM, modified microdosimetric kinetic model,修改的微剂量动力学模型。

质子碳离子射线受其经过的组织不均匀性影响(如密度改变等),造成其穿透深度的变化和 Bragg 峰位置改变,而 Bragg 峰的"前置"或"后移"引起靶区内剂量不足或靶区外剂量过冲(overshoot)。图 3-26 为一例肺癌患者,放疗期间肿瘤体积缩小后,质子碳离子射程延后剂量过冲,使得脊髓、脊柱骨等正常组织的剂量增加。

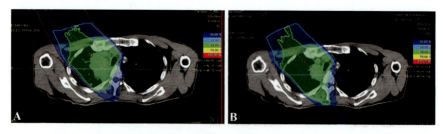

图 3-26 一例肺癌患者放疗期间肿瘤体积缩小导致剂量分布改变
注:A. 肺癌碳离子计划的剂量分布;B. 放疗期间肿瘤缩小后的剂量分布。

### 3.4.2 质子碳离子放疗计划设计流程

质子碳离子放疗的整体流程如图 3-27 所示。从患者制模开始就需要考虑患者治疗计划的设定,包括可能用到的治疗机房、射野角度的初步设计以及出于不同病理类型的临床各种不确定性降低策略等,患者制模定位详见 3.5 小节。患者 CT 图像采集结束,需要增强 CT、磁共振、PET/CT 等影像辅助靶区和 OAR 勾画,而后是治疗计划设计。需要经过反复的调整得到符合临床剂量要求的计划,此后医生进行计划评估,基于医生反馈结果进行修改,最终得到临床可执行的治疗计划。治疗计划需在治疗开始前对计划剂量进行剂量验证,剂量验证无误后方能进行患者治疗。

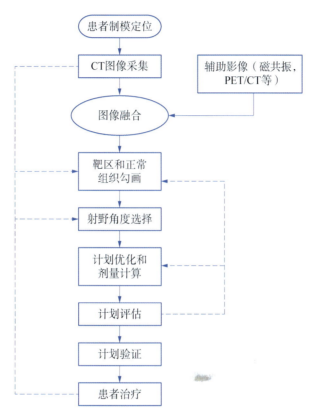

图 3-27　质子碳离子放疗计划设计的整体流程图

### 3.4.3　质子碳离子放疗计划图像

**(1) 单能 CT 影像**

质子碳离子计划的剂量计算通常基于 CT 值到 RLSP 转换实现,这个转换依赖于 CT-RLSP 转化曲线,通常 CT-RLSP 转化曲线有 3 种方式。

1) 直接测量法:使用组织等效材料直接测量,此方法多是采用 Gammex 模体等等效组织模体进行测量,模体通常含有数十个模拟人体组织密度的插件,先通过 CT 扫描获得不同插件的 CT 值,再利用质子或碳离子束流测量相应插件的 RLSP,从而获得 CT-RLSP 转换曲线。这种方法操作简便,具有较高的实用性,缺点在于依赖于所选择的组织等效材料,所选插件以外组织密度对应的 RLSP 是根据不同算法插值或延展获得的。

2) 化学剂量校准法:基于人体组织的电子密度和化学元素组成,通过计算获得理论的 CT 值和相对阻止本领的理论值，再拟合得到 CT‑RLSP 转换曲线。该方法通过对已知化学元素组成和相对电子密度等效组织材料进行 CT 扫描，测量各组织等效材料的 CT 值，使用测量出的 CT 值利用公式 3.3 计算出 CT 设备的 $k^{ph}$、$k^{coh}$ 和 $k^{KN}$ 值：

$$HU = RED * (K^{ph}\hat{Z}^{3.62} + K^{coh}\hat{Z}^{1.86} + K^{KN}) \qquad (公式\ 3.3)$$

根据 ICRP110 或者 ICRU44 报告中获得人体组织成分，再利用计算的 $k^{ph}$、$k^{coh}$、和 $k^{KN}$ 值，从而计算出理论的 CT 值。RLSP 则是并根据 Beth 公式 3.4 计算出理论值。

$$RSP = RED * \frac{\ln\left[\dfrac{2m_e c^2 \beta^2}{I_m(1-\beta^2)}\right] - \beta^2}{\ln\left[\dfrac{2m_e c^2 \beta^2}{I_{water}(1-\beta^2)}\right] - \beta^2} \qquad (公式\ 3.4)$$

然后利用理论的 CT 值和理论的 SPR 来建立 CT‑RLSP 之间的转化曲线。该方法对组织等效材料依赖性低，精准性更高。

3）使用两者结合：在低组织密度区使用直接测量法得出 CT‑RLSP 转换曲线，在高组织密度区使用理论的 CT 值和理论的 RLSP 值转换方式。

### （2）双能量 CT 影像

双能量 CT 影像（dual-energy CT，DECT）通过使用高低两个能量水平（通常为一个低于 120 kVp 的能量和一个高于 120 kVp 的能量）获得两套图像，然后利用能量分辨解析区分不同组织在不同能量下的 X 线衰减特性，从而精确计算出各体素物质的相对电子密度和有效原子序数。这些直接测量得到的参数可用于 RLSP 的计算，不再依赖传统的 CT 值到 RLSP 的转化。与单能 CT 相比，使用 DECT 可以减少与 CT‑RLSP 转换过程引入的相关误差，从而显著降低了质子碳离子射线放射治疗中的射程不确定性：

1）DECT 可以分辨出患者组织的组成成分，可以降低伪影的影响。

2）DECT 降低 RLSP 计算的不确定性，DECT 可以将软组织的 RLSP 不确定性从 1.1%（单能 CT）降低到 0.4%；将剂量计算的最大误差从 8%（单能 CT）降低至 1%。

3）DECT 所获得的相对电子密度和有效原子序数可以进行蒙特卡罗剂量计算。

### （3）质子 CT 影像

质子 CT 是通过测量穿透患者后的质子束的剩余能量成像，质子 CT 可提供对应的 RLSP 图谱，减少了 CT‑RLSP 转化的过程，降低 CT‑RLSP 转化的不确定性，因此在质子 CT 中，金属等植入物可不做额外处理；质子 CT 成像可以实时跟踪呼吸运动肿瘤，精确监测肿瘤的运动模式；质子 CT 每天采用低剂量 CT 成像，可提供患者每天治疗前的精确三维 CT 图像，实现及时的自适应计划。但是因质子 CT 设备昂贵，一般仅在质子中心应用，其图像采集需要占用质子束流影响一定的临床治疗效率，同时质子 CT 的技术应用尚在研发中，可能还需要一段时间才能真正投入临床使用。

### （4）CT 图像上植入物处理和受呼吸运动影响的组织处理

目前对于单能 CT 为了达到精准的 CT‑RLSP 转换，一般会对金属、金属伪影及其他类型的植入物进行 CT 密度值修正以得到相对准确的剂量计算。

1) 伪影去除演算法:目前常用伪影去除演算法有投影完成法和迭代伪影去除法,经过去伪影处理后的金属轮廓更清晰,伪影范围更小,减少了人工勾画的工作量。图 3-28 为不做伪影处理前和伪影去除算法处理后的图像对比。

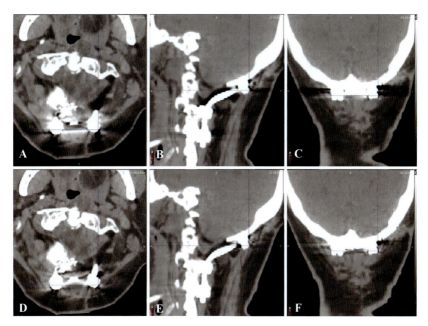

图 3-28　不做伪影处理前和伪影去除算法处理后的图像对比

注:A、B、C 为不做去伪影处理的普通 CT:A 为横断面,B 为矢状面,C 为冠状面;D、E、F 为去伪影处理后的 CT:D 为横断面,E 为矢状面,F 为冠状面

2) 伪影勾画及 RLSP 修正:经过去伪影后的 CT 会减少部分勾画工作量,但是并不能完全去除金属伪影,因此需要手动勾画出金属材料轮廓和金属材料周边的伪影,对于金属材料,根据属性选择相应电子密度进行 RLSP 修正,伪影区域按照影像里没有伪影的相似区域里的平均软组织或骨骼值进行 RLSP 修正。另外金属材料的勾画需要关注影像的横断位、矢状位和冠状位的连贯和连续性,如图 3-29 所示。

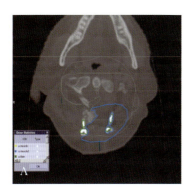 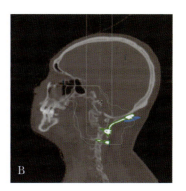

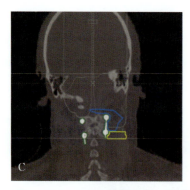
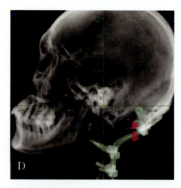

图 3-29 金属和伪影勾画示例

注：A 为横断位，B 为矢状位，C 为冠状位，D 为金属材料在 DRR 上显示。

3）其他植入物材料和受呼吸运动影响的组织 RLSP 修正：

对于鼻饲管等塑料导管，如果在靶区或射野路径上，应该正确勾画并指定 CT 密度值。

对于乳腺植入物，如果植入物起扩充作用，通常注入物为生理盐水，此时生理盐水可不做处理，但是金属扩张器应确认金属材料类型后做相应 RLSP 修正；如果植入物是硅胶类，应该将植入物勾画出指定为相应的组织密度。

心脏起搏器和起搏器产生的伪影都应该正确勾画并指定相应的组织密度。

如果是钙化组织，可不做处理。

食管可能会产生形态变化，为了保证靶区剂量，可以将食管内的小气腔勾画出并指定为肌肉组织。

肠道内气体常多变化，通常会将肠道内的气体勾画出指定为相对低密度的组织，如脂肪，以保证靶区剂量覆盖，但应权衡剂量过冲的风险。

膈顶可以通过最大密度投影（maximum density projection，MIP）勾画并指定为肝脏，来保证靶区的剂量覆盖。

组织密度替换会存在剂量过冲到邻近 OAR 的风险，因此需要评估指定的区域在没有做组织替换情况下的剂量分布来评估 OAR 的受量，并做相应取舍。

### 3.4.4 质子碳离子放疗计划体积定义

1）肿瘤靶体积（gross tumour volume，GTV）：根据 ICRU 第 50 号报告对肿瘤区定义，GTV 是通过触诊或肉眼可分辨的恶性病变范围和位置。

2）临床靶体积（clinical target volume，CTV）：CTV 包含 GTV 和（或）显微镜下可见的亚临床恶性病变的组织体积。CTV 可以通过 GTV 外扩一个固定/非固定边界来定义，如 CTV=GTV+1 cm 外扩边界。

3）内靶体积（internal target volume，ITV）：根据 ICRU 第 62 号报告，ITV 是由呼吸和器官运动引起的 CTV 外边界运动的范围。为更准确勾画 ITV，通常使用四维 CT（four-dimensional computed tomography，4D-CT），详细介绍见呼吸运动控制章节。

4）计划靶体积（planning target volume，PTV）：质子碳离子束 PTV 是一个几何

概念,即设置合适的照射野,综合考虑各种不确定性因素(如射程偏差、设备精度、患者解剖结构、呼吸运动等)导致的实际照射与预期照射引起的深度方向和侧向的射程不确定性,从而保证 CTV 的实际吸收剂量达到处方剂量。

A. 深度方向射程误差:深度方向射程误差通常可以通过设置束流特定 PTV 来覆盖。公式为:束流特定 PTV 外放=(体表到射野末端的等效水深度×3.5%)+2mm(射程误差),束流特定 PTV 外放示例如图 3-30 所示。Paganetti 推荐的深度方向射程不确定性为:2.7%射程不确定性+1.2mm 射程误差,而如果是用蒙特卡罗算法优化的计划则推荐:2.4%射程不确定性+1.2mm 射程误差。

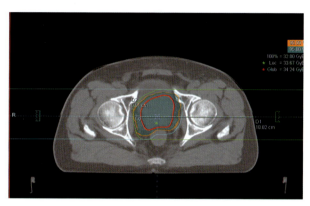

**图 3-30 前列腺射束特定 PTV 外放边界示例**

考虑到肺的 RLSP 大概只有水的 1/3,如果按照束流特定 PTV 外放,PTV 会包括大面积正常肺组织,此时应结合临床要求,适当缩减 PTV,以降低肺炎发生率。

B. 侧向射程误差:侧向射程误差综合靶区勾画、计划、复位和束流投递等,如表 3-3 所示。在头颈部综合侧向射程误差约为 2.3mm,体部约为 3.5mm,因此临床上 PTV 侧向边界外放:头颈部外放 3mm,体部外放 5mm。

**表 3-3 侧向射程误差综合构成**

| 项目 | 不确定性类型 | 项目 | 头颈部不确定性(mm) | 腹盆部不确定性(mm) |
|---|---|---|---|---|
| 靶区勾画 | B | CT 影像重建精准度 | 0.15 | 0.15 |
| 靶区勾画 | B | 靶区和 OAR 勾画(医生勾画) | 可变 | 可变 |
| 靶区勾画 | B | TPS 勾画模型 | 1.0 | 1.0 |
| 计划 | B | 半影模型 | 0.5 | 0.5 |
| 计划 | B | 等中心相对 CT 影像的关系 | 0.5 | 0.5 |
| 计划 | B | 准直器设计 | 0.5 | 0.5 |
| 计划 | B | DRR 生成的精度 | 0.5 | 0.5 |
| 复位 | A | 治疗过程中患者的位置移动(屏气和呼吸门控) | 0.5 | 1.5 |

续 表

| 项目 | 不确定性类型 | 项目 | 头颈部不确定性(mm) | 腹盆部不确定性(mm) |
|---|---|---|---|---|
| 复位 | A | 治疗期间患者身体旋转(屏气和呼吸门控) | 0.2 | 0.6 |
| 复位 | A | 非刚性配准和器官充盈 | 0.5 | 2.0 |
| 复位 | A | 拍片球管中心轴和束流中心的一致性 | 0.26 | 0.26 |
| 复位 | B | 拍片成像系统十字中心和束流中心的一致性 | 0.75 | 0.75 |
| 复位 | B | 图像放大参数 | 0.24 | 0.24 |
| 复位 | B | 标记点、倒角、重叠等勾画 | 0.47 | 0.47 |
| 复位 | B | 配准算法的精准 | 0.5 | 0.5 |
| 复位 | A | 患者再复位(位置精准性) | 0.35 | 0.35 |
| 治疗 | A | 束流进入机头内位置与束流检测位置偏差 | 0.08 | 0.08 |
| 治疗 | B | 束流监测位置相对机头束流轴线的偏差 | 0.05 | 0.05 |
| 治疗 | B | 虚源源轴距(射野大小) | 0.4 | 0.4 |
| 治疗 | A | 机架角度 | 0.14 | 0.43 |
| 治疗 | B | 机架、机头沉降、扭曲效应对准直器位置影响 | 0.7 | 0.7 |
| 治疗 | B | 准直器托架倾斜对准直器位置影响 | 0.1 | 0.1 |
| 治疗 | B | 准直器托架沉降对准直器位置影响 | 0.18 | 0.24 |
| 治疗 | B | 准直器托架延伸对准直器位置影响 | 0.45 | 0.90 |
| 治疗 | A | 准直器安装到准直器托架上位置影响 | 0.18 | 0.18 |
| 治疗 | B | 准直器沉降对准直器位置影响 | 0.28 | 0.38 |
| 治疗 | B | 准直器制作过程的精度偏差 | 0.6 | 0.6 |
| 治疗 | A | 准直器安装到准直器托盘上的位影响 | 0.25 | 0.25 |
| 综合 | | | 2.3 | 3.5 |

引自:Moyers M F, Vatnitsky. Practical implementation of light ion beam treatments. Medical Physics Publishing: Madison, Wisconsin, 2012.

5) OAR:指在放射治疗中射野经过的正常组织,在治疗时接受到的剂量已接近其辐射耐受剂量,放射损伤可能影响患者生命或生存质量,应该在计划设计时加以保护的正常组织。

6) 优化靶体积(optimize target volume,OTV):通常由 PTV 减去周围重要的 OAR 后生成,可以在尽量提高靶区的剂量的同时,更加有效地降低 OAR 剂量。

7) 其他辅助结构定义:计划危及器官体积(planning organ at-risk volume,PRV)通常由 OAR 外放一定边界(如脊髓外放 3mm),用来评估在治疗过程中 OAR 可能受到的潜在照射剂量,以确保 OAR 低于其临床耐受剂量。

### 3.4.5 射野角度选择

射野角度选择是质子碳离子放疗计划设计重要的部分,在角度选择初应综合考虑各种不确定性因素,增加治疗计划的鲁棒性。

1) 质子碳离子射线射程的不确定度随路径长度增加而增加,因此在照射野设计时应选择最短的射野路径角度,既可降低射程末端剂量不确定性,又可降低累积剂量。

2) 可以选择对穿射野,单射野可以在对侧野的剂量弥补下降低射程的不确定性。

3) 考虑射程末端剂量效应,应尽量避免危及器官处于束流末端,可选择射束的侧向半影来降低 OAR 剂量。

4) 因质子碳离子射线对射野路径上解剖结构变化非常敏感,应避免选择射野经过解剖结构容易产生明显改变的束流角度,如束流平行体表外轮廓或束流穿过高度异质性组织如鼻腔鼻窦的情况。

5) 避免穿过患者固定设备的边缘,避免射野穿过高密度材料(如钛植入物等),以降低射束路径上射程的不确定。

图 3-31 是本中心水平机房(90°房间)和 45°机房示意图,床可以在 0°~180°的平面内旋转,根据不同的肿瘤深度和临床规范选择适合的治疗角度。

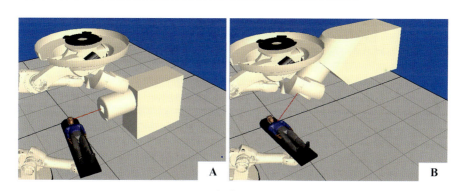

图 3-31 水平机房(A)和 45°机房(B)示意图

### 3.4.6 质子碳离子计划优化方式

质子碳离子计划的优化方式通常有以下几种方式。

**(1) 单射野均匀剂量优化**

单射野均匀剂量优化(single beam optimization,SBO)通过单个射野剂量计算和剂量优化,调节射野的权重和剂量分布,使得靶区内形成均匀的剂量分布。SBO 优化策略靶区剂量均匀,调制弱,可能无法完全满足形状复杂或位置特殊的靶区剂量要求。

**(2) 多射野强度调制优化**

多射野强度调制优化(intensity modulated particle therapy,IMPT)通过设定目标函数即靶区内剂量均匀、正常组织和危及器官的耐受剂量等构成目标函数,利用优化算法进行迭代运算,采用数学优化算法(如梯度下降法、共轭梯度法等)对射野强度进行优化,通过迭代运算逐步逼近目标函数得到最优解。IMPT 优化可以得到较 SBO 更好的剂量跌落,在保证靶区剂量分布的同时降低正常组织的受照剂量。但是 IMPT 对射野路径上等效水深变化敏感,可以通过鲁棒性优化(Robust optimization)的方式来降低束流投递过程中的剂量不确定性。图 3-32 为一例肝癌患者分别使用 IMPT 和 SBO 计划优化的单个射野剂量分布对比。

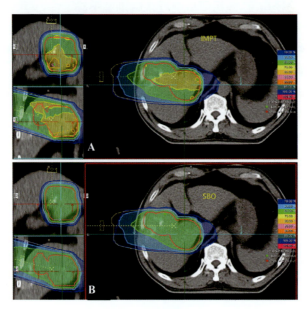

图 3-32　不同优化算法的单个射野剂量分布

注:A 为 IMPT 计划;B 为 SBO 计划。

**(3)运动靶区优化策略**

呼吸运动影响比较大的部位通常需要使用 4D-CT 设计治疗计划,使用呼吸门控或主动呼吸控制技术,限制肿瘤运动幅度,并使用密度修正方法将低密度的靶区进行密度修正以提高肿瘤密度,确保靶区剂量覆盖;将侧向质子碳离子束斑分布:束斑半高宽/(剂量计算)网格大小重叠(FWHM/grid size)的倍数增加为 5 倍,降低呼吸运动对束斑位置的影响;使用 SBO 优化或鲁棒性优化,增加计划的鲁棒性。

**(4)鲁棒性优化**

鲁棒性优化是评估并增强放疗计划在多种不确定因素(如射程偏差、摆位偏差、患者解剖结构改变等)影响下的剂量稳定性和可靠性的关键手段。高鲁棒性的放疗计划能够抵抗上述不确定因素,确保靶区治疗剂量准确,同时最大限度地降低周围正常组织的照射。鲁棒性计划在制订时,考虑上述不确定因素并通过调整参数如射束角度、束流强度、束斑权重等优化算法,使治疗计划在实际执行过程中即使遇到不确定因素的干扰,仍能保持较高的治疗精度和效果。鲁棒性优化策略减少了对靶区外放边界的依赖,在给定射程不确定度(如±3.5%)和摆位误差(如±3mm)的前提下,对 CTV 进行优化。

图3-33为调强放疗(IMRT)、通过外放5mm边界的PTV优化质子调强计划和考虑射程误差±3.5%+摆位误差±3mm的鲁棒性优化计划在进行剂量扰动后的剂量分布对比。

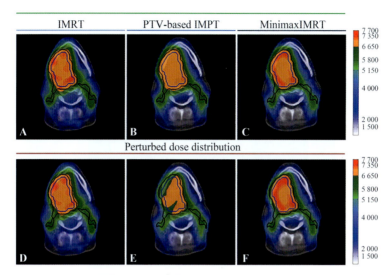

**图3-33 调强计划、外放5mm边界的PTV优化和考虑射程误差±3.5%+摆位误差±3mm的鲁棒性优化计划剂量的剂量分布对比**

注:A为7野调强计划剂量分布,B为基于PTV优化的IMPT计划剂量分布,C为基于CTV鲁棒性优化剂量分布,D、E、F为对应计划扰动评估后的剂量分布。
引自: van Dijk L V, Steenbakkers R J H M, ten Haken B, et al. Robust intensity modulated proton therapy (IMPT) increases estimated clinical benefit in head and neck cancer patients. PLoS One. 2016,11(3):e0152477.

### 3.4.7 治疗计划评估

**(1) 剂量体积直方图**

剂量体积直方图(dose volume histograms,DVH)是表示吸收剂量和体积之间的关系图表,在质子碳离子放疗计划中DVH依旧是评估计划是否达到临床要求的重要指标。通常治疗计划系统生成的DVH,将三维空间内的剂量分布展示为二维曲线。DVH图的横轴一般表示吸收剂量,纵轴表示体积。DVH可以提供靶区和OAR的受量情况,提供靶区和OAR的最小剂量、最大剂量、平均靶剂量等,是物理师和医生评估一个治疗计划优劣的重要工具。

**(2) 极端时相剂量评估**

受呼吸影响大的运动靶区通过将治疗计划的剂量重新计算到两个极端时相(吸气末和呼气末)来评估靶区和OAR在极端呼吸时相下的剂量覆盖情况。

**(3) 治疗期间每周CT后剂量评估**

为了保证治疗期间投照的剂量符合预期剂量,患者通常每周都会重复CT扫描或室内CT扫描,然后进行离线剂量评估,即将计划剂量与新的CT进行配准后,将剂量套叠在新的CT进行剂量评估。对于体重减轻、内部组织结构改变或肿瘤缩小等情况,应在剂量重计算评估后判断是否调整治疗计划。图 3-34 为一例胰腺癌治疗期间剂量重计算结果。患者因呼吸运动幅度改变导致剂量变化,该病例后续加强呼吸训练并及时调整了治疗计划。

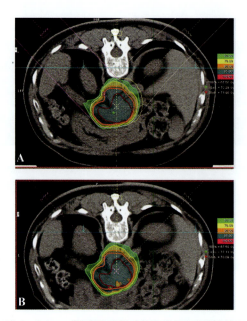

**图 3-34　一例胰腺癌放疗期间剂量重计算结果**
注:A 为胰腺癌治疗计划剂量分布;B 为治疗期间新 CT 上计划重新计算后的剂量分布。

### 3.4.8　治疗计划剂量验证

为了保证质子碳离子放疗的剂量准确性,需要在放射治疗前验证计划剂量的准确性,验证计划需要满足:①剂量验证是验证 TPS 射野和剂量参数信息传输到治疗系统的过程,需通过独立的、可追溯的标准校准过的测量设备进行测量;②患者射野质量保证(QA)确定治疗照射剂量是否准确,在 TPS 和照射系统间测量需要用等效剂量表示,通常是通过水等效模体实现测量;③验证需包括射野特定装置,如射程调节器或限束器,应该为三维剂量,通常需要在至少两个平面上进行测量;④剂量等效性由空间/剂量学敏感算法建立,最常见的算法是采用 γ 指数。

目前本中心剂量验证有两种方式:

1) 三维水箱电离室测量方法:使用含有 24 个针形电离室阵列测量,其布局为每 4 个针形电离室 1 排,共 6 排,每两排 1 个深度,共 3 个不同深度,分布在一个斜面上;横排电离室之间的距离为 1cm;纵排方向上前排和后排的电离室交错分布,纵排间距也是 1cm,通过这种排列方式来测量三维方向的点剂量。根据不同深度的矩阵位置放置,测量 24 个点的点剂量,并分析 24 个点剂量测量值和计划值之间的差异。针形电离室阵列测量验证判断验证通过的标准按照一维 γ 指数方法,即测量点和剂量计算值之间的剂量百分差异(dose difference,DD)为 3% 以内,或测量点附近某个纬度上 3mm 内有一个点和剂量计算值一致,满足距离一致性(dose-to-agreement,DTA)3mm,并且

24个测量点里有不低于90%的点(22个点)通过此标准,为测量验证通过。该测量方法的优点在于针形电离室矩阵可以放置在任何深度的感兴趣区,通过机械控制位移到达目标深度测量容易实现。该方法的劣势在于24个点剂量测量不能反映整个靶区的3D剂量,另外水箱摆位烦琐,测量需要占用治疗机房和束流。图3-35为验证计划中不同的测量点位置的放置,从上到下依次为坪区剂量、高剂量区剂量和末端剂量三种测量位置放置。经过临床一段时间验证显示坪区和末端剂量相对稳定,目前点剂量测量的测量点一般只放在高剂量区一处进行测量。

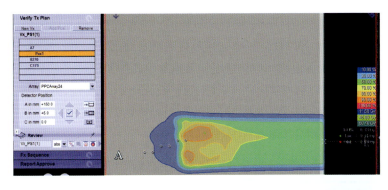

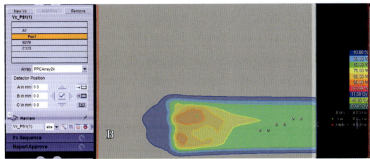

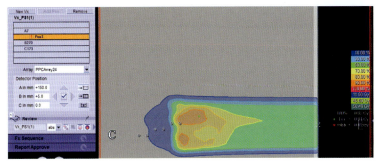

图3-35 24个针形电离室矩阵的测量位置放置示例

注:A为坪区剂量;B为高剂量区;C为末端剂量。

2) 第三方蒙特卡罗算法计算验证:包括治疗前验证计划剂量计算验证和治疗后治疗日志剂量计算验证两种方式。

A. 治疗前验证计划剂量计算验证:治疗前将验证计划导出,并通过快速蒙特卡罗算法将验证剂量计算在三维水箱模体,将模体计算出的模拟剂量和计划系统计算的验证剂量进行 3D 剂量对比,分析模拟计算剂量和验证计划剂量的差异,通过 γ 指数分析对比的射野可不再进行剂量测量。该方法的优势在于验证计划生成之后即可进行剂量分析对比,可以有效节省用于束流测量验证的束流时间,增加束流的临床应用。

B. 治疗后治疗日志剂量计算验证:治疗日志剂量计算验证是在患者第一次治疗结束后,将治疗时机器投递的治疗参数日志(包含治疗时的束斑能量、束斑大小和束斑位置)导出,通过快速蒙特卡罗算法模拟出临床治疗时的投递剂量,将这种模拟结果和治疗计划的剂量结果进行 γ 指数分析对比。这种验证方式具有不占用束流的优点,缺点在于只能在患者治疗结束后才能拿到治疗日志进行剂量模拟,具有时间局限性。

两种剂量对比的 γ 指数分析对比的标准均为在忽略 10% 的低剂量区情况下,通过 γ 指数标准:通过 DTA 为 2mm 以内或 DD 为 2% 以内的剂量对比点不低于 95%,为验证通过。目前两种计划验证的剂量对比方式均在临床使用,实现方式为通过将治疗计划的验证计划和患者第一次的治疗日志导入 TIMPS® 进行剂量模拟计算后进行剂量分析对比,图 3-36 为剂量分析对比示意图。

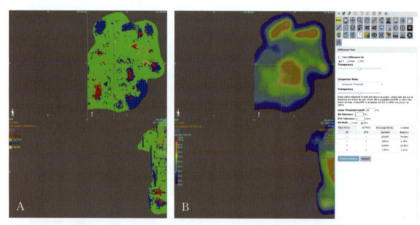

图 3-36　一例患者治疗日志导入 TIMPS® 进行剂量模拟计算后的剂量分析对比
注:A 为验证计划中射野剂量分布;B 为 TIMPS® 快速蒙特卡罗计算的剂量分布。

(刘晓莉　赵静芳)

## 3.5　质子碳离子放疗的模拟定位、治疗摆位和实施

质子和碳离子的射程具有不确定性,相较于 X 线更敏感,对入射路径的稳定性要求更高,在整个放疗技术流程中更加注重细节。因而模具制作和体位固定设计、模拟定位、放疗实施均围绕质子碳离子的上述特点执行。本节介绍医院在过去十年的质子碳离子放疗实施中的技术和操作规范。

## 3.5.1 模具制作、体位固定和定位

患者模具制作和体位的设计固定是质子碳离子放疗中非常重要的一个环节,它直接关系到患者能否获得精准的治疗和正常组织、危及器官的充分保护。这就要求在制模和设计体位过程中既要充分地满足患者的舒适性,又要满足患者体位的可重复性,避免强迫性体位的发生,使得患者每次体位都一致,从而达到精确治疗的目的。

近几年放射治疗中的模具制作和体位固定常用的个体化材料有热塑膜、真空负压垫、发泡胶、塑形垫、碳纤维固定板等。治疗师根据治疗方案、患者的实际情况、肿瘤的位置,选择合适的个体化材料进行模具制作和体位固定设计,模具和体位不能给定位成像造成干扰(CT、MRI),不能阻挡质子碳离子束流路径,应该在定位和治疗设备的安全限制范围内。在满足此治疗技术的前提下,还需充分保证患者在整个治疗过程中体位的重复性、舒适性和稳定性,材料互相搭配使用时的易操作性和牢固性,从而增强患者的治疗配合度,提高治疗效率和治疗精度。

目前放疗最常用的定位技术为模拟 CT。近几年随着技术的逐渐成熟,MRI 也正逐步投入使用。对于质子重离子放疗而言,将 CT 与 MRI 的图像进行融合匹配,靶区范围的确定性得到了进一步的提高。我们目前使用的质子重离子放疗设备为固定束流,这就使得对患者的定位相较 X 线治疗扫描范围更大。

对患者的宣教是定位流程中非常重要的一环,向患者详细介绍定位过程中的每一个步骤,既能消除患者的紧张情绪,又有益于体位的可重复性,从而有助于患者接受治疗的精确性。治疗师向患者介绍定位的目的、流程、定位前后的注意事项以及询问过敏史,要求患者取下对定位图像造成干扰的随身物品、配件、义齿等,在定位床上保持放松的状态。

由于金属标记点会造成扫描图像的伪影,有可能在计划设计时剂量计算和分布不准确,质子重离子放疗的模拟定位要求使用玻璃珠代替铅点。定位时候给定的参考中心点应选择靠近肿瘤位置且相对稳定和平坦的人体组织区域,使用模具将患者固定在定位床上后,根据肿瘤位置确定定位中心的设置范围。

**(1) 头颈部肿瘤患者的模具制作、体位固定和定位**

1) 头颈部肿瘤患者的模具制作和体位固定:对头颈部肿瘤患者采取发泡胶结合头颈肩热塑模的方式进行体位固定。发泡胶冷却塑形后质地坚固不易变形,皮肤轮廓贴合紧密,不会产生间隙,兼顾患者适形性和舒适性。操作步骤如下:

A. 制模前先要检查患者头发是否过长,建议患者剪短发,避免头发厚度影响每次摆位的一致性。

B. 患者衣着应充分暴露照射区域,除去耳环、项链、义齿等。需注意的是要提前和患者进行沟通,说明此环节的重要性,同时注意患者隐私的保护。

C. 塑形袋平铺于头颈肩固定板上并安装限位边框,事先预留足够的发泡空间(图 3-37)。

D. 混合后的发泡胶均匀倒入塑形袋,排出部分空气后使患者平躺在塑形袋上。

E. 调整塑形袋和患者的体位,使患者正中矢状线与摆位激光线长轴重合(图 3-38)。

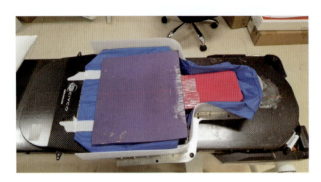

图3-37 头颈肩制模限位框

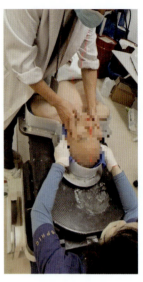

图3-38 调整患者体位

F. 发泡胶冷却后建议先与做计划的物理师或剂量师沟通，确认射线的照射路径，切除可能会阻挡在射线照射路径上的多余部分（图3-39）。

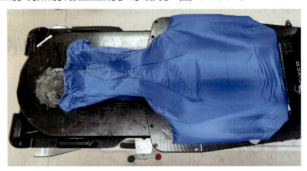

图3-39 发泡胶冷却凝固塑性

G. 患者重新躺回修整过的发泡胶固定袋上再使用头颈肩热塑膜进行体位固定并做好患者信息标注（图3-40）。

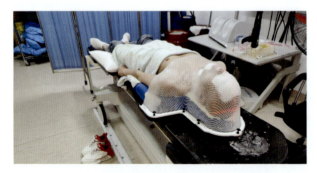

图3-40 切割发泡胶多余部分后加用热塑膜

2) 头颈部肿瘤患者的定位：

A. 治疗师事先把患者的模具安放在 CT 检查床上，搀扶患者平躺在自己的模具内并安抚患者放松不要紧张，调整患者体位确保患者的正中矢状线与定位激光线长轴重合（患者的眉心、鼻尖、下颌正中、颈静脉切记、剑突、肚脐在同一条直线上），移床使得激光线位于患者一侧的外耳孔平面在发泡胶底座上做好标记，用以参考患者和模具之间的头脚方向的位置关系，随后给患者佩戴面罩（图 3-41）。

B. 移动治疗床，使定位激光线位于肿瘤平面，在激光交汇处粘贴胶带并画线与激光重合，"十字"中心处粘贴玻璃小球作为标记点（图 3-42）。

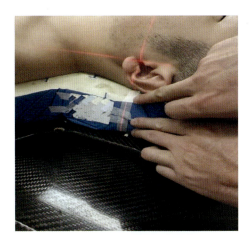
图 3-41　激光线移动至外耳孔处作为患者与发泡胶相对位置标记

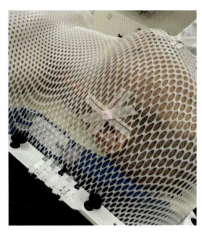
图 3-42　设定参考点粘贴低密度标记点

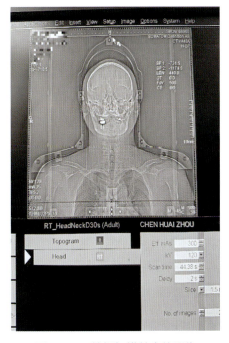
图 3-43　拍摄扫描前定位影像

C. 随后治疗床移动到接受扫描位置，滑轨定位 CT 移动到头颈肩板的上缘。治疗师双人同工确认患者信息建档，选择统一标准的头颈部预设扫描参数（CT 协议内预设，无须每次手动选择），拍摄定位冠状图像用来确认患者是否有脊柱扭曲等情况，若发现则需治疗师进机房协助患者调整，体位符合标准后在冠状定位像上框选扫描范围，上界到头颈肩板的上缘，下界扫至中上肺，双侧锁骨要完全包括其中，扫描野（field of view，FOV）宽度需要包括肩部最宽处，保证轮廓完整性，一般选择宽度给最大值。以 1.5 mm 作为标准层厚进行扫描和图像重建（图 3-43）。

D. 扫描完成后重建图像，治疗师需要回看一遍图像，确认玻璃参考点在同一水平面显示，扫描范围符合物理师制作计划需求。图像传送到服务器，治疗师进机房拍摄照片记录所有摆位时的细节,最后搀扶患者下检查床。

**(2) 胸腹部肿瘤患者的模具制作、体位固定和定位**

1) 胸部肿瘤患者的模具制作和体位固定:胸部肿瘤患者如果病灶靠近上部肺尖部位可以选择使用头颈肩一体板结合热塑膜的方式固定患者体位(可参考头颈部制模方式)。病灶在中肺以及中下肺的患者可以选用仰卧或者俯卧的体位,体位选用的原则为尽可能确保射线每次照射路径上所穿过组织的一致性,路径短的为优先考虑,此外还需要考虑尽可能的远离心脏和大血管此类重要器官和搏动性大的组织,减少不确定因素,指导患者进行呼吸训练。固定方式选用头颈胸多功能一体板结合热塑膜(多用于仰卧位),也可以选用真空负压垫结合热塑膜(多用于俯卧位)。操作步骤如下:①患者除去上半身衣物,下半身建议穿住院服下装。②患者平躺于头颈肩板或者多功能一体板上(仰卧位),腿部使用真空负压袋塑形固定,随后使用头颈肩热塑膜或者颈胸联合热塑膜对患者进行体位固定(图3-44)。③对于俯卧位的患者,先将负压真空垫安放在多功能一体板上,随后患者俯卧于真空垫内,调整俯卧面部通气枕和口鼻之间的位置使得患者便于呼吸,手臂上举抓住扶手,负压垫抽真空塑形。最后在患者背部覆盖热塑膜进行体位固定(图3-45俯卧枕)。④搀扶患者下治疗床,注意跌倒防护,在每件患者模具上做好身份信息标识,记录定位杆在治疗床上的位置刻度以及和模具相对位置的标识。

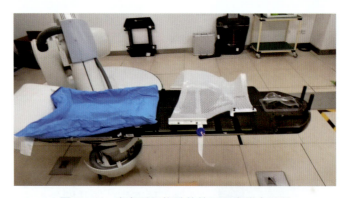

图3-44 患者采取仰卧位使用颈胸联合面罩

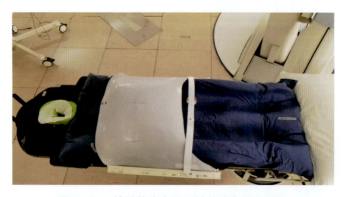

图3-45 俯卧位患者用趴枕使患者便于呼吸

2）腹部肿瘤患者的模具制作和体位固定：目前医院收治的腹部肿瘤患者以肝脏和胰腺肿瘤为主，治疗过程中需要对患者进行呼吸管理控制，治疗时均采用呼吸门控技术（respiratory gating）。多采取俯卧体位，固定方式为两截分段式真空垫结合热塑膜固定。操作步骤如下：①对患者进行宣教，告知即将进行的操作过程和目的，减少患者的恐惧情绪。②患者除去上半身衣物，下半身建议穿住院服下装。③在制模床上安置好定位杆，一般使用3根（上、下半身真空垫各固定一根，另一根用于固定热塑膜底座板）。底座板上盖一块硬泡沫板（图3-46）。④患者俯卧于真空垫和泡沫板之上，上肢环抱真空垫，下颌放在真空垫上；下肢平放在真空垫上，下半身真空垫包至脚踝处，足部垫软枕（图3-47）。⑤真空垫抽真空塑形后取走垫在腹部的泡沫块，使用热塑膜固定患者体位（图3-48）。⑥搀扶患者下治疗床，注意跌倒防护，在每件患者模具上做好身份信息标识，记录定位杆在治疗床上的位置刻度以及和模具相对位置的标识。

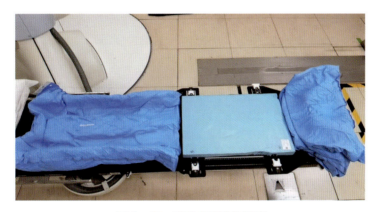

图3-46　三段式俯卧位固定

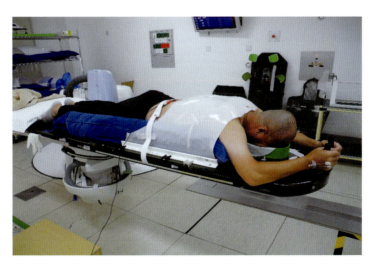

图3-47　俯卧位一体式固定

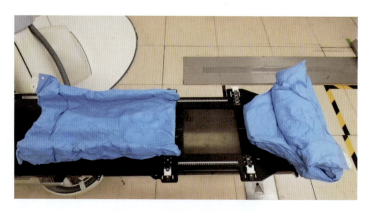

图 3-48 两段式俯卧位固定

3) 胸腹部肿瘤患者的定位：胸腹部肿瘤患者绝大多数都需要使用呼吸门控技术，目前主要使用的呼吸门控方式主要分为主动呼吸门控系统（active breathing coordinator，ABC）、自由呼吸状态下的呼吸门控技术、深吸气屏气呼吸门控（deep inspiration breath hold，DIBH）。DIBH 技术一般会结合光学体表追踪和 Gating 技术联合使用。医院目前使用日本的 Anzai 呼吸门控技术。一般在定位前 1 天需要对患者进行呼吸训练，患者体位与制模时候应该完全一致，压力感受器的位置选择应遵循远离照射区域和照射路径，同时尽可能选择皮肤平整相对平坦的部位，防止压力感受器受力不均匀（图 3-49）。

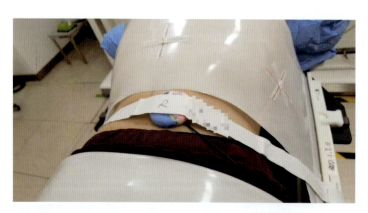

图 3-49 压力感受器选择皮肤平坦处以确保受压力均匀

连接门控设备，观察患者呼吸波形，待患者呼吸频率和幅度平稳后调整参数使呼吸波形位于正确的显示区间要求患者保持平稳的呼吸持续 15 分钟以上（图 3-50）。

随后在模拟机下选用透视功能，观察参考点随呼吸的运动幅度。对于肝癌患者常选择膈顶位置作为参考点；对于胸部肿瘤患者，有植入金属标记点的则选择金属标记点，如果没有植入物，则以肿瘤轮廓作为参考点。记录参考点的 X、Y、Z 轴上的运动范围（图 3-51）。

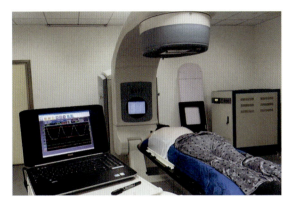 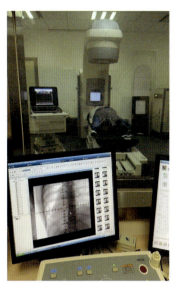

图3-50 患者接受呼吸训练取得适合的呼吸波形　　图3-51 观察参考点的运动方向和波形之间的一致性

此外还需观察患者的波形显示与实际的患者呼吸间的一致性和体位做出压力感受器的位置以及每分钟呼吸频率,要求患者保持恒定的呼吸状态,包括呼吸的频率和呼吸的深度。定位时首先要以制模时状态为准,使用模具固定患者,模具上做激光线标记和粘贴玻璃标记点,安放压力感受器,调整呼吸门控参数与呼吸训练时一致,波形与呼吸训练时的波形相对比,两者基本一致后可对患者进行 CT 扫描,范围从下颌扫至盆腔入口处。图像扫描和重建层厚为平扫 2 mm,使用 4D 扫描的选用 3 mm(图3-52)。

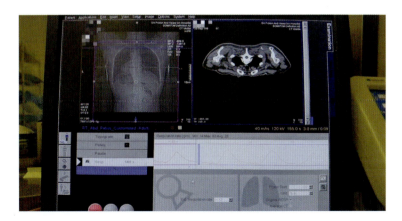

图3-52 四维CT

胸部肿瘤定位需要扫描 2~3 套图像(自由呼吸状态下的平扫、4D-CT、增强CT);腹部肿瘤患者还需加扫一套口服稀释造影剂的图像。治疗师回看图像,满足做计划需求后进入机房对摆位细节进行拍照留存,在体表定位激光"十"字中心点处做标记给患者做刺青标识,随后协助搀扶患者下检查床。4D-CT 图像按照呼吸时相分别重建后传送到服务器。

**(3) 乳腺肿瘤患者的模具制作、体位固定和定位**

1) 乳腺肿瘤患者的模具制作和体位固定:根据乳腺癌患者胳膊放置位置的不同,可分为手上举和手放体侧两类。手上举方式采用乳腺多功能板、真空垫以及头颈半截式热塑膜对患者进行固定;手放体侧方式则使用专用板联合真空垫、头颈半截热塑膜固定患者。两者都使用真空垫固定患者身体及患侧胳膊,头颈半截热塑膜固定患者下颌位置。通常,如果患者靶区只局限于乳腺区域的话,选择手上举方式固定,且下颌不需要用头颈热塑膜固定;若患者靶区除患侧乳腺外,还包含同侧腋窝或锁骨上淋巴结,那么患者下颌必须使用热塑膜固定,医生会综合考虑患者分期及患侧胳膊锻炼情况选择手上举或手放体侧。具体步骤如下:①对患者进行宣教,告知制模的目的和具体流程,减少患者的紧张情绪,帮助患者放松。②患者除去上半身衣物,下半身建议穿轻薄贴身长裤。③患者平躺于乳腺板上,双手上举,大臂放松置于两侧臂托上。患侧手抓住手托柱子,小臂下使用真空垫进行塑形承托,保证小臂位置的一致性;保证患者身体睡在乳腺板正中,两侧对称,使用真空垫垫在患者膝盖下,对膝盖及大腿位置进行塑形固定,靶区只局限于乳腺部位手上举的患者,制模至此完成(图 3-53)。④对于手放体侧患者,先将真空垫放置在手放体侧专用板上,使患者躺在真空垫上,正中矢状线与激光线重合并两侧对称,健侧手臂贴腿,患侧胳膊拉开,手抓真空垫,充分暴露患侧胸壁及腋窝后,对真空垫进行塑形固定(图 3-54)。⑤对于除纯乳腺外的手上举患者及所有手放体侧患者,都让患者下颌微抬或向健侧转动充分暴露锁骨上区域后,使用半截式头颈热塑膜

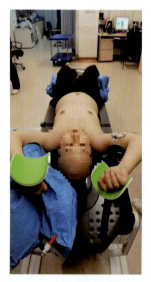

图 3-53 乳腺肿瘤患者双手上举方式定位

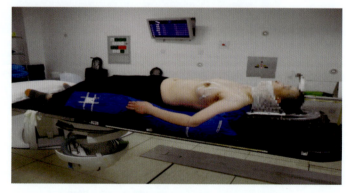

图 3-54 乳腺肿瘤患者双手下放方式定位

对患者下颌位置进行固定。⑥搀扶患者下治疗床,注意提醒患者不要压到真空垫边缘而导致模具变形,同时防止患者跌倒;在每件患者模具上贴好身份标识,对定位杆、乳腺板、手放体侧专用板的位置进行标记。

2) 乳腺肿瘤患者的定位:乳腺肿瘤患者定位时考虑到腺体会被挤压等外界因素影响而导致轮廓形状改变,所以制模定位时不选用热塑膜固定乳腺位置。首先患者手臂需要评估可以上举和外展不受限制为准,平躺于之前的乳腺定位板和模具上,调整人体正中矢状线与定位激光线重合,移动检查床使定位激光线位于双侧乳头连线水平,床升高至腋中线水平,先对患者进行定位像扫描,确认患者身体正中无弯曲扭转情况,确认后治疗师根据定位激光的体表投影给患者加标记线,"十"字中心贴玻璃点,为了治疗时的位置验证需要,在患侧乳腺的上下左右处同样贴玻璃点,此时位置的选择尽可能选患者体表的自然参考点,比如色素沉着点、痣、瘢痕的起点等易于查找处。扫描范围上界从眼眶下缘开始,下界要扫全整个患侧乳腺后再向下多扫 5 cm(图 3-55)。

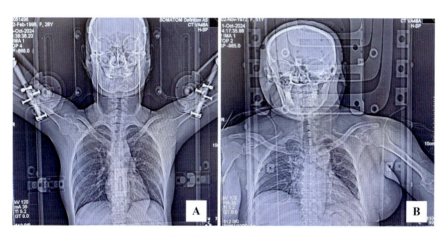

**图 3-55 乳腺肿瘤患者定位 CT 的扫描范围**
注:A 为手臂上举乳腺定位像;B 为手臂下放乳腺定位像。

手臂上举的患者需要扫平扫和增强两套图像,扫描和重建层厚为 2 mm。治疗师回看图像,确认满足计划需求后进入机房,在标记线交叉处的十字中心刺青(在没有明显参考点的乳腺上下左右界也要进行刺青),随后搀扶患者下检查床。

**(4) 盆腔肿瘤患者的模具制作、体位固定和定位**

1) 盆腔肿瘤患者的模具制作和体位固定:目前 SPHIC 的盆腔肿瘤患者以前列腺癌为主,由于前列腺的位置不固定,其上端与膀胱颈、精囊腺和输精管壶腹相邻,前方为耻骨联合,后方为直肠壶腹。这就使前列腺肿瘤患者的制模固定显得尤为重要。患者采取仰卧位,固定方式为多功能一体板结合真空垫和热塑膜(此种制模固定方式用于需要照射大面积盆腔淋巴引流区的患者);对于局限性前列腺癌的患者采用的制模固定器具与腹部肿瘤相同(两截分段式真空垫结合热塑膜和泡沫块),区别点在于前列腺患者采取仰卧位,双手交叉放于胸前,下半身真空垫要包裹双脚,用以确保每次患者大腿旋转角度一致。操作步骤如下:①对患者进行宣教,告知即将进行的操作过程和目的,减少患者的恐惧情绪。②患者除去下半身衣物，上半身可反穿治疗服。③患者平躺在多功能一体板上，根据患者体型选用合适的头枕；躺在两截式真空垫上的患者不需要额外选用头枕固定，可以直接用真空垫塑形来给头部做支撑（图 3-56、3-57）。④患者双腿自然伸直，放置于下半身真空垫上，抽负压塑形时要包裹双足，注意髋关节的内旋或外旋角度的固定。⑤使用热塑膜对患者的盆腔部位进行固定。⑥搀扶患者下治疗床，注意跌倒防护，在每件患者模具上做好身份信息标识，记录定位杆在治疗床上的位置刻度以及和模具相对位置的标识。

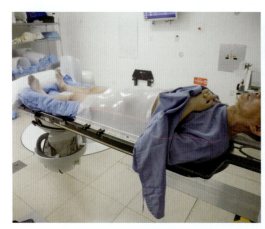 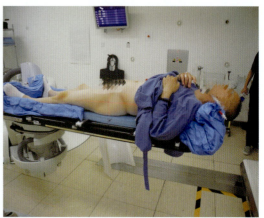

图 3-56　一体板结合热塑膜用于局限期前列腺癌患者定位　　图 3-57　分体式用于需要照射盆腔淋巴引流区的前列腺癌患者定位

2）前列腺癌患者的 CT 定位：前列腺癌患者在定位前 1~3 天需要注意饮食，建议少食易产气的食物，每天规律作息时间，便秘的患者需要提早至一周前做准备。定位前一天晚饭后患者需使用甘油灌肠剂，定位当天患者需先使用开塞露并排空膀胱做前期准备，随后在 15 分钟内喝下 330 mL 的水，待到有小便感觉后治疗师使用便携式膀胱超声波测量仪对患者进行膀胱扫描，测定膀胱尿量，以尿量充盈到 180~220 mL 为宜。患者以制模时体位为标准躺在模具内，模具上做激光标记和粘贴玻璃标记点。扫描图像范围为从第一腰椎上缘扫至骨盆下方 5 cm 处；局限性前列腺癌患者上界从骨盆入口处开始扫描就可满足计划需求（图 3-58）。图像扫描和重建厚度为 2 mm。回看图像确认满足计划需求后，治疗师进入机房取下热塑膜，对患者激光十字中心标记处做刺青，随后搀扶患者下检查床。

### 3.5.2　质子重离子放疗的实施

质子重离子放疗的实施是整个放疗流程中最为关键的一个环节，是整个放疗计划的集中体现，每一步都需严格按照规定准确执行，可分为治疗前文件检查部分、治疗过程中的位置验证和监控部分、治疗后患者治疗文件归档保存部分。图 3-59 是 SPHIC 实施的工作流程图。

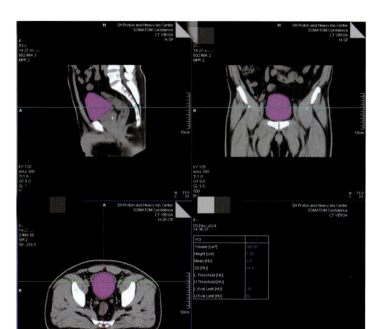

图3-58 前列腺癌患者扫描图像范围和核查膀胱、直肠等毗邻器官的位置情况

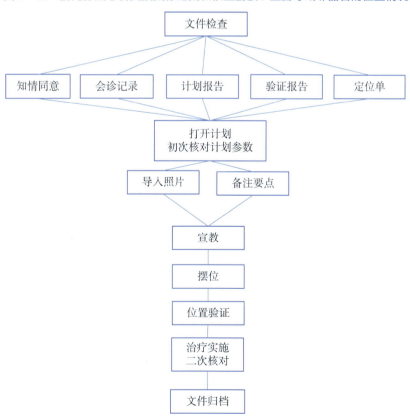

图3-59 质子碳离子放疗实施的工作流程图

### (1) 治疗前文件检查

治疗师需要在进行治疗前检查患者治疗文件夹内相关文件的齐全性、治疗计划的完整性、验证计划和治疗计划的匹配性。此外还要事先浏览照射部位、计划射野分布、摆位细节、有无辅助技术使用等。具体步骤如下。

1) 治疗师检查文件：治疗文件夹内应包含的文件有患者知情同意书、多学科会诊记录单、定位单、放疗计划报告（报告单上应该有主诊医生、计划物理师、审核物理师的签名）以及与治疗报告上照射野相匹配的每个照射野的验证结果（图3-60）。

2) 治疗师阅读计划报告：确认即将执行的报告内容、照射野的分布是否为偏中心计划，确认患者所要接受照射的部分在设备允许的机械运动范围之内、治疗床的移动是否会有超出极限值的风险、模具是否会有与验证影像板碰撞风险等，此类具有潜在风险的事项都需治疗师提前预估（图3-61）。

3) 打开患者治疗计划：导入定位时的患者摆位信息图片，在备注栏内写明摆位注意事项和固定模具在治疗床上的安放位置（图3-62）。

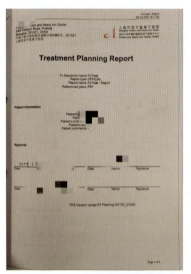

图3-60 治疗报告首页

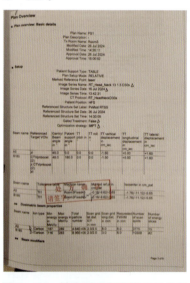

图3-61 检查纸质打印报告的参数

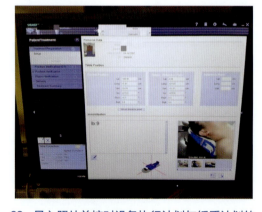

图3-62 导入照片并核对设备执行计划与纸质计划的一致性

4）对患者进行宣教：告知患者即将接受治疗，期间没有任何不适感觉，给予患者紧急报警按压球，避免患者因紧张恐惧情绪引起的肌肉僵硬、呼吸紊乱。

### （2）治疗摆位与位置验证

由于质子重离子放疗对位置的精度要求高，治疗师在摆位时必须按照统一的操作流程来对患者进行摆位工作，以减少人为的误差，确保每次重复性都尽可能达到一致。位置验证作为计划可否执行的一个重要评价标准，要求每个放疗计划首次执行时医生必须在场，但是对于放疗技术特殊的患者则要求医生、物理师和技师三方同时在场。具体步骤如下。

1）确认患者信息：治疗师必须首先确认患者身份信息（核对姓名和住院号），然后带领患者进入治疗机房，核对患者模具的信息是否与患者身份相匹配。

2）标记和定位激光重合：参考患者定位照片和模具或是患者身上的标记线，通过移动治疗床和调整患者体位来实现标记线与定位激光相重合（图3-63）。

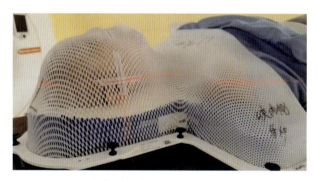

图3-63 重复定位时的步骤：使激光线与模具定位线重合

3）每次治疗前均需要对患者体位进行验证：对准激光线后，治疗系统会自动把定位中与实际照射计划中心的距离叠加在一起生成新的床值，治疗师移动治疗床到新的床值位置后对患者进行X线千伏级影像位置验证，验证可选用设备自带的影像验证装置（二维影像），目前大多数患者采取此种方式做验证；也可选用机房内的诊断级的滑轨CT（三维影像）做验证，此种验证方式多应用于大分割患者、疗程次数少、每次剂量大或者时照射部位毗邻重要器官的情况（图3-64、3-65）。

4）图像对比确认体位正确：图像采集完成后，治疗师通过图像的融合可以看出患者的体位与定位时相比的差别，通过在6个维度上移动参考影像的方式，使两幅图像达到重合。经过在场医生确认后批准执行放疗计划。医生需要在放疗准备单上备注摆位要求和允许的摆位误差阈值并签名保存，以便后续治疗师阅读执行。治疗师将治疗床移动至实际纠正过的照射野位置。

5）核对计划参数实施治疗：治疗师执行放疗计划，输入确认密码，在按下出束按钮前必须要做暂停核查（time-out），一名治疗师朗读患者信息、治疗计划名称、治疗部位、所使用粒子类型、当前治疗分次数，另一名治疗师循声核对计划电脑内的各项目实际情况与之相符否，完全一致后按下出束按钮（图3-66）。

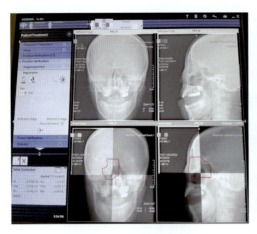 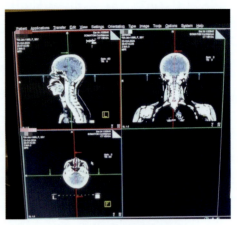

图 3-64　二维图像配准　　　　　图 3-65　三维图像配准

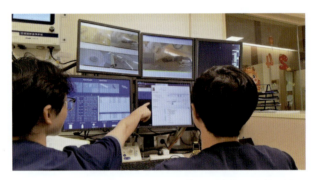

图 3-66　治疗师核对治疗参数（出束前的二次核对）

按部就班地对每个照射野进行治疗，期间两名治疗师一人关注监视器，留意患者情况，另一人关注设备运行情况，若出现报错则及时消除。

**（3）文件归档**

患者每次的治疗信息都会自动生成文件，可回溯查询。

1）执行完计划内的所有治疗野后，治疗师将治疗床移动到初始位置，一名治疗师进入机房协助搀扶患者起身穿衣，整理患者模具，归放至模具安置点，陪同患者至候诊区和运送人员交接，返回后安置后续患者的定位模具；另一名治疗师把刚做完治疗患者的治疗结果报告打印并检查打印完整性（图 3-67）。

2）等另一名治疗师返回后双人确认并签名归档。

3）准备后续患者治疗文件。

### 3.5.3　质子碳离子放疗的辅助技术

**（1）3D 打印制作放疗附属设备**

SPHIC 自主研发了 3D 打印制作放疗附属设备，用于制作脊形滤波片（RiFi）（图 3-68），可用于扩展射线 Bragg 峰的宽度，可以减少笔形扫描射线扫描靶区的层数，大

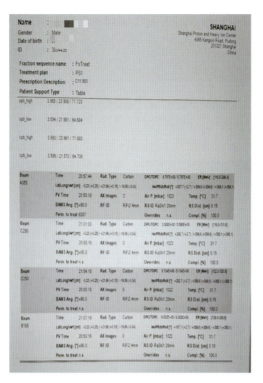

图 3-67　打印当日治疗报告

幅度减少放疗时间,提高设备使用效率。3D 打印口制作口腔的咬合固定装置(图 3-69),用于固定患者的头颈部进行头颈肿瘤以及眼部肿瘤放疗,能有效地控制头颈部过屈或者过伸带来的位置改变。3D 打印用于制作用眼部放疗的限光筒,可用于眼部肿瘤和黄斑变性等的放疗。

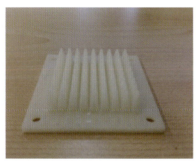 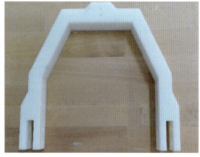

图 3-68　脊形滤波片　　　　图 3-69　咬合器支架

**(2) 患者体位摆位的二维图像验证技术**

1) 患者体位摆位的验证系统:西门子设备配备有千伏级 X 线二维图像体位配准设备,SPHIC 改进了图像验证系统,在 X 线二维图像上显示患者的照射靶区(图 3-70)和基于不同组织显示权重的图像处理(图 3-71)。基于系统自带的影像验证系统,根据临床需求,研发出照射靶区投影,可使在对位置的匹配过程中非常直观地突出照射区域内的组织配准情况,帮助医生和治疗师准确快速地对治疗位置的调整做出判断。同时,不同组织在成像过程中的按所需权重显示功能大大提高了影像的成像质量。例如,对肿瘤与骨性结构相对位置固定的照射病例,在图像重建时加大骨性标志的显示比重,配准位置时候根据骨性标志为参考点;又如肿瘤、胸部、腹部肿瘤则在进行图像重建时,加大软组织显示比重,适当减小骨性标志比重,可使图像更好地显示肿瘤轮廓,以便于观察肿瘤的位置,更准确地配准位置。

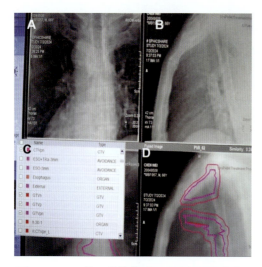

图 3-70　X 线二维体位验证片上投影照射靶区

注:A、B 为二维的 X 线体位验证片;C、D 为不同照射靶区在二维的 X 线体位验证片和数码重建图像(DRR)融合片上的显示。

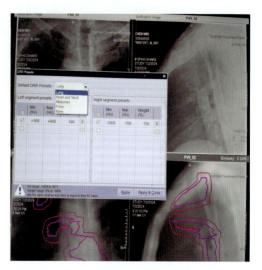

图 3-71　不同肿瘤部位选择不同权重重建方式的位置配准

2) 透视状态下观察肿瘤运动范围:此项功能一般应用于肿瘤内有金属标记点或者肿瘤轮廓在透视状态下清晰可见的患者治疗。工作人员可以通过靶区运动范围在屏幕上的投影来直观地评判出患者当时的呼吸幅度、频率是否与定位时相同,每次呼吸是否超出限定区域,以提高治疗的精准度。

（3）患者体位摆位的三维图像验证技术

SPHIC 在治疗室内安装了在线的诊断级的 CT,引入了 3D-3D 图像引导放疗系统(图 3-72)。一般在放疗的疗程中,每周进行一次在线 CT 复查。用于当天放疗前的体位验证,通过当天拍摄的影像图像与系统生成的 DRR 图像相融合,调整两幅图像的位置,使两者完全重合,再通过机械手调整治疗床的位置,达到体位调整的结果;同时观察肿瘤及其周围正常结构的变化,需要时调整放疗计划,进行自适应放疗。

（4）体表光学追踪技术

SPHIC 在模拟定位室和治疗室内安装了体表光学追踪装置(C-RAD),主要应用于辅助摆位和治疗过程中的患者体位移动监控(图 3-73)。光学体表追踪系统的使用在摆位上为治疗师提供了直观的提示标准,可以根据事先设定的阈值来调整患者体位,在与患者体表的标记线相结合下摆位,可提高摆位的效率和准确性。

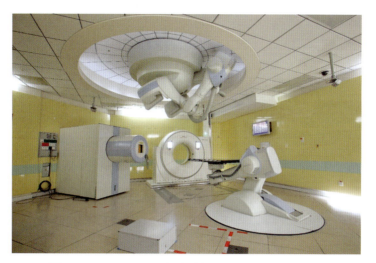

图 3-72　SPHIC 1 号机房内射线出口旁边的滑轨 CT

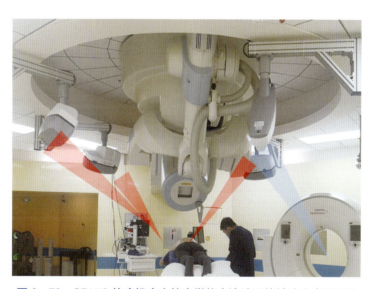

图 3-73　SPHIC 放疗机房内的光学体表追踪系统辅助治疗师摆位

（5）眼部肿瘤放疗监控装置

为提高眼部肿瘤放疗的准确性，保证患者眼球处于一种固定状态，SPHIC 发展了放疗中眼球活动监控装置（图 3-74、3-75）。此套设备用高清摄像头对患者局部（眼球）进行监控，确保患者眼球位置的重复性能够满足治疗需求（参见第 4 章）。

（6）便携式膀胱超声测量仪

便携式膀胱超声测量仪用于前列腺患者放疗前膀胱尿量的评估（图 3-76），可以对前列腺患者的膀胱尿量进行准确的测量，可指导治疗师在相同的膀胱尿量时进行放疗，避免膀胱内尿量与 CT 定位时不同，导致靶区解剖部位改变，造成照射不准确。

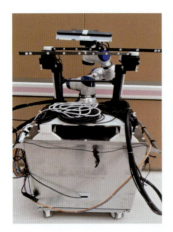
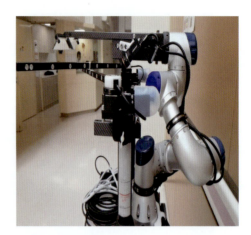

图3-74 眼球监控系统

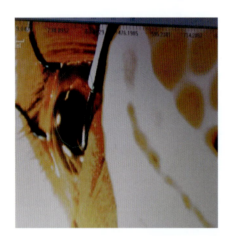
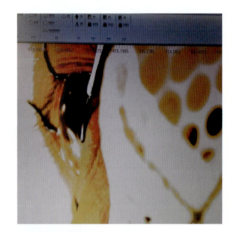

图3-75 放疗中确保眼球固定

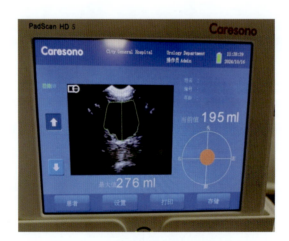

图3-76 便携式膀胱超声测量仪

(尤 丹 周 丹 赵静芳)

## 3.6 质子碳离子放疗网络建设和管理

### 3.6.1 概述

质子碳离子放疗是一种利用离子束对患者病灶进行局部照射的治疗方式。整个治疗过程需要由门诊前台护士、放射肿瘤科医生、影像科技师、医学物理师、剂量师、病区护士、治疗师、工程师、医院财务人员等多个临床科室、工程部门和管理部门,在不同时间、不同地点紧密配合,协作完成患者登记、制模与定位、危及器官和靶区勾画、治疗计划制定、治疗计划验证、治疗实施等一系列复杂的流程和决策。整个流程中一个环节的变动、延迟或出错都会影响后续其他环节。此外,治疗过程中所使用的诊疗设备和系统不仅数量众多,而且还分属不同品牌,彼此之间存在信息壁垒。为了高效、精准地运转这些流程以顺利完成患者收治,最初的方式是为每位患者建立纸质档案,并以书面的方式记录整个流程的运转,再通过人力在不同部门之间传递该档案。这种方式不得不投入大量人力、物力和财力。随着患者数量增长,档案越积越多,收治效率逐步降低。此外,为了开展科研与教学活动,如何快速地查阅历史档案也成为一大难点。为了无纸化记录患者治疗信息,一些医院也尝试通过诸如 Excel 等通用电子表格软件的方式为每个环节分别建立电子档案。然而,整个治疗过程所需信息繁多,且每个环节涉及的信息也各不相同,因此仍无法避免相关信息的重复录入,也无法实现各个环节之间信息的自动校验。此时适应于离子束放射治疗的数字化、网络化、智能化的信息系统建设呼之欲出。

21 世纪以来,以瓦里安(Varian)、医科达(Elekta)为代表的放疗设备制造商走在了前列,相继推出了与各自放射治疗设备集成的商用肿瘤信息系统(oncology information system,OIS)。OIS 由治疗控制台的应用软件——记录和验证系统(record and verify system,RVS)衍变而来。RVS 确认放疗设备上设置的治疗参数是否与治疗计划中的参数相匹配,并且提供治疗的电子记录,以降低放射肿瘤治疗中发生错误的风险。

从本质上说,OIS 属于治疗信息管理系统(treatment information management system,TIMS)的范畴。TIMS 整理并存储患者有关信息,安排和追踪与患者治疗相关的活动,确保治疗按照既定的治疗计划实施。因而 TIMS 可以被视为离子束放疗信息建设的骨干。

一般来说,用于离子束放疗的 TIMS 具有以下功能。

**(1)电子病历**

TIMS 最基本的功能是作为电子病历(electronic medical record,EMR)或电子健康档案(electronic health record,EHR)从医院信息系统(hospital information system,HIS)中获取患者转诊记录、病史、检查记录、医嘱等的相关信息。有些 TIMS

还自带符合世界卫生组织国际疾病分类（international classification of diseases，ICD）的诊断库，能够生成结构化电子病历，并将电子病历回传到 HIS。

### （2）任务队列

任务队列是 TIMS 中必不可少的功能。离子束放射治疗通常需将患者的整个治疗划分为不同的任务，分别由团队中的不同小组或个人共同完成。这些任务往往根据任务模板自动完成分配。因患者、疾病、治疗方案的不同通常会创建不同的任务模板。而每个任务模板都由一个任务流程构成。通过这样的任务流程，可以方便地追踪患者治疗前准备工作的进展，了解患者当前的治疗状态。伴随着准备工作的推进，需要完成该任务的小组或个人会收到由系统自动推送的任务通知，告知他们任务已准备好，等待执行。通过任务队列，医院的管理者也可以方便地了解目前流程的瓶颈。

### （3）预约排程

作为管理系统，TIMS 还具有预约排程的功能，处理对人力或设备资源的调度，例如，为患者预约 CT 扫描、治疗过程中因员工休假而调换其他人员等。预约排程时，具体的日期和时间可以从任务队列、治疗计划或者记录员工考勤的部门日历中自动获取。此外，一些附加信息也需要登记在 TIMS 中。例如，CT 扫描时造影剂的使用要求、胸部患者治疗时呼吸运动的管理方式等。

### （4）互操作

通过遵循医疗健康信息集成规范（integrating the healthcare enterprise，IHE），TIMS 能与其他医疗系统安全、高效地进行信息交互，以解决"信息孤岛"问题。其中，信息交互的安全性是通过两套系统之间相互遵循一定的标准、协议来实现的，例如：基于卫生信息交换标准（health level 7，HL7）或快速医疗互操作资源（fast healthcare interoperability resources，FHIR），TIMS 可以与 HIS、实验室信息管理系统（laboratory information management system，LIMS）信息互换；基于医学数字程序和通信标准（digital imaging and communications in medicine，DICOM）及其在放射治疗上的拓展标准（digital imaging and communications in medicine for radiation therapy，DICOM-RT），TIMS 还可以与影像归档和通信系统（picture archiving and communication system，PACS）、治疗计划系统（treatment planning system，TPS）、治疗递送系统（treatment delivery system，TDS）互联互通。为了满足离子束放射治疗的需求，在原有 RT 图像（RT image）、RT 结构集（RT structure set）、RT 计划（RT plan）、RT 剂量（RT dose）、RT 射束治疗记录（RT beams treatment record）、RT 近距离治疗记录（RT brachy treatment record）和 RT 治疗总结记录（RT treatment summary record）7 个对象标准的基础上，2006 年 DICOM 标准委员会又批准了两个对象标准，即 RT 离子束治疗计划（RT ion plan）和 RT 离子束治疗记录（RT ion beams treatment record）。上述这些标准协议由于本身体系庞大且持续更新，为了评估 TIMS 的互操作性，TIMS 的供应商有必要向用户提供一致性声明，声明本系统支持了哪些标准协议，如 DICOM 一致性声明。

为了满足信息交互的高效性，TIMS 与其他系统的网络连接在建设初期就可以考虑更快速的基础网络——光纤到桌面（fiber to the desk，FTTD）的全光网络，以应对大量数据，尤其是影像数据的传输需求。全光网络使用光纤替代传统铜缆，将光纤延伸到用户电脑终端，具有稳定性更高、安全性更好且使用寿命更长的优点。

#### （5）数据存储与检索

存储与检索各种与患者有关的影像、治疗计划、治疗记录、剂量验证等数据也是 TIMS 的基本功能之一。其中，影像数据包括 CT 影像、MR 影像、PET 影像、数字重建影像（digitally reconstructed radiographs，DRRs）以及治疗期间的摆位验证影像等；治疗计划数据包括已批准的治疗计划、备选的治疗计划、因患者病情变化而更新的治疗计划、最终的治疗总结等；治疗记录数据包括辐射类型、治疗中断状态、控制点（control point）标称的射野能量、治疗床/椅设置的位移量和角度、机架角度、呼吸运动补偿技术等；剂量验证数据包括常规验证离子束束流情况的质量验证报告或为每位患者治疗验证报告，例如由多探测器阵列设备产生的剂量测量数据等。为了存储上述数据，通常需要为每位患者预留几个 GB 的存储空间。对于一些包含四维 CT 影像的患者数据，甚至需要准备几十个 GB 的存储空间。影像数据的存储与检索通常可以由 PACS 来完成。此外，随着数据量的增加，对于一些不常用的历史数据，可以通过移动硬盘等冷存储方式对数据进行归档。

#### （6）质量保证

TIMS 的另一个基础功能是针对患者的质量保证（patient-specific quality assurance，PSQA），涵盖了对单个患者治疗过程中涉及所有步骤的质量保证，包含了治疗设备相关设置的审查、机器调数（monitor unit，MU）和剂量的验证、患者摆位验证等。其中，治疗设备相关设置的审查包含了对射束能量、机架角度、治疗床/椅的位置和角度、各种适形调强装置等的核对；MU 和剂量的验证包括处方和实际递送 MU 数量的比较、治疗前计划与测量或蒙特卡罗算法模拟的绝对剂量比较等；患者摆位验证则是通过离线影像审核（offline review），对患者的位置偏差进行回顾性分析。

#### （7）治疗计费

由于 TIMS 能够追踪患者治疗流程中每一项任务，如果 TIMS 的数据库中包含了这些任务的费用标准，那么 TIMS 还可以作为治疗计费系统，与医院的财务系统对接，自动给出患者当前治疗费用的明细。

#### （8）统计数据分析与可视化

TIMS 还应具备的功能是对系统中的大量数据进行用户自定义的统计分析与可视化。通过任务队列和预约排程功能产生的数据，经柱状图、饼状图、折线图等可视化呈现，医院管理者可以清晰地了解诸如各个治疗室患者量、各任务的等待时长、各任务的执行时长、累计出束时间等信息，这些信息不仅可以用于评估员工或团队的绩效，还可以明确治疗过程的瓶颈，帮助改进工作流程，进一步提升工作效率。而对患者年龄、病种、各疗程中射野数、照射次数、照射总剂量等的分析，还能支持一些临床前瞻性和回顾性的研究。

除了上述这些功能外，TIMS 的建设还有以下几个方面值得关注。

1）可靠性和可用性：为防止所储存数据的丢失，TIMS 必须具备一定的容灾能力，例如，通过网络附属存储（network attached storage，NAS）对 TIMS 存储的所有数据进行备份和快速恢复。备份的频率不应低于每天一次。此外，TIMS 还应使用不间断电源（uninterruptible power supply，UPS）以提高系统在电源故障情况下的可用性。

2）系统架构：传统的 TIMS 基本采用 C/S 架构（即客户端/服务器架构），随着互联网技术的发展，近十年来出现了越来越多基于 B/S 架构（即浏览器/服务器架构）的 TIMS。基于 C/S 架构开发的 TIMS 建立在局域网内，数据安全性更高，响应速度更快，其客户端大多运行在微软 Windows 操作系统上，客户端对硬件的要求较高，各客户端需要分别安装和维护升级；而基于 B/S 架构开发的 TIMS 只需浏览器就可以在局域网或广域网运行，对用户的硬件要求不高，软件开发更快，软件维护升级也更简单，支持不同操作系统和移动设备，但网页响应速度、动态刷新速度和数据安全性都不如前者。

3）二次开发：一些 TIMS 的供应商提供了可用于二次开发的程序接口，允许第三方开发人员在脚本程序中使用这些接口读取 TIMS 中的数据，以进一步拓展 TIMS 的应用场景。

4）新兴技术应用：随着移动技术的发展，TIMS 的访问方式已从台式电脑逐步拓展到智能手机、平板等移动设备，以实现任意时间任意地点都可以访问患者治疗数据的愿景；随着云技术的应用，TIMS 的数据存储已从专用存储设备逐步拓展到私有云，以应对日益庞大的数据量；随着人工智能技术的兴起，TIMS 的预约排程已从人工参与逐步走向自适应调度，以进一步提高治疗的效率。

### 3.6.2 国内外 TIMS 介绍

目前，各家医院所使用的 TIMS 大体上可分三类：国外放射治疗公司开发的商用系统（包括以此为基础经本地化改造的）、国内医疗信息化公司开发的商用系统、医院自主研发的内部系统。以下对其中几家做简单介绍。

**（1）瓦里安 ARIA®**

瓦里安医疗系统公司（Varian Medical Systems）是一家位于美国加利福尼亚州的全球放射治疗设备软硬件供应商。2020 年，该公司被西门子医疗收购。其开发的 ARIA® 提供了肿瘤临床工作的开放式综合软件解决方案，涵盖病史信息采集、临床活动排程、患者文档存储、治疗计划与影像查看、财务收费管理、统计报表等功能，并能与瓦里安的 TPS Eclipse™ 系统、数据分析与可视化工具 InSightive™、患者疗效管理工具 Noona® 等无缝集成，管理从诊断到随访在内的整个患者诊疗过程。江西省肿瘤医院在 ARIA® 本地化改造中，增加了智能化放疗流程监管、自动提醒、高级搜索等更符合医院实际需求的功能。广州医科大学附属第一医院则在 ARIA® 报表系统 AURA 的基础上，对统计报表功能进行改进。天津市肿瘤医院、惠州市第三人民医院、新疆医科大学附属肿瘤医院等则安装了瓦里安为中国市场打造的基于 ARIA® 和 B/S 架构的放射治疗全流程管理数字化云平台 CCIP^CHN。

### (2) 医科达 MOSAIQ®

医科达系统有限公司(Elekta Solutions AB)是一家提供放射治疗整体解决方案的瑞典医疗公司。2005年医科达收购硅谷肿瘤软件公司IMPAC并于次年将其软件重命名为MOSAIQ®。MOSAIQ®是一款集病患管理、资源排程、记录验证、报表管理与分析等多种数据功能于一体的TIMS。2012年中山大学肿瘤防治中心成为国内首家引入中文版MOSAIQ®的癌症中心。之后，南京医科大学第一附属医院也引进MOSAIQ®，并与该院放疗中心所有加速器、TPS等设备资源进行整合，同时还增加了定制化报表的功能。与此同时，基于国内多家放疗机构的使用心得，医科达在MOSAIQ®的基础上，采用C/S架构，推出了更适合国内医院定制化需求的放疗信息整合平台MOSAIQ Integration Platform$^{CHN}$（MIP）。2018年广州医科大学附属肿瘤医院正式上线MIP，通过一站式前台服务、无纸化全流程流转、一键式信息高效沟通等功能，解决了该院在放射治疗设备运行管理方面的难点和痛点。中山大学肿瘤防治中心、湖南省肿瘤医院、南方医科大学南方医院、四川省肿瘤医院等也都上线了MIP。2019年第二届中国国家进口博览会上医科达带来了"智巧魔方"（MOSAIQ Smart RT Box），其引入人脸识别技术，能自动调用患者数据，确保患者与治疗计划一致，防止误照射。

### (3) 瑞速科研 RayCare®

瑞速科研（RaySearch Laboratories）创立于2000年，是一家总部位于瑞典斯德哥尔摩的肿瘤放疗软件供应商。RayCare®是其为自适应放疗而设计的TIMS，可以与该公司的治疗计划系统RayStation®无缝衔接。此外，截至2024年8月，RayCare®已能连接到IBA Proteus® Plus/One的质子治疗系统、安科锐（Accuray）的Radixact®螺旋断层放疗系统、CyberKnife®™放射外科手术机器人系统、ProNova的SC360质子治疗系统、东芝（Toshiba）的Cl-1000重离子系统、MedAustron的粒子治疗加速器，并且其与瓦里安TrueBeam®速光刀系统的连接也正在推进中。美国MD安德森癌症中心、德国海德堡大学医院在内的全球11个国家24家机构都安装了RayCare®。截至2024年8月，RayCare®尚未完成在中国国家药品监督管理局的注册。

### (4) 东方瑞云 ONIS®

创建于2012年的北京东方瑞云是国内较早专业从事肿瘤学科医疗信息化建设的公司。基于互联网技术，东方瑞云开发出一套可用于移动设备的TIMS——ONIS®。ONIS®的功能涵盖患者管理、工作人员管理、放疗设备管理、放疗临床流程管理、放疗质量保证和质量控制、科研教学等。ONIS®在北京协和医院、江苏省肿瘤医院、北京大学肿瘤医院、吉林大学白求恩第一医院、上海胸科医院、广东省中医医院、北京大学深圳医院等都有安装。

### (5) 深圳医诺 YINO®

深圳市医诺智能科技发展有限公司是国内专注于肿瘤放射治疗信息化与临床技术开发、应用的高新技术企业。YNIO®是该公司于2011年推出的TIMS，具有病案管理、计划管理、治疗计划发送、验证与记录、剂量验证、治疗质控等功能。唐山市人民医院、玉林市肿瘤医院、解放军总医院等都在使用该系统。近年来，公司还在武威重离子肿瘤医院和浙江肿瘤医院参与了用于国产重离子放疗系统的放疗信息管理系统建设。

**（6）联影医疗 uOIS®**

上海联影医疗是一家提供高性能医学影像、放疗产品、生命科学仪器及医疗数字化解决方案的公司。肿瘤信息管理系统 uOIS® 是该公司智慧放疗云生态的一部分。uOIS® 采用 B/S 架构，可以与放疗云中的智能勾画系统、放射治疗计划系统等无缝对接。uOIS® 支持个性化流程配置、结构化电子病历、精细化质控管理、可视化数据统计分析等。上海瑞金医院质子治疗中心等安装了 uOIS®。

**（7）医院自主研发**

近年来国内一些医院也开展了自主研发以应对上述商用系统不能完全覆盖实际需求的问题，例如：浙江大学医学院附属第二医院设计并组建了 B/S 架构的放疗云信息化平台；南通肿瘤医院构建了数字放疗管理系统；济南第八人民医院开发了 B/S 架构的放射治疗智能管理信息系统（包含患者端和医生端的 iOS 版本和 Android 版本应用程序）；广东医科大学附属医院则基于 C/S 架构研发了放疗信息系统。

### 3.6.3 SPHIC TIMS 研发经验分享

**（1）研发目的**

2014 年，SPHIC 开始使用德国西门子离子束放射治疗设备 IONTRIS™ 进行患者临床试验时，最初该设备仅配有商用 TPS——Syngo®，缺乏与之对应的 TIMS，而将其他商用 TIMS 连接到 Syngo® 和 IONTRIS™ 的讨论也没有结果。与此同时，西门子宣布退出离子束远距离治疗市场，并表示不会再继续开发。

SPHIC 多次尝试其他解决方案无果，同时也为了克服 Syngo® 功能上存在的局限性，2015 年医院选择自主研发内部使用的包含 TPS 和 TIMS 功能的综合系统——治疗信息管理和计划系统（TIMPS®）。该系统采用 B/S 架构，以满足"任何时间、任何设备、任何地点"访问的需要。随后的几年里，在传统放射治疗流程的基础上，结合离子束放射治疗的特点，医院不断优化质子碳离子放射治疗流程，并且通过 TIMPS® 将该流程信息化。经过多年实践，TIMPS® 的功能不断完善，对医院的日常运营起到一定的保障作用。同时，TIMPS® 的新功能还在不断开发中。我们希望 TIMPS® 不但能对我院，还能对中国乃至世界其他地区正在建设的离子束机构提供帮助。

**（2）需求分析**

医院质子碳离子放射治疗流程大体上分为 6 个阶段（图 3-77）。

1）患者接诊阶段：患者到门诊进行咨询，先经放射肿瘤科医生初步判断是否符合收治条件，如果符合，则再由高年资放射肿瘤科医生、影像诊断科医生、物理师和治疗师共同参与多学科会诊。

2）计划准备阶段：当患者完成制模、定位 CT 等影像拍片后，物理师对多模态影像进行图像融合，再交由医生勾画靶区和危及器官。

3）计划制作和优化阶段：物理师在 TPS 上进行治疗计划设计和剂量优化。

4）计划批准阶段：治疗计划制作完成后，交由医生批准。如果通过，则物理师另外

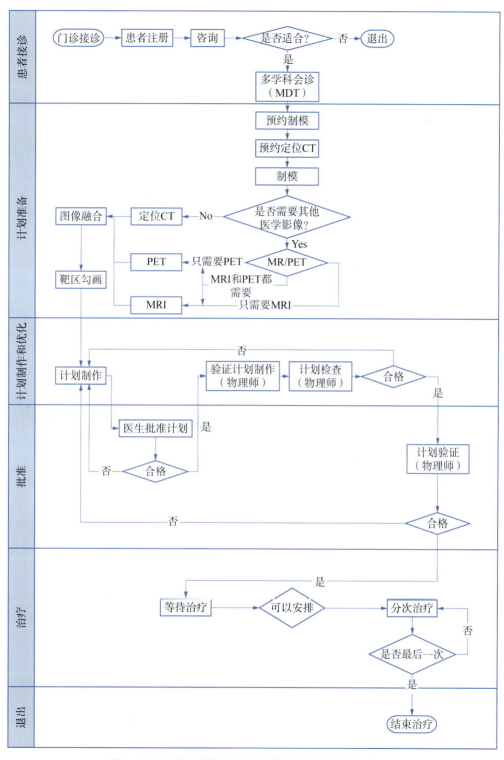

图 3-77　上海市质子重离子医院质子碳离子放疗流程图

准备验证计划。计划检查时，首先由其他物理师对治疗计划信息进行检查。之后，再由负责验证的物理师通过验证计划实施进一步验证。进一步验证分为模拟计算验证和水箱验证两种方式，验证方式由验证物理师视具体情况而定。

5）治疗阶段：通知患者，对能够入院的患者进行分次治疗。

6）退出阶段：患者完成治疗计划既定的所有治疗后，结束治疗并进入随访阶段。

以上 6 个阶段涉及的角色和任务：①护士，负责患者信息登记、多学科会诊患者联络和接洽、患者制模定位预约；②放射肿瘤科医生，负责患者接诊、靶区和危及器官勾画、计划批准、分次治疗的持续监测；③物理师，负责治疗和验证计划的制订、计划检查、辐照剂量质量保证；④治疗师，负责患者 CT 定位、实施患者分次上机治疗。

（3）系统平台

基于物理服务器和虚拟服务器的各项性能对比，医院将 3 台 HPE DL380 Gen9 8SFF CTO 物理服务器通过 2 台 H3C S6520 交换机相互连接，搭建总的虚拟平台。根据后期发展需要，创建不同硬件配置（CPU、RAM 和网络）的虚拟服务器，并根据需求随时进行调整。客户端采用 10 台 DELL Precision Tower 7810 工作站。虚拟化总平台使用 VMware ESXi 6.5 进行管理，通过 VMware vSAN 实现服务器分布式存储。虚拟服务器上根据需求，分别安装 Linux RHEL 7.2 和 Windows Server 2012 R2 操作系统，并部署 MySQL 数据库管理系统等。

（4）功能举例

以下对 TIMPS® 中的部分功能做简单介绍。

1）电子白板：在电子白板中，上述放射治疗流程被划分为制模、图像导入与融合、勾画、计划制作、计划批准、计划检查、计划验证等多个步骤。各步骤之间的信息通过电子白板传递。完成这些步骤的目标日期都是基于系统内的模板计算得到，而实际完成的日期和时间也都会被系统记录下来。对于因某些原因需要暂缓流程的患者，会在电子白板中用颜色进行标注。

2）任务队列：相比于电子白板是为了方便管理者查看整个放射治疗流程，任务队列则站在了员工的角度。不同于任务排程，任务队列的作用并不是让员工知道什么时间完成什么任务，而是给员工提供了一个所需完成任务的优先级。在任务队列中，用户既可以仅显示自己的任务，也可以显示所有员工的任务列表（图 3-78）。

3）任务分配：公平性总是任务分配中避免不了的话题。以我院物理师任务分配为例，TIMPS® 会根据系统中输入的物理师轮换时间表和员工休假时间表自动安排由哪位物理师完成某位患者的计划制作或计划检查工作。此外，为了保证任务能按时完成，在某位物理师在完成计划制作期间会有超过三天的休假安排（具体天数可以在系统内配置），那么系统分配计划制作任务时就会跳过该物理师。在物理师休假回来前一天，又会优先分配新的计划制作任务。

4）任务通知：一旦员工被安排了新任务，系统会立即发送通知告知该员工。通知的方式由员工自己选择，可以是手机短信，也可以是电子邮件。对于超过目标时间还未完成的任务，系统会在每天早上 8 点自动发送通知催促。

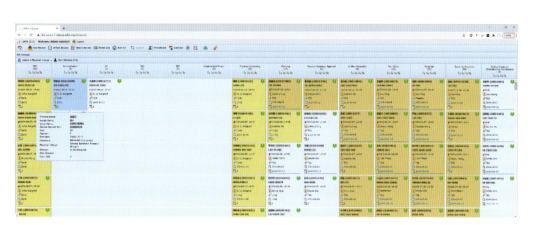

图 3-78　TIMPS® 任务队列功能界面

5）远程访问：医院离子束设备每天治疗患者的运行时间通常在 16 小时以上，而有关医生、物理师有时因开会出差、休息休假等原因无法直接在院内的系统上获取患者、计划和治疗信息。医院通过虚拟专用网络、防火墙和用户密码等多重网络安全措施，使得医生、物理师即使在院外也可以随时远程登录访问 TIMPS®，为他们获取相关信息后迅速做出决策提供便捷。

6）质量保证：在质子碳离子放射治疗前，对于每位患者治疗计划中的每个射野，医院都会进行剂量验证，以确保照射剂量符合既定的治疗计划。除使用水箱和多探测器阵列设备进行验证的传统方式外，TIMPS® 还提供了剂量计算"金标准"——蒙特卡罗模拟。负责验证的物理师只需在虚拟水箱上对同一个治疗验证计划下 Syngo® 笔型束算法和 TIMPS® 蒙特卡罗模拟算法计算的剂量结果进行自动比较，再由另一位负责验证的物理师二次确认比较结果，就可以快速完成绝大多数射野的验证。当 TIMPS® 里验证显示已通过时，治疗师即可安排患者治疗。医院自 2019 年实施上述快速剂量验证流程以来，宝贵的束流时间被更多地用于临床治疗，患者治疗量进一步提升。

7）统计分析：对 TIMPS® 中包含的各种类型数据进行统计分析，例如，每天不同机房的治疗人数，每天由于工作衔接等原因浪费的束流时间，每天的开始和结束时间以及每天纯束流的使用时间；通过每天患者治疗列表预估未来各治疗室的治疗能力，预估当月的出院患者人数；根据患者治疗计划次数合理安排患者入院和出院日期，根据患者治疗计划时间预估每天治疗结束时间用于实时反馈调整治疗安排等功能。

（沈庄明　李　杰）

## 参考文献

[1] 林鹏裕,麦克法利莫邪,陆嘉德,等.一种放射治疗系统的流程管理和设备运营操作的方法[P].中国:CN10677916B,2021-7-13.
[2] 刘世耀.质子和重离子治疗及其装置[M].北京:科学出版社,2012.
[3] 马林,冯林春,周桂霞.恶性肿瘤高 LET 放射治疗学[M].北京:军事医学科学出版社,2007.

[4] 钱海新,李杰,MOYERS M F,等.质子重离子放射治疗管理系统的设计应用[J].医学信息,2021,34(20):32-36.

[5] AXENTE M, PAIDI A, VON EYBEN R, et al. Clinical evaluation of the iterative metal artifact reduction algorithm for CT simulation in radiotherapy [J]. Med Phys, 2015, 42(3): 1170-1183.

[6] BAUER J, SOMMERER F, MAIRANI A, et al. Integration and evaluation of automated Monte Carlo simulations in the clinical practice of scanned proton and carbon ion beam therapy [J]. Phys Med Biol, 2014, 59(16):4635-4659.

[7] CHEN J N, MOYERS M F, LIN L C. Technical Note: a simple and fast daily quality assurance solution for modulated scanning proton and carbon ion beams [J]. Med Phys, 2021, 48(10):5684-5693.

[8] CHEN Z, MOYERS M F, DENG Y, et al. Analysis of delivery and recalculation of dose using DICOM treatment records [J]. Radiat Med Prot, 2022, 3(3):123-130.

[9] CLASIE B, DEPAUW N, FRANSEN M, et al. Golden beam data for proton pencil-beam scanning [J]. Phys Med Biol, 2012, 57(5):1147-158.

[10] DING X N, YOUNKIN J, SHEN J J, et al. A critical review of the practices of proton daily quality assurance programs [J]. Ther Radiol Oncol, 2021, 5(1):10.

[11] FREDRIKSSON A, FORSGREN A, HÅRDEMARK B. Minimax optimization for handling range and setup uncertainties in proton therapy [J]. Med Phys, 2011, 38(3):1672-1684.

[12] FURUKAWA T, INANIWA T, HARA Y, et al. Patient-specific QA and delivery verification of scanned ion beam at NIRS-HIMAC [J]. Med Phys, 2013, 40(12):121707.

[13] GILLIN M T, SAHOO N, BUES M, et al. Commissioning of the discrete spot scanning proton beam delivery system at the University of Texas M.D. Anderson Cancer Center, Proton Therapy Center, Houston [J]. Med Phys, 2010, 37(1):154-163.

[14] GOTTSCHALK B, CASCIO E W, DAARTZ J, et al. On the nuclear halo of a proton pencil beam stopping in water [J]. Phys Med Biol, 2015, 60(14):5627-5654.

[15] GREVILLOT L, STOCK M, PALMANS H, et al. Implementation of dosimetry equipment and phantoms at the MedAustron light ion beam therapy facility [J]. Med Phys, 2018, 45(1): 352-369.

[16] HARTMANN G H, JÄKEL O, HEEG P, et al. Determination of water absorbed dose in a carbon ion beam using thimble ionization chambers [J]. Phys Med Biol. 1999;44(5):1193-206.

[17] HARTMANN G H, JÄKEL O, HEEG P, et al. Determination of water absorbed dose in a carbon ion beam using thimble ionization chambers [J]. Phys Med Biol, 1999, 44(5): 1193-1206.

[18] HÜNEMOHR N, PAGANETTI H, GREILICH S, et al. Tissue decomposition from dual energy CT data for MC based dose calculation in particle therapy [J]. Med Phys, 2014, 41(6):061714.

[19] International Atomic Energy Agency. Record and verify systems for radiation treatment of cancer: acceptance testing, commissioning and quality control [R/OL]. [2023-06-18]. https://www.iaea.org/publications/8941/record-and-verify-systems-for-radiation-treatment-of-cancer-acceptance-testing-commissioning-and-quality-control.

[20] JÄKEL O, ACKERMANN B, ECKER S, et al. Methodology paper: a novel phantom setup

for commissioning of scanned ion beam delivery and TPS [J]. Radiat Oncol, 2019, 14(1): 77.

[21] JÄKEL O, JACOB C, SCHARDT D, et al. Relation between carbon ion ranges and X-ray CT numbers [J]. Med Phys, 2001, 28(4):701-703.

[22] KARGER C P, JÄKEL O, PALMANS H, et al. Dosimetry for ion beam radiotherapy [J]. Phys Med Biol, 2010, 55(21):R193-R234.

[23] LIU X, DENG Y, SCHLEGEL N, et al. Analysis of ion beam teletherapy patient-specific quality assurance [J]. Med Dosim, 2019, 44(1):43-50.

[24] LOW D A, HARMS W B, MUTIC S, et al. A technique for the quantitative evaluation of dose distributions [J]. Med Phys, 1998, 25(5):656-661.

[25] MACKIN D, ZHU R, POENISCH F, et al. Spot-scanning proton therapy patient-specific quality assurance: results from 309 treatment plans [J]. Int J Part Ther, 2014, 1:711-720.

[26] MAEDA Y, KOBASHI K, SATO Y, et al. Effectiveness of CT-image guidance in proton therapy for liver cancer and the importance of daily dose monitoring for tumors and organs at risk [J]. Med Phys, 2023, 50(6):3274-3288.

[27] MIRANDOLA A, MOLINELLI S, VILCHES FREIXAS G, et al. Dosimetric commissioning and quality assurance of scanned ion beams at the Italian National Center for Oncological Hadrontherapy [J]. Med Phys, 2015, 42(9):5287-5300.

[28] MIZUNO H, FUKUMURA A, KANEMATSU N, et al. External dosimetry audit for quality assurance of carbon-ion radiation therapy clinical trials [J]. J Appl Clin Med Phys, 2019, 20(1):31-36.

[29] MOHATT D J, KEIM J M, GREENE M C, et al. An investigation into the range dependence of target delineation strategies for stereotactic lung radiotherapy [J]. Radiat Oncol, 2017, 12(1):166.

[30] MOYERS F M, VATNITSKY S M. Practical implementation of light ion beam treatments [M]. Wisconsin: Madison, 2012.

[31] MOYERS M F, LIN J, LI J, et al. Optimization of the planning process with an in-house treatment information, management, and planning system [J]. Radiat Med Prot, 2022, 3(3):102-107.

[32] MOYERS M F, WANG Q, DENG Y, et al. Verification of an independent dose calculation method for portal-specific QA of proton and carbon ion beams [J]. Radiat Med Prot, 2022, 3(3):152-157.

[33] MOYERS M F. Comparison of X-ray computed tomography number to proton relative linear stopping power conversion functions using a standard phantom [J]. Med Phys, 2014, 41(6):061705.

[34] ARBOR N, DAUVERGNE D, DEDES G, et al. Monte Carlo comparison of X-ray and proton CT for range calculations of proton therapy beams [J]. Phys Med Biol, 2015, 60:7585-7599.

[35] PAGANETTI H. Range uncertainties in proton therapy and the role of Monte Carlo simulations [J]. Phys Med Biol, 2012, 57(11):R99-R117.

[36] PAGANETTI H. Relative biological effectiveness (RBE) values for proton beam therapy [J]. Phys Med Biol, 2014, 59(22):R419.

[37] PARODI K, MAIRANI A, BRONS S, et al. Monte Carlo simulations to support start-up and

treatment planning of scanned proton and carbon ion therapy at a synchrotron-based facility [J]. Phys Med Biol, 2012, 57(12):3759-3784.

[38] PETERS N, TRIER TAASTI V, ACKERMANN B, et al. Consensus guide on CT-based prediction of stopping-power ratio using a Hounsfield look-up table for proton therapy [J]. Radiother Oncol, 2023, 184:109675.

[39] PETERS N, WOHLFAHRT P, DAHLGREN C V, et al. Experimental assessment of inter-centre variation in stopping-power and range prediction in particle therapy [J]. Radiother Oncol, 2021, 163:7-13.

[40] ICRU. Prescribing, recording and reporting photon beam therapy [R]. Bethesda, 1993.

[41] ICRU. Prescribing, recording and reporting photon beam therapy (supplement to ICRU report 50) [R]. Bethesda, 1999.

[42] SCHAFFNER B, PEDRONI E, LOMAX A. Dose calculation models for proton treatment planning using a dynamic beam delivery system: an attempt to include density heterogeneity effects in the analytical dose calculation [J]. Phys Med Biol, 1999, 44(1): 27-41.

[43] SCHAFFNER B, PEDRONI E. The precision of proton range calculations in proton radiotherapy treatment planning: experimental verification of the relation between CT-HU and proton stopping power [J]. Phys Med Biol, 1998, 43(6):1579.

[44] SCHNEIDER U, PEDRONI E, LOMAX A. The calibration of CT Hounsfield units for radiotherapy treatment planning [J]. Phys Med Biol, 1996, 41(1):111-24.

[45] SCHULZ-ERTNER D, TSUJII H. Particle radiation therapy using proton and heavier ion beams [J]. J Clin Oncol, 2007, 25(8):953-964.

[46] SELTZER S M, FERNANDEZ-VAREA J M, ANDREO P. Key data for ionizing-radiation dosimetry: measurement standards and applications [R]. Bethesda, 2016.

[47] SUIT H, PHIL D, GOITEIN M. Evaluation of the clinical applicability of proton beams in definitive radiation therapy [J]. Int J Radiat Oncol Biol Phys, 1982, 8(12):2199-2205.

[48] TAASTI V T, BÄUMER C, DAHLGREN C V, et al. Inter-centre variability of CT-based stopping-power prediction in particle therapy: survey-based evaluation [J]. Phys Imag Radiat Oncol, 2018, 6:25-30.

[49] VAN DIJK L, STEENBAKKERS R J H M, TEN HAKEN B, et al. Robust intensity modulated proton therapy (IMPT) increases estimated clinical benefit in head and neck cancer patients [J]. PLoS One, 2016, 11(3):e0152477.

[50] WANG Q, ADAIR A, DENG Y, et al. A track repeating algorithm for intensity modulated carbon ion therapy [J]. Phys Med Biol, 2019, 64(9):095026.

[51] WIDESOTT L, LORENTINI S, FRACCHIOLLA F, et al. Improvements in pencil beam scanning proton therapy dose calculation accuracy in brain tumor cases with a commercial Monte Carlo algorithm [J]. Phys Med Biol, 2018, 63(14):145016.

[52] WITT M, WEBER U, KELLNER D, et al. Optimization of the stopping-power-ratio to Hounsfield-value calibration curve in proton and heavy ion therapy [J]. Z Med Phys, 2015, 25(3):251-263.

[53] World Health Organization, International Atomic Energy Agency. Technical specifications of radiotherapy equipment for cancer treatment [S/OL]. [2021-03-05]. https://www.who.int/publications/i/item/9789240019980.

[54] YANG M, ZHU X R, PARK P C, et al. Comprehensive analysis of proton range uncertainties related to patient stopping-power-ratio estimation using the stoichiometric calibration [J]. Phys Med Biol, 2012, 57(13):4095-4115.

[55] YAN H, HU Z, HUANG P, et al. The status of medical physics in radiotherapy in China [J]. Phys Med, 2021, 85:147-157.

[56] YAZDIA M, GINGRAS L, BEAULIEU L. An adaptive approach to metal artifact reduction in helical computed tomography for radiation therapy treatment planning: experimental and clinical studies [J]. Int J Radiat Oncol Biol Phys, 2005, 62(4):1224-1231.

[57] ZHU J, PENFOLD S N. Dosimetric comparison of stopping power calibration with dual-energy CT and single-energy CT in proton therapy treatment planning [J]. Med Phys, 2016, 43(6):2845-2854.

[58] ZHU X R, POENISCH F, LII M, et al. Commissioning dose computation models for spot scanning proton beams in water for a commercially available treatment planning system [J]. Med Phys, 2013, 40(4):041723.

# 第 4 章
# 质子重离子放疗的特殊技术

## 4.1 运动靶区的控制技术

### 4.1.1 概述

人体多种器官存在规律或不规律运动,如眼球转动、心脏搏动和吞咽运动等。然而,最常见的器官运动是呼吸运动,它导致胸廓、肺、食管、肝脏、胰腺以及膈肌等器官和组织的运动,使得生长在上述器官中的肿瘤也随之发生运动。常见质子碳离子放疗照射技术包括被动散射和笔形束点扫描技术,目前绝大多数离子放疗中心采用笔形束点扫描技术。扫描束斑在运动,被照射靶区也在运动,而两者并不同步,就导致射线给予靶区剂量的不确定,也称为"互相影响效应"(interplay effect)。另一方面,呼吸运动导致诸多器官存在运动,虽然肿瘤并未生长在该器官内,但质子或碳离子射线可能穿过该运动器官照射肿瘤,导致射线路径上的组织密度发生动态变化,造成了其相对线性阻止本领的变化,最终使得质子或碳离子 Bragg 峰位置发生改变,这将进一步增加肿瘤剂量给予的不确定性,例如对食管癌的放疗。因为呼吸运动涉及肺癌、食管癌、肝胆系统癌、胰腺癌以及生长在胸廓上的肿瘤,所以控制呼吸运动在质子碳离子放疗中显得尤为重要。本节重点介绍对呼吸运动引起的靶区运动的控制技术,下文简称呼吸控制技术。

放疗中常见呼吸控制技术按实现难易程度主要分为以下几种:

1) 腹部压迫技术:使用机械的压迫腹部方法,限制呼吸运动的幅度,从而减少呼吸导致的肺、肝、胰腺和肾脏随呼吸运动的范围。腹部压迫会造成患者的不适,而腹腔内脏器运动的幅度与腹部压迫的程度相关。过强的腹部压迫使得腹腔器官的运动幅度减小,然而患者的耐受性有限。腹部压迫技术目前用于 X 线放疗,几乎不用于质子重离子放疗。

2) 深吸气后屏气状态下照射技术:最典型的是"主动呼吸控制"[active breath coordinator,ABC(瑞典医科达公司)]技术。ABC 技术让患者深呼吸后屏气,使得照射靶区和其周围正常器官及组织全部处于准静止状态,然后进行放疗。该技术在 X 线放疗和质子重离子放疗中均有应用。

3) 呼吸门控技术:该技术动态追踪患者的呼吸运动。仅选择某个或几个呼吸时相(门控的窗口)进行放疗,称为"呼吸门控窗口"(以下简称门控窗口),门控窗口里靶区的残留运动幅度缩小,以减少"互相影响效应"对剂量给予的不确定性。该技术是目前质子重离子放疗中常用的呼吸控制技术,如上海市质子重离子医院(SPHIC)使用的是Anzai门控系统(日本Anzai Medical)。

4) 运动靶区的追踪照射技术:最著名的是X线放疗的赛博刀(cyber knife),它的放射源装在机械手上,机械手追踪肿瘤靶区内的标记运动,使得射线做同步的运动,同时进行放射。然而这种技术还未见在质子重离子放疗中应用。另外,这种技术不能解决呼吸运动引起的肿瘤周围及放射线经过途中正常器官和组织运动引起的组织密度改变的问题。

5) 其他技术:近年来为适应超大分割放疗的发展,还出现了将窒息氧合和高频通气法等应用于放疗的案例。前者让患者不再产生呼吸运动,从而最大程度避免相互影响效应的影响,后者则让患者产生高频小幅度呼吸运动,从而将相互影响效应极大程度平均。但因实施技术难度较高、创伤大,目前这两种技术临床应用并不多见。

目前SPHIC主要使用ABC和Anzai门控技术进行运动肿瘤的呼吸控制,因此本节将结合SPHIC的临床经验重点介绍这两种常用技术。

### 4.1.2　SPHIC呼吸运动对剂量照射影响的实验研究

在开展运动靶区放疗之前,各中心需依据本中心设备情况来决定开展运动靶区放疗时肿瘤最大可接受的运动幅度。该研究一般需借助标准呼吸运动模体开展,并在开展首例运动靶区患者放疗前完成。由于不同中心设备参数、照射方式等差异,该参数在不同中心可能有一定的差异。对于采用被动散射照射的中心,由于照射通常速度较快,相互影响效应对剂量影响相对较低,该限值可适当扩大;对于采用扫描束扫描照射的中心,该参数对于靶区剂量分布的影响较大。

SPHIC采用笔形束扫描治疗系统,靶区运动预计对靶区剂量分布会产生较大影响,因此,在开展放疗前,SPHIC物理师团队使用呼吸运动模体(Alderson phantom),配合使用Anzai门控系统研究了SPHIC笔形束扫描治疗方式下的肿瘤运动幅度限值的实验(下称模体实验)。SPHIC的测量装置如图4-1所示,该模体具备运动驱动装置和同步气泵,其中运动驱动装置能模拟靶区运动,运动标称幅值为30 mm,标称呼吸频率为10次/分钟;同步气泵能与运动驱动装置同步向模拟肺内充进和吸出空气,产生类似于人呼吸运动及附着在肺内同步的肿瘤运动。

进行实验时,将Anzai束带捆绑在模体肺上,将压力传感器置于束带下。模拟呼吸运动会经传感器转换产生规律呼吸运动信号,并显示在门控电脑上,如图4-2所示。选择呼吸曲线的一部分时相作为门控出束窗口进行束流照射,同时使用物理测量方法来获得该门控窗口下运动驱动装置的运动幅值(简称幅值)。

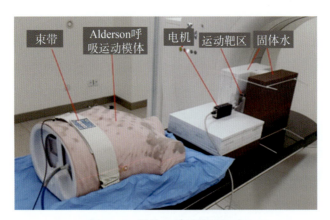

图 4-1 模体实验的模体组成

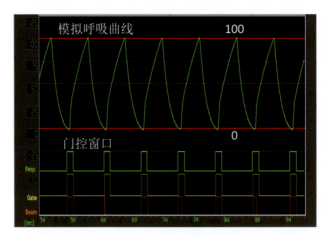

图 4-2 Anzai 门控设备显示窗口

注：需调节设备参数，让模拟（或患者）呼吸曲线位于 0~100 之间；系统会自动学习呼吸曲线，将其分为若干时相，指定某个或几个连续时相作为"门控窗口"，在"门控窗口"内进行束流照射[参阅 4.1.5(5)]。

以往研究显示大多数中心的运动靶区限值在 5mm 左右，因此围绕 5mm 设定多个不同宽度门控窗口，在此窗口下模体运动幅度见表 4-1。研究计划采用单野照射处于 10.92cm 深度的 3cm×3cm×1cm 的长方体靶区，照射剂量为 3Gy，计划剂量分布如图 4-3 所示。基于质子和碳离子笔形束扫描系统的多项研究显示较大束斑更能减轻"相互影响效应"的影响；同时，减小束斑之间的间隔距离能进一步提高靶区剂量的均匀性。主要原因是较大束斑能将靶区内各点位剂量分散到更多束斑上，单个或多个束斑的剂量变化对整个剂量的影响降低；同时也降低了靶区边缘的剂量梯度，从而降低了靶区边缘剂量受运动的影响；在此之上减小束斑之间的距离能进一步加强该效应。但束斑过大靶区剂量均匀性将再次变差，而束斑之间的距离越小，对照射系统监测精度要求越高，同时照射同等剂量时束斑数量显著增加会降低照射效率，增加照射时间。SPHIC

质子和碳离子常用标称束斑半高宽分别为 8~12 mm 和 6~10 mm,束流检测系统最小物理分辨率约为 0.5 mm。经内部模拟和研究,本试验采用质子和碳离子标称半高宽分别为 8 mm 和 6 mm(实际质子和碳离子束斑分别为 11.1~13.8 mm 和 4.6~5.5 mm),对应束斑最小距离为 0.6~1.9 mm,标称半高宽与最小束斑距离比值约为 5。

表 4-1 模体实验研究的主要参数

| 靶区运动幅度(mm) | 碳离子 | | 质子 | |
|---|---|---|---|---|
| | 碳离子束斑(mm) | 束斑最小距离(mm) | 质子束斑(mm) | 束斑最小距离(mm) |
| 3.5 | 4.6~5.5 | 0.6 | 11.1~13.6 | 1.9 |
| 4.4 | 4.6~5.5 | 1.0 | 11.2~13.6 | 1.7 |
| 5.9 | 4.1~4.6 | 1.0 | 11.4~13.6 | 1.8 |
| 8.3 | 4.1~5.5 | 1.0 | 11.1~13.8 | 1.9 |

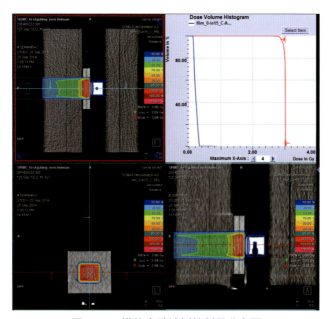

图 4-3 模体实验计划的剂量分布图

在模拟靶区中间插入 EBT3 胶片来记录靶区剂量分布的均匀性;用电离室探测器来记录实测剂量。确定当靶区剂量偏差(≤3%)和均匀性偏差(≤5%)时,剂量的偏差和均匀度为可以接受的。表 4-2 和表 4-3 分别显示靶区点剂量和均匀性测量结果。该实验显示:当靶区运动幅度在 3.5 mm 和 4.4 mm 时,在碳离子照射和质子的照射下,点剂量测量值和计划值之间差异均<3%,同时剂量的均匀性也都<5%。据此,SPHIC 确定了运动靶区在各个方向的运动幅度需<5 mm。需指出的是该参数实际为平均值,对于单个患者而言,该值除受扫描速度影响外,还受诸多因素影响,比如为 5 mm 限值时,较大靶区的剂量学影响较小,照射方向与运动方向垂直影响较大,照射分次越少影响越大等。此外,此实验研究的结果实际上提示:不管是否呼吸控制技术或采用前面提

到的何种呼吸控制技术,只要肿瘤残余运动≤5 mm,均可保证在 SPHIC 接受运动肿瘤放疗的剂量分布是可以接受的。

表 4-2 模体实验点剂量测量结果

| 靶区运动幅度(mm) | 碳离子 | | | 质子 | | |
|---|---|---|---|---|---|---|
| | 计划值(Gy) | 测量值(Gy) | 差异(%) | 计划值(Gy) | 测量值(Gy) | 差异(%) |
| 3.5 | 2.99 | 2.971 | −0.64% | 2.98 | 2.987 | 0.22% |
| | | 2.926 | −2.13% | | 3.053 | 2.45% |
| 4.4 | 2.96 | 2.947 | −0.45% | 2.98 | 3.021 | 1.37% |
| | | 2.872 | −2.97% | | 2.943 | −1.24% |
| 5.9 | 2.97 | 2.747 | −7.52%* | 2.98 | 3.034 | 1.80% |
| | | 2.930 | −1.33% | | 3.147 | 5.60%* |
| | | 2.853 | −3.93%* | | 3.151 | 5.73%* |
| 8.3 | 2.97 | 2.880 | −3.03%* | 2.99 | 3.141 | 5.03%* |
| | | 2.898 | −2.44% | | 2.924 | −2.20% |
| | | 2.910 | −2.03% | | 3.012 | 0.73% |

*超出点剂量阈值 3%。

表 4-3 模体实验剂量均匀性测量结果

| 幅值(mm) | 均匀性 | |
|---|---|---|
| | 碳离子 | 质子 |
| 3.5 | 4.50% | 2.25% |
| 4.4 | 3.80% | 2.45% |
| 5.9 | 5.66%* | 2.50% |
| 8.3 | 6.25%* | 2.30% |

*超出均匀性阈值 5%。

### 4.1.3 患者呼吸运动控制方案的选定

在运动肿瘤放疗流程中,首先要确定个体的患者使用哪一种呼吸控制技术。确定过程的相关节点如图 4-4 所示,主要包括呼吸评估与控制方式选择、呼吸训练、CT 定位、靶区勾画、治疗计划制订与评估、放疗计划实施等。患者在完成体位固定装置的制作后,首先需将患者置于 X 线模拟机下进行呼吸评估。患者处于自由呼吸状态,医生在透视下在不同机架角下评估肿瘤靶区在各方向的运动幅值。呼吸评估的主要目的是选择患者未来进行放疗时所采用的合适的呼吸控制技术,不同呼吸控制技术的选择规则如下:若患者在平静呼吸状态下肿瘤各方向运动均不超过 5 mm,而且其呼吸均匀平缓,则患者可使用自由呼吸接受放疗;若患者肿瘤运动虽超 5 mm,但让患者接受屏气试验时患者能屏气超 25 秒以上,以首次屏气时患者横膈区域某处为标记点,不同屏气之间标记点的位置重复性和稳定性均不超过 2 mm,或经训练后有可能降低至 2 mm 患者,则建议接受 ABC 技术;若上述条件均不满足,则让患者接受门控放疗。一般远离横膈、肿瘤体积大的患者可能可使用自由呼吸进行放疗;不满足第一条规则但肺功能较好患者,可采用 ABC;而绝大部分患者均可使用门控技术进行质子重离子放疗。由于可进行自由呼吸放疗的患者与其他非运动肿瘤的治疗无实质性区别,本章不再叙述。下面重点介绍 ABC 技术和门控技术在 SPHIC 的使用经验。

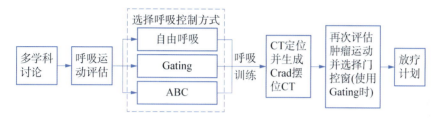

图 4-4　SPHIC 质子重离子放疗流程中涉及呼吸控制技术的相关节点

### 4.1.4　ABC 技术

#### (1) 呼吸训练

采用 ABC 进行呼吸控制的患者仍然需要进行呼吸训练。训练的目标是通过宣教和训练让患者学会使用该系统,并在患者感觉舒服的状态下获得重复性好的呼吸固定效果,且放疗中保持不变。首先根据患者自身情况,设定屏气参数。ABC 吸气量通常应为患者最大吸气量的 75%。SPHIC 的典型值为 1.5~1.8 L。屏气时间应>20 秒,典型值为 25 秒、30 秒和 35 秒。

在患者掌握 ABC 设备的使用方法后,需要在常规模拟机下进行 ABC 训练,训练示意图见图 4-5。医生会通过实时透射影像观察患者的呼吸运动情况。以肝癌患者为例,医生会选择一个特定的标记来追踪患者的呼吸运动。这个标记点可以是以下 3 种之一:①经皮在肿瘤附近植入的金属标记物(避开射束路径);②经肝动脉化疗栓塞沉

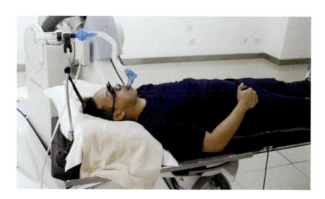

图 4-5　ABC 呼吸训练示意图

积的碘油；③横膈顶部位置。

在训练中，治疗师会先确认患者是否感到舒适，是否正确佩戴口咬器、鼻夹，是否能通过头戴显示器（HDM，SPHIC 自行研发）看到 ABC 的系统界面。患者和治疗师同时查看的控制界面如图 4-6 所示。然后引导患者先进行几次正常呼吸，与此同时，治疗师在控制界面按空格键确认准备。当患者准备屏气时，引导患者按下手柄按钮，此时呼吸曲线变成蓝色。令患者缓慢吸气直到控制界面显示达到设定的吸气量，此时因为球囊阀关闭，患者已无法通过口中的口咬器进行吸气或呼气。患者需要保持屏气直到倒计时结束，或者松开手柄，才可以进行自由呼吸。

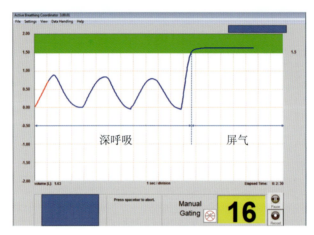

图 4-6　患者使用 ABC 的深吸气屏气曲线

将患者第一次吸气后屏气标记的位置作为模拟机荧光屏上坐标的零点，然后在图中标出后续屏气的标记位置。通过多次屏气训练，医生需要评估两个关键指标：一是患者每次屏气之间标记点位置的重复性；二是单次屏气过程中标记点位置的稳定性。这两项指标的误差都必须控制在正负 2mm 以内，才能满足临床治疗要求。通过训练使得患者满足上述要求，便可明确患者适用于 ABC 的呼吸控制技术，并且以此确定吸气的空气量和屏气时长。

（2）CT 定位

SPHIC 使用西门子 CT（SOMATOM Definition AS，德国西门子）模拟机定位，在这一阶段，ABC 患者采用定制的真空固定垫和热塑面罩以仰卧位固定，双臂上举。令患者保持在训练时的屏气状态采集两组 CT：一组是用于放疗计划的平扫 CT，另一组是静脉造影 CT。治疗师需要在患者单次屏气内手动控制 CT 机完成扫描。CT 定位后，患者自行保管其 ABC 口咬器和过滤器。

（3）靶区勾画

以肝癌为例，ABC 患者的肿瘤靶区（GTV）包括原发肿瘤和任何直径≥1cm 的肺门淋巴结，基于造影 CT、MRI 和 PET/CT 进行勾画。如果在一次定位中扫描了多组 CT，医生需将在每组 CT 都勾画 GTV，获得内肿瘤靶区（internal gross tumor volume， iGTV），以此补偿屏气间的重复性的偏差。临床靶区（CTV）是在 GTV 周围加 5 mm 边界形成的。计划靶区（PTV）是在 CTV 周围加 5～10 mm 边界形成的，考虑到摆位误差和射程不确定性，在射野方向上可以为 PTV 留出更多边界。

#### （4）放疗计划制订和评估

以肝癌为例，SPHIC 使用 Syngo（V13C，德国西门子）或 RayStation（10B，瑞典 RaySearch）治疗计划系统生成和评估治疗计划，采用 88～430 MeV/u 碳离子束的笔形束扫描技术进行剂量照射。SPHIC 采用固定角度机头，肝癌 ABC 患者的质子碳离子放疗计划通常安排 2～3 个水平射野，或者 2～3 个 45°斜向下射野。需要特别注意如果靶区靠近横膈，那么横膈位置的不确定性会给平行于横膈的离子束射野，带来较大的射程不确定性，设野时应当尽量避免。

RayStation 具备鲁棒性评估模块，所有患者计划应该接受鲁棒性评估，需满足最差的情况（voxel-wise min）（摆位误差 3 mm，射程不确定 3.5%）下需满足 90% 处方剂量至少覆盖 90% 的 CTV 剂量。

#### （5）放疗计划实施

在患者摆位阶段，与呼吸训练阶段一样，治疗师需要确认患者是否感到舒适，是否正确佩戴口咬器、鼻夹，是否能通过头戴显示器看到 ABC 的系统界面。

患者放疗的体位必须执行位置验证，在患者屏气时获取一对正交 kV 透射片，并与计划 CT 生成的透射片相比较。患者的位置验证不仅需要考虑骨性标志的对齐，还需注意呼吸标记点与计划 CT 中位置的偏差。位置验证完成后，治疗系统会根据配准值进行移床来修正摆位误差。

治疗师通过麦克风呼唤患者，指引患者开始使用 ABC。由于 ABC 缺乏与西门子加速器进行门控通讯的接口，治疗师只能使用手动的方式来控制束流：当患者吸气达到阈值、ABC 球囊阀关闭、患者开始屏气时，治疗师手动开启束流，碳离子束开始治疗患者。当患者中断屏气，治疗师应提前或者尽最快速度暂停束流。

#### （6）日常维护

放疗技师需要在每天清晨对 ABC 进行校准检查。使用 3 L 的肺活量计校准筒，在大约 0.25 L/s 和 0.5 L/s 两种流速下，对呼气和吸气分别进行 3 次测量。需要确保 ABC 的所有容量测量值位于 2.85～3.15 L 之间。

#### （7）小结

使用 ABC 屏气技术的程序比较复杂，需要患者理解并正确的配合，仅那些理解力强、依从性佳、肺功能好的患者能够接受这个技术。同时 ABC 设备中存在屏气中漏气等情况，可通过患者的口咬器漏气，也可以从呼吸的导管接口漏气。这些漏气是这个设备不能探测出来的。这些漏气会导致靶区的移动。目前在 SPHIC 实际使用 ABC 的患者数并不多。

### 4.1.5 呼吸门控技术（Anzai 呼吸门控技术）

SPHIC 的运动肿瘤患者除小部分使用自由呼吸和 ABC 技术外，比较多的患者使用门控技术。

**（1）Anzai 设备简介**

SPHIC 的 Anzai 设备如图 4-7 所示。Anzai 设备的作用主要是在实时监测呼吸运动和实时学习呼吸曲线，并发出束流开始和结束的照射指令。因为仅在某些呼吸时相出束，肿瘤在窗口内残余运动减小，从而减少了"互相影响效应"导致的剂量给予不确定。患者呼吸运动的采集是通过一个圆形的压力感受器获得的。该压力感受器被放置于患者的腹部皮肤上，常常置于患者的肋弓下（若接受仰卧位治疗）或者背部（若接受俯卧位治疗），需调节附着压力感受器束带的松紧程度，让其接受到的压力到适中水平（按照控制设备上的压力提示）。压力感受器探测到了压力的变化（患者的呼吸）后，将信号传送到计算机，然后转化为患者的呼吸波形。根据事前设定的"门控窗口"，如从 20% 的呼气时相开始到 20% 的吸气相为止，在这几个呼吸时相进行照射。当患者的呼吸到达"门控窗口"起始时相时，计算机向加速器发出发送射线信号。在"门控窗口"关闭时相，发出关闭射线信号。等到下一个"门控窗口"到达时再次打开射线和关闭射线。SPHIC 西门子设备对 Anzai 发出信号的反应速度很快，在接到 Anzai 发出信号后，加速器的反应时间为 $<2\times10^{-4}$ 秒。

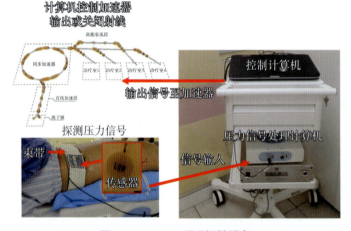

图 4-7 Anzai 呼吸门控设备

**（2）Anzai 主要参数设置**

在 Anzai 监测到患者呼吸波形后，需调节放大倍数和位置，如图 4-8 所示，目的是使患者呼吸波曲线（绿色曲线）位于 0～100 之间，设置得当后系统会同步勾画出软件学习并预测出的呼吸曲线（紫色曲线）。在实际照射过程中，患者往往会出现异常呼吸，为能最大程度保证门控的有效性，还需对异常呼吸处理方案进行设定。①呼吸幅度（呼吸深度）异常的限制：常设置为 +/−10%，当呼气过度或者吸气过度的幅度超过 10% 时关闭门控功能。②当出现异常呼吸，如患者咳嗽时，设备终止"呼吸门控"功能，当患者恢复正常呼吸后，确定需要经过几个正常呼吸后才能开放门控放射。根据各个中心的具体情况，一般设置为 2 个或者 3 个。如图 4-9 所示，当系统监测到异常呼吸后，系统自动停止出束,到恢复正常呼吸(连续 2 个正常呼吸),发出重启门控照射信号。

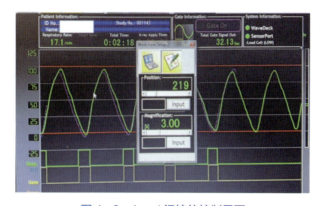

图 4-8　Anzai 门控的控制界面
注:调节呼吸波形放大倍数和位置,使其在两条红线的范围内。

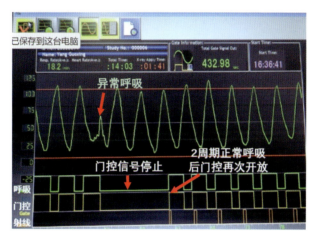

图 4-9　设置恢复门控照射时需等待 2 个正常呼吸后再重新开始门控照射

**(3) 患者呼吸训练**

患者采用放疗体位,在 X 线模拟机上进行呼吸训练。连接 Anzai 呼吸门控系统,将该门控系统的压力传感器放在患者合适的位置。反复训练患者,训练的要点是:患者掌握均匀呼吸的方法,直到呼吸频率和呼吸波的振幅(呼吸的深度)均趋于平稳。患者的呼吸相关参数会实时显示在 Anzai 控制界面上,必须记录患者呼吸频率和幅值。其中幅值可通过调节呼吸曲线的位置(在图 4-10 中为"Position")和放大倍数(图 4-10 中为"Magnification")来获得数据,最终使呼吸曲线正好位于 0~100 之间(图 4-10 中红线范围内)。训练完成后在患者腹壁上标记压力传感器放置位置及传感器绑带的位置和松紧程度。

**(4) CT 定位**

CT 定位使用四维 CT(4D-CT)扫描,用于门控窗口的确定和靶区的勾画。扫描前,连接 Anzai 呼吸门控系统,将呼吸训练时获得的患者呼吸信息载入。当患者的呼吸

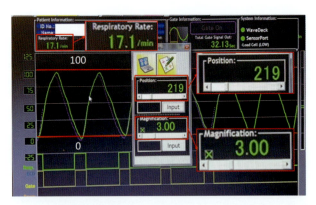

图 4-10 Anzai 呼吸门控技术的控制屏显示的呼吸波位置和波形放大倍数
注：Position，呼吸波的位置；Magnification，放大倍数；Respiratory rates，呼吸频率。

处于平稳和规律状态，并达到呼吸训练时的呼吸频率和呼吸深度时，进行 4D-CT 扫描，因为 4D-CT 是用于放疗计划的设计，所以不使用造影剂。如果有必要，再加扫造影的 CT 等。

**（5）"门控窗口"设定和靶区勾画**

1）确定呼吸的"门控窗口"（给予射线的呼吸时相）：首先重建 4D-CT 图像。一套 4D-CT 包括 11 个呼吸时相（图 4-11），即呼气时相 EX100、EX80、EX60、EX40、EX20、EX0 和吸气时相 IN20、IN40、IN60、IN80、IN100。其中 EX100 代表吸气末，亦即呼气开始；EX0 代表呼气末，亦即吸气开始。将所有时相的 4D-CT 导入图像处理软件 MIM（medical image management，美国 MIM Software Inc），在该软件中评估所有时相的肿瘤和周围正常组织的运动幅度和方向。选择"门控窗口"的标准是：在"门控窗口"内（包括数个呼吸时相），靶区在各个方向的累积运动幅度必须≤5 mm。同时必须考虑"门控窗口"中射线给予的时间足够长，以减少放疗的总时间。一般而言，几乎所有的患者处于呼吸末时相的时间比较长，所以"门控窗口"选择在呼吸末前后的呼吸时相。SPHIC 最常用的"门控窗口"是：呼气相 EX20% 至吸气相 IN20%。图 4-11 是

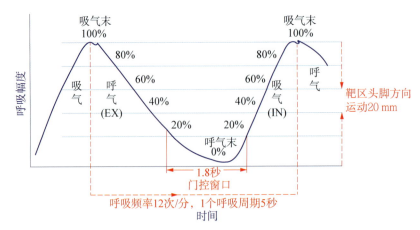

图 4-11 4D-CT 呼吸时相的定义图和一例患者的"门控窗口"的确定
（从 20% 呼气相到 20% 吸气相）

一例典型的患者,患者的呼吸频率是 12 次/分钟(1 个呼吸周期是 5 秒),靶区的运动幅度是头脚方向 20 mm。确定的"门控窗口"是:从 20% 呼吸相到 20% 吸气相,包括 20% 呼吸相、呼气末和 20% 吸气相 3 个呼吸时相。在这个"门控窗口"中,靶区运动的幅度是 4 mm,这个"门控窗口"能提供 1.8 秒的射线给予时间。

2) 靶区勾画:靶区的勾画通常有 3 种方法:①在"门控窗口"的融合图像上勾画 GTV;②在"门控窗口"的 3 套 CT 图像上分别勾画,把 3 个 GTV 融合成 iGTV;③更保守的做法,即在所有 11 个时相 CT 上勾画 GTV,最后在"门控窗口"的融合 CT 上产生 iGTV。从 iGTV 产生 CTV 通常为 5~7 mm 的非均匀外扩,主要考虑肿瘤在不同方向上的运动差异。CTV 到 PTV 的外扩一般为 5 mm 均匀外扩,以考虑射程的不确定。患者的危及器官(OAR)则在"门控窗口"的融合图像上进行勾画。

**(6) 放疗计划制订和评估**

放疗计划是在平扫的 4D-CT 的"门控窗口"(以 20% 呼气相、呼气末和 20% 的吸气相为例)的平均图像上进行的。对运动靶区放疗计划的设计,必须遵循一个基本原则,即减少靶区运动和扫描线束运动引起的"互相影响效应"导致的剂量给予不确定性。

1) 射野的原则:①尽量减少与运动方向垂直的射野;②射线尽量少穿过正常组织,即减少正常组织的剂量;③尽量避免射线穿过解剖位置变化较大的组织或植入物,如患者心脏、膈肌和心脏起搏器等;④尽量避免让射束末端落在重要危及器官上,如脊髓;⑤尽量增大各射野之间的夹角,选择多角度照射,以分散高剂量,为了有效利用束流时间又拥有多个射野角度,可以设计两套不同射野角度的计划交替治疗,这样总计有 4~8 个放射野。

2) 笔形束参数设置:前述 SPHIC 实验研究和文献报告均表明:当存在"相互影响效应"时,射线束横向束斑越大、束斑间距越小,越能降低"互相影响效应"的影响。SPHIC 通常采用 8 mm 束斑,束斑扫描点间距离为 1.6 mm。

3) 采用重复扫描技术(re-scanning)可有效减轻相"互相影响效应",该技术通过束流点位的总粒子分多次进行照射以缓解"互相影响效应"。常见的反复扫描技术分为 2D 层扫描和 3D 体积的反复扫描。然而,SPHIC 还没有这个技术,所以使用多野照射、多分割照射来模拟反复扫描技术。

4) 优化方式选择:扫描束质子和碳离子通常可采用单野优化和多野调强优化,在此基础之上可进一步开展鲁棒性优化和(或)4D 优化等方式。不同方向射野或相同方向多个射野的单野优化相当于不同方向或相同方向的体积反复扫描,可减小"互相影响效应"。使用该方法时,为达到更好的剂量分布,需根据肿瘤和危及器官的运动方向和相对位置等合理设定每个射野剂量贡献的权重。然而对于靶区形状复杂且周边有危及器官包绕的情形,单野优化可能难以达到较好的靶区剂量分布与较低的危及器官限值。多野调强优化与人们所熟知的 X 线调强放疗原理类似,可同时满足肿瘤复杂的几何形态所需的剂量部分及包绕的危及器官限值。但由于靶区单个体素的剂量可能来自不同的 Bragg 峰,一旦患者解剖结构发生变化或射程不确定,患者靶区剂量将会出现较大差异,因此多野调强计划的剂量分布虽较单野优化更好,但剂量鲁棒性更差。患者在门控窗口内的肿瘤运动幅度≤5mm时,患者既可采用多野调强优化,也可使用单野优化,但是推荐使用单野优化。相关内容和决定流程也可参见 PTCOG 共识。鲁棒优化是在 2010 后才兴起的新的优化方式,可配合单野优化和多野调强一起使用,为解决笔形束扫描放疗计划鲁棒性不佳的难题,在笔形束扫描照射方式兴起之前,大多数中心采用被动散射技术进行粒子放疗,计划用单能粒子通过展宽进行靶区均匀剂量照射。射野仅需考虑该单能射程的不确定性,也就是仅需外扩射野末端靶区就可充分考虑射程不确定性。而笔形束扫描照射肿瘤某位置的剂量则是通过将多个 Bragg 峰剂量叠加来实现的,单纯外扩靶区边缘区域无法考虑靶区其他区域的射程不确定性。鲁棒性优化以靶区内单个束斑位置为中心,通过考虑该位置毗邻的束斑权重来考虑患者靶区内所有区域的射程和摆位的不确定性。作为一种为扫描束粒子设计的全新优化算法,它能大大提高单野优化或多野调强计划的鲁棒性。同时,计划优化后也可以通过鲁棒性评估来直观检验计划的鲁棒性。SPHIC 一般设定摆位误差为 3~5 mm,射程不确定性为 3.5%。4D 优化则是在基于单个 CT 优化基础上,将可优化的 CT 扩展到呼吸时相涉及的其他 CT 上,如采用呼气 20%时相、呼吸末时相、吸气 20%时相的 3 个时相作为门控窗口时,除利用融合的 CT 进行优化外,还可将上述 3 个时相的 CT 作为计划 CT 进行优化,以使计划在不同门控时相 CT 上均具备鲁棒性。对于大分割放疗,推荐将鲁棒性优化与 4D 优化结合起来进行优化。

### (7) 治疗实施

患者放疗前将离子治疗系统与呼吸门控系统 Anzai 连接,观察患者呼吸频率和幅度,若发现与呼吸训练和 CT 定位所确定的相关呼吸参数不符合时,要对患者进行指导,使得呼吸状态与呼吸训练和 CT 定位时保持一致。呼吸门控技术成功与否的关键的是患者呼吸频率必须与 CT 定位时保持一致,当呼吸频率相同时,呼吸的幅度也会相同。放疗前在 X 线影像系统透视下再次评估靶区(或者与靶区运动相关的参照物,如横膈)运动范围是否与呼吸训练和 CT 定位时保持相同。在放疗过程中,密切观察 Anzai 的呼吸监控屏,注意患者的呼吸频率和呼吸幅度,保持与预定的要求相同。如图 4-12 所示,一旦呼吸波发生变动,不能满足治疗要求时,手动调节呼吸波的位置(Position)和放大倍数(Magnification),尽快把呼吸波调到 0~100 之间。通过微调对应参数以适应新情况,同时优化照射效率。全疗程放疗结束后,保存放疗期间的呼吸波形。图 4-13 是一例患者在 Anzai 呼吸门控装置控制下进行碳离子放疗时的监控屏,显示患者的呼吸频率、呼吸波形、"门控窗口"打开和关闭时间、在"门控窗口"中出射线的时间点和射线关闭点。

### (8) Anzai 呼吸门控设备的保养

门控系统最关键部件是压力传感器,系统的精度与重复性很大程度上依赖于该传感器,然而频繁使用该部件易造成导线损坏和传感器意外掉落而致破裂,因此,一般需多个传感器和连接导线的备件。同时,随着使用次数的增加,传感器的灵敏度会下降,SPHIC 物理师每月均需对压力传感器进行一致性校准。

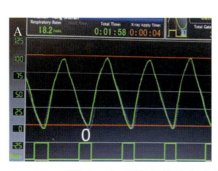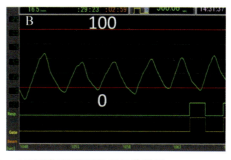

图 4-12 呼吸门控放疗时 Anzai 呼吸门控装置的呼吸监控屏

注:绿色曲线是患者的呼吸波形。左上角显示的是患者的呼吸频率(次/分钟)。A. 呼吸波在 0~100 之间,波峰在 100,波谷在 0;B. 呼吸波未达到 100,需调整呼吸波位置(Position)和放大倍数(Magnification),使呼吸波重置于图 A 状态。

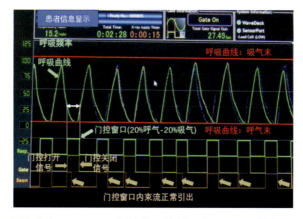

图 4-13 1 例患者在 Anzai 呼吸门控装置控制下进行碳离子放射时的实时监控屏

### （9）小结

由于基于 Anzai 呼吸门控技术对患者正常呼吸干扰小,患者一般较易耐受,该技术在 SPHIC 运动肿瘤放疗中获得了广泛的临床应用。但门控技术本质上并未对运动肿瘤进行任何控制,而是通过压缩照射时间窗、延长整体照射时间来保证运动靶区的剂量精度和均匀性。因此,该技术会延长照射时间 1 倍以上。压力传感的重复性不但受传感器本身的影响,还受操作人员的经验及患者本身状态的影响。正确使用 Anzai 门控最关键的是患者的呼吸训练,要使患者的呼吸频率与呼吸的深度保持一致,即在进行 4D-CT 扫描时和放疗进行时基本保持相同。

（王巍伟　蒋国梁　卢　艳　章希煜）

## 4.2　离子束放疗的图像引导和自适应放疗技术

### 4.2.1　引言

图像引导放疗技术(image-guided radiotherapy,IGRT)是一种通过在治疗前和治疗过程中使用成像设备，精确监控并调整患者位置和肿瘤及周围正常组织位置的技术。IGRT 在治疗前依靠预先获取的影像数据来勾画靶区，并在治疗过程中通过近实时成像指导患者调整体位，确保照射剂量准确递送到肿瘤靶区，同时最大限度地减少对健康组织的影响。结合自适应放疗（adaptive radiotherapy，ART），IGRT 能够根据患者解剖结构的动态变化持续优化治疗计划，以提高放疗的个体化水平。

与光子治疗相比，离子束放疗（如质子和重离子放疗）因其独特的物理特性，如带电离子在组织中的有限射程和 Bragg 峰效应，能够在靶区内精准地沉积能量。然而，这种优势伴随更高的不确定性，尤其是在 Bragg 峰远端，剂量急剧下降的区域受患者解剖结构、体位变化以及组织密度变化的影响较大。为减少这些不确定性，离子束放疗对图像引导技术的依赖性显著增强，以确保剂量分布的准确性。同时，离子束放疗因其较高的相对生物效应比（RBE），在大分割放疗中具有显著优势。在此模式下，治疗分次减少，但每次治疗的精度要求大幅提升。因此，图像引导技术尤为关键，它能确保每次治疗的准确性，进一步提高治疗效果和安全性。

ART 依赖于 IGRT 提供的影像反馈来动态调整治疗计划。随着治疗的进行，肿瘤的形状、大小以及周围组织的位置可能发生变化，这些变化可能导致初始计划的剂量分布与实际治疗时的靶区剂量分布不匹配。通过 IGRT 获取影像数据并识别这些变化，ART 能够根据新的解剖信息来调整治疗计划，使剂量始终精准递送到靶区，同时减少对正常组织的影响。

离子束放疗中应用 ART 尤为重要，因为质子和重离子的射程对组织密度及形态变化高度敏感。ART 结合 IGRT 技术提供的影像信息，监控治疗过程中患者解剖变化，实时调整治疗计划，应对肿瘤和组织位置的变化。此外，通过基于 PET 或瞬发伽马（prompt gamma）成像反馈进行修正，ART 可进一步提高离子束放疗的精准度。

本节将重点探讨治疗室内图像引导技术和自适应放疗在离子束放疗中的应用及其重要性。关于靶区勾画、模拟定位及治疗中 PET 或瞬发伽马图像监测的详细内容，将在其他章节中讨论。

### 4.2.2 治疗室内图像引导技术

**（1）kV X 线成像**

在离子束放疗治疗室内，kV X 线成像系统通常安装在射束路径旁或旋转机架（gantry）上。具体而言，kV X 线成像系统可集成在治疗束的末端，通常通过两个正交安装的 X 线成像器实现，这些成像器可以绕着患者移动，以获得不同角度的影像。许多现代离子放疗中心选择在治疗头（nozzle）附近安装 kV X 线管，或将其与治疗床或旋转机架相结合，以实现所谓的"射束视角"（BEV）影像。通过这一方式，系统能够从质子或重离子束传输的方向成像患者，从而在患者体位调整和治疗过程中确保高精度的定位。

目前，许多 kV X 线成像系统使用了平板探测器（flat-panel detector，FPD），这一探测器相较于传统的成像板具有更高的图像质量、更大的动态范围以及更好的几何精度。尤其是在离子束放疗中，动态平板探测器（dynamic flat-panel detector，DFPD）

的发展为观察和实时监控患者的内部解剖结构提供了额外的支持。通过 kV X 线成像，不仅可以进行常规的治疗前患者定位，还可以根据患者的实时呼吸状态进行门控控制和体内肿瘤的追踪，从而优化治疗方案。

kV X 线成像在离子束放疗中最常见的应用是 2D 平片验证和透视。这些功能在患者每日的治疗设置、靶区验证以及治疗中运动监控中起到了至关重要的作用。

1）2D 平片验证：kV X 线成像通过获取患者的 2D 投影影像来进行治疗前的患者位置验证。通过拍摄两个正交方向的 X 线平片，并与数字重建射线图像进行比较，放疗团队可以精确确定患者相对于治疗束的位置，并基于骨性标记或植入的放射不透标记物（fiducials）进行位置调整。这种 2D 验证方法不仅快速有效，而且操作简便，能够在日常治疗中实现高效的患者摆位验证。

2）透视功能：kV X 线成像的另一个重要功能是实时透视成像。通过 DFPD，2D 影像中可见肿瘤、膈肌和患者体内的植入的不透明标记物（如金属标记点、碘油）等，kV X 线成像能够提供基于时间的患者内部解剖信息，尤其是在肿瘤或靶区随呼吸周期发生显著位移的情况下，如肺部和肝脏肿瘤。透视功能可以实时监测靶区的运动情况，并通过呼吸门控技术控制治疗束的开启与关闭，确保离子射束在最有利的时间点集中在靶区内。这种功能在减少体内运动带来的剂量误差方面尤为重要。

kV X 线成像系统能够快速获取患者的 2D 图像，通过基于骨性解剖结构或植入标记物的对比，有效确保患者在治疗中的位置精度，减少治疗过程中的误差。这种验证方法操作简单，成像速度快，适合用于每日的质子或重离子放疗前的定位。而且，与其他影像引导技术相比，kV X 线成像系统的辐射剂量较低。典型的 kV X 线图像辐射剂量在每张图像 0.01~0.1 cGy 范围内，这对于患者而言是相对安全的，特别是在需要频繁成像的过程中，这种低剂量特性尤为重要。低剂量的特性使其适用于每日的治疗摆位验证和实时监控，而不会显著增加患者的累积辐射剂量。

虽然 kV X 线成像在骨性解剖结构上表现出色，但对软组织的分辨率有限，尤其在靶区位于软组织且组织密度差异较小时，难以准确定位肿瘤。此外，kV X 线仅提供二维投影，无法直接显示离子束的射程分布，这可能导致深部肿瘤治疗中的剂量误差，特别是在密度变化较大的情况下。尽管 kV X 线能近似实现"射束眼视角"成像，但 X 线源与离子束源不完全重合，这在高精度治疗中可能引发位置误差。相比之下，CT 和 MRI 等三维成像技术在软组织分辨率上更具优势。

**（2）滑轨 CT**

滑轨 CT 作为影像引导设备安装在离子束放疗室内，通常与机架保持一定的距离，沿滑轨安装在治疗室的一侧，距离机架几米远。通过这样的设计，滑轨 CT 能够在需要时快速滑动到患者所在的位置进行成像，而在不使用时可以收回至预设位置，避免干扰治疗流程和中子辐射的暴露。此外，滑轨 CT 与治疗床的配准需要高度精确，通常借助六自由度的机器人摆位系统（治疗床）将患者移动到成像等中心位置。CT 扫描仪则滑动到指定位置，完成图像获取后返回初始位置。

滑轨 CT 相比传统二维 X 射线影像具有显著优势，尤其在软组织对比度成像和大范围解剖结构捕捉方面更加出色,特别适用于质子和重离子放疗中靶区位于软组织内的情况。滑轨 CT 的较大视野(FOV)可以一次性获取更多解剖信息,提升治疗靶向的精准度。此外,滑轨 CT 能够进行四维 CT(4D‑CT)扫描,用于监测呼吸和心跳等引起的肿瘤位移,帮助制订更为精准的治疗计划。

SPHIC 引进了西门子滑轨 CT 设备(SOMATOM Confidence, Siemens Healthineers, Forchheim, Germany),并将其作为治疗室内的 3D 图像引导系统。该设备的临床应用主要集中在治疗前的患者摆位验证、图像引导和自适应放疗方面。下面以前列腺癌和肺癌的离子放疗为例,介绍 3D‑IGRT 的临床应用,自适应放疗将在 4.2.3 节中加以阐述。

1) 前列腺癌碳离子放射治疗的 3D‑IGRT:在前列腺癌离子放射治疗中,靶区(前列腺)软组织的位置容易受到膀胱充盈、肠道准备等因素的影响。软组织与骨性标志没有刚性连接,这可能导致射线路径靶区和正常组织的体积和位置变化,导致剂量偏差,进而影响治疗的精确性。3D‑IGRT 通过实时体积成像技术,监控靶区及其周围正常组织的位置和体积变化,确保射线能够准确照射靶区,减少偏差。

以图 4‑14 为例,治疗计划中的 CT 扫描图像(P‑CT)显示了计划的治疗靶区,红色轮廓表示参考靶区。在治疗前,对患者进行扫描获得第一次治疗前 CT(pre‑CT#1),

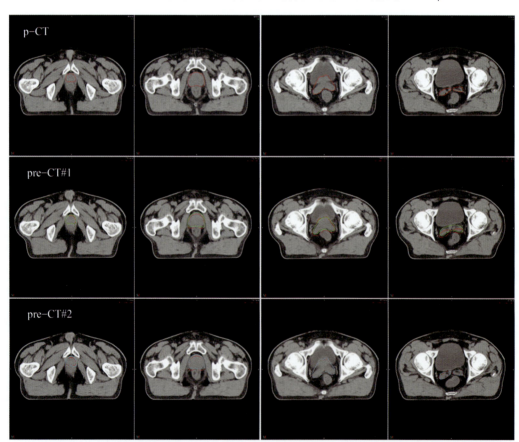

**图 4‑14　前列腺病例的治疗计划 CT(P‑CT)和两次治疗前 CT(pre‑CT)**

注:截取了 4 个代表性层面,P‑CT 中红色勾画为原靶区,两组 pre‑CT 上的红色勾画为图像配准后原靶区的刚性投影,绿色和浅蓝色勾画分别为在两组 pre‑CT 上重新勾画的靶区。

以评估靶区与周围正常组织的空间关系。通过将 P‑CT1 与治疗前的 CT 扫描图像（pre‑CT）进行对比，监测靶区及其周围正常组织的变化。在 pre‑CT#1 中，直肠的过度压迫导致靶区偏移了 9 mm，超出了临床设定的 4 mm 误差范围。这种偏移可能导致前列腺治疗剂量不足，此外，直肠向靶区入侵了 7 mm，增加了直肠受照射的风险。经过患者体位调整后，在第二次扫描 CT 图像（pre‑CT#2）中，靶区与直肠的相对位置恢复到了治疗计划中的预期位置，放疗得以顺利进行。

对于 3D‑IGRT 在前列腺癌离子放射治疗中的应用，可以通过实时图像有效识别和评估治疗过程中靶区和软组织的变化，确保治疗的精确性和安全性。这一技术可以及时发现并纠正治疗中的偏差，优化放疗效果，并减少对正常组织的损伤。通过 3D‑IGRT 的应用，前列腺癌放射治疗的精度得到了显著提升，有效降低了潜在并发症的发生率。

2）肺癌的 3D‑IGRT：3D‑IGRT 用于肺部肿瘤的离子放疗，配准方式的选择对靶区剂量分布存在一定的不确定性。主要原因在于肺部组织与周围软组织和骨组织之间密度差异较大，骨组织的位置偏移可能导致剂量的过冲或不足。SPHIC 针对局部晚期非小细胞肺癌的碳离子放射治疗，研究了 3D‑IGRT 中肿瘤匹配（tumor match，TM）与骨骼匹配（bone match，BM）两种图像融合技术对剂量分布的影响，旨在为临床实践中的精确剂量输送提供更为科学的指导。

TM 基于肿瘤的实际位置和形态变化进行调整。通过重新获取患者的 3D‑CT 图像，TM 技术能够将治疗计划中的靶区与新采集的影像进行比对，充分考虑到软组织的变化，确保靶区准确定位。相比之下，BM 则通过骨性标志物的位置变化来进行调整。由于骨骼相对稳定，BM 能在一定程度上提供稳定的解剖定位，但没有全面考虑软组织的变化，因此在某些情况下精度不足。

研究共纳入 40 例患者，分别使用 TM 和 BM 技术在复查 CT 图像上进行剂量分布的重新计算，生成肿瘤匹配计划（Plan‑T）和骨骼匹配计划（Plan‑B），并与原始计划（Plan‑O）进行比较。研究结果显示，Plan‑T 组的靶区覆盖率显著优于 Plan‑B 组，且两者在统计学上存在显著差异。TM 在处理肿瘤位移、旋转误差和形态变化时表现出更强的适应性。尤其是在肿瘤位移较大的病例中，TM 能够通过对肿瘤位置的精准调整，有效避免过冲和欠冲现象。此外，TM 能够更好地应对肿瘤的旋转变化，显著提升治疗的容错率，使得在治疗过程中即使存在肿瘤形态的改变，剂量覆盖依然可靠。典型病例如图 4‑15 所示。

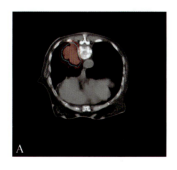
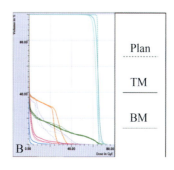

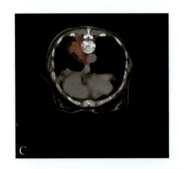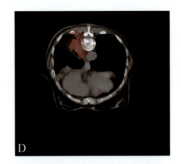

**图4-15 不同配准方式获得的剂量分布和剂量-体积直方图**

注：A. Plan-O；B. 剂量-体积直方图；C. Plan-T；D. Plan-B。蓝色轮廓表示内部肿瘤总体积(iGTV)，红色阴影区域表示95%处方剂量覆盖。

相比之下，尽管BM在图像配准上操作简单，但因无法反映软组织的实际变化，容易导致靶区剂量不足或周围正常组织剂量过高。总体而言，TM提供了更为精确的剂量分布，提高了治疗的有效性和安全性，适用于复杂的肿瘤病例。因此，在非小细胞肺癌的离子放疗中，TM比BM能够提供更可靠的靶区覆盖和剂量分布优化。

然而，滑轨CT的临床应用也面临一些挑战。首先，滑轨CT无法在治疗等中心进行成像，患者需要从成像位置移至治疗位置，可能导致误差，限制了其实时监控的能力。此外，滑轨CT的安装和集成要求较高，需要与治疗系统精确配合，增加了系统协调的复杂性。在控制成像剂量方面，尽管滑轨CT可以采用低剂量模式，但这可能影响图像质量，因此需要在成像效果和辐射剂量之间做出权衡，以确保影像引导的有效性和安全性。因而滑轨CT在质量保证和控制方面应注意以下几个方面内容：

1) 滑轨CT扫描等中心与治疗等中心几何映射：确保滑轨CT扫描等中心与治疗等中心的匹配，减少由此引入的位置偏差，SPHIC使用球针成像模体进行两个等中心位置的匹配和校准，几何映射定位精度达到了0.1mm。

2) 治疗系统的摆位设备(治疗床)位置控制精度：保证治疗床在移动过程中保持精确定位，减少摆位系统的引入的位置偏差，SPHIC使用具有6个自由度的机械手臂控制治疗床的移动，刚性精度控制在0.5mm以内。

3) 滑轨CT图像质量及机械精度保证：滑轨CT采用X线成像，通过CT扫描获取患者的横断面影像，图像可用于治疗计划制订，因此需要保证稳定的图像质量；同时，由于CT扫描是在滑轨上移动完成的，需确保CT移动的机械精度符合要求。

4) 复杂几何模体端对端测试：通过端对端测试，验证系统的图像配准和位置匹配的准确性，确保控制系统能够按照预设参数进行精准的校正和调整。

未来，随着更先进的成像算法和探测器技术的发展，在保持低剂量同时，滑轨CT将提供更高分辨率的影像。同时，人工智能和自动化技术的引入，将增强滑轨CT的操作效率，减少人为干预，提升治疗精准度此外。此外，滑轨CT将更多应用于个性化自适应治疗(见4.2.3节)，实时调整治疗计划以应对患者的解剖变化，实现更精准的离子放射治疗。

### (3) 锥形束 CT

锥形束 CT(cone-beam computed tomography，CBCT)作为一种高效的 3D 成像技术，已逐渐成为离子放疗中重要的影像引导工具。CBCT 最初在 X 线放疗中得到应用，随着技术的成熟和需求的增长，逐渐被引入离子放疗领域。直到 2014 年，CBCT 在质子治疗中的商业化应用才开始出现，各大供应商如 Hitachi、IBA、Sumitomo 和 Varian 纷纷开发了适用于离子放疗的 CBCT 系统。这些系统经过不断的改进，逐步满足了离子放疗对成像质量、定位精度和设备兼容性的高要求。

目前，CBCT 在离子放疗中的应用已日趋广泛。各大离子放疗中心根据自身设施的特点和需求，采用了不同类型的 CBCT 系统，包括机架安装的 CBCT、喷嘴安装的 CBCT 和机器人 C 形臂 CBCT 等。

CBCT 在离子放疗中的临床应用主要体现在以下几个方面：

1) 治疗前患者摆位验证：利用 CBCT 获取患者的三维解剖影像，与治疗计划的参考影像进行匹配，精确校正患者的位置和姿态，确保离子束准确瞄准肿瘤靶区。

2) 组织变化监测：在治疗过程中或多个疗程之间，CBCT 可以用于监测肿瘤和周围组织的形态变化，如肿瘤缩小、体液变化等，为自适应治疗提供依据。

3) 呼吸运动管理：对于胸腹部肿瘤，CBCT 的四维成像能力可以捕捉呼吸运动引起的器官位移和变形，帮助制定和调整呼吸门控或主动呼吸控制的治疗策略。

4) 剂量重建与验证：通过获取治疗时的患者解剖信息，CBCT 可以用于剂量分布的重建和验证，评估实际治疗剂量与计划剂量之间的差异。

CBCT 在离子放疗中的应用具有显著的优势，主要体现在实时性、灵活性和高空间分辨率上。CBCT 能够在治疗室内实时获取患者的三维影像，帮助治疗团队进行位置校正和计划调整，从而提高治疗的精准度。其高分辨率影像清晰展现肿瘤及关键器官的解剖结构，为精确剂量分布提供了重要依据。此外，CBCT 通常采用较低的辐射剂量，减少了患者的额外辐射暴露风险。同时，机架或治疗头安装的 CBCT 系统与离子放疗设备紧密结合，设备整合度高，优化了治疗室的布局和工作流程。

然而，CBCT 也面临一些不足之处。由于散射和几何伪影的影响，CBCT 在软组织对比度和 CT 数值准确性方面可能不如传统 CT，进而影响精确的剂量计算。设备的复杂性和高成本也是一大挑战，尤其需要克服机械设计和空间布局问题。尽管单次辐射剂量较低，但频繁的影像引导可能导致累积剂量增加，特别是在长期治疗中，需合理权衡影像引导的频率和必要性。此外，CBCT 与不同厂商的离子放疗设备集成时，涉及硬件兼容和软件整合的技术难题，需多方协作以实现优化应用。

### (4) 光学体表追踪

光学体表追踪通过多个光学摄像头和光投影系统捕捉患者的三维表面信息。系统利用这些摄像头投射出结构光或点阵图案到患者的身体表面上，并通过检测这些图案的反射，使用立体摄影技术计算出患者的三维表面轮廓。通过实时捕捉到的表面信息与治疗计划中的参考表面模型进行比对，系统可以检测患者是否处于预定的治疗位置。光学体表追踪是体表引导放疗(surface guided radiation therapy，SGRT)的核心技术,在不同的治疗阶段予以应用可提高治疗精度。

1) SGRT 在临床中的应用:

A. 治疗前的患者定位:SGRT 利用光学体表追踪技术帮助治疗师快速、准确地将患者定位在预定的位置,减少了因不准确定位导致的重复影像验证需求。

B. 治疗中的实时监控:在放疗过程中,SGRT 持续追踪患者的表面运动,特别是呼吸引起的位移,从而确保治疗靶区保持在预定治疗位置。如果患者发生移动,系统能够及时发出警报或自动暂停治疗,避免靶区错位。

C. 呼吸门控:光学体表追踪还能够与呼吸门控技术结合,追踪患者胸腹部的运动,并在合适的呼吸相位触发束流,从而提高治疗的精度。

2) 临床应用实践:SPHIC 于 2020 年在治疗室内安装了 C‑RAD(Uppsala,瑞典),将其应用于辅助乳腺癌患者的定位和摆位。研究回顾性分析了 30 组乳腺癌患者采用 SGRT 摆位和激光标记摆位后,2D X 线摆位验证(position verification,PV)的移床数据。结果显示,与激光标记指导摆位相比,SGRT 减少了 PV 在治疗等中心位置的校正数值,该结果与其他研究结论一致。

目前,SPHIC 常规应用 SGRT 辅助乳腺癌患者和肺癌患者的摆位,具体工作流程为:①定位时,扫描未使用体膜固定的 CT 参考图像;②使用未覆盖体膜的 CT 参考图像生成体表轮廓,作为摆位参考;③在治疗室内参考体表图像进行患者摆位,要求 6 个自由度数据中平移方向偏差不超过 3mm,旋转角度偏差不超过 2°;④符合摆位要求后,覆盖体膜(肺癌患者)或者直接(乳腺癌患者)移动到 PV 验证位置,使用 2D X 线进行最终验证,验证无误后开始治疗。

3) SGRT 的挑战与未来发展:尽管 SGRT 在放疗中的应用已经非常广泛,但仍然面临一些挑战。一个主要限制是 SGRT 只能监测患者的表面轮廓,无法直接成像内部靶区。因此,在某些情况下,仍然需要依赖放射学影像(如 2D X 线片、CBCT、CT 等)来确定内部器官的位置。然而,SGRT 具有无辐射和实时监控的优势使其成为影像引导技术的有力补充。

展望未来,SGRT 有望在自适应放疗中发挥更大的作用。自适应放疗通过实时调整治疗计划,以应对治疗过程中患者体型或肿瘤位置的变化。在这一过程中,SGRT 可以通过量化患者在治疗中的位移和形状变化,帮助设计个性化的治疗边界,从而提高治疗效果。

此外,SGRT 的应用领域正在不断扩展,未来可能用于更多复杂的治疗场景,包括实时位置纠正、基于 Cherenkov 辐射的治疗精度验证等。这些新兴技术有望进一步提高放疗的精度和安全性。

### 4.2.3 图像引导自适应放疗

#### (1) 自适应放疗(ART)概述

ART 的核心理念是根据患者在放疗过程中的解剖变化调整治疗计划,以确保辐射剂量能够准确覆盖肿瘤,并最大程度减少对健康组织的损害。放射治疗中的 ART 理念已经有 20 多年的历史,最早应用于 X 线放疗。然而,离子束放疗的需求更为紧迫,因为离子束的射程极大依赖于体内 Bragg 峰的位置精度,患者在放疗期间解剖结构的变化,如器官填充、肿瘤消退、体重变化等,会导致剂量分布相对原有治疗计划结果产生显著影响。因此,基于治疗前获取的影像数据来制定并执行固定的计划是远远不够的,需要进行适时的计划调整。

ART 通过结合先进的影像技术,如 CT、MRI 和 PET 扫描,可以在治疗过程中监测并根据解剖变化调整治疗计划。ART 主要分为两种类型——离线 ART 和在线 ART。离线 ART 是在治疗分次之间进行影像评估并调整治疗计划;而在线 ART 则是在当次治疗过程中根据当时的解剖结构进行实时调整。当前大多数 ART 是"离线"进行的,即治疗计划更新需要几天的时间,这对应对较快的解剖结构变化(如器官填充变化)显得力不从心。因此,在线 ART 成为一种重要的发展方向。在线 ART 流程主要步骤包括:

1) 当日的 3D 影像数据获取:在治疗位置获取患者的 3D 影像,如 CT 或 CBCT。这些影像用于评估患者的解剖结构变化,并决定是否需要调整治疗计划。

2) 靶区自动勾画与调整:生成新的靶区和正常组织结构轮廓,通常通过将初始计划中的靶区形变到新的每日影像上,或通过自动勾画工具生成。然而,这一过程中仍然需要临床医生进行校正。

3) 治疗计划的适应性优化:如果解剖结构发生显著变化,系统将根据新的影像重新优化治疗计划,以恢复剂量分布的精确度。

4) 质量控制和验证:由于治疗计划在患者治疗前直接实施,无法进行传统的物理测量验证,而是依靠快速自动化的物理和临床质量检查,确保新计划的安全性和准确性。

5) 实时剂量验证:在治疗过程中,系统会记录射束参数(如束斑位置和剂量单元数),并通过日志文件重构实际的剂量分布。这可以提高治疗的安全性和精确度。

随着影像技术和人工智能(artificial intelligence,AI)的进步,ART 变得更加可行和高效,有望成为放射治疗领域的标准技术。然而,其临床实施仍面临诸多挑战,未来的研究重点将是优化 ART 的流程、提高治疗效率、减少患者的不适。同时,生物学引导的自适应治疗也在不断发展,将肿瘤的生物学特征纳入治疗计划中,这将进一步提高治疗的个性化水平。

(2) ART 临床应用研究

SPHIC 开展了一项针对局部进展期非小细胞肺癌(locally advanced non-small cell lung cancer,LANSCLC)患者的回顾性研究,通过比较接受和未接受自适应治疗的患者,评估自适应碳离子在维持靶区覆盖和器官保护方面的剂量学优势及其临床效果。研究纳入 98 名在我院接受碳离子放疗的 LANSCLC 患者,其中 31 名患者在治疗过程中通过每周的模拟 CT 扫描,监测到肿瘤体积或位置的显著变化,需要进行自适应重计划。

研究发现,接受自适应治疗的患者与未接受者在多个方面存在显著差异。接受自适应治疗的患者肿瘤初始体积较大,且在治疗过程中肿瘤体积和位置变化更为显著。

自适应治疗组的中位初始肿瘤内部体积（iGTV）为 125.90 cm³，显著大于非自适应治疗组的 49.79 cm³。

剂量学分析表明，自适应碳离子放疗显著提高了靶区覆盖率。自适应组在重新计划后，95%处方剂量覆盖的肿瘤体积（$V_{95\%}$）平均增加了 23.55%，确保了更好的治疗效果。此外，靶区的适形指数（CI）和均匀性指数（HI）也有显著改善，表明自适应治疗提高了剂量分布的精确度和均匀性。自适应重计划还显著降低了对周围重要器官的辐射剂量，尤其是对脊髓。脊髓的最大剂量中位减少了 10.4 Gy，具有统计学显著性。此外，肺部的平均剂量，肺 $V_5$、$V_{10}$ 和 $V_{20}$（接收到 5 Gy、10 Gy 和 20 Gy 剂量的肺体积）数值，以及食管和支气管的最大剂量也有所降低。这表明自适应碳离子放疗（CIRT）在维持肿瘤靶区覆盖的同时，能够有效减少健康组织的辐射毒性。

研究结果显示，iGTV 的变化和中心位置的移动是影响是否需要进行自适应计划的主要因素。体积变化超过 20%或肿瘤中心移动超过 5 mm 的患者更有可能需要自适应治疗。此外，接受自适应治疗的患者通常接受的单次剂量较小，表明在较长治疗过程中肿瘤变化的可能性增加。

SPHIC 的研究结果强调了自适应计划在离子放疗中的重要性，尤其对于那些肿瘤较大且变化较明显的患者。通过每周 CT 评估并及时调整治疗计划，临床医生能够确保射线精准地靶向肿瘤，同时减少对健康组织的损害。对于肿瘤较大或治疗时间较长的患者，自适应治疗能够在肿瘤体积和解剖结构发生显著变化时，保证放疗的有效性。

总体而言，ART 通过在放疗过程中离线或者实时调整治疗计划，能够显著提高癌症治疗的精准度和疗效。随着技术的进一步发展，ART 将成为个性化放疗的重要工具，并显著改善患者的预后。

（赵静芳　闻焱焱）

## 4.3　立式放疗技术

### 4.3.1　概述

立式放疗，又称直立放射治疗，是一种近年来在粒子放疗领域兴起的创新技术。立式放疗的引入旨在利用直立位（upright posture）对特定类型肿瘤进行精准的定位和剂量传输，可代替旋转机架，降低粒子治疗设备的基建投入和设备投入，提供一种更具性价比的小型化粒子治疗设备解决方案。同时对部分患者，立式放疗还可以提高治疗效果和减少危及器官（OAR）剂量。

#### （1）立式放疗的起源与发展

粒子治疗由于其放射物理学和生物学特性，正在成为肿瘤治疗领域的研究热点。利用质子治疗的 Bragg 峰物理优势，能够实现肿瘤靶区的高剂量和周围组织的低剂量分布，而重离子治疗则因其更优的物理学剂量分布和生物学特性，在肿瘤治疗中显示出巨大潜力。全球范围内建立的质子和碳离子治疗中心的数量正在显著增加。

临床经验显示，放射治疗中束流数量和方向的选择灵活性对于优化剂量分布至关重要。在常规放射治疗中，患者通常躺在治疗床上接受由机架搭载的光子或电子直线加速器的治疗。为了获得与光子束流角度选择相同程度的自由度，全球多数质子中心至少配备了一个旋转机架，以提高治疗的灵活性和精确度。然而，粒子旋转机架尤其是碳离子机架因其重量大和成本高昂而被限制了其应用。例如，世界上首个运营中的碳机架位于海德堡大学离子束治疗中心(HIT)，其旋转质量超过 600 吨。尽管 Bragg 峰的物理优势意味着带电粒子束的入射方向范围可能不像光子束那样关键，但量子科学和技术研究所(QST)、山形大学重离子中心以及韩国延世大学重离子中心等已经开始在碳离子放射治疗中采用旋转机架技术，以提高入射角度选择的灵活性。

然而，质子和碳离子机架建设时需要高额的基建和设备费用投入，粒子治疗中心尤其是碳离子中心往往只能使用固定的离子束线，这在实现最佳治疗方案方面带来了挑战。为了克服这些限制，立式放疗作为一种无须机架的治疗模式正在逐渐兴起，为患者提供了新的治疗选择。

立式放疗的历史可以追溯到 1961 年，当时 Wier 报告了一种椅子的构建，可以允许患者在垂直旋转轴周围以直立坐姿进行等中心摆位，并首次使用坐姿治疗椅进行了放射治疗。Rachel 等进一步推动了这一领域的发展，他们设计了一种新型椅子，不仅允许患者进行三维成像，还能在治疗输送中发挥重要作用。随后，包括美国马萨诸塞州总医院(MGH)、日本量子科学和技术研究所(QST)和美国 M.D.Anderson 癌症中心在内的多个研究机构，也加入了对立式治疗的研究行列，不断探索和验证其临床价值。到了 2018 年，Balakin 等对坐姿固定束线放射治疗的临床使用进行了描述，尽管他们并未详细报告椅子的性能特征。一系列立式放疗研究的重启，标志着立式放疗技术开始受到更广泛的关注和应用。

为了进一步提升治疗的灵活性和精确性，尤其是针对固定束线中对患者前后方向入射角度的选择，SPHIC 设计并构建了一种具有 6 个自由度的治疗椅(6-dimensional treatment chair，6D‑TC)。6D‑TC 旨在最大限度地提高治疗的适应性和灵活性，适用于质子和碳离子放射治疗的固定水平束线。SPHIC 于 2014 年开始研发 6D‑TC，于 2016 年成功开发了该系统，如图 4‑16、4‑17 所示。当与 90°固定束线结合使用时，6D‑TC 为患者提供了完整的 360°入射角度范围。SPHIC 于 2019 年进行了Ⅰ期临床试验以验证其安全性和可行性。

立式放疗中的一个关键配套设备是直立 CT，患者必须在立姿状态下进行 CT 扫描，获得 CT 图像，再在这套 CT 的基础之上进行放射治疗计划的设计。最近，庆应大学和 Leo Cancer Care 公司对直立 CT 进行了研究。将 CT 与旋转椅结合使用扩大了直立放射治疗的范围，理论上可以治疗肺部、腹部和盆腔肿瘤。2023 年 3 月 20 日，P‑Cure 集团宣布其自适应质子治疗系统(P‑Cure proton Therapy system，PPTS)已正式获得美国 FDA 的批准，成功取得了美国 FDA 510K 认证。这一重要的里程碑标志着立式放疗整套设备的商业化版图开启。

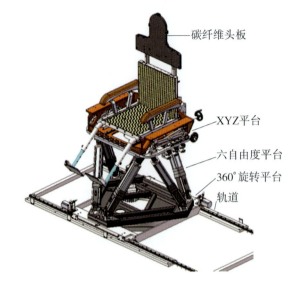

图 4-16 六自由度治疗椅（6D-TC）设计结构图

注：从上到下包括碳纤维头板、XYZ 平台、六自由度平台、360°旋转平台和轨道。

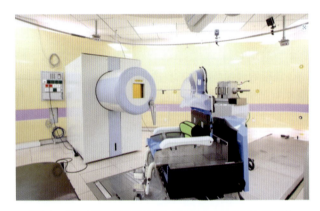

图 4-17 6D-TC 实物图（旋转到治疗位的状态）

通过使用直立 CT，Yokoyama 等对直立和仰卧姿势下脑结构的重力效应进行了比较分析。在垂体和扁桃体等结构中观察到 1~2 mm 的微小位移。此外，研究证实了直立和仰卧姿势下骨骼结构之间刚性配准的可行性。

**（2）立式放疗的特点**

立式放疗的核心原理在于利用重力和身体的直立状态来改善肿瘤和周围正常组织的相对位置关系。在直立状态下，人体的器官由于重力的作用会发生一定的位移，这种位移可以在某些情况下使肿瘤与关键正常组织之间的距离增加，从而有助于更精确地将辐射剂量集中在肿瘤上。对于头颈部肿瘤、肺部肿瘤和上腹部肿瘤等，立式放疗可以提供与仰卧姿势类似甚至更加精确的定位。

立式放疗相较于传统的仰卧位放射治疗，具有以下几个主要优点：

1) 减少器官慢偏移：研究表明，患者在仰卧扫描时，受重力影响，器官位置随时间变化，可能出现慢偏移。可能的原因是患者在扫描前主要为立式的姿态，在仰卧扫描时与常规立式姿态下器官受到的重力影响不同。使用立式扫描可能解决该问题。

2) 改善肺组织剂量：直立位可以改善患者的血液循环和呼吸功能，对于某些肺部疾病患者，直立位甚至能够增加肺容积，增加危及器官放疗的耐受性。

3) 改善膀胱受照剂量：立式治疗由于前列腺与膀胱、直肠的相对位置改变，这些器官受到的放射剂量减少，从而降低了对这些器官的潜在损害。相比于传统的仰卧治疗，在立式姿态下，前列腺通常会远离直肠和膀胱。这种解剖结构的调整有助于减少这些危及器官的受照剂量，并减少膀胱充盈程度对靶区剂量的影响。

4) 提高部分患者舒适度：一些患者在直立位下感到更为舒适，特别是对于无法长时间保持卧位的患者，立式放疗提供了一种替代选择，增加了患者的耐受性。

**（3）立式放疗的技术挑战**

尽管立式放疗在上述许多方面展示出了潜在优势，其他的实施仍然面临一系列技术挑战。这些挑战涉及从设备研发到患者固定、影像引导、位置校正及剂量分布控制等多个关键环节。

1) 设备研发与应用：首先，由于立式放疗需要患者保持直立姿态，传统仰卧放射治疗所使用的设备并不完全适用于这种新方法。为了适应直立位治疗的特殊性，现有的放射治疗设备需要进行改进或重新设计。例如，治疗椅必须具备高度可调性和稳定性，以确保患者在整个治疗过程中能够保持精确的姿态。此外，立式 CT 和 CBCT 等影像设备也需要适应立式姿态的成像需求，能够在保证高分辨率成像的同时，适应更大范围的患者体位变化，或具有同时扫描立位和仰卧两种姿态的功能。这些设备的研发与应用涉及多学科的合作，包括工程学、医学物理学和放射肿瘤学的密切协作。

2) 患者固定：在立式放疗中，患者固定的稳定性和可重复性尤为重要。患者在治疗过程中需要长时间保持直立姿态，任何患者的不自主移动都可能导致治疗位置的偏移，影响治疗的准确性。因此，立式放疗需要专门设计的固定装置来确保患者在治疗中的稳定性。这些固定装置不仅要舒适地支撑患者，还需适应各种不同的体型和治疗部位。例如，在前列腺癌患者的立式放疗中，需要特殊设计的骨盆固定装置，以保持前列腺及周围组织的稳定。这种固定装置的设计不仅要考虑患者的生理舒适度，还要能够精确地锁定患者的治疗姿态，防止在治疗过程中发生任何非预期的位移。这些固定装置和方法的效果也需要大量临床数据的验证，以寻找最优的组合。

3) 影像引导与位置校正：立式放疗的精度依赖于先进的图像引导和位置校正技术。由于患者在直立姿态下的解剖结构和重力效应与仰卧姿态有显著不同，需要更为精确和快速的图像引导技术，以确保辐射能够准确聚焦在肿瘤部位，包括立式 CT、CBCT 和粒子 CT 等在内的多种影像技术的应用和整合。这些影像设备能够捕捉患者的解剖结构，并与治疗计划定位 CT 进行精确对比，以校正由于姿态变化引起的位置偏移。此外还需注意，在治疗过程中，即使患者采用固定措施，由于直立姿态下受重力影响，仍可能在垂直方向产生沉降。因此，通过实时图像引导、体表追踪等系统进行精确的位置校正，预期能够显著提高治疗的有效性和安全性。

### 4.3.2 立式放疗设备

立式放疗设备的研发是为了解决立式放疗所面临的一些挑战，以期充分利用患者在直立状态下的生理特性，保障治疗精度。主要的设备包括治疗椅和立式 CT，这两种设备各有其独特的功能和优势，为立式放疗提供了技术保障。立式 X-ray 2D 影像系统以及光学体表追踪系统与仰卧治疗方案相比，除坐标转换存在差异以外，其他技术方案基本一致，因此在本节不再介绍。

治疗椅是立式放疗中的核心设备之一，其设计初衷是确保患者在治疗过程中能够保持稳定、舒适的直立姿态。治疗椅本质上是患者固定设备，与传统仰卧治疗床性能要求类似，但同时也存在一些区别。在立式放疗中，治疗椅需要具备以下功能：①固定患者位置。治疗椅能够有效地固定患者的身体，使其在整个治疗过程中保持不动。这对于精准的剂量递送至关重要，特别是在治疗头颈部或其他需要高精度的区域时。②减轻患者压力。立式姿态可能对患者的脊柱和下肢施加额外的压力，治疗椅通过合理的支撑、缓冲设计以及使用必要的俯仰角度，有效地减轻这些部位的压力。③精确定位与影像引导。与仰卧治疗类似，治疗椅应设计为至少 6 个自由度，以根据 IGRT 要求，完成患者位置校准。④移至功能区：治疗椅需在治疗等中心位置具备 360°旋转功能，同时当存在 CBCT 或室内 CT 的情况下，需可移至 CT 扫描区域，从而完成治疗前或治疗后 3D 或 4D-CT 扫描的目的。⑤其他功能。在未来发展中，当有需要进行粒子 CT 扫描和粒子弧形放疗（arc therapy）时，应确保旋转过程中或指定角度下等中心位置变化在可接受的范围内。

#### （1）SPHIC 研发的治疗椅系统

我院在固定束线系统中引入了六自由度治疗椅，并结合影像引导和位置校正技术，为头颈部患者提供了立式放疗。治疗椅设计基于 Stewart 六足平台，这种设计提供了 6 个自由度的运动能力，包括 3 个平移和 3 个旋转的运动维度，如图 4-18 所示。各部分的重量和运动行程见表 4-4。具体每个部分的设计描述如下。

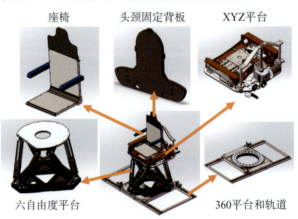

图 4-18 治疗椅设计结构拆解

表 4-4　治疗椅结构各部分设计重量与移动行程

| 比较项 | 滑轨 | 360 平台 | 六自由度平台 | XYZ 平台 |
| --- | --- | --- | --- | --- |
| 重量(kg) | 400 | 150 | 230 | 130 |
| X(mm) | 4 500 | — | ±200 | ±87.5 |
| Y(mm) | — | — | ±200 | ±100 |
| Z(mm) | — | — | ±126 | ±60 |
| Rx(°) | — | — | ±20 | — |
| Ry(°) | — | — | ±20 | — |
| Rz(°) | — | ±180 | ±20 | — |

头颈部固定板：对于头颈部肿瘤治疗，我院采用面罩和发泡胶方式进行立式患者定位。立式定位板设计为 9 销孔形式，这种装置包括下颌支撑，使患者在治疗过程中能够舒适地保持头部稳定，减少头颈部的移动，从而提高治疗精度。同时由于需要兼顾立式放疗与仰卧放疗的制模互换，如对于鼻咽癌患者，利用质子束流对肿瘤和淋巴结进行大野照射时使用仰卧姿势；而利用碳离子对肿瘤病灶进行局部加量时采用立式治疗。为避免重复制模，采用该装置。

XYZ 平台：该平台为治疗椅提供了更多的平移行程，解决了六自由度平台行程为椭球的缺陷。XYZ 平台还包含有背板升降平台，为不同身高患者提供可调节的背板高度，从而提高患者舒适度。在完成患者等中心摆位后，XYZ 平台锁死，在治疗过程中不再有位移。

六自由度平台：用于治疗椅自身位置校准、患者位置校准，虽行程有限，但却是治疗椅的精密移动平台，其运动精度直接影响了患者治疗精度。配合影像系统为患者治疗提供亚毫米级位置校准。

360 平台：用于 360°旋转，为六自由度平台提供更多的旋转行程。360°旋转平台仅根据治疗计划设定的角度进行旋转，完成旋转后，360 平台在该治疗角度锁止，患者的位置校准仅由六自由度平台完成。

滑轨：由于固定束线治疗室内原安装有治疗床，为确保治疗室原有治疗床仍旧能用于患者治疗，设计了滑轨，在立式治疗时，治疗椅通过滑轨移动到治疗等中心。在需要仰卧治疗时，治疗椅通过滑轨移动到其他停止位置，从而使治疗床能够正常进行患者治疗。

在治疗椅设计完成并经过安规检测后，我院对其进行了临床应用。为确保每次治疗都能达到预期的效果，我院引入了多层次的 QA 措施，包括：①日常 QA 检查。每天在治疗前，对治疗椅的运动精度、稳定性和定位系统进行全面检查，确保设备在治疗时能够正常运行。②由于影像引导在立式治疗中的关键作用，我院专门为治疗椅设置影像引导位置校准流程，以 5 天为一个周期，每天使用一个治疗计划角度进行质控，并对其进行定期校准和测试,确保在患者定位和位置校正过程中,影像引导系统能够提供准确的数据支持。③定期QA维护。每年对治疗椅进行更深入的维护和校准,检查各个部件的磨损情况,必要时进行更换或调整,以确保设备的长期稳定性。

**(2) 英国Leo Cancer care公司的立式放疗系统**

该公司设计了一款立式治疗定位系统——EVE®系统,专为提高放射治疗中的患者定位精度和治疗效率而设计。该系统支持从坐姿到半站立或完全站立的多种患者姿势,适用于头颈部、胸腹部以及骨盆区域的治疗。EVE®的设计灵活性使其能够满足不同治疗部位的需求,同时也为患者提供了多样化的治疗姿势选择。EVE®系统已经在法国里昂的Léon Bérard中心完成了首次安装,并进行了初步的定位经验评估。评估结果显示,该系统在工作流程效率和设置可重复性方面表现良好,为其在临床应用中的广泛推广奠定了基础。EVE®系统已经获得了美国FDA的510K许可。

**(3) 以色列P-cure公司的立式放疗系统**

该公司设计了一款立式自适应质子治疗系统(PPTS)。该质子治疗系统已于2023年3月20日获得了美国FDA的批准,成功取得了美国FDA 510K认证。P-Cure的PPTS以其紧凑的设计和成本效益著称,相较于传统的质子治疗设备,PPTS显著降低了质子系统的资本和运营成本。P-Cure提出了一种更实用的解决方案,即利用现有的治疗床机器人来搭载立式定位器,并共享耦合机制,这种设计提供了极高的稳定性和灵活性,不仅能够用于患者定位,还可以将患者从等中心移动到室内立式CT位,完成3D-3D影像配准,以提供更加精准的患者治疗定位。

### 4.3.3 立式放疗患者制模、定位

立式放疗的制模和定位是确保治疗准确性和有效性的关键环节。由于患者在直立姿态下接受治疗,制模和定位的流程需要适应这种特殊的姿态,确保治疗过程中能够精确定位肿瘤位置,避免或减少患者定位中产生的不舒适感。立式放疗制模和定位的流程包括患者准备、制模、图像获取以及靶区和正常组织的精确定位。

立式治疗的患者定位姿势在治疗效果和患者舒适度上起着至关重要的作用。合理的姿势不仅可以减少治疗过程中患者的不适,还能有效控制治疗过程中患者的位移,从而提高治疗的精度。在考虑立式治疗的患者定位姿势时,我们需关注其对患者舒适度、治疗过程中的运动控制以及图像引导设置的影响。不同的研究和临床实践提出了多种立式治疗姿势,旨在提升治疗效果及患者体验。

在SPHIC头颈部的治疗中,患者的定位采用直立姿势(即座椅与靠背之间呈90°角),如图4-19A所示。患者在这种直立姿势下容易出现疲劳,尤其是在长时间的治疗中,患者往往会将头部倚靠在热塑性固定面罩内的下颌支撑上,这可能导致治疗过程中的位移增大,并且使下巴感到疼痛。为了解决这一问题,研究人员建议将靠背向后倾斜15°~20°,这样可以让患者更加舒适地倚靠在靠背上,从而减少治疗过程中可能发生的位移。

为了进一步提高患者定位的稳定性,也可以采用类似赛车坐姿,即大腿略微向上倾

斜,膝盖弯曲,如图4-19B所示。这种姿势不仅有助于患者保持稳定,还为椅子下方的机器人手臂提供了更多的活动空间,从而避免了与患者腿部的碰撞。Leo Cancer Care提出的垂直膝部支撑装置作为赛车坐姿的补充,可以有效防止患者在治疗过程中沉降,如图4-19C所示。P-Cure的治疗椅也可以通过更换患者下半部支撑板,实现不同的立式患者定位方案。需要特别注意的是,这两种定位方案都会导致等中心旋转半径增大,设备之间发生碰撞干涉的可能性也随之增加,尤其是治疗椅与治疗头或影像设备之间的干涉。因此,在设计和实施这些定位方案时,精准的三维建模和碰撞预测是至关重要的,以有效减少风险,确保设备的安全运行和治疗的顺利进行。

除了直立姿势外,研究还探讨了前倾姿势的应用。如图4-19D所示。在McCarroll等人的研究中,将患者以类似于"反向"椅子的姿势前倾固定,胸部靠在支撑板上。为提高患者的舒适度,他们在原型设计中增加了下颌和前额的额外支撑。这种前倾姿势在某些情况下可能特别有用,例如在治疗整个中枢神经系统时,能够有效稳定患者的位置。

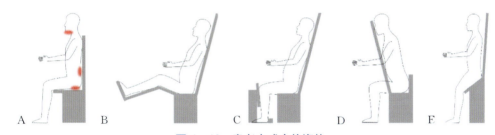

**图4-19 患者立式定位姿势**
注:A. 直立坐姿;B. 赛车坐姿;C. 膝部支撑坐姿;D. 反向前倾坐姿;E. 半站立姿势。

对于胸部以下的治疗,Leo Cancer Care公司提出了一种半站立姿势,即大腿与躯干之间的角度在135°~165°之间,如图4-19E所示。这种姿势特别适用于下半身的治疗,因为在传统的坐姿下,患者的腿部会妨碍下半身的垂直CT扫描,而半站立姿势则可以避免这一问题。同时采用大孔径CT也可以一定程度上避免此类问题。

### 4.3.4 立式放疗计划方案

立式放疗计划是放疗过程中的核心环节,决定了辐射剂量如何精确分布在肿瘤部位,同时尽可能减少对周围正常组织的损伤。与传统的仰卧治疗计划相比,立式放疗计划在角度选择方面具有明显的灵活性,尤其在肿瘤靠近重要器官或敏感组织时,立式治疗能够通过优化射束角度和路径,减少对周围正常组织的辐射剂量,从而更好地保护患者的健康组织。以下是SPHIC使用自己研发的治疗椅系统放疗头颈部肿瘤的案例。

1)1例手术加术后放疗后3年复发于蝶鞍区的脊索瘤患者:临床治疗方案采用仰卧治疗3个射野,转床角度分别为355°、185°和270°。对比坐姿治疗方案为30°、350°、190°和150°。如图4-20A立式治疗计划剂量分布和图4-20B仰卧立式治疗计划所示。由图 4-20C 靶区和正常剂量参数可知,立式治疗计划的靶区覆盖更好,脊髓受照剂量明显降低,脑干和脊髓的治疗剂量不确定性降低,但腮腺平均剂量有所升高。

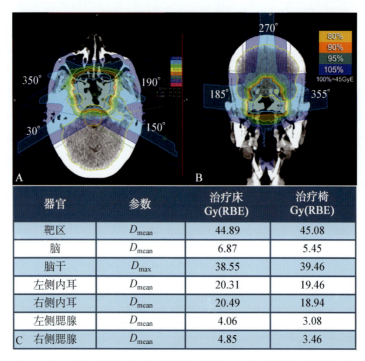

| 器官 | 参数 | 治疗床 Gy(RBE) | 治疗椅 Gy(RBE) |
|---|---|---|---|
| 靶区 | $D_{mean}$ | 44.89 | 45.08 |
| 脑 | $D_{mean}$ | 6.87 | 5.45 |
| 脑干 | $D_{max}$ | 38.55 | 39.46 |
| 左侧内耳 | $D_{mean}$ | 20.31 | 19.46 |
| 右侧内耳 | $D_{mean}$ | 20.49 | 18.94 |
| 左侧腮腺 | $D_{mean}$ | 4.06 | 3.08 |
| 右侧腮腺 | $D_{mean}$ | 4.85 | 3.46 |

**图 4-20　脊索瘤患者立式与仰卧治疗计划角度和剂量分布数据对比**
注:A. 脊索瘤患者立式;B. 脊索瘤患者仰卧;C. 剂量分布数据对比。

2) 1 例原发性鼻咽癌患者:对原发肿瘤及淋巴结进行 X 线或质子放疗,随后进行碳离子加量[15 Gy(RBE)/5 次或 17.5 Gy(RBE)/5 次],增量靶区不包括淋巴结或下颈部区域。比较碳离子增量计划剂量分布。临床治疗方案采用仰卧治疗 2 个射野,转床角度为 350°、190°。对比坐姿治疗方案为 350°、190°。如图 4-21A 立式治疗计划角度选择和 B 仰卧治疗计划角度选择。两组治疗计划的靶区覆盖并无差异,而腮腺和内耳受照剂量明显降低。立式治疗计划左侧腮腺和右侧腮腺平均剂量分别降低 28.2%($P=$ 0.013)和 26.2%($P=$ 0.027)。图 4-21C 为一例患者的剂量数据对比示例。

3) 1 例左眶内肌上皮癌患者($T_2N_0M_0$ 分期,R1 术后):临床治疗方案采用仰卧治疗两个射野,转床角度均 280°和 355°,以减少不确定性和降低正常组织受照剂量,如图 4-22A 仰卧治疗计划剂量分布和 B 直立治疗计划剂量分布所示。由图 4-22C 靶区和正常剂量参数可知,立式治疗计划的脑组织剂量降低,对脑组织具有更好的保护效果,然而对脑干的保护效果却不尽如人意,原因在于:对于立式计划的部分束流,脑干位于靶区的末端,这使得脑干剂量无法像水平计划那样降至接近零。这一现象揭示了对于这类患者,治疗床与治疗椅治疗方案各有优势和局限,需要根据患者的具体情况和治疗需求进行综合考量。

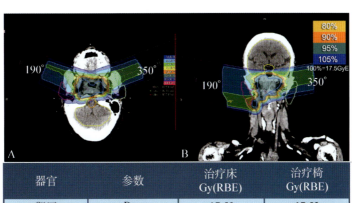

**图4-21　1例鼻咽癌患者碳离子增强计划立式与仰卧治疗计划角度和剂量分布数据对比**
注：A. 立式；B. 仰卧；C. 治疗计划角度和剂量分布数据对比。

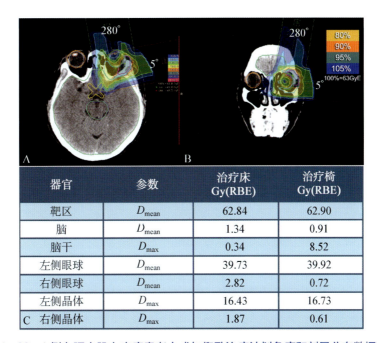

**图4-22　1例左眶内肌上皮癌患者立式与仰卧治疗计划角度和剂量分布数据对比**
注：A. 立式；B. 仰卧；C. 治疗计划角度和剂量分布数据对比。

（盛尹祥子　孙家耀　杨昱泽）

## 4.4 旋转舱放疗技术

### 4.4.1 旋转舱放疗的背景介绍

在通常情况下,放射治疗的辐射由患者体外放射源以射线束的形式射向肿瘤。这种照射方式被称为外照射或远距离放疗。为最大程度地减少电离辐射对患者正常组织的照射剂量,并最大程度地增加其对患者体内靶区的照射剂量,照射束会从多个不同的角度射入患者体内。射束出自放疗设备的机头,包含放射性物质,用于 X 线、中子或带电粒子束的成型和监测装置以及辐射屏蔽装置。根据医院物理学家协会和国际电工委员会(the International Electrotechnical Commission,IEC)的规定,用于支撑治疗机头的装置称为机架。轻离子束的机架可分为以下几种类型:固定束式、若干离散角度式、等中心旋转式和偏心旋转式。

一台典型的用于兆伏级 X 线和电子线放疗(megavoltage X-ray and electron therapy,MVXE)的旋转机架直径约为 3 m,而用于质子放疗的旋转机架直径约为 10 m。这种直径上的差异是由于质子的质量是电子的 1 836 倍,因此需要更强的磁铁以加强改变质子的运动方向。碳离子的质量是质子的 12 倍,亦需要更大的磁铁以改变其运动方向。将离子束从加速器传输到患者所需的传统室温磁体尺寸较大,因此碳离子旋转机架的尺寸和重量通常是质子机架的两倍,并需要一个大型混凝土拱顶作为辐射屏蔽。现有部分工作利用超导弯曲磁体减轻粒子放疗机架的重量和长度,但束流仍需通过散射或扫描束方式以形成足够大的照射野,因此减小机架直径难以在短期内快速实现。

旋转机架可将离子照射束聚焦于患者体内肿瘤,它的一种替代方案是相对于固定机架通过旋转患者,使其在患者水平躺姿、直立或坐姿情况下实现。然而患者在初始摆位和束流输运过程中的任何移动均可导致束流与肿瘤和正常组织间的错位,因此必须利用可移动的患者定位器(patient positioner,PP)对患者进行配准和摆位固定以避免几何变化。治疗舱的使用可优化上述配准和摆位固定。图 4-23 及其标题展示了治疗舱的定义和示例。本节中治疗舱的概念被扩展至放疗领域。

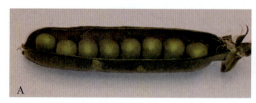
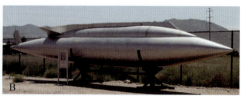

图 4-23 治疗舱的定义和示例

注:A. 豆科植物(如豌豆)的细长种子容器,成熟时两面裂开。B. 具有特殊功能的可拆卸或独立单元(通常作为保护容器或外壳)。对于飞行器,通常附在机身或机翼上的流线型隔间,里面装有燃料、雷达、摄像头或武器。该照片展示了一架 B-58"盗贼"轰炸机的两舱吊舱,用于装载燃料和热核武器。

### 4.4.2 重离子远距离放疗治疗舱的历史和理论基础

已知的首个投入重带电粒子远距离放疗的治疗舱是瑞士保罗谢勒研究所(Paul Scherrer Institute，PSI)用于 π 介子束放疗的治疗舱。π 介子通过将质子束照射于靶上后在诸多不同的方向生成。机架内放置了许多弯曲磁铁，用于收集 π 介子，并将其从 60 个不同的方向重新定向于患者肿瘤。将患者置于治疗舱中可实现不同方向的 π 介子相对于患者表面几乎垂直入射，从而使计划的优化更容易、更稳健。此外，该治疗舱的使用还保证患者所有组织都在 X 线计算机断层扫描(X-ray computed tomography，XCT)的图像重建范围内，以保证剂量的精确计算。

当与旋转机架一起使用时，使用治疗舱的一个优点在于避免射野由于穿过治疗床床板边缘而干扰剂量分布；另一个优点在于其允许射野调制装置(如准直器和组织补偿器)被放置在离患者更近的位置，从而最大限度地减少散射导致的照射剂量分布扰动。图 4-24A 显示了一个流程化的躺在平坦治疗床床面的患者。图 4-24B 显示了置于治疗舱中的患者。洛马林达大学是实施最多患者治疗舱放疗的机构，该大学于 1991 年

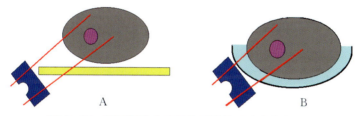

**图 4-24 于平坦治疗床及治疗舱接受治疗患者示例**

注：A. 典型的躺在平坦治疗床床面接受治疗的患者，组织补偿器(显示为蓝色)放置在离患者很远的地方，束流穿过治疗床床面(显示为黄色)的边缘。B. 标准的躺在低密度泡沫支撑的治疗舱内(如图中的水所示)接受治疗的患者，组织补偿器放置在靠近患者的位置，没有治疗床床面边缘干扰照射的剂量分布。

引自：Moyers(2003)，并转载于 Moyers，Vatnitsky(2012)。

开始使用治疗舱放疗。图 4-25 显示了安装于治疗床床面并置于在该机构旋转机架等中心位的半圆柱形治疗舱。

对于无法将射束旋转到不同入射方向(如固定方向束流输运线)的固定机架，可以使用治疗舱装载患者实现旋转。位于日本千叶的原国立放射医学综合研究所(NIRS)，现国立量子科学和技术研究所(QST)，其机架仅指向垂直或水平方向，半圆柱形治疗舱安装于平坦治疗床床面的顶部，可以旋转至±20°。

对于使用固定水平机架治疗头部的患者，马萨诸塞州总医院和哈佛大学回旋加速器装置使用了名为 STAR(stereotactic alignment for radiosurgery)的患者旋转装置。使用该装置时，患者并非被放置在治疗舱中，而是被捆绑固定在平台的多个位置上。由于仅治疗头部和颈部区域的靶区，平台的材料仅需足够坚固，无须射线可透。患者头部用一个带螺钉的刚性框架暂时固定在头骨上，或者使用一个有口咬器和多条束带环绕头部的框架固定。STAR 装置可以使患者绕其身体轴线旋转±95°，并使患者轴线相对于束流运输线轴线旋转±115°。

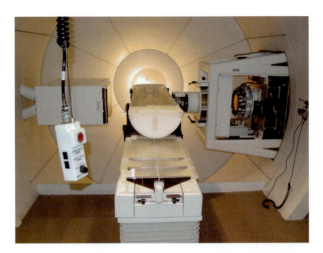

**图 4-25　洛马林达大学使用的安装于治疗床床板上的半圆柱形治疗舱**

注：该治疗舱放置于旋转机架的等中心处，束束从右侧的、可以围绕患者旋转治疗机头出射。左边是一台数字化影像设备。如图 4-24B 所示，可以移除部分的平坦治疗床床板，以便将射束直接照射到躺在治疗舱内的患者身上。

引自：Moyers(2003)，并转载于 Moyers, Vatnitsky(2012)。

### 4.4.3　治疗舱放疗的实施方法和材料

#### （1）治疗舱概述

SPHIC 的质子重离子放疗设备中，三间治疗室配备了水平方向的射束，而另一房间配备了与垂直方向呈 45°指向下的射束。因此，能够旋转±95°的治疗舱是一种可使单一方向固定机架出射的射束实现从任何角度入射患者的必要解决方案，而能够旋转±185°的治疗舱在特定的实际治疗过程中能使患者更舒适，并允许单次的配准和摆位固定程序，以便执行需要射束从患者两侧进入的计划。考虑到患者的安全和患者旋转躯干以治疗靶区过程中的精准位置校准，建议使用完全封闭的治疗舱，而不是仅由平坦治疗床床板和束带组成的治疗舱。以下介绍两种不同类型的治疗舱：一种用于治疗胸部、腹部和盆腔(chest, abdomen, and pelvis, CAP)病灶，另一种用于治疗头颈部(head and neck, HN)病灶。

#### （2）CAP 治疗舱

图 4-26 显示了 CAP 治疗舱的概念。治疗舱上半部分的长段是可拆卸的，以便患者进出。在上半部和下半部的接合处使用了互锁形状，使束流的水等效路径长度保持不变，并确保精确装配。最初自 2016 年起接受治疗的前几名患者使用的治疗舱原型机，其内部构建横截面是圆形的。为了减少治疗舱内摆位固定装置的数量，增加在 CT 扫描和治疗摆位过程中与治疗舱周围成像系统的间隙，并减少皮肤和束流调制装置之间的距离，治疗体积内的形状被改为椭圆形以用于建造治疗舱。椭圆形治疗舱的主直径被设计为略小于本中心 CT 扫描设备的最大 CT 重建孔径(500 mm)。

在治疗舱的可拆卸上半部分内，患者面部上方有一个开口。这个开口的目的在于使患者能看到外部以降低其焦虑感，由治疗师通过视觉和听觉监测患者状态，并允许插

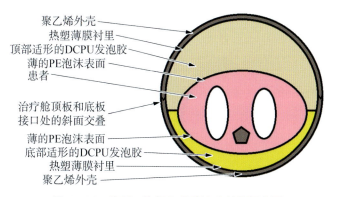

图 4-26 胸部、腹部和盆腔治疗舱的概念图

入和安装屏气装置。在治疗舱下方没有治疗床床板的情况下,患者可以初始仰卧摆位后旋转 180°进行呼吸控制技术下的俯卧治疗。

#### (3) HN 治疗舱

治疗肩部以上的靶区与治疗躯干病灶的要求不同,其中最主要的区别在于常使用非共面的束流入射方向,且所需的入射方向立体角大于 $2\pi$。将治疗舱轴向旋转±95°与 PP 偏航旋转±95°相结合,或可使水平固定束具备与上文提到的 STAR 设备相同的使用功能。与 X 射线束不同,成型良好的轻离子射束要求束流调制器(如准直器、射程位移器和组织补偿器)尽可能地贴近患者表面。这在使用长而平的治疗床床板治疗中通常是一个问题。该旋转机架治疗难题被 Moyers 通过使用可倾斜和勾画轮廓的 HN 治疗舱解决。此概念已被纳入旋转治疗舱的设计,包括使用斜边以减少剂量分布中散射引发的内部不均匀性和由摆位误差引起的穿透误差。治疗舱的旋转所需的一个附加功能是在胸部区域安装一个坚固的顶部支撑,从而保证旋转过程中患者颈部和肩部不会移动。图 4-27 是 HN 治疗舱的俯视图。

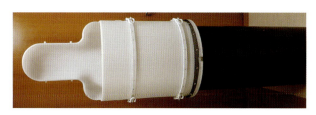

图 4-27 头颈治疗舱的俯视图

注:通过缩小头部横向宽度以允许束流成型装置靠近患者。白色模制部分由聚乙烯制成,物理密度大致相当于水。右侧的黑色部分是一个坚固的圆形碳纤维件以适配治疗舱旋转装置。

#### (4) 治疗舱旋转装置

本中心粒子放疗束流传输系统的制造商不希望在房间内安装电子设备而干扰对束流传输和束流监测,因此治疗舱的旋转通过使用手摇曲柄的纯机械方式完成。所需的旋转角度通过安装在旋转装置两侧的刻度和机械指针设置。此机械读数分辨率仅为 0.25°,因此在治疗舱的远端安装了电池供电的数字水准仪,其分辨率为 0.01°。图 4-

28是治疗舱旋转装置的照片。

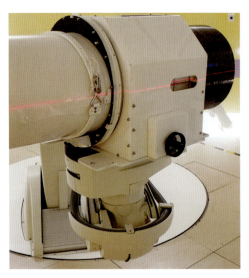

图4-28 安装于机器人手臂定位器上的治疗舱旋转装置照片
注：内部装载患者专用配准设备的治疗舱于左侧嵌入旋转装置。

### （5）治疗舱安装

目前，该设备使用Kuka（德国奥格斯堡）制造的机器人手臂以定位患者和定位X线球管及成像设备。PP机器人手臂由西门子医疗系统公司（德国埃尔兰根）配置，其搭载的平坦治疗床床板，由泡沫芯和碳纤维表面组成。X线成像系统（X-ray imaging system，XI）由安装在C形臂上的X线球管和平板成像仪组成，C形臂搭载于本身安装在等中心上方天花板的机器人手臂。由于等中心处X线球管和X线成像仪间距离较小，通过将平板治疗床床板从治疗舱下方移除，并代替性地使用与平板治疗床床板相同的接口面板，以将治疗舱旋转装置直接安装于机器人手臂上，从而最大限度地减少治疗舱和X线系统间的潜在碰撞。图4-29A显示了目前PP机器人手臂的接口面板。图4-29B显示了现有平板治疗床床板和治疗舱旋转设备的接口面板。

PP机器人可安全支撑的最大质量被设定为270 kg。值得注意的是，IEC医疗设备安全标准通常建议安全系数为3，这意味着机器人实际能够举起和移动更大的质量。治疗舱旋转装置和顶部接口面板的质量约为52.7 kg。不带顶部的CAP治疗舱质量约为19.4 kg，CAP治疗舱顶部质量约为8.9 kg。没有顶部的HN治疗舱质量约17.5 kg，HN治疗舱顶部质量约4.0 kg。放置在治疗舱内的固定泡沫和其他装置的质量取决于治疗舱的类型以及患者的体型和方向，但通常小于6 kg。因此，体重高达180 kg的患者或可并不合身地容纳在治疗舱内。

通过使用运输车，可以方便地在制模室、CT扫描设备、治疗室和存储区域之间移动治疗舱和旋转设备。运输车是西门子原始安装设备的一部分，但很少使用。本中心为其开发了适配器框架，从而使安装了治疗舱的旋转设备可以被便捷移动到多个位置。

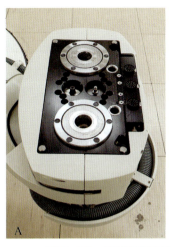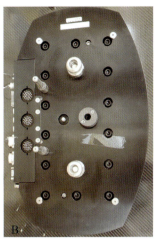

图4-29 当前机器人手臂患者定位器的接口面板

注：A.当前机器人手臂患者定位器上的接口面板。为了安全起见，共使用两个连接点。B.当前平板治疗床床板和治疗舱旋转设备底部的接口面板。压缩空气用于激活两个大号圆形销钉周围的锁。电子连接可用于若干种治疗床床板编码，但目前尚未使用。

由于CT扫描设备室中的PP机器人手臂从与治疗室相反的方向靠近治疗床床板或治疗舱，这要求在适配器框架的每一侧都加入一个滑动臂，以适配不同的配置。这些滑臂中的任何一个均可缩回以便机械臂接入，并保持足够坚固的结构来支撑治疗舱和旋转设备，但两个滑臂不可同时缩回。图4-30展示了安装在运输车上的适配器框架。

（6）治疗舱患者配准和摆位固定

为实现精准的放疗照射，患者在治疗期间的位置和方向必须与其设计治疗计划时使用的XCT扫描相匹配。这意味着患者必须通过治疗舱可重复地配准到PP机器人手臂并摆位固定。在过去的50年里，远距离放疗配准中最重要的进展之一是使用双组分聚氨酯（dual component polyurethane，DCPU）泡沫以制作患者的定制框架。这种低密度泡沫塑料于20世纪70年代末进入放疗市场，可置于治疗舱的内表面和患者的外表面之间。固态的贴合泡沫通过将两种液体化学物质混合在一起而制成。该两种化学物质反应产生气体，在其硬化之前将产生的化学物质膨胀到两个限制形状的表面。Moyers和Vatnitsky的文献中

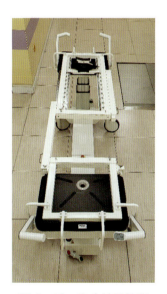

图4-30 治疗舱旋转设备的运输车和适配器框架

注：框架右侧缩回的滑臂允许患者定位器机械臂接入。

对化学品及其用途进行了详细解释。在LLU，半圆柱形治疗舱仅用于单个旋转方向，DCPU被放置于患者下方和侧面，位于塑料薄片（用于保护治疗舱）和低密度聚乙烯泡沫薄片（用于保护患者）之间。低密度泡沫薄板即使被折叠也能最大限度地减少照射剂量分布的扰动。

治疗舱没有得到广泛使用的两个原因在于 DCPU 泡沫的劳动密集型使用和操作程序的混乱。在放疗应用中，大多数用户购买供应商提供的预先测量的化学物质。使用液体混合器（如食品制备中使用的液体混合器）在敞口容器中手动混合化学品，或将化学品放入密封的塑料瓶中并摇晃。混合后再将化学物质倒入塑料层之间，多余的化学物质作为废物被丢弃。以 LLU 的使用情况为例，可以批量购买该类化学品并只使用患者实际所需的化学品量。

为了运输易碎的电子设备，包装行业开发了自动化泡沫引流以减少使用 DCPU 泡沫中的劳动力和操作程序混乱。这些泡沫引流将两种化学物质通过单独的管泵输送至拖缆枪，于此它们在一个特殊的腔室中混合，然后通过一个狭窄的孔口排出。也可使用一次性混合头的发泡胶引流枪。在放疗患者的摆位固定中使用引流枪施加泡沫的方法具备较大的应用前景，因其减少了准备工作和摆位时间，削减了使用时间和操作混乱，更容易将所需数量的化学品放置在正确的位置，并可更好地控制单个患者所需的化学品的数量，即减少浪费。图 4-31 显示了用于治疗舱患者的发泡胶引流枪。

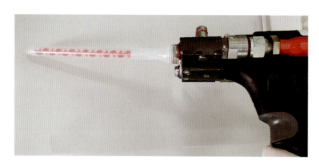

图 4-31　带一次性混合头的双组分聚氨酯(DCPU)发泡胶引流枪

过去在治疗舱内表面附近安装塑料薄片以防止 DCPU 泡沫黏附到治疗舱的方式非常耗时，有时其导致的薄片折叠会干扰照射剂量分布。一种更有效的、能够提供更一致、可靠和不扰动的衬里是采用预成型、模制的薄片，在使用 DCPU 泡沫之前可快速地将其插入治疗舱。这些预成型片材可以通过加热的热塑性片材和真空压缩机制成。这些成型零件类似于市售的 Silverman® 头枕，但更轻薄，可用做 CAP 治疗舱和 HN 治疗舱衬垫。这些塑料衬垫亦可成型以支撑和固定患者治疗区域外的解剖结构，如膝盖和脚。目前，仍使用低密度聚苯乙烯泡沫珠袋用于腿部摆位固定。

对于旋转超过约±20°的治疗舱，患者亦需从舱顶部摆位固定。对于 HN 治疗舱，患者头部区域使用传统的热塑面罩材料，而胸部区域使用短的治疗舱顶板，胸部和治疗舱内表面之间使用 DCPU 泡沫。目前通过从治疗舱两侧向外延伸的两个短把手，以实现在每次治疗中可重复地定位面罩。延伸到治疗舱外部的把手长度与面罩材料的厚度相同，故其在入射辐射场中呈现出几乎均匀的材料厚度，并减少了剂量扰动。面罩通过使用挂钩和毡合固定件（如 Velcro® 尼龙搭扣）固定在治疗舱上。图 4-32 展示了附着于 HN 治疗舱上的热塑性面罩。从面罩后面延伸出来的是一块薄而结实的防水布，它可在安装过程中作为手柄定位面罩，并可在紧急情况下快速取下面罩。防水布厚度小于 0.2mm,它的存在于 XCT 的扫描和计划优化过程中并不会显著干扰束流剂量分布。

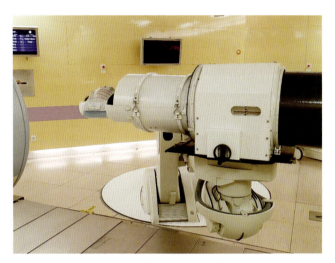

图 4-32 安装于头颈治疗舱的面罩

**（7）治疗舱摆位中的成像**

治疗室中有两种类型的成像手段以用于患者与束流间的位置校准。第一种成像类型是前面提及的 XI 系统。与接受坐姿放疗的患者相反,采用治疗床床板和治疗舱治疗的患者,XI 机器人手臂的底座在天花板上旋转,以使 C 形臂的旋转轴平行于 PP 治疗床床板或治疗舱的长轴。成像的角度通常在制订计划期间选择,但由于 DRR 可在治疗室中利用 XCT 图像和成像等中心位置实时创建,治疗师亦可选择额外的成像角度。第二种成像类型为室内"滑轨 CT",其有助于自适应放疗的实施。图 4-33 显示了上述两种类型的成像设备,通过分析成像设备的潜在碰撞和成像重建体积的大小以确定治疗舱诸多部分的具体尺寸和位置。

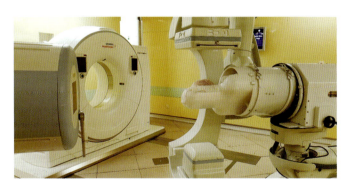

图 4-33 治疗室内两种不同成像系统图示

注:围绕头颈治疗舱纵轴旋转的是一个安装在天花板上的 X 线定位系统,该系统使用了一个平行于患者定位器长轴围绕旋转的 C 形臂。背景可见一个用于自适应放疗的室内 X 线计算机断层摄影（XCT）扫描仪,左侧是粒子放疗中出束的治疗头。

为了尽量减少碰撞的可能性,并确保基于 C 形臂的 X 线成像系统或室内 XCT 有足够的间隙,所有治疗摆位均使用与治疗舱旋转轴重合的初始成像等中心。成像后通过位置校准算法计算高精度机器人手臂定位器需要的移动,以将患者定位于所需要的治疗位置和方向。

#### (8) 治疗舱的同心度和沉降

旋转治疗舱的使用可能从两方面影响治疗精度:旋转的同心度和因重力导致的治疗舱沉降。若治疗舱的旋转轴与治疗舱旋转装置不共线,或者治疗舱不够坚硬导致不同旋转角度下重力影响的不同形变,则有必要在每个旋转角度进行单独的成像研究(如 XCT 扫描)以用于治疗,如通过在若干个不同的旋转角度下对已安装解剖模体的 CAP 治疗舱和 HN 治疗舱进行 XCT 扫描。完成影像采集后,利用内部开发的治疗计划系统软件工具对影像进行刚性旋转,后续使用偏转软件计算经刚性旋转图像和该旋转角度下实际图像之间的差异。

### 4.4.4 治疗舱放疗的实践结果、讨论和总结

图 4-34A 展示了一例患者在治疗舱中的摆位,并将其旋转 90°以用于肺部肿瘤放疗,水平束流从前后方向入射。图 4-34B 显示了经优化的调制扫描束剂量分布。与常规治疗中仰卧姿势的患者相比,在不同的旋转角度下进行胸部、腹部或盆腔的摆位固定需要细致的操作,因为患者的前表面和后表面必须被同时固定并能流畅呼吸,这需要制作治疗舱的治疗师进行大量练习以熟练操作。对于胸部病灶患者,在摆位固定和治疗期间进行腹式呼吸可以减少表面间隙,从而为旋转时提供更可重复的解剖定位。如果上述操作无法实现,浅呼吸或屏气亦有所帮助。

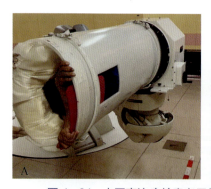
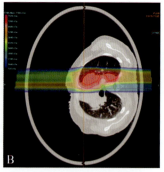

**图 4-34 水平束治疗舱患者示例以及放疗计划剂量分布**
注:A. 从前方照射的水平束进行治疗的患者摆位和到达治疗位;B. 计划从前方和后方联合布野的剂量分布。

治疗舱直径的选择需使其保持在西门子 XCT 扫描仪的重建孔径范围内(500 mm)。然而对于一些体型较大的患者,肩膀必须向前旋转以适配治疗舱,同时对于一些患者,肩膀可能无法以任何方向适应治疗舱。如果只使用小角度旋转的照射野,例如小于 30°,则可以在没有顶板的情况下使用治疗舱,并在治疗舱内稍微抬高患者以使手臂或肩膀置于治疗舱侧面上方。横跨治疗舱顶部的吊带可用作额外的安全性保证

和患者摆位固定。其他设施或可使用视野更大的 XCT 扫描仪，从而使体型更大的患者能够使用更大尺寸的治疗舱。对于超过 30°的旋转，应安装顶部件并使用适当的前部固定装置将其夹紧到底部件上。

图 4-35A 显示了一例正在准备使用 HN 治疗舱进行 XCT 扫描的患者。治疗舱已经旋转 60°。图 4-35B 显示了单个水平射束的剂量分布。

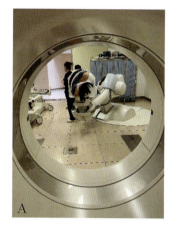
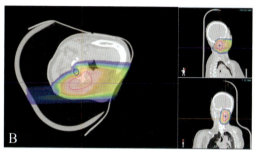

**图 4-35 使用头颈治疗舱进行 XCT 扫描的患者计划以及放疗计划剂量分布**

注：A.治疗舱内患者旋转 60°，准备进行 X 射线计算机断层摄影（XCT）扫描，左侧可见治疗舱运输车。B.单个水平射束于横状面、矢状面和冠状面的剂量分布。

本中心旋转治疗舱应用最多的治疗部位是乳腺癌区域。对于照射区域不包括锁骨上淋巴结的局限期乳腺癌，患者被置于 CAP 治疗舱中，通过治疗舱旋转与水平束流联合使用以均衡不同类型治疗室之间的治疗负载。均衡治疗负载的重要性在于满足每日更多的患者接受放疗。为了在固定患者的同时允许束流未经限制地入射乳房，使用了较短的治疗舱顶板。图 4-36 显示了叠加在乳腺癌患者计划 XCT 图像上的剂量分布。

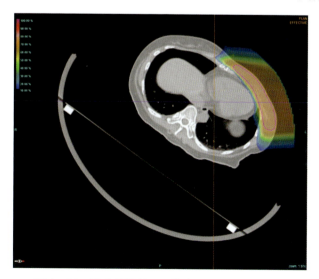

**图 4-36 治疗舱旋转 40°的乳腺癌患者剂量分布**

图 4-37 显示了使用 CAP 治疗舱在 0°处采集的影像和同一治疗舱旋转到 20°但经由软件刚性旋转到 0°后影像间的差异分布。除治疗体积外的模体末端，治疗区域内的三维距离差小于 1mm。图 4-38 显示了 HN 治疗舱旋转 45°情况下的类似情况比较。随着旋转角度的增大和从感兴趣区域到旋转装置距离的增加，将观察到更大的差异。从矢状面观察，治疗舱底部与扫描体积的边缘不平行，这说明治疗舱的轴线与旋转装置的旋转轴不共线。由治疗舱的安装或是沉降导致的问题尚未确定，相关研究正在进行以确定如何纠正该情况。目前在放疗计划过程中，需要对每个治疗舱的目标旋转角度进行单独的成像 XCT 扫描以提供准确的计划设计和剂量测量。为叠加不同治疗舱旋转角度下的治疗剂量，首先对 XCT 影像进行刚性旋转以与参考影像对齐。如果影像无法正确对准，则应使用形变配准，然后在剂量叠加之前将确定的形变图应用于剂量分布。由于治疗舱旋转可能带来的不确定性，若在给定的 PP 偏航角下使用多个治疗舱旋转角度，则计划设计中应使用单野优化。若只使用一个治疗舱旋转角，但按比例使用多个 PP 偏航角，则可以使用多野优化。

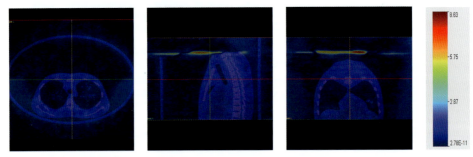

图 4-37 处于 0°的胸部、腹部和盆腔治疗舱图像与同一治疗舱旋转到 20°但经由软件刚性旋转到 0°的相同治疗舱之间的图像差异（最大差值为 1mm）

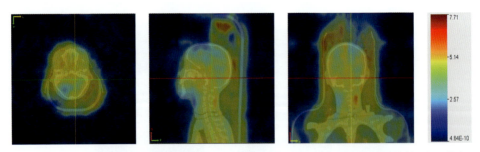

图 4-38 处于 0°的头颈治疗舱图像与同一治疗舱旋转到 45°但经由软件刚性旋转到 0°的相同治疗舱之间的图像差异（最大差值为 6mm）

治疗舱旋转时患者内部解剖结构的形变亦存在类似的问题。一般认为头部和颈部的非创伤性旋转只会导致脑组织相对于头骨 1~2mm 的位移，其处于典型的位置校准不确定性范围内。一项使用仰卧和俯卧方向进行的 XCT 扫描早期研究结果表明，各种大脑标志物相对于头骨的位移不到 1mm，即图像体素的尺度。最近的一项利用 MRI 对 11 名年轻成年人仰卧位和俯卧位进行比较的研究发现，大脑表面的位移通常小于

0.5 mm，但大脑深部的最大位移约为 1 mm。因此通过使用在治疗舱任一旋转角度下的单次计划 XCT 扫描，可以利用水平束流和旋转治疗舱治疗头颅区域内的任何病灶。在腹部区域，液体在胃和肠道内移动，因此可能需要多次 XCT 扫描以实现精确的射野设计和剂量模拟。作者尚未检阅到该问题在胸部肿瘤放疗实践中的相关研究，因此外部旋转导致的解剖变形或是未来研究的主题。

在轻离子束远距离放疗中，束流穿过所有装置的水等效厚度对于确保靶区接受足够的剂量照射和保证远端正常组织仅受低剂量照射至关重要。如果塑料泡沫及其他配准和摆位固定插入件能够很容易地被安装和拆卸且不会损坏，并且治疗舱壁厚保持足够小的制造公差，则可只需提供少量治疗舱库存。本中心目前的做法是在特定患者的治疗过程中保持治疗舱和所有内容物完整，随着经验的积累，这种做法在未来或可改变。

由于存在碰撞风险，定位成像的设置应将成像等中心点放置在与治疗舱旋转轴重合的位置。使用高精度的机器人手臂定位器，可在完成定位成像且从患者身上移回成像系统后移动治疗舱，并将治疗等中心点放置在患者体内所需的位置。

本节中展示的治疗舱示例仅用于治疗肺部、头部和乳腺病灶。旋转治疗舱可能为治疗其他常见部位病灶包括眼睑、肝脏、直肠和骶骨等带来巨大的益处。

总之，缺乏可用于轻离子束远距离放疗的旋转机架阻碍了照射剂量的优化。旋转治疗舱可以与固定射束机架一起使用，以减少照射在正常组织的剂量。已开发的 CAP 治疗舱可用于患者的配准和摆位固定以治疗胸部、腹部和盆腔区域病灶，HN 治疗舱则用于治疗头颈部区域病灶。已开发用于移动和交换装置的辅助设备，加强配准和摆位固定技术以辅助治疗舱的使用。有必要进行更深入的研究以确定身体旋转对内部解剖结构变形的影响。

（Michael F. Moyers　明　雪　孙家耀）

## 4.5 眼部疾病放疗技术

### 4.5.1 概述

质子和碳离子放疗作为先进的放疗技术，已经在眼科疾病的治疗中得到了广泛应用。其历史可以追溯到 20 世纪中期，当时质子放疗首先被用于眼部肿瘤，特别是脉络膜黑色素瘤。这种放疗方法因其独特的 Bragg 峰剂量分布，能够在靶区释放高剂量能量，同时最大限度地减少对周围健康组织的损伤，成为治疗眼部恶性肿瘤的理想选择。自此，质子放疗的应用逐渐扩展到其他眼部疾病，如视网膜血管病变和眼眶肿瘤。碳离子放疗凭借其更高的生物效应和能量沉积优势，在处理侵袭性眼部恶性肿瘤方面展现出巨大潜力。

目前，全球多家质子和碳离子放疗中心都在积极应用这一技术治疗眼部疾病。美国的麻省总医院、阿拉巴马大学伯明翰分校、佛罗里达大学质子放疗研究所，以及瑞士的保罗谢尔研究所（PSI）、德国的海德堡大学离子束治疗中心（HIT）和马尔堡重离子放疗中心（MIT）等，都是在使用质子放疗眼部肿瘤方面的领先机构。在碳离子放疗方面，亚洲和欧洲的多个中心也发挥了重要作用，如日本的国立放射医院研究所（NIRS），这些中心专注于复杂和放射抵抗性眼部肿瘤的放疗。

SPHIC 是我国第一家质子和碳离子放疗中心，依托自主设计的放疗设备和技术，包括眼球追踪装置和限束筒装置，成功开发了适用于不同眼部疾病的放疗方案。本节将介绍 SPHIC 在眼科放疗中的经验，包括不同放疗姿势下的技术应用、设备使用及其在多种眼部疾病治疗中的效果和前景。

### 4.5.2 仰卧放疗

#### （1）眼球追踪装置

眼球的精准放疗面临的一个主要挑战在于患者眼球旋转角度的不确定性。在放疗中，微小的眼球运动或角度变化都会影响射束的准确性，从而可能导致对健康眼组织的意外辐射。因此，如何有效监控和控制眼球的定位成为眼科放疗中的一个关键技术难点。

传统放疗方法通常采用植入金属标记，为放疗靶区提供固定参照点。这些金属标记能够在 X 线影像下清晰显现，从而在放疗过程中利用 X 线进行精确定位。然而，这种方法需要侵入性手术植入标记，增加了患者的疼痛和感染风险，在粒子放疗中，这样的金属植入物也会增加射程不确定性。

为了克服这些限制并提高放疗的精确性，我院自主研发了非侵入性的眼球定位灯组装置（图 4-39）。该装置的主要设计思路是在顶部安装多个可调节位置的 LED 灯珠，根据不同患者的情况进行调整。患者在放疗时通过开睑器撑开眼皮，持续注视指定的 LED 灯珠，从而保持眼球方向的稳定性。配合使用室内滑轨 CT，对患者眼球位置进

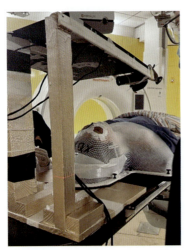
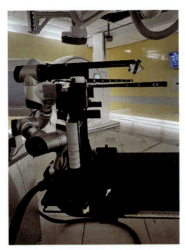

图 4-39　初代木质眼球定位灯组装置与第二代机械眼球定位灯组装置

行精准定位,确保眼球位置复位精度。此外,装置架子上还安装了高清摄像头,用于实时监控患者眼球的位置,一旦检测到偏移,放疗师能够立即暂停束流,确保放疗的精确性和安全性。

**(2) 碳离子放疗脉络膜恶性黑色素瘤的技术经验**

碳离子放疗作为一种先进的放疗技术,在放疗脉络膜恶性黑色素瘤方面展现了显著的优势。脉络膜恶性黑色素瘤是一种高侵袭性、难以治愈的眼部肿瘤,由于其位置的复杂性以及眼部解剖结构的特殊性,放疗面临着诸多挑战。传统的根治性治疗方式是摘除眼球。虽然眼球摘除术可以彻底清除肿瘤,但摘除眼球不仅直接导致失明,安装的义眼还会对患者生活质量产生巨大影响。

患者的制模方式与传统头颈部肿瘤患者相似,使用热塑膜制作固定模具。不同之处在于,固定模具上会在双眼位置开孔,以便患者在放疗时能够清楚注视到灯珠目标。在健侧眼位置同样开孔的原因是某些患者的患侧眼视力可能已经或正在丧失,需要依靠健侧眼进行注视和定位。在定位 CT 过程中,患者即使用眼球追踪装置进行定位。医生与物理师根据影像和肿块位置讨论决定眼球偏转的方向,以确保最佳放疗路径。

放疗脉络膜恶性黑色素瘤的处方剂量为碳离子 45 Gy(RBE)/5 次,使用 LEM 1 生物模型计算生物剂量。利用 TPS 为每个患者制订个性化的放疗计划。物理师根据肿瘤的大小、位置和形状以及眼球的位置和偏转角度,优化射束路径和剂量分布,以确保最大程度的肿瘤剂量和最小的健康组织损伤(图 4-40)。

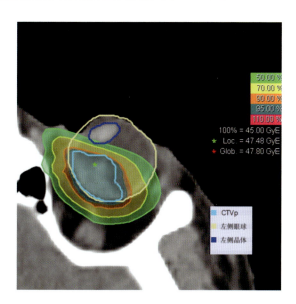

图 4-40 1 例左侧眼球脉络膜黑色素瘤患者典型剂量分布图

放疗开始时,患侧眼使用开睑器,患者保持眼球在固定位置上注视目标灯珠。整个放疗过程中,会安排 3 次放疗前的室内 CT(in-room CT),以确保放疗时眼球旋转位置与定位CT一致。在放疗过程中，眼球追踪装置实时监控眼球的位置，如果监测到眼球位置超出预定限制范围，放疗师会立即暂停射束，以防止误伤健康组织（图4-41）。首次放疗后，患者会接受PET扫描验证，以确认放疗的准确性和效果。

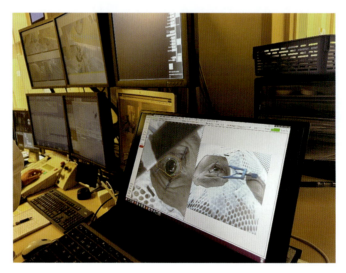

图4-41　放疗过程中实时监控患者眼球位置

### 4.5.3　坐姿（立式）放疗

#### （1）限束筒装置

眼科部位的放疗有时需要使用立体定向放射外科（stereotaxic radiosurgery，SRS）技术。然而，SPHIC的同步加速器和笔形束扫描技术的质子束流在实现SRS过程中，面临着能量切换时间较长以及侧向半影宽度过大的挑战，这些问题使其不适用于眼科SRS的要求。同时由于西门子束流传输系统不支持连接外部装置，进一步增加了实现SRS的难度。

为应对这些挑战，我们设计研制了一台独立的限束筒装置（beam applicator）系统（图4-42）。该系统包含多个组件，包括射程调制器（range modulator）、射程补偿器（range shifter）、预准直器（pre-collimator）、延伸锥筒（extension cone）、限束孔（aperture）、定位光野、固定光源，以及用于患者监控的高清摄像头。通过这些组件的配合，限束筒装置系统与质子重离子束流系统相结合，有效地进一步实现对束流的控制，实现不同种类眼部疾病的放疗。

#### （2）质子放疗黄斑变性

黄斑变性是一种主要影响视网膜中央黄斑区的退行性疾病，是老年人群中导致视力丧失的主要原因之一。传统的治疗方法主要依赖于抗血管生成药物注射，以减少新生血管的形成，但这种方法对某些患者的效果并不理想。

Moyers教授1999年的研究表明，质子束放疗能够成为治疗黄斑变性的一种有效替代方案。研究显示，使用单一窄质子束对黄斑变性患者进行14 Gy（RBE）的照射，

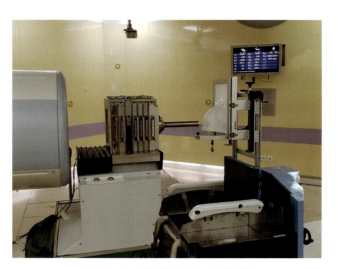

图 4-42 限束筒装置与座椅系统

89%的眼睛病灶得到了控制。在这些患者中,77%的患者视力得到改善或保持稳定。此外,质子束放疗需要的固定时间较少,放疗过程简便快捷,患者负担相对较轻。基于这些研究结果,我们在临床实践中采用了相同的质子放疗技术和剂量方案。

我们使用了自主研发的限束筒装置来优化射束形状和剂量分布。患者在放疗时使用头部热塑膜与口咬器固定在旋转座椅上,使用开睑器睁开患侧眼球(图 4-43),通过注视一个固定的闪光灯以保持眼球的稳定视线以及固定的 30°的注视角度,射束从患者的正前方进入眼球避开晶体直达黄斑区。图 4-44 展示了放疗过程中设备的配置和患者定位的方法。

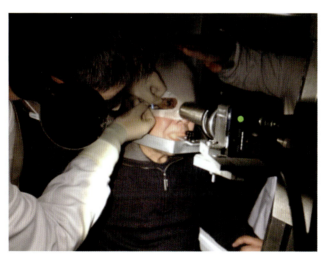

图 4-43 质子放疗黄斑变性前医生为患者安放开睑器

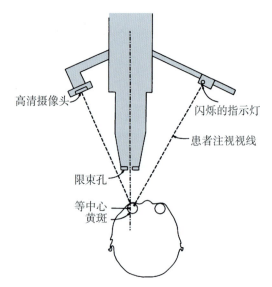

图 4-44 设备的配置

引自：Moyers M F, Galindo R A, Yonemoto L T, et al. Treatment of macular degeneration with proton beams [J]. Medical Physics, 1999, 26(5):777-782.

由于黄斑区的病变在不同患者中的位置相对固定，同时西门子放疗计划系统（TPS）对于外接附加设备的限制，我们采用了一种标准化的放疗方案。鉴于老年患者的眼球直径通常较小（大部分在 20~26 mm 之间），我们使用 3D 打印的金字塔形射程调制器，将单一能量的质子束 Bragg 峰展宽至 10 mm，以覆盖不同患者黄斑区域的深度。而在横向（lateral）方面，一个单一的质子束斑足以在所需的放疗区域内产生均匀的剂量分布。为减少对患者晶状体和角膜的辐射损伤，我们使用电火花线切割机（electrical discharge machining, EDM）从低熔点金属板上精确切割出直径为 10 mm 的限束孔，并将其置于限束筒装置的最前端。束流特性显示，光场和辐射场在等中心处的重合度在 1 mm 以内。束流的横向剖面（profile）测量结果显示，在等中心处，50% 到 50% 的射野宽度为 10.6 mm，80% 到 20% 的半影宽度为 1.3 mm。深度剂量测量结果显示，表面剂量为 53%，展宽后 Bragg 峰近端 90% 到远端 90% 的平台为等效水深度 17~27 mm。

在整个放疗过程中，高清摄像头用于监控患者眼球的位置，确保眼球的方向和定位保持稳定。任何偏移都将触发放疗师暂停射束，每次放疗通常在 70 秒内完成（图 4-45）。

SPHIC 于 2018 年 10 月与复旦大学附属眼耳鼻喉科医院联合开展了针对难治性或复发性脉络膜息肉样血管病变（polypoidal choroidal vasculopathy, PCV）的质子束照射联合玻璃体内康柏西普（IVC）注射治疗临床研究，12 个月的随访结果显示：81.8% 的眼睛完全吸收了视网膜下液体，息肉的血管造影回归率和闭合率分别为 60% 和 90%。平均最佳矫正视力（best corrected visual acuity, BCVA）提高了 20 个字母，中央黄斑厚度（central macular thickness, CMT）显著降低。此外，息肉和分支血

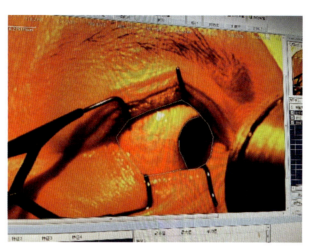

图 4-45 质子放疗黄斑变性时实时监控患者眼球方向

管网络(branching vascular network，BVN)面积分别减少了 72.3% 和 37.2%。研究结果表明，质子束照射结合 IVC 治疗能够有效促进息肉回归、降低 CMT，并改善 BCVA，且具有良好的安全性，是治疗难治性或复发性 PCV 的有用辅助疗法。1 例典型病例显示在图 4-46。

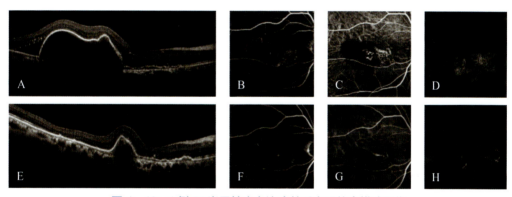

图 4-46 1 例 57 岁男性患者治疗前后右眼的多模式影像

注：该患者被诊断为难治性脉络膜息肉样血管病变(PCV)。患者之前接受了 12 次玻璃体内康柏西普(IVC)注射。治疗前的最佳矫正视力为 20/200。A (OCT 图像)：光学相干断层扫描(OCT)显示了视网膜下积液、色素上皮脱离，以及在视网膜色素上皮和 Bruch 膜之间的高反射物质。B (FA 图像)：荧光素血管造影(FA)显示早期局部的高荧光区。C (ICGA 图像)：靛绿荧光血管造影(ICGA)揭示了与分支血管网(BVN)和息肉相对应的晚期渗漏区域。E、F、G、H (治疗后图像)：经过质子束照射和 4 次每月的康柏西普注射后，ICGA (图 F、G)和 OCT (图 E、H)检测到分支血管网和息肉区域的减少，视网膜下积液完全吸收。

引自：Guo J, Qiu X, Tang W, et al. One-year efficacy and safety of proton-beam irradiation combined with intravitreal conbercept for refractory or recurrent polypoidal choroidal vasculopathy: a pilot study [J]. Ophthalmology and Therapy, 2022：1-13.

（邢 影）

---

## 参考文献

[1] 方键蓝,方涌文,刘镖水,等.Catalyst HD 光学体表引导发泡胶固定乳腺癌调强放疗摆位精度的

研究[J].实用医学杂志,2022,38(5):547-551.

[2] 明雪,盛尹祥子,孔琳,等.一种眼球定位灯组装置[P].中国专利:2772810.6,2023-02.

[3] 谢文波,李永强.仰俯卧位腹部肿瘤质子重离子治疗中呼吸门控技术的不确定性分析[J].癌症,2022,41(12):605-611.

[4] 谢文波,李永强.在肺癌粒子治疗中主动呼吸控制技术与呼吸门控技术头脚方向稳定性分析[J].中国医疗设备,2023,38(12):80-84.

[5] ALBERTINI F, MATTER M, NENOFF L, et al. Online daily adaptive proton therapy [J]. The Brit J Radiology, 2020, 93(1107):20190594.

[6] BENNION N J, ZAPPALA S, POTTS M, et al. In vivo measurement of human brain material properties under quasi-static loading [J]. J R Soc Interface, 2022, 19(197):20220557.

[7] BOISBOUVIER S, BOUCAUD A, TANGUY R, et al. Upright patient positioning for pelvic radiotherapy treatments [J]. Tech Innov Patient Support Radiat Oncol, 2022, 24124-130.

[8] BOISBOUVIER S, UNDERWOOD T, MCNAMARA J, et al. Upright patient positioning for gantry-free breast radiotherapy: feasibility tests using a robotic chair and specialised bras [J]. Front Oncol, 2023, 131250678.

[9] CHANG J Y, LI H, ZHU X R, et al. Clinical implementation of intensity modulated proton therapy for thoracic malignancies [J]. Int J Radiat Oncol Biol Phys, 2014, 90(4):809-818.

[10] CHANG J Y, ZHANG X, KNOPF A, et al. Consensus guidelines for implementing pencil-beam scanning proton therapy for thoracic malignancies on behalf of the PTCOG thoracic and lymphoma subcommittee [J]. Int J Radiat Oncol Biol Phys, 2017, 99(1):41-50.

[11] CHAPMAN P H, OGILVY C S, BUTLER W E. A new stereotactic alignment system for charged particle radiosurgery at the Harvard Cyclotron Laboratory, Boston [M]. New York: McGraw-Hill, 1993.

[12] DELANEY T F, KOOY H M. Proton and charged particle radiotherapy [M]. Philadelphia: Wolters Kluwer Lippincott Williams & Wilkins, 2008.

[13] DONA LEMUS O M, CAO M, CAI B, et al. Adaptive radiotherapy: next-generation radiotherapy [J]. Cancers, 2024, 16(6):1206.

[14] ESSEN C F V, BLATTMANN H, BODENDOERFER G, et al. The piotron: II. methods and initial results of dynamic pion therapy in phase II studies [J]. Int J Radiat Oncol Biol Phys, 1985, 11(2):217-226.

[15] ESSEN C F V, BLATTMANN H, CRAWFORD J F, et al. The piotron: initial performance, preparation and experience with pion therapy [J]. Int J Radiat Oncol Biol Phys, 1982, 9(9):1499-1509.

[16] FREDRIKSSON A, FORSGREN A, HÅRDEMARK B. Minimax optimization for handling range and setup uncertainties in proton therapy [J]. Med Phys, 2011, 38(3):1672-1684.

[17] GUO J, QIU X, TANG W, et al. One-year efficacy and safety of proton-beam irradiation combined with intravitreal conbercept for refractory or recurrent polypoidal choroidal vasculopathy: a pilot study [J]. Ophthalmol Ther, 2022:1-13.

[18] HOISAK J D P, PAXTON A B, WAGHORN B J, et al. Surface guided radiation therapy (1st ed.)[M]. CRC Press, 2020.

[19] HONG Z, ZHANG W, CAI X, et al. Carbon ion radiotherapy with pencil beam scanning for hepatocellular carcinoma: long-term outcomes from a phase I trial [J]. Cancer Science,

2023,114(3):976-983.
[20] HPA Radiotherapy Physics Topic Group. A standard system of coordinates for radiotherapy apparatus [J]. Phys Med Biol, 1974,19(2):213-219.
[21] HSI W, HUANG Z, WANG W, et al. SU-E-T-281:dose measurements of modulated spot-scanning particle beams with beam-gating of respiratory-phase [J]. Med Phys, 2015, 42(6):3397.
[22] International Electro-technical Commission (IEC). Medical electrical equipment-Light ion beam ME equipment-performance characteristics [C]. Geneva: IEC, 2017:62667:2017.
[23] IEC. Medical electrical equipment-particular requirements for the basic safety and essential performance of light ion beam ME equipment [C]. Geneva: IEC, 2014:60601-2-64:2014.
[24] IEC. Safety of medical electrical equipment, Part 2:particular requirements for medical electron accelerators in the range 1MeV to 50MeV [C]. Geneva: IEC, 1981:60601-2-1: 2020.JIA S, CHEN J, MA N, et al. Adaptive carbon ion radiotherapy for locally advanced non-small cell lung cancer: organ-sparing potential and target coverage [J]. Med Phys, 2022,49:3980-3989.
[25] KNOPF A C, HONG T S, LOMAX A. Scanned proton radiotherapy for mobile targets-the effectiveness of re-scanning in the context of different treatment planning approaches and for different motion characteristics [J]. Phys Med Biol, 2011,56(22):7257-7271.
[26] LANDRY G, HUA C-H. Current state and future applications of radiological image guidance for particle therapy [J]. Med phys, 2018,45(11): e1086-e1095.
[27] LANE S A, SLATER J M, YANG G Y. Image-Guided Proton Therapy: A Comprehensive Review [J]. Cancers, 2023,15(9):2555.
[28] LI H, DONG L, BERT C, et al. AAPM Task Group Report 290: respiratory motion management for particle therapy [J]. Med Phys, 2022,49(4): e50-e81.
[29] MA C C, LOMAX T. Proton and carbon ion therapy [M]. Florida: CRC press, 2012.
[30] MA N, MING X, CHEN J, et al. Dosimetric rationale and preliminary experience in proton plus carbon-ion radiotherapy for esophageal carcinoma: a retrospective analysis [J]. Radiation Oncology, 2023,18(1):195.
[31] MARANO J, KISSICK M W, UNDERWOOD T S A, et al. Relative thoracic changes from supine to upright patient position: a proton collaborative group study [J]. J Appl Clin Med Phys, 2023,24(12): e14129.
[32] MA Y, MAO J, LIU X, et al. Selection of breathing phase number in 4D scanned proton treatment planning optimization for lung tumors [J]. Phys Med, 2023,114:103152.
[33] MORI S, ZENKLUSEN S, KNOPF A-C. Current status and future prospects of multi-dimensional image-guided particle therapy [J]. Radiol Phys Technol, 2013,6(2):249-272.
[34] MOYERS M F. Adjustable beam applicator system [P]. U.S:210521562, 2020-05-15.
[35] MOYERS M F, BUSSIERE M R, LEVY R P. Light ion beam programs for stereotactic radiosurgery and stereotactic radiation therapy [M]. Florida: Taylor & Francis, 2015.
[36] MOYERS M F, GALINDO R A, YONEMOTO L T, et al. Treatment of macular degeneration with proton beams [J]. Med Phys, 1999,26(5):777-782.
[37] MOYERS M F, LESYNA W. Isocenter characteristics of an external ring proton gantry [J]. Int J Radiat Oncol Biol Phys, 2004,90(5):1622-1630.
[38] MOYERS M F, LIN J, LI J, et al. Optimization of the planning process with an in-house

treatment information management, and planning system [J]. Radiat Med Prot, 2023, 3 (3):102-107.

[39] MOYERS M F, LIN J, LI J, et al. Optimization of the planning process with an in-house treatment information, management, and planning system [J]. RMP, 2022, 3(03):102-107.

[40] MOYERS M F. Method and device for registration and immobilization [P]. U.S. Letters Patent, 7073508, 2006-03-14.

[41] MOYERS M F. Proton therapy refresher course, part II: Practical challenges and opportunities for proton therapy [C]. SAN DIEGO, California: American Association of Physicists in Medicine Annual Meeting, 2003, 30(6):1445-1446.

[42] MOYERS M F, REN W, TADDEI P, et al. A Beam applicator for radiosurgery of the eye using a scanning ion beam delivery system [J]. Cureus J Med Sci, 2019, 11(3):e378.

[43] MOYERS M F, VATNITSKY S M. Practical implementation of light ion beam treatments [M]. Madison, Wisconsin: Medical Physics Publishing, 2012.

[44] NESTERUK K P, BOBIĆ M, LALONDE A, et al. CT-on-Rails versus in-room CBCT for online daily adaptive proton therapy of head-and-neck cancers [J]. Cancers (Basel), 2021, 13(23):5991.

[45] RAHIM S, KORTE J, HARDCASTLE N, et al. Upright Radiation Therapy—A Historical Reflection and Opportunities for Future Applications [J]. Front Oncol, 2020, 10:213.

[46] RIETZEL E, BERT C. Respiratory motion management in particle therapy [J]. Med Phys, 2010, 37(2):449-460.

[47] SHENG Y, SUN J, WANG W, et al. Performance of a 6D treatment chair for patient positioning in an upright posture for fixed ion beam lines [J]. Frontiers in Oncology, 2020, 10:122.

[48] SIMON L. LE TEMPS et le mouvement en physique médicale [M]. Toulouse: Université Paul-Sabatier Toulouse III, 2018.

[49] SUN J, KONG L, CHEN Z, et al. Clinical implementation of a 6D treatment chair for fixed ion beam lines [J]. Front Oncol, 2021, 11:2317.

[50] SZETO Y Z, WITTE M G, VAN KRANEN S R, et al. Effects of anatomical changes on pencil beam scanning proton plans in locally advanced NSCLC patients [J]. Radiother Oncol, 2016, 120(2):286-292.

[51] TAMPIERI D, BERGSTRAND G. Postural displacement of the brain: feasibility of using CT for determination of stereotaxic coordinates [J]. AJNR Am J Neuroradiol, 1983, 4(3):725-726.

[52] TSUCHIDA K, MINOHARA S, KUSANO Y, et al. Interfractional robustness of scanning carbon ion radiotherapy for prostate cancer: An analysis based on dose distribution from daily in-room CT images [J]. J Appl Clin Med Phys, 2021, 22(6):130-138.

[53] UEMATSU M, SHIODA A, SUDA A, et al. Intrafractional tumor position stability during computed tomography (CT)-guided frameless stereotactic radiation therapy for lung or liver cancers with a fusion of CT and linear accelerator (FOCAL) unit [J]. Int J Radiat Oncol Biol Phys, 2000, 48(2):443-448.

[54] UEMATSU M, SONDEREGGER M, SHIODA A, et al. Daily positioning accuracy of frameless stereotactic radiation therapy with a fusion of computed tomography and linear

accelerator (focal) unit: evaluation of z-axis with a z-marker [J]. Radiother Oncol, 1999, 50 (3):337-339.

[55] VOLZ L, SHENG Y, DURANTE M, et al. Considerations for upright particle therapy patient positioning and associated image guidance [J]. Front Oncol, 2022, 12:930850.

[56] WONG JW, SHARPE MB, JAFFRAY DA, et al. The use of active breathing control (ABC) to reduce margin for breathing motion [J]. Int J Radiat Oncol Biol Phys, 1999, 44 (4):911-919.

[57] XING Y, WU X, LI Y, et al. Homogeneity study of proton and carbon ion scanning beams using combinations of different spot sizes and grid sizes [J]. Med phys, 2017, 44(11): 6047-6052.

[58] YOKOYAMA Y, YAMADA Y, KOSUGI K, et al. Effect of gravity on brain structure as indicated on upright computed tomography [J]. Sci Rep, 2021, 11:392.

[59] ZHANG W, CAI X, SUN J, et al. Pencil beam scanning carbon ion radiotherapy for hepatocellular carcinoma [J]. Hepatocellular Carcinoma, 2023:2397-2409.

[60] ZHANG X, HSI WC, YANG F, et al. Development of an isocentric rotating chair positioner to treat patients of head and neck cancer at upright seated position with multiple nonplanar fields in a fixed carbon-ion beamline [J]. Med Phys, 2020, 47(6):2450-2460.

# 第 5 章 核医学在质子重离子肿瘤放疗中的应用

## 5.1 概述

质子重离子放疗是精准放疗的典型代表,图像引导则是实现精准性的有力保障。以 PET/CT 为代表的功能影像将 PET 和 CT 两个影像设备有机地结合在一起,实现 PET 与 CT 优势互补,即 PET 显示肿瘤功能状态,CT 定位病灶并显示病灶解剖状态。PET/CT 一次性完成全身成像,不仅可以诊断原发病灶、观察病灶侵犯周围组织的情况,还可对全身转移灶进行精确诊断及定位,为治疗的展开提供全面有效的信息。

近年来,随着各种特异性强、靶向性高的新型放射性药物不断研发和投入临床运用,PET/CT 被赋予除了 $^{18}$FDG(fluorodeoxyglucose,氟代脱氧葡萄糖)肿瘤糖代谢成像以外更广阔的生物学意义,例如靶向肿瘤相关成纤维细胞(cancer-associated fibroblasts,CAFs)活化蛋白(fibroblast activation protein,FAP)的小分子抑制剂探针 FAPI(FAP inhibitor)。2018 年,$^{68}$Ga-DOTA-FAPI-04 首次被应用于临床显像,并在 28 种恶性肿瘤中展现了出色的肿瘤可视化能力。与 $^{18}$FDG-PET 不同,FAPI-PET 显像不依赖于血糖水平,患者无须做禁食等特殊准备。注射药物后 10 分钟至 3 小时肿瘤摄取稳定,较 $^{18}$FDG-PET 显像显示出更高的肿瘤/本底比值,图像对比度更好,更易发现可疑病变。又如靶向前列腺上皮细胞表达的Ⅱ型跨膜蛋白的前列腺特异性膜抗原(prostate specific membrane antigen,PSMA)在前列腺癌中呈现出特异性高表达,且其表达水平与疾病的严重程度密切相关,被认为是前列腺癌的理想诊断和治疗靶点。2020 年 12 月 FDA 批准由加州大学洛杉矶分校和旧金山分校联合开发的 $^{68}$Ga-PSMA-11 上市,它成为首款获批用于前列腺癌男性患者中针对前列腺特异性膜抗原(PSMA)阳性病灶进行 PET 成像的放射性药物。2011—2022 年的十年左右的时间里,共有 18 种放射性药物获美国 FDA 批准上市,其中诊断用药物 15 种、治疗用药物 3 种。以上药物共涉及 8 种标记核素,其中 $^{18}$F-标记药物 8 种,$^{68}$Ga-标记药物 3 种,$^{177}$Lu-标记药物 2 种,$^{223}$Ra-、$^{11}$C-、$^{64}$Cu-、$^{99m}$Tc-、$^{123}$I-标记药物各 1 种。新型肿瘤放射性诊断药物层出不穷,深入更加具体细化的分子层面,揭示肿瘤分子生物学特征,为肿瘤早期诊断与干预、疗效与预后判断提供依据,同样也为质子重离子放疗的个体化决策和全程管理保驾护航。

本章根据上海市质子重离子医院开业十年来的科研和临床经验,选取众多新型放射性核药中较为成熟的几种,分别介绍其基本成像原理、放疗靶区勾画、疗效评估、复发监测等方面的应用,以质子重离子放疗应用为主,兼顾常规X线放疗领域与之重叠者。

质子重离子束流射程在体生物验证(in-vivo range verification)是PET图像引导精确放疗的另一大贡献。质子重离子射线入射人体组织时,会与束流路径上组织内的原子核发生"超微核反应"并释放出次级辐射。人体内含有丰富的碳(C)、氧(O)、氮(N)等元素,入射的质子或重离子与其发生核反应后会生成带有$\beta^+$衰变的放射性核素$^{11}C$、$^{15}O$、$^{13}N$等正电子,半衰期分别为$^{11}C$(20.3分钟)、$^{15}O$(2.037分钟)、$^{13}N$(9.965分钟),在患者进行质子重离子放疗的同时、放疗后即刻或放疗后短期内,对患者执行一次PET扫描,就可以获得患者体内由于质子重离子束流照射而产生的正电子核素——感生放射性(induced activity)的分布信息,感生放射性是质子重离子射线对肿瘤及周边组织作用的直接反馈,并与实际质子重离子照射范围、深度之间有直接的联系,据此反推实际照射的相关信息,从而达到评估质子重离子射线实际照射范围和深度的目的。本章节将结合上海市质子重离子医院的实践经验,对基于感生放射性的在体生物验证技术做详细阐释。

## 5.2 核医学新型诊断性放射性药物在放疗中的应用

### 5.2.1 核药概述

放射性药物是指含有放射性核素、用于医学诊断和治疗的一类特殊制剂,简称核药,包括诊断性核药和治疗性核药两大类。前者用于影像诊断,根据适用的显像设备不同,可进一步分为单光子类诊断核药(适用于单光子成像设备ECT或SPECT)和正电子类诊断核药(适用于PET/CT或PET/MR);后者用于核素治疗,相对于光子、质子和重离子利用放疗设备产生的射线从体外照射肿瘤,核素治疗将放射性核素引入肿瘤局部,持续、短距离照射邻近肿瘤细胞,达到辐射损伤的目的,属于内放疗。

相应的,以上两类核药分别采用不同的放射性核素:诊断用单光子核药通常采用锝99m($^{99m}Tc$)等,诊断用正电子核药通常采用氟18($^{18}F$)、镓68($^{68}Ga$)、铜64($^{64}Cu$)等,治疗用核药通常采用碘131($^{131}I$)、镥177($^{177}Lu$)、钇90($^{90}Y$)、磷32($^{32}P$)等。这些放射性核素通过化学的方法耦联到具有靶向性的配体上,进入人体后,能够靶向病灶部位并与受体特异性结合,在病灶局部发挥可视化或者近距离杀伤的作用,从而实现显像或者治疗的目的。诊断性核药所携带的配体多种多样,因此诊断性核药亦能够可视化病灶的多层面、多角度生物学信息,是真正意义上的功能成像,不但具有快速、准确、高灵敏度及高分辨率的优点,还能够以此为依据制定更加有效的预防或治疗方案,是医学诊断技术实现活体生物过程功能成像的典型代表。

上海市质子重离子医院结合本院重点病种及质子重离子放疗的特色,将多种核药用于临床诊断:$^{18}$F-MISO 用于乏氧显像,$^{18}$FET 用于脑胶质瘤,$^{18}$F-PSMA 用于前列腺癌和腺样囊性癌,$^{18}$F-FAPI 用于肺癌和肉瘤,等等。以下将逐一介绍。

### 5.2.2 $^{18}$F-MISO 用于肿瘤乏氧显像

#### (1) 肿瘤乏氧的程度和分类

乏氧的概念最早可追溯到 Thomlinson 和 Gray 的研究,该研究发现无论肿瘤大小,有活力的肿瘤组织最大半径在 180~200 μm 之间,超过这个大小就会出现细胞乏氧。人体中动脉氧分压为 75 mmHg,静脉氧分压为 40 mmHg,组织内氧分压低于 20 mmHg 即为"乏氧"。在乏氧的范畴里,又可以分三个程度:①轻度乏氧($PO_2$<19 mmHg)就会诱发乏氧诱导因子(HIF-α)的上调;②通常研究的对放疗抵抗的细胞系大多表现为中度乏氧($PO_2$<3.8 mmHg);③若严重乏氧时($PO_2$<0.76 mmHg),细胞的代谢基本停滞。

根据乏氧持续的时间,乏氧又可以分为三类:①急性/灌注性乏氧(acute/perfusion-related hypoxia)是指灌注不足导致的氧输送障碍。肿瘤血管网结构和功能异常或肿瘤组织间液压力升高,血管内血流暂时减少或阻滞,导致血管周围邻近的细胞缺氧。这种由血管原因所致的短暂血流中断、血管周围细胞乏氧称为急性乏氧,通常是短暂且周期性(数秒至数分钟)出现的。②慢性/弥散性乏氧(chronic/diffusion-related hypoxia)即远离血管的肿瘤细胞因超过了氧的有效弥散距离(>70 μm)而处于乏氧状态,这种超过了功能性血管有效供氧范围而引起的乏氧称为慢性乏氧,通常是较为固定和长期存在的。③贫血性乏氧(anemic hypoxia)是指肿瘤或治疗相关的氧输送能力减弱。实验表明,当血红蛋白保持在 8 g/L 以上,正常组织均能得到足够的氧供给;而在 4~8 g/L 之间时,正常组织可通过增加血流而代偿,但肿瘤组织不能,可能的原因是肿瘤组织畸形血管不能因氧含量减少而及时调节血管阻力和增加血管血流,因此不可避免地缺氧。肿瘤组织对贫血造成的乏氧较肌肉组织更敏感,通过纠正贫血可增加氧供。此类乏氧并非传统概念中的乏氧。

#### (2) 正电子乏氧显像药物 $^{18}$F-MISO

$^{18}$F-MISO(1-H-1-(3-[$^{18}$F]氟-2-羟基丙基)-2-硝基咪唑)是一种放射性氟标记的硝基咪唑化合物。进入细胞后,在酶的作用下,有效基团(-$NO_2$)发生还原。在具有正常氧水平的细胞中,还原基团可重新被氧化为原有物质;而在乏氧细胞中,不能发生再氧化而滞留在组织中。通过氧电极法探测 $PO_2$<10 mmHg 的肿瘤组织才能潴留 $^{18}$F-MISO。体外实验证实,乏氧条件下细胞与 MISO 的结合速度是正常 $PO_2$ 条件下的 28 倍。从 $^{18}$F-MISO 生化学特征不难看出,它仅对有活力的乏氧细胞敏感,坏死细胞不摄取;$^{18}$F-MISO 能够进入细胞,显示的是细胞内的乏氧情况,而非细胞间质,因此,$^{18}$F-MISO 是一个细胞特异性的乏氧探针。临床研究也证实胶质瘤、头颈部肿瘤、非小细胞肺癌、宫颈癌等肿瘤组织 $^{18}$F-MISO 摄取与低 $PO_2$ 之间良好的关联性。研究者在清醒状态下由 CT 引导,应用氧电极穿刺检测头颈部鳞癌转移淋巴结的 $PO_2$,并

与 $^{18}F$ - MISO - PET 显像最大标准摄取值（maximal standardized uptake value，$SUV_{max}$）比较，结果显示 $^{18}F$ - MISO 的 $SUV_{max}$ 能很好地预测组织 $PO_2$，两者之间回归曲线公式为：

$$^{18}F\text{-MISO } SUV_{max} = 1.05 + 6.7^{(-0.117PO_2)} \ (r=0.75, P<0.001) \quad （公式5.1）$$

$^{18}F$ - MISO 自身药代动力学特点决定了其不会被坏死组织摄取，是一个亲脂性的药物，亲脂性使得其在组织中扩散较慢，注射后至少 2 小时后才能达到分布平衡，可以显像；但同时也带来另一个优势，即其分布完全不受血流的影响，只要有存活的细胞，就能摄取，因此 $^{18}F$ - MISO 聚集的部位是慢性乏氧且不存在坏死的区域，相对固定、持久。$^{18}F$ - MISO - PET/CT 图像量化指标采用靶本比（tumor-to-background ratio，TBR），而非 $SUV_{max}$，注射后 4 小时为最佳显像时间点，TBR>1.4 是乏氧研究中公认的乏氧阈值。$^{18}F$ - MISO 也是应用最成熟、最受公认的特异性乏氧显像药物。

**（3）上海市质子重离子医院 $^{18}F$ - MISO - PET/CT 用于肿瘤乏氧成像的临床资料**

1）$^{18}F$ - MISO - PET/CT 成像方法：碳离子放疗前 1 周内、结束后 1 周内分别进行两次 $^{18}F$ - MISO - PET/CT 显像。注射 $^{18}F$ - MISO 前患者不需要禁食，根据体重肘静脉注射 $^{18}F$ - MISO 3.7 MBq/kg，平静休息 4 小时后，进行静态扫描，嘱患者保持固定姿势平躺并平静呼吸直至检查结束，必要时行肿瘤局部延迟显像。

2）$^{18}F$ - MISO - PET/CT 图像分析方法及重要参数（图 5-1）：

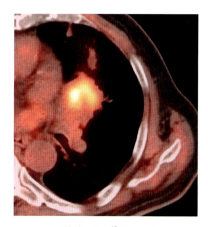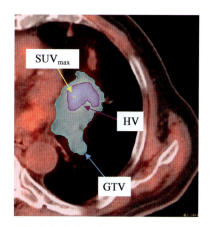

**图 5-1  $^{18}F$ - MISO - PET/CT 图像分析方法及参数示意图**

注：图中显示左肺上叶近肺门癌；GTV，肿瘤靶体积（浅蓝色）；$SUV_{max}$，最大 SUV 值，本例为 4.6（橙红色十字箭头显示 $SUV_{max}$ 所在像素）；HV：乏氧体积（浅紫色）。

A. 靶本比：（tumor background ratio，TBR）：在 MIM（medical image merge）工作站上对图像进行分析，勾画肿瘤靶区范围，得到肿瘤组织的 $SUV_{max}$，定义为 T（tumor）；另选择靶病灶相近层面的双侧骨骼肌勾画本底，例如肺癌患者选择肺部靶病灶邻近层面的双侧背阔肌、肩胛肌以及肱三头肌勾画出 6 个直径约 1 cm 的球体，分别得到 6 个本底组织的 $SUV_{max}$，计算平均值定义为 B（background）；靶本比 TBR=T/B，定义 TBR>1.4 为是否乏氧的阈值。

B. 乏氧体积(hypoxia volume,HV):靶区内所有 TBR>1.4 的像素之和,代表了乏氧细胞的绝对数量。

C. 乏氧体积百分比(fraction of hypoxia volume,FHV):FHV = HV/GTV×100%,代表了肿瘤组织内乏氧细胞的相对数量。

男性,77 岁,左肺门肉瘤样癌,接受碳离子放疗 74.8 Gy(RBE)/22 次,4.4 周。放疗前后进行了 $^{18}$F-MISO-PET/CT 的扫描(图 5-2),结果显示了放疗后,肿瘤的乏氧情况好转,HV 从 12.19 cm$^3$ 降低到 0。

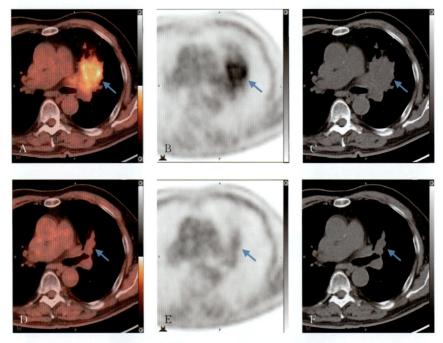

图 5-2　$^{18}$F-MISO-PET/CT 典型病例

注:图像 A、B、C 是放疗前 $^{18}$F-MISO-PET/CT 图像(A 为融合图像,B 为 PET 图像,C 为 CT 图像),蓝色箭头指示左肺门肿块,与肺门淋巴结融合,肿瘤体积为 103.79 cm$^3$,病灶 TBR=3.10>1.4,为乏氧肿瘤,HV=12.19 cm$^3$。图像 D、E、F 是放疗后 $^{18}$F-MISO-PET/CT 图像(D 为融合图像,E 为 PET 图像,F 为 CT 图像),蓝色箭头指示放疗后的肿瘤体积为 10.55 cm$^3$,TBR=1.16,HV=0。

### 5.2.3　$^{18}$FET-PET/CT 用于脑胶质瘤显像

**(1) $^{18}$FET-PET/CT 概述**

$^{18}$FET(O-(2-[$^{18}$F]氟乙基)-L-酪氨酸)是目前临床常用的氨基酸放射性示踪剂,主要用于脑肿瘤,尤其是胶质瘤的显像。$^{18}$FET 示踪剂通过 L 型氨基酸转运载体 1(LAT1)介导,LAT1 在脑胶质瘤内呈明显高表达,但在正常脑组织内却呈表达缺乏,导致其在肿瘤组织中摄取量较高而在正常脑组织中摄取量相对较低,由此形成了肿瘤与本底之间的高对比度。$^{18}$FET-PET/CT 通常被用于鉴别诊断肿瘤组织,分割肿瘤组织的范围,并以此制订合适的放疗计划;同时也被用于指导肿瘤活检,以及监测脑胶质瘤

复发或放化疗（特别是放射性坏死）后的效果和进展。

**（2）上海市质子重离子医院 $^{18}$FET - PET/CT 用于脑胶质瘤显像的临床资料**

1) $^{18}$FET - PET/CT 成像方法：重离子放疗前一周内进行 $^{18}$FET - PET/CT 显像。注射 $^{18}$FET 前患者不需要禁食，根据体重肘静脉注射 $^{18}$FET 3.5 MBq/kg，平静休息 20 分钟后，进行静态扫描，嘱患者保持固定姿势平躺并平静呼吸直至检查结束，必要时行肿瘤局部延迟显像。

2) $^{18}$FET - PET/CT 图像分析方法及重要参数：

A. $SUV_{max}$：在工作站上对图像进行分析，勾画肿瘤靶区范围，得到肿瘤组织的 $SUV_{max}$，并定义为 T。

B. TBR 靶本比：选择靶病灶同层面的正常脑组织勾画本底，得到脑本底组织的 $SUV_{max}$，定义为 B；靶本比 TBR＝T/B。

3) 典型病例：

典型病例一：$^{18}$FET - PET/CT 用于胶质瘤诊断（图 5 - 3）。患者男性，71 岁。无明显诱因下出现记忆力下降，言语表达困难 10 天有余。活检病理示：（左侧基底节）考虑高级别胶质瘤，*BRAF*、*IDH1*、*IDH2*、*TERT* 均为野生型。本院针对肿瘤病灶及外放安

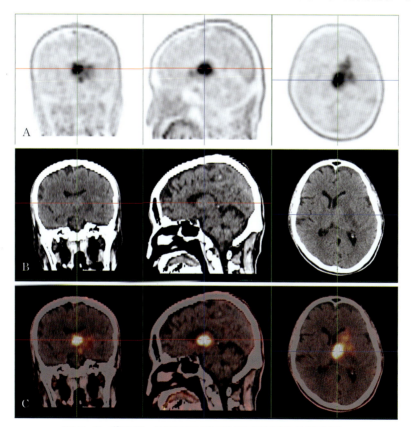

**图 5 - 3　$^{18}$FET - PET/CT 用于胶质瘤诊断的典型病例一**

注：图像 A、B、C 分别为 $^{18}$FET - PET/CT 图像的冠、矢、横断面图像及融合图像，显示左侧基底节区不规则混杂密度区，累及左侧丘脑，压迫左侧侧脑室，病灶 $SUV_{max}$＝7.7，TBR＝6.4。

全边界行质子放疗 60 Gy/30 Fx,替莫唑胺同期化疗。

典型病例二:$^{18}$FET-PET/CT 用于胶质瘤质子重离子放疗疗效监测(图 5-4)。患者男性,45 岁。无明显诱因下出现精神不佳伴身体乏力,MR 提示右侧侧脑室及周围脑实质占位。外院全麻下行大脑病损切除术,术后病理:胶质母细胞瘤,Ⅵ级,IDH1-/IDH2-/MGMT 无甲基化。术后 20 天行 $^{18}$FET-PET/CT 图像提示肿瘤残留,后接受质子治疗 60 Gy(RBE)/30 次及同期替莫唑胺化疗,放、化疗后用替莫唑胺化疗 4 程。治疗后 $^{18}$FET-PET/CT 图像显示残留灶明显缩小。

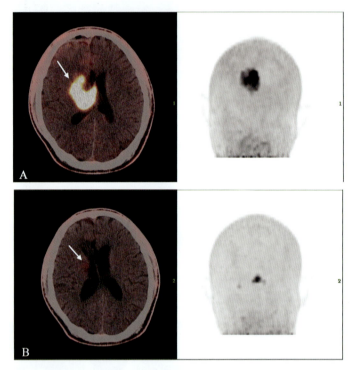

**图 5-4 $^{18}$FET-PET/CT 用于疗效评估的典型病例二**

注:A 为治疗前 $^{18}$FET-PET/CT 图像,显示大脑右侧侧脑室,累及邻近脑实质,范围约 4.3 cm×3.5 cm,$SUV_{max}$=14.7,TBR=10.5,为残留。B 为治疗后 $^{18}$FET PET/CT 图像,显示残留灶明显缩小,范围约 0.8 cm×0.7 cm,$SUV_{max}$=2.2,TBR=2.2。

典型病例三:$^{18}$FET-PET/CT 用于胶质瘤复发诊断(图 5-5)。患者女性,50 岁。术前 MRI 提示左侧基底节区-颞极占位性病变,外院行大脑深部病损切除术+颅骨去骨瓣减压术,术后病理:(左颞叶)胶质母细胞瘤,Ⅳ级,IDH1 野生型。术后 X 线放疗 30 次,口服替莫唑胺化疗。治疗后 2 年复发,针对肿瘤病灶及高危区行质子放疗 60 Gy(RBE)/30 次。

### 5.2.4 $^{18}$F-FAPI-PET/CT 用于肿瘤相关成纤维细胞显像

**(1) $^{18}$F-FAPI-PET/CT 概述**

肿瘤主要由肿瘤细胞、肿瘤相关成纤维细胞(CAFs)和细胞外基质组成,其中肿瘤

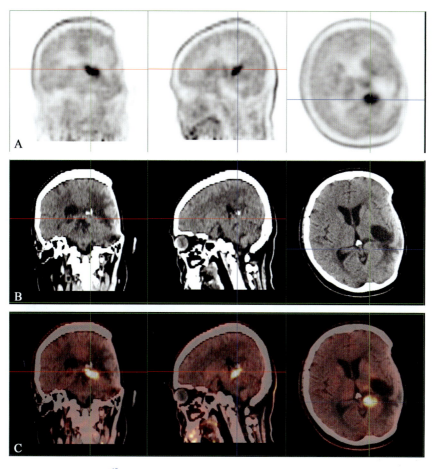

**图 5-5 $^{18}$FET-PET/CT 用于胶质瘤复发诊断的典型病例三**

注：ABC 为 $^{18}$FET-PET/CT 冠、矢、横断面图像及融合图，显示左侧颞叶术后改变，左侧侧脑室后角旁结节，范围约 $1.7\times1.6$ cm，$SUV_{max}=7.8$，$TBR=3.5$，考虑复发。

相关成纤维细胞和胞外基质占据肿瘤质量的 90% 以上。研究发现肿瘤相关成纤维细胞高度表达成纤维细胞活化蛋白（FAP），而正常组织以及正常成纤维细胞并不表达 FAP，因此 FAP 已经成为一个潜在的特异性肿瘤诊断和治疗靶点。基于喹啉设计的小分子 FAP 抑制剂（FAPI）显示出优秀的 FAP 亲和力，因其高度肿瘤摄取和快速体内清除，非常适用于体内成像。2019 美国核医学与分子影像学会（Society of Nuclear Meddicine and Molecular Imaging，SNMMI）的年度图像展示了一组新型探针 $^{68}$Ga-FAPI 在不同肿瘤中的 PET/CT 成像图片，一举夺得年度图片大奖。FAPI 成为近年来快速发展的肿瘤分子影像精准诊断领域，继神经内分泌肿瘤和前列腺癌诊断又一重大突破。与 FDG 相比，FAPI 有如下优势：①FAPI 亲和的靶点是肿瘤相关的成纤维细胞，贡献了高达肿瘤质量的 90%，靶点的绝对数量上明显优于 FDG，提高了病灶的检出率；②FAPI 显像几乎覆盖了整个肿瘤谱，对常规 FDG "假阴性" 或低活性的瘤种，如间质来源的肿瘤、肉瘤、脊索瘤等，胃肠道来源的肿瘤，胃癌、分化好的肝细胞肝癌等，FAPI 都有很好的显像效果。

**（2）上海市质子重离子医院 $^{18}$F-FAPI-PET/CT 用于肿瘤微环境成像的临床资料**

1) $^{18}$F-FAPI-PET/CT 成像方法：注射 $^{18}$F-FAPI 前患者不需要禁食，肘静脉注射 $^{18}$F-FAPI 7 mCi 后，平静休息 1 小时，进行静态扫描，嘱患者保持固定姿势平躺并平静呼吸直至检查结束，必要时行肿瘤局部延迟显像。

2) $^{18}$F-FAPI-PET/CT 图像分析方法：$^{18}$F-FAPI-PET/CT 图像采集和分析同常规 $^{18}$FDG-PET/CT，勾画感兴趣区，得到半定量值 $SUV_{max}$ 值，以此作为量化比较指标。

3) 典型病例：

**典型病例一**：男性，80 岁，左上肺鳞癌，$^{18}$FDG-PET/CT 检查进行临床分期，结果显示对侧肺门淋巴结 $^{18}$FDG 高代谢，$SUV_{max}=7.2$，为协助诊断行 $^{18}$F-FAPI-PET/CT 检查，结果显示：左肺原发灶在 $^{18}$FDG 和 $^{18}$F-FAPI 显像中均见放射性摄取增高，$SUV_{max}$ 分别为 14.9 和 14.3，而对侧肺门淋巴结在 $^{18}$F-FAPI 显像中仅显示轻度放射性摄取，$SUV_{max}=3.8$，该淋巴结考虑为慢性炎症。后患者性气管镜活检，对侧肺门淋巴结病理切片未见恶性细胞，证实了 $^{18}$F-FAPI-PET/CT 诊断正确（图 5-6）。

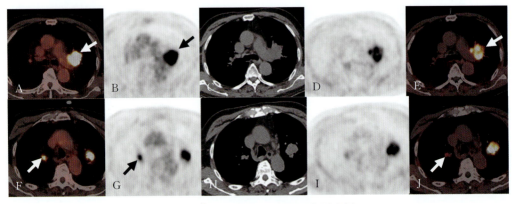

**图 5-6　$^{18}$F-FAPI/PET/CT 典型病例一**

注：同期 $^{18}$FDG 和 $^{18}$F-FAPI-PET/CT 显像结果如图所示。A、B、C 分别为 $^{18}$FDG 左肺肿块融合、PET 和 CT 图像；D、E 分别为同一 CT 层面下，$^{18}$F-FAPI 左肺肿块 PET 和融合图像；F、G、H 分别为 $^{18}$F-FDG 右肺门淋巴结融合、PET 图像及 CT 图像；I、J 分别为同一 CT 层面下 $^{18}$F-FAPI 右肺门淋巴结 PET 和融合图像。

**典型病例二**：男性，49 岁，因咳嗽两年、加重 1 个月就诊，$^{18}$FDG 显像示左肺下叶 4.5 cm×3.8 cm 肿块，$^{18}$FDG 代谢异常增高，$SUV_{max}=14.8$（D），纵隔 5 组、7 组、左肺门淋巴结 $^{18}$FDG 代谢增高，$SUV_{max}=5.3$（B、C）；增强 CT 显示左肺肿块及纵隔（5 组、7 组）及左肺门淋巴结均见不均匀强化（E、F、G）；$^{18}$F-FAPI 显像示左肺下叶肿块 FAP 高表达，$SUV_{max}=12.4$（J）；但纵隔（5 组、7 组）、左肺门淋巴结未见 FAP 高表达（H、I）；（图 5-7）。患者手术病理证实左肺下叶低分化腺癌伴坏死，局灶肿瘤伴神经内分泌分化，纵隔 5、6、7、8、9、10 组淋巴结清扫共 21 枚均未见癌转移。

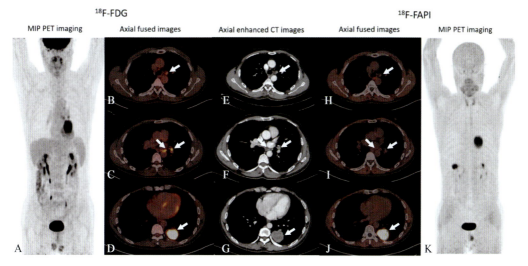

图 5-7 $^{18}$F-FAPI-PET/CT 典型病例二

注：同期$^{18}$FDG 和$^{18}$F-FAPI-PET/CT 显像结果如图所示。A 为$^{18}$FDG 全身 MIP 图像，B～G 分别为$^{18}$FDG 显示的纵隔 5 组、7 组、左肺门和左肺原发灶的融合和 CT 图像；K 为$^{18}$F-FAPI 全身 MIP 图像；H～J 分别为同一 CT 层面下，$^{18}$F-FAPI 显示的纵隔 5 组、7 组、左肺门和左肺原发灶的融合图像。

### 5.2.5 PSMA-PET/CT 用于前列腺癌显像

**（1）PSMA-PET/CT 概述**

PSMA 是由前列腺上皮细胞分泌的一种 100KD 的Ⅱ型跨膜糖蛋白，具有叶酸水解酶和 N-乙酰基化 α-连接的酸性二肽酶（NAALADase）活性，PSMA 虽然在前列腺增生、肾脏、肠道、新生血管中也有表达，但仅为前列腺癌及其转移灶水平的 1/1 000～1/100。PSMA 膜内段含有 19 个氨基酸，跨膜段含有 24 个氨基酸，膜外段含有 707 个氨基酸，膜内段和膜外段有多个表位可与单克隆抗体结合。已经成功市场化的 ProstaScint® 就是一款针对 PSMA 的单抗类核素显像剂，它早在 20 世纪 90 年代就被美国食品药品监督管理局（FDA）批准用于前列腺癌显像。然而 ProstaScint® 和 PSMA 结合位点位于细胞膜内，主要结合肿瘤的坏死部分而不是活的肿瘤细胞，因此 ProstaScint® 并未得到推广。单抗 J591 作为第一个人源化抗体与 PSMA 结合，经核素$^{89}$Zr 标记后 PET/CT 显像，诊断的真阳性率有 95%，但由于 J591 分子量较大，血液清除较慢，实体瘤尤其是骨转移瘤中的渗透性较差，注射后显像间隔较长，限制了其在临床进一步推广应用。2011 年，$^{68}$Ga-PSMA（$^{68}$Ga-HBED-CC）的出现成为了前列腺癌复发诊断最有前景的分子探针，Eiber 等对 248 例生化复发的前列腺癌患者行$^{68}$Ga-PSMA 显像，发现显像阳性率达到 89.5%，尤其在 PSA＜0.5 ng/mL 时仍有很高的阳性率，直接影响了临床方案的修正。之后又相继出现$^{18}$F-DCFPyL、$^{68}$Ga-PSMA-11、$^{18}$F-PSMA-1007 等分子探针，把前列腺癌的诊断提升到一个崭新的高度。2018 年欧洲泌尿协会（European Association of Urology）指南正式推荐前列腺癌根治术后生化复发（PSA＞0.2 ng/mL）的患者应行 PSMA PET/CT 检查。

### (2) 上海市质子重离子医院 $^{18}$F‑PSMA‑PET/CT 用于前列腺癌显像的临床资料

1) $^{18}$F‑PSMA‑PET/CT 成像方法：患者无须禁食，并可服用日常所需药物。静脉注射剂量为 1.8～2.2 MBq/kg。在 PET 检查前，应鼓励患者饮用足够的水以确保充分水化，这有助于降低软组织本底。对于主要通过肾脏排泄的 PSMA 配体，输尿管和膀胱内的活性可能导致假阳性或假阴性结果。平静休息 2 小时后，进行静态扫描，嘱患者保持固定姿势平躺并平静呼吸直至检查结束，必要时加做延迟扫描。

2) $^{18}$F‑PSMA‑PET/CT 图像分析方法及重要参数：生理性摄取组织主要包括泪腺、唾液腺、肝、脾、小肠、结肠及肾脏等。肿瘤病灶通常表现出较高的靶与非靶比值（T/NT）。图像的临床解读主要基于视觉分析，同时可以对选定病灶进行半定量标准摄取值（SUV）的测量和记录。应重点观察前列腺床区、精囊腺、局部和远处淋巴结、骨、肝、肺的情况。对于生化复发病灶的检查，应特别关注原发灶手术部位，延迟显像可能会提供一定的帮助。

3) 典型病例：男性，66 岁，PSA 到升高 13.1 ng/mL，前列腺穿刺提示前列腺腺泡腺癌，前列腺 Gleason 分级（Gleason score，GS）4＋3。$^{18}$F‑PSMA‑PET/CT 检出了左髂血管旁一枚微小淋巴结，考虑为早期转移，后术中淋巴结清扫证实该淋巴结为前列腺癌转移（图 5‑8）。

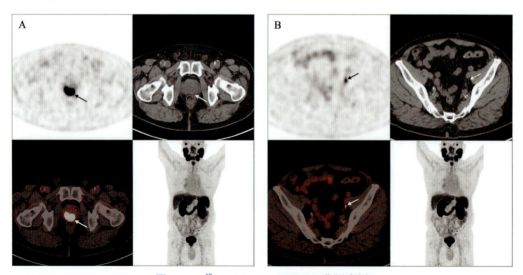

图 5‑8　$^{18}$F‑PSMA‑PET/CT 典型病例

注：$^{18}$F‑PSMA‑PET/CT 图像显示前列腺积增大，尖部 PSMA 表达异常增高 $SUV_{max}=58.2$(A)；左侧髂血管旁一枚微小淋巴结，直径 0.5 cm，PSMA 表达异常增高 $SUV_{max}=5.5$(B)。

## 5.3　质子重离子束流射程在体生物验证

### 5.3.1　概述

质子重离子放疗能够将高剂量 Bragg 能量峰精准释放于肿瘤靶区，同时最大程度地保护正常组织,是精准放疗的典型代表。然而,实际实施过程中,质子重离子束流的投照存在着固有的不确定性。这种不确定性主要来源于以下几个方面:①目前商用的治疗计划系统(TPS)对射线束流深度的计算是基于 CT 值推算质子重离子的阻止本领带来的固有不准确性。②由饮食、呼吸、小便排泄造成的脏器移位。③放疗过程中肿瘤体积的变化(增大或缩小)。④摆位误差。鉴于种种内因、外因所造成质子重离子照射的实际过程与计划过程的不一致性,需要通过体内射程成像的方式对射程末端位置进行验证。该成像方式借助肿瘤及周边组织对于质子重离子射线直接反馈而成像,放射性来自生物体自身,具有实时、可靠的优势,因此被定义为"在体生物验证",是对放疗计划执行的可靠与否而实施的一种"事后验证"。

### 5.3.2 在体生物验证的方法

目前可行的在体生物验证的方法有三大类:质子射线成像、正电子成像、瞬发伽马成像。

**(1)质子成像**

质子成像,即质子 CT,常规 X 线发射计算机断层成像(CT)采用的是精确准直的 X 线成像,如果是采用质子发射成像获得人体组织图像,即为质子 CT。该方法由 Cormack 在 1963 年提出,2004 年首次用于动物成像。到目前为止,该技术还没有用于人体研究,仍旧存在很多技术性限制,质子治疗的最大质子能量通常需要达到约 250 MeV,这个能量足以照射深部的肿瘤,但还不足以进行质子成像,因为质子穿透人体时要有足够的残留能量用于测量,因此需要提高加速器的最大能量或专门增加用于成像的能量,这无疑给设备提出了更高的要求。

**(2)正电子成像**

该方法最早在 1969 年由 Maccabee 等提出,1997 年德国 GSI 首次将其应用到人体。质子重离子束流在入射人体时会激发人体中常见的元素的核反应,生成一系列具有 $\beta^+$ 衰变性的核素。衰变后会放出一个正电子,进而发生湮灭辐射,产生一对能量相等均为 511 keV、方向相反的光子,被正电子成像设备(positron emission tomography,PET)采集后重建成像。人体常见的组成元素有 C、O、N 等,被激发后生成不同半衰期的正电子核素 $^{11}C$、$^{15}O$ 以及 $^{13}N$,其半衰期分别为 $^{11}C$(20.39 分钟)、$^{15}O$(2.037 分钟)、$^{13}N$(9.965 分钟)。不同反应道的激发函数如图 5-9 所示(根据 ICRU 第 63 号报告的数据绘制)。

根据 PET 设备的不同摆放地点分为三种模式:"在线(in-beam)""在间(in-room)"和"离线(off-line)"模式。

in-beam PET 把治疗终端和 PET 探测器相结合,在治疗的同时实现探测,它最大程度地保留了感生放射性原始信息,无论是长半衰期的 $^{11}C$ 和 $^{13}N$,还是短半衰期的 $^{15}O$ 和 $^{10}C$,都可以被有效地收集;此外,in-beam PET 在患者不改变体位状态下的数据采集可以避免重新摆位的误差和解剖位置的变化。目前,in-beam PET 已经在世界各地的一些设备中安装和开发,如德国的 GSI、日本千叶的重离子医用加速器(HIMA)、意大利

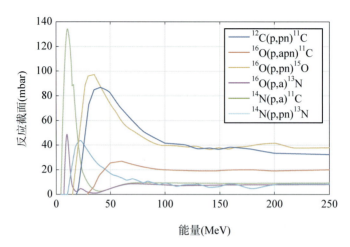

图 5-9 质子入射人体后产生的 β⁺ 衰变的主要核素及反应道

注：参与反应的 C、O、N 元素是人体中含量最高的几种元素。

的卡尔塔质子治疗中心和日本的国家癌症中心（NCC）等。但是 in-beam PET 也存在一些不足之处：把 PET 系统集成到治疗系统中的成本昂贵，技术难度大；因为空间限制，探测器无法使用全环结构，一般为双平板结构，导致探测效率较低。此外，在治疗时产生的 γ 射线会干扰 PET 成像，中子辐射也会导致 PET 探测器晶体的活化而影响寿命。

in-room PET 在治疗室内放置一个单独的 PET 或 PET/CT 设备，放疗结束后将患者连同治疗床立刻移送到 PET 设备进行采集，患者没有移动，省去了图像配准的过程；治疗和 PET 采集的间隔时间较短，可以采集到较高的 $^{15}$O 信号。该模式不会受到束流系统的空间约束，可以采用全环探测器，能够提高图像质量。由于治疗和 PET 扫描的时间间隔更少，生物冲刷效应、图像匹配、解剖改变等带来的误差也大大减小。美国波士顿的麻省总医院（MGH）的 Francis H. Burr 质子治疗中心是全球首个采用 in-room PET 模式的中心。但是 in-room PET 所需要的扫描时间不容忽视，否则会导致治疗房间被过长时间占用而影响质子设备的治疗效率。

off-line PET 模式是患者在治疗结束后，被转运到治疗室外的商用 PET/CT 房间进行图像采集，PET 采集过程不影响治疗，成熟的晶体环采集和配套 CT 能够实现有效的衰减矫正和与前期计划 CT 的精确配准。由于治疗室和 PET/CT 设备之间存在一定的距离，治疗和 PET 扫描之间存在时间间隔，一些短寿命的放射性核素（如 $^{15}$O）已经衰变殆尽。因此，off-line PET 主要采集较长半衰期的放射性核素 $^{11}$C，有效信号强度低的同时也自然过滤了 γ 射线和中子的干扰。该模式的缺点是生物洗脱效应和定位误差。MGH 和 HIMA 是最早开展 off-line PET 的临床研究工作中心。三种模式的采集效率和侧重点如图 5-10 所示。它们各有优缺点，对于初创的质子中心，off-line PET 模式不失为经济可行的最优选。

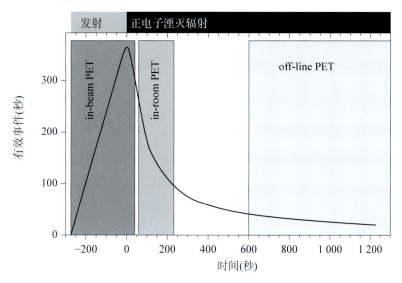

图 5-10　in-beam、in-room 和 off-line 三种 PET 采集模式采集效率示意图

### （3）瞬发伽马成像

质子重离子束流通过并与人体内原子进行剂量沉积的同时,入射质子重离子也有概率与原子核发生超微核反应,使靶核进入激发态。当受激原子核退激时,会伴随 γ 光子的发射。在质子/重离子放疗中,这种射线被称为瞬发伽马(PG)射线。受激原子核拥有特定的量子态使得伴随的 PG 具有离散的能量谱,并由于某些跃迁通道具有更大的反应截面,在能量谱上可以显现可分辨的特征能量峰。对于人体内主要元素碳、氧和氮,主要发生的跃迁及相应的出射 γ 射线能量如表 5-1 所示。

表 5-1　人体内主要元素的主要跃迁及特征 γ 射线能量

| 靶原子核 | 产物原子核 | 出射 γ 射线能量(MeV) | 原子核能级跃迁 |
| --- | --- | --- | --- |
| $^{12}C$ | $^{12}C$ | 4.44 | $2^+$ 4.44→$0^+$ g.s. |
| | | 6.13 | $3^-$ 6.13→$0^+$ g.s. |
| $^{16}O$ | $^{16}O$ | 6.92 | $2^+$ 6.92→$0^+$ g.s. |
| | | 7.12 | $1^-$ 7.12→$0^+$ g.s. |
| | | 1.64 | $1^+$ 3.95→$0^+$ 2.31 |
| $^{14}N$ | $^{14}N$ | 2.31 | $0^+$ 2.31→$1^+$ g.s. |
| | | 5.11 | $2^-$ 5.11→$1^+$ g.s. |

注:g.s.为原子核基态。

利用 PG 进行验证的思路于 2003 年由 Stichelbaut 和 Jongen 首先提出,经过近 20 年的探索,目前形成三种主流方法,包括瞬发 γ 射线成像(prompt gamma imaging, PGI)、瞬发 γ 射线时序探测(prompt gamma timing, PGT)和瞬发 γ 射线能谱探测(prompt gamma spectroscopy, PGS)。PGI 依靠准直系统来获得瞬发 γ 射线产生的顶点,以重建瞬发γ射线的空间分布信息。PGT和PGS则利用瞬发γ射线的时间信息和能量信息以建立与射程的相关性。

利用瞬发γ射线进行实时射程监测有以下优势:①相比于使用正电子成像方法探测正电子湮灭的511keV的γ射线,半衰期在$10^{-9}\sim10^{-19}$秒的PG在实时监测、减少洗脱和剂量相关性方面更具优势。②由于PG与核反应发生的强相关性,PG发射的位置和数量可以提示入射质子重离子与靶核的相互作用的位置和数量。目前使用in-beam PET进行射程验证只能达到1～2mm的精度,而利用PG进行射程位置验证有望达到亚毫米级的精度。③PG的能量与发生核反应的原子核种类密切相关,因此使用PG探测能够推算靶的元素组成。

### 5.3.3 上海市质子重离子医院off-line PET/CT模式下质子束流在体生物验证的临床经验

#### (1) off-line PET/CT在极低活度下的设备可靠性验证

常规$^{18}$FDG-PET/CT成像的活度浓度超过7 400 Bq/mL,而由质子重离子引发的感生放射性活度仅为37～370 Bq/mL,远低于临床PET/CT成像水平。例如,乳腺癌患者质子放疗后off-line PET/CT成像,治疗靶区的平均放射性为289 Bq/mL(约为1/25);前列腺、肝脏和头部肿瘤患者用重离子治放疗后off-line PET/CT成像,治疗靶区的平均放射性活度更低,分别为90.65 Bq/mL、109.89 Bq/mL和138.75 Bq/mL(约为1/100)。在如此极低活度浓度的条件下,off-line PET/CT采集到的图像是否可靠?本团队原创设计了感生放射性活度浓度的可靠性验证试验。

本试验涉及的商用off-line PET为Biograph Mct(德国,Siemens)PET/CT;采用了参照NEMA(National Electrical Manufacturers Association)标准制作的PET验证模体(Flanged Jaszczak ECT Phantom)。设计的极低活度浓度范围为11.1～1 480 Bq/mL。

结果显示:当质子或重离子射线引发的感生放射性活度＞148 Bq/mL时,离线PET/CT测量活度与实际活度的误差小于5%,具有可靠性。

#### (2) 质子重离子放疗后off-line PET/CT验证显像操作要点

质子重离子放疗结束后患者即刻前往PET/CT场所进行扫描,间隔时间10分钟之内,为了保证效率,PET/CT操作人员应安排好其他患者的检查时间,提前空出检查机房、更换检查床、输入相应检查信息。PET/CT采集包括以下操作要点:

1) 更换PET/CT原配的弧形检查机床为直的碳纤维CT床板,若治疗时有辅助托架,需一同转运到PET/CT机房,保证PET/CT验证时患者位置与放疗时相同,便于后期图像配准。如果机房中有"十"字样的定位线,CT采集时激光定位线需与之吻合。

2) 正确输入患者一般信息,包括年龄、体重等信息。

3) CT采集参数同常规PET/CT。

4) PET采集参数中核素为$^{22}$Na,超长的核素时间模型是为了保证全核素计数采集且无时间修正。注射剂量为患者体重的千分之一;注射时间为束流终止的时间;采集时间为20分钟,若为门控采集,可以延长到30分钟。图像重建采用TrueX算法。

以本院西门子Biograph mCT PET/CT采集菜单为例,部分信息如图5-11所示。

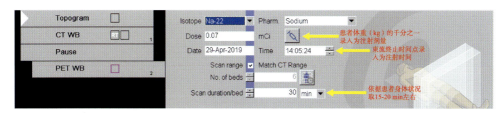

图 5-11 西门子 Biograph mCT PET/CT 采集菜单示意图（部分信息）

**（3）验证图像的分析方法**

由于 PET 验证采集到的感生放射性属于极低活度水平，不能采用常规 $^{18}$FDG-PET/CT 分析方法，视觉分析法和半定量的 SUV 值的计算均不适用。验证图像的分析思路是：①以 TPS 放疗计划为蓝本，通过蒙卡模拟生成预测的感生放射性分布图像，定义为"预测 PET"；②PET 实际采集的真实感生放射性分布，定义为"测量 PET"；③对"测量 PET"数据进行标化处理，使之成为可分析可比较的数据；④对比"预测 PET"和"测量 PET"差异，量化计算，同时绘制 BEV（beam eye's view）图将上述差异可视化呈现。

**（4）验证图像预处理和数据计算**

1）PET 图像的预处理步骤——平滑处理：在低活度下采集的 PET 图像由于晶体间隙与重建算法带来的数值波动等，PET 图像在坪区存在显著的数值振荡，需要先对图像进行平滑化处理。采用的方法是"滑动平均法"：将三维数据网格中的数据整理为一系列一维数据曲线，使得曲线上任意一个位置对应修正后的 PET 值等于周围 $m$（$m=5$）个格点内的原始数据的平均值。平滑化处理可以有效消除原始图像数据中的数值振荡。

2）PET 图像的预处理步骤二——约化处理：由于 PET 实际采集到的是感生放射性，其活度量级低于模体接收到的真实辐射量级，需对感生放射性进行约化处理，以调整两组数据的量级到可比的水平。

3）CT 配准：为了后期图像分析的准确性，需将放疗计划 CT 与 PET/CT 的 CT 进行图像配准。由于前期 PET/CT 采集时已经保证患者体位与治疗时一致，故在 CT 的参照下通过刚性配准就能够实现解剖部位的满意配准。

4）$\Delta R_{50}$ 的定义和计算方法：采样线（profile）为一条平行于束流方向的、横穿 PTV 区域的直线，采样线走行的路径上记录了每个空间点的放射性活度，通过比对同一条采样线上预测感生放射性与真实测量的感生放射性在相同空间位置上的差异，即可得到束流的深度误差值。每一条采样线都可以获得一对空间深度曲线，如图 5-12 所示。

$\Delta R_{50}$ 定义和计算方法：①记录经过同一空间点的一对采样线的极大值，计算其数值的一半，分别记作 $V_{50预测}$ 和 $V_{50测量}$，记录二者相应的横坐标 $R_{50预测}$ 和 $R_{50测量}$；②计算 $\Delta R_{50}=R_{50预测}-R_{50测量}$，得到一对曲线的深度差。④在感兴趣区内的每条采样线都可以得到一个 $\Delta R_{50}$ 值，计算所有 $\Delta R_{50}$ 的均值和标准差，即得到该区域质子放疗束流的射野深度误差值。

5）BEV 投影技术将整个射野的深度误差可视化呈现：选定的感兴趣区内均匀设置采样线，鉴于三维数据网格的空间分辨率为 3mm，采样线在感兴趣区内也以间隔 3mm

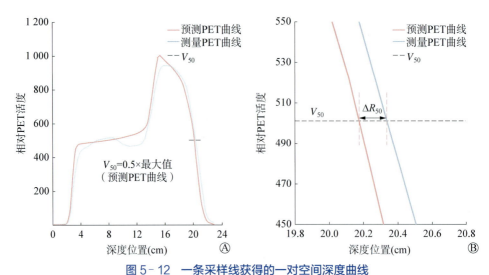

图 5-12 一条采样线获得的一对空间深度曲线

注：红色为预测 PET 曲线，蓝色为测量 PET 曲线，$\Delta R50$ 即为对应横坐标显示的数值之差。

分布，每对采样线投影在 BEV 上呈点状分布，对应着一个确定的深度误差数值 $\Delta R_{50}$，将该数值转化为颜色码带入到投影点的坐标，则每个感兴趣区都可单独形成一个二维的投影图，达到可视化的效果。

（5）典型病例

女，56 岁，右乳癌保乳术后 5 个月。右乳保乳术加前哨淋巴结活检术，术后病理：病灶一浸润性导管癌，肿块大小 1 cm×1 cm×1 cm；病灶二浸润性导管癌伴导管原位癌，肿块大小 1 cm×1 cm×1 cm；组织学均为 Ⅲ 级，脉管侵犯（－）；前哨淋巴结未见转移。入院后行质子放疗，42.72 Gy（RBE）/16 次/22 天［手术瘤床 SIB 至 51.2 Gy（RBE）］。首次放疗 2.67 Gy（RBE）后行离线 PET 扫描，重建后如图 5-13 所示。

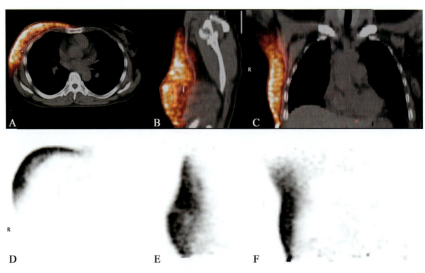

图 5-13 乳腺癌保乳术患者的质子放疗后 off-line PET 采集图像

注：A、B、C 分别为 PET 和 CT 融合图的横断位、矢状位、冠状位；D、E、F 分别为感生放射性扫描的 PET 图像的横断位、矢状位、冠状位。

对该患者 off-line PET 扫描图像进行分析,结果如图 5-14 所示。

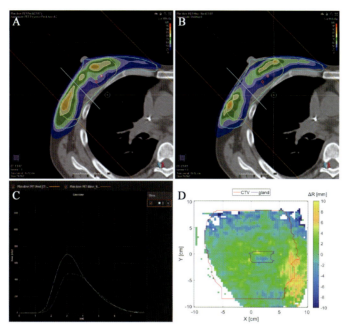

**图 5-14 乳腺癌保乳术患者的质子放疗后 off-line PET/CT 验证结果**

注:A 为 TPS 模拟生成的预测感生放射性分布图像;B 为 PET 实际采集的真实感生放射性分布经过标化处理后的图像;C 为经过乳头层面的一条采样线获得的深度曲线;D 为放疗靶区 BEV 视野技术描绘的照射深度差。绿色表示无差异,偏蓝色表示实际照射深度大于计划深度,偏黄色代表实际照射深度不足。经过量化计算,CTV 靶区射野深度误差为 0.30±2.27 mm,gland 靶区射野深度误差为 0.58±2.03 mm。

(程竞仪)

## 参考文献

[1] 程竞仪,耿道颖,章英剑.肿瘤乏氧和乏氧分子影像进展[J].肿瘤影像学,2014,3:172-177.

[2] 程林,程竞仪.氨基酸类正电子显像在胶质瘤中的研究进展[J].国际放射医学核医学杂志,2017,41(4):283-287.

[3] 何艺博,周荣,程竞仪.粒子治疗中基于瞬发伽马射线在体监测技术的进展[J].中华放射肿瘤学杂志,2024,33(3):275-280.

[4] 张福全,洪正善,张建岗,等.离线 PET/CT 在体生物验证量化评估质子放疗精准度的临床研究[J].中华放射肿瘤学杂志,2022,31(11):1017-1021.

[5] CARMELIET P, JAIN R K. Angiogenesis in cancer and other diseases [J]. Nature, 2000, 407:249-257.

[6] DEWHIRST W M, CAO Y, MOELLER B, et al. Cycling hypoxia and free radicals regulate angiogenesis and radiotherapy response [J]. Nature, 2008,8:425-437.

[7] KRATOCHWIL C, FLECHSIG P, LINDNER T, et al. (68)Ga-FAPI PET/CT: tracer uptake in 28 different kinds of cancer [J]. J Nucl Med, 2019,60:801-805.

[8] RAUSCHER I, MAURER T, BEER AJ, et al. Value of 68Ga-PSMA HBED-CC PET for the

assessment of lymph node metastases in prostate cancer patients with biochemical recurrence: comparison with histopathology after salvage lymphadenectomy [J]. J Nucl Med, 2016, 57:1713-1719.

[9] WANG L, TANG G. Comparison of (68) Ga-FAPI and (18) F-FDG PET/CT in the evaluation of advanced lung cancer [J]. Radiology, 2022, 303(1):191-199.

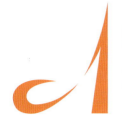

# 第6章
# 重离子放疗的放射生物学

## 6.1 质子碳离子放疗的放射生物物理学基础

### 6.1.1 重离子辐射的基本特征

放射治疗中应用的带电粒子主要包括轻离子、重离子和介子等。轻离子包括质子、氦核等离子。重离子指原子序数 Z>2 的所有原子在失去了全部或部分核外电子后形成的带正电的原子核或正离子,如 α 粒子、碳离子、氖离子、硅离子、氩离子等。

与传统 X 线的光子不同,带电粒子的一个显著优势是剂量深度分布的反转。一定能量的带电粒子在物质中具有确定的"射程",在进入体内后的入射路径中能量损失相对较弱,在到达射程末端时离子损失其大部分能量而停止下来,深度剂量分布曲线上呈现一个窄的布拉格峰(Bragg 峰)区,而在峰区之后的出射路径上几乎无有效剂量。这种物理剂量分布的特点是将高剂量区调整嵌合在肿瘤上,不仅利于肿瘤治疗,还尽量避开了对周围正常组织的照射。通过调节重离子的能量来精确控制 Bragg 峰深度,以适合不同深度的肿瘤,根据肿瘤的大小来扩展 Bragg 峰(SOBP)的宽度,从而使高剂量区仅集中在肿瘤部位。

质子是全球放射治疗中最常用的带电粒子,其物理性质与具有较高传能线密度(LET)的重离子大体相似。倒置的深度剂量分布是质子和重离子在宏观层面上的放射生物学特性的物理基础。然而,质子不被视为高 LET 粒子。在正常组织中,即粒子的入口通道中,质子的 LET 接近光子的 LET,并且仅在轨迹的最后几微米和 SOBP 之外增加。

与质子比较,重离子的物理剂量分布优势(Bragg 峰)更为显著。随着原子序数的增加,重离子的 Bragg 峰宽度就会变得越狭窄、峰后沿下降越快,但峰的高度也会增加、峰对入射坪区的剂量比也增加,剂量分布也越好。但质子在 Bragg 峰以后的区段几乎没有任何剂量,而重离子则会因为二次裂变而产生小部分的剂量。

重离子,特别是碳离子,除了具有倒置的剂量-深度分布之外,还具有额外的生物学优势,即较强的相对生物学效应(RBE)和较低的氧增比(OER)。从微观层面来看,这些差异的基础是离子径迹结构中电离事件的局部密度。电离事件的局部密度随着离子的 LET 呈非线性增加,直至轨迹的末端,即所谓的 Bragg 峰,从而产生更大比例的复杂 DNA 损伤,具有更高的细胞杀伤生物学效应。与入口通道中的低 LET 离子相比,Bragg 峰区的离子杀伤效应较强。因此,肿瘤可利用荷能离子的 Bragg 峰进行治疗,而正常组织则暴露于入口通道的低 LET 离子。对于碳离子而言,理想情况下 Bragg 峰和入口通道之间的细胞毒性差异很大,从而可对肿瘤进行最佳照射,并且与传统放射治疗相比,对入口通道内正常组织的保护相当甚至更好。与光子治疗相比,质子和重离子治疗通过减少非靶区组织的辐射剂量来降低患者的不良反应,并且可以通过剂量递增或大分割来提高肿瘤控制率。

本节将介绍重离子的放射生物学特征,这些特性构筑了重离子放射治疗的基础。

### 6.1.2 重离子与物质相互作用

带电粒子进入靶物质后,与路径上的原子核及其核外电子发生相互作用。随着入射粒子种类和能量的不同,各种相互作用的强度和特征也不相同,最终决定了入射带电粒子在靶物质中的能量损失和射程分布等。带电粒子与靶物质的相互作用主要有下列四种。

1) 与靶原子中核外电子发生非弹性碰撞:入射带电粒子从靶物质原子近旁掠过时,与核外电子之间的库仑相互作用使电子获得一部分能量。如果传递给电子的能量足以使电子克服原子核的束缚,那么这个电子就脱离原子,成为自由电子,靶原子就分离成自由电子和正离子,这个过程称为电离(图 6-1A)。原子最外层的电子受原子核的束缚最弱,最容易被击出。电离过程中发射出来的自由电子如果具有足够的动能,可继续与其他靶原子发生相互作用,进一步产生电离,这些高速的电子称为 δ 电子。如果原子的内壳层电子被击出,就会在该壳层留下空位,外层电子就要向内层跃迁,伴随发射特征 X 射线或俄歇电子。如果入射带电粒子传递给电子的能量较小,不足以使电子摆脱原子核的束缚成为自由电子,但可以使电子从低能级状态跃迁到高能级状态,使整个原子处于激发状态,这种过程称为激发。处于激发状态的原子是不稳定的,在激发态停留很短时间之后,原子要从激发状态跃迁回到基态,这种过程称为退激。原子退激时释放出来的能量以光的形式发射出来。带电粒子与靶原子中核外电子的非弹性碰撞,导致原子的电离或激发,要是带电粒子穿过物质时损失动能的主要方式。这种相互作用方式引起的能量损失称为电离能量损失。从靶物质对入射粒子的阻止作用来讲,也称为电子阻止。

2) 与靶原子核发生非弹性碰撞:入射带电粒子靠近靶物质原子核时,它与原子核之间的库仑力作用,使入射粒子受到吸引或排斥,导致入射粒子的速度和方向发生变化。当入射带电粒子加速或减速时必然会伴随能量的变化,伴随着辐射光子的产生,这种导致带电粒子骤然变速时伴随产生的辐射称为韧致辐射(图 6-1B),通过这种方式损失能量称为辐射能量损失。β 粒子质量较小,与原子核碰撞后运动状态改变很显著。因此,β 粒子与物质相互作用时,辐射损失是主要的能量损失方式。而 α 粒子和重离子等质量较大，与原子核碰撞后，运动状态改变并不大。此外，在带电粒子与靶原子核发生非弹性碰撞的过程中，除了改变入射粒子的运动状态并产生辐射光子外，也可能使靶原子核从基态跃迁到激发态，这个过程称为库仑激发。但发生这种作用方式的概率相对较小，一般忽略不计。

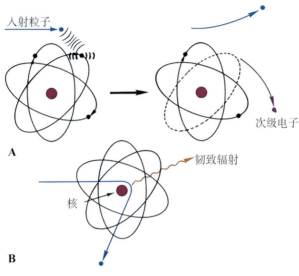

图6-1 带电粒子与物质原子相互作用

3）与靶原子核外电子发生弹性碰撞：入射带电粒子与靶物质原子中的核外电子由于库仑力作用，入射粒子改变运动方向，为满足能量和动量守恒要求，入射带电粒子损失能量，但这种能量转移一般是很小的，比原子中电子的最低激发能还要小，电子的能量状态没有变化，这就是入射带电粒子与核外电子的弹性碰撞过程。实际上这是入射粒子与整个靶原子的相互作用。这种弹性碰撞过程只在极低能量（100 eV）的电子才会被考虑，其他情况完全可以忽略。

4）与靶物质原子核外电子发生弹性碰撞：入射带电粒子靠近靶原子核时，由于它们之间的库仑力作用，入射带电粒子的运动方向发生偏转，但不会使原子核激发，也不会产生韧致辐射，这就是入射带电粒子与靶原子核的弹性碰撞过程。弹性碰撞过程中，为满足入射粒子和原子核之间的能量及动量守恒的要求，入射带电粒子损失一部分动能，能量转移给原子核，使原子核产生反冲。入射带电粒子在物质中与靶原子核进行多次弹性碰撞引起入射粒子的能量损失，称为弹性碰撞能量损失。从靶物质对入射带电粒子的阻止作用来讲，也称为核阻止。带电粒子与靶原子核之间发生弹性碰撞时，原子核获得反冲能量，可以使原子移位形成缺陷，造成靶物质的辐射损伤。对低能入射带电粒子，弹性碰撞过程对能量损失的贡献是主要的。

入射带电粒子与靶原子的电子或原子核发生的各种相互作用方式及其概率大小与带电粒子的种类、能量范围以及靶物质的成分密切相关。这些相互作用过程对入射带电粒子的阻止作用的贡献大小不同。在一定的情况下，可只考虑某一种起主要贡献的相互作用,而忽略其他的相互作用。质子和 α 粒子等重带电粒子和重离子与物质的相互作用过程和能量损失分别讨论。

### 6.1.3 带电重粒子与物质相互作用

具有一定能量的重带电粒子入射到靶物质中时,其能量损失形式主要体现在靶原子发生以下四种相互作用的过程中。

#### (1) 与靶物质原子的核外电子发生非弹性碰撞

高能重带电粒子入射到靶物质中,其能量损失主要是与靶原子的核外电子的非弹性碰撞而导致电子被激发或电离的电离损失。带电粒子与靶原子中的核外电子发生库仑相互作用,碰撞时产生动量和能量转移,入射带电粒子的一部分动能转移给靶原子的核外电子。每一次碰撞时,相对于入射粒子的能量来讲,靶原子中的电子获得的动能只是占其总能量的很小一部分。每次碰撞入射带电粒子能量损失不大,运动方向几乎不变。所以重离子穿过靶物质时,要与靶原子中的电子连续地发生许多次这样的小能量转移碰撞才逐渐损失能量。这种相互作用方式导致靶物质原子的电离和激发,但重离子的运动方向几乎没有什么变化。

#### (2) 电荷交换

离子在靶物质中慢化时,与靶原子的每一次碰撞过程,都存在一定的概率使离子失去电子或者离子从靶物质中俘获电子。这种效应就是离子在物质中的电荷交换效应。

重带电粒子带有许多电子,这就意味着粒子在介质中可以被激发、电离或俘获电子,即存在电荷交换效应。当高能粒子的速度大于其核外电子的轨道速度时,入射粒子的核外电子被剥离,而且俘获电子的概率很小,基本上为裸原子核。当入射粒子的速度接近电子的轨道速度时,俘获电子的概率增大,失去电子的概率减小。在重离子射入靶物质时,当重离子速度降低到一定程度时,就会发生电荷交换效应。低速运动的重离子从靶物质中俘获电子,从而使原来高速运动时完全剥离了电子的入射粒子,其有效核电荷数随粒子速度的减小而逐渐减少。电荷交换引起入射粒子的有效电荷减少,将导致能量损失率的减小,而粒子速度的降低又会引起能量损失率的增加。所以电荷交换是影响能量损失的一个因素,但能量损失与粒子的速度(或动量)的变化不是完全等同的。电荷交换对低能重离子与物质相互作用有重要影响。

#### (3) 与靶物质原子核发生弹性碰撞

如果靶物质的厚度足够大,入射带电粒子与靶原子的核外电子或原子核经过许多次碰撞后,入射带电粒子的能量全部耗尽,成为中性原子,被靶物质吸收。这时入射粒子的能量损失主要是与靶原子核的碰撞作用引起的,即核阻止作用,而与靶原子的电子的碰撞引起的能量损失变得很小。重离子与靶原子核发生的弹性碰撞引起的能量损失只有当入射重带电粒子的速度很低时($v < v_0$,$v_0 = 2.2 \times 10^8$ cm/s,为玻尔速度时)才予以考虑。低速时的重离子通过电荷交换,其电荷态已接近中性,重离子的原子核库仑场被它的核外电子场所屏蔽。而且在低速时,重离子与靶原子核碰撞的最接近距离增大,离子不能穿透到更接近靶核的部位,靶原子核库仑场也被部分电子屏蔽。入射重离子

与靶原子核之间的碰撞,可以看作是两个自由粒子之间的弹性碰撞。

这些相互作用都是靶物质原子的核外电子和原子核的静电场对入射带电粒子的库仑作用。如果入射带电粒子的能量足以穿过原子核的库仑势垒,那它可能与靶原子核发生核反应,但核反应过程对带电粒子的慢化没有影响。

**(4) 与靶原子核发生核反应**

当重离子的能量超过库仑位垒时,核力就起作用,被加速的重离子与静止的靶核间就可以引起核反应。这时有三种过程:①重离子与靶核彼此靠边碰撞,在一定的相接时间内交换了大量的中子和质子以后作为不同的核而分开,引起转移反应;②重离子与靶核接近中心线碰撞,引起复合核反应;③重离子与靶核表面接触后,由于核力作用暂时融合一起,但因为整个系统角动量很大,旋转强烈,离心力的作用把两者分开,分开时两个原子核和入射时的情况不一定完全一样,称为熔合反应,或深度非弹性散射。

如果重离子能量更高时,重离子可以把靶核打散,成为一大一小两块或者是好几块,称为散裂反应。核散裂反应是利用粒子加速器加速带电粒子使重核散裂而产生中子束的过程之一。例如,一束由大约 1 GeV 的质子组成的粒子束被射入由汞、钽、铅或其他重金属组成的靶中。靶核被激发,在去激发时,每个核会放出 20~30 个中子。与核裂变相反,散裂中子不能触发进一步的散裂或裂变过程来产生更多的中子。因此,不存在链式反应,这使得该过程不具有临界性。早在 20 世纪 30 年代,人们就已经对宇宙射线散裂进行了观测,但首次在粒子加速器中进行的观测是在 1947 年,同年诺贝尔奖获得者 Glenn T. Seaborg 创造了"散裂"一词。散裂是亚临界核反应堆中拟议的一种中子源,该反应堆计划用于研究将高放射性废物核嬗变成危害较小的物质的可行性。

总的来说,重带电粒子在物质中的能量损沉积主要包括两部分:与靶原子的核外电子的非弹性碰撞能量损失和与靶原子核的弹性碰撞能量损失,即电子阻止和核阻止两部分(图 6-2)。其中最主要的是电子阻止,核阻止可忽略不计。对能量很低的入射重

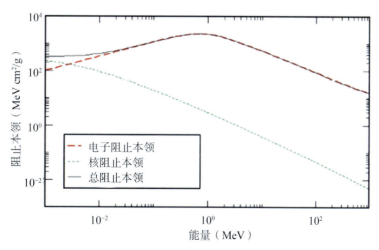

**图 6-2 α 粒子的阻止本领与能量的关系**

引自:Goodhead D T. Particle track structure and biological implications. in: Young, L. R., Sutton, J. P. (eds) Handbook of bioastronautics. Springer. Cham 2021: 287-312.

带电粒子,才需考虑核弹性碰撞对能量损失的贡献。由于重带电粒子的质量大,重带电粒子与靶原子核的非弹性碰撞引起的辐射能量损失也可以忽略不计。

### 6.1.4 重离子在物质中的能量沉积

#### (1) 带电粒子射程

带电粒子在物质中运动时,不断损失能量,直至能量耗尽而停留在物质中。它沿原来入射方向所穿行的最大距离称为入射粒子在该物质中的射程。应当指出,"射程"和"路程"是两个不同的概念。射程(投影射程)是指入射粒子在吸收物质中,沿入射方向从入射点到它的终止点(速度等于零)之间的直线距离,亦即沿入射方向穿透的深度。而路程则是入射粒子在吸收体中所经过的实际轨迹的长度。一般路程大于或等于射程,路程在入射方向上的投影就是射程。

重带电粒子的质量大,它与核外电子非弹性碰撞和它与原子核的弹性碰撞作用不会导致入射粒子的运动方向有很大的改变,它的轨迹几乎是直线,因此可以认为射程近似地等于路程长度。但在入射粒子能量低时,路程长度和射程之间有些差异,能量越低,差异越大,而且对不同吸收物质,这种差异大小也不同。

#### (2) 带电粒子径迹

放射生物学研究已经揭示了细胞核和 DNA 是辐射生物效应中重要的靶,辐射能量在 DNA 分子中的沉积及造成的链断裂形式对细胞损伤及后续影响的评估非常关键。因此,辐射能量在诸如细胞、细胞核、DNA 等敏感微观体(也称为微观体)内的沉积特点对于揭示辐射生物学效应的机制起着举足轻重的作用。

要研究辐射能量的微观沉积特点,首先需要了解辐射在物质中的行为。如带电粒子在物质中穿行时,于其能量转移或沉积点附近可能会留下电子、离子以及受激的原子或分子,这些碰撞的产物就构成了带电粒子穿行的径迹(track)(图 6-3)。而径迹的重要性则在于初级粒子的能量就沉积在径迹上。就形式而言,除非时间因素非常重要(如考察能量沉积后发生的自由基弥散),一般来说粒子在物质中穿行产生的径迹是三维的。因此,可以说辐射的径迹就是其能量沉积的径迹,而辐射径迹的特点,包括位置、分

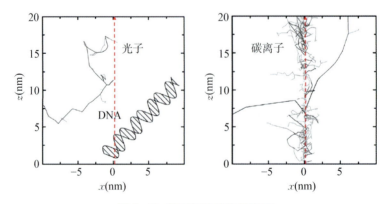

图 6-3 粒子径迹结构示意图

引自:Amaldi U, Kraft G. Radiotherapy with beams of carbon ions. Rep Prog Phys. 2005,68:1861-1882.

布、能量沉积大小和次级粒子产生等则称为特定辐射在特定物质中的径迹结构（track structure）。径迹结构是使电离辐射在引起生物效应方面具有相当大潜力的关键特性，并决定了不同类型辐射对各种效应的相对有效性。

辐射径迹结构取决于辐射的类型、能量和物质的性质（如密度、组成和状态等）。电子较轻，容易受到物质原子、分子的碰撞而改变运动方向，其径迹总是弯弯曲曲，很难成为一条直线，且单位距离上引发的电离次数（δ电子数量）较少。阿尔法粒子的径迹结构则与电子径迹结构形成鲜明的对比，α粒子比电子重得多，在与靶物质原子的核外电子碰撞后运动方向几乎保持不变，其径迹近似是直线。但从另一方面来讲，电子比质子和碳离子更容易把能量带到更远处。质子和碳离子的径迹相对较直，穿行单位距离引发的电离次数较多，说明沿其径迹局部能量沉积较多，引发辐射效应的概率和程度更大。

（3）带电粒子径迹上的能量沉积

重带电粒子穿过靶物质时，使原子电离，产生电子-离子对，这是入射粒子直接引起的电离，称为原电离。电离过程中放出的δ电子，具有几千电子伏的动能，它可以进一步引起原子电离，产生更多的电子-离子对，称为次电离。在靶物质中产生的总电离是原电离与次电离之和。

重带电粒子入射到靶物质中时，在入射单位路程上的能量损失与粒子速度、粒子的电荷态有关，所以单位路程上产生的电子-离子对数目也与粒子速度和电荷态有关。同种粒子，速度慢的粒子在单位路程上产生的电子-离子对数目较多；速度相同的粒子，电荷数高的粒子在单位路程上产生的离子对数目较多。因此，重带电粒子在贯穿物质时深度方向上所产生的电子-离子对数目分布是不均匀的。

一般把带电粒子在单位长度路径上产生的初级和次级离子对的数目称为比电离（specific ionization，SI）。比电离依赖于带电粒子能量、电荷以及介质的密度或原子序数：①离子对产生的数目与粒子的初始能量成正比。②能量沿着径迹损失的速度与粒子电荷的平方成正比，所以质子和氘核的比电离比α粒子的比电离稍小。③粒子运动的速度决定着能量损失的速度。快速运动的粒子电离能力要比慢速运动的小。重离子质量较大，运动较慢。因此，有足够时间在短距离内引起较多电离。当重离子穿入介质后，随着深度的增加和更多电离事件的发生，能量损失，粒子运动变慢，而慢速粒子又引起更多的电离，当粒子接近它的路程末端时，比电离达到最大值，这对应于电离损失率的最大值。越过峰值之后，由于粒子能量几乎耗尽，比电离骤然下降，很快降到零。

常压空气中，α粒子的比电离约为3 000～7 000离子对/毫米。α粒子的径迹范围只有数厘米；在生物组织中，由于其密度比空气大得多，1 MeV能量的α粒子只能移动几十微米。在这短短的距离中，α粒子释放了全部能量，因此电离密度非常高，破坏性很大。当粒子接近它的路程末端时，比电离达到最大值，这对应于电离损失率的最大值。越过峰值之后，由于粒子能量几乎耗尽，比电离骤然下降，很快降到零。类似地，质子的比电离最大值约为2 750对/毫米。

（4）Bragg峰

Bragg峰是一种高速带正电荷离子在物体中行进时，于即将停止时才将大部分能量释放出来的现象。此现象由威廉·亨利·布拉格（William Lawrece Bragg）在 1903 年发现。当一个带电的粒子快速地在物体中前进时，会在其行进的路线上对于该物体的原子产生离子化现象，也因此在其停止之前，将一剂量的能量释放到该物体中。由于离子化作用的截面积增加，能量释放的尖峰会发生在该粒子即将停止之前。贝特-布洛赫（Bethe-Bloch）方程可描述带电粒子的能量损耗。带电粒子的能量损耗随粒子行程的变化率反比于粒子速度的平方，这就解释了为什么能量损耗率的尖峰出现在带电粒子刚好完全停下之前。

$$\left(-\frac{dE}{dx}\right)_{ion} = \frac{4\pi z^2 e^4}{m_0 v^2} NB \quad\quad (公式6.1)$$

其中：$B = Z \cdot \left[\ln\left(\frac{2m_0 v^2}{I}\right) - \ln\left(1 - \frac{v^2}{c^2}\right) - \frac{v^2}{c^2}\right]$

式中：$z$ 表示入射粒子电荷数，$v$ 表示入射粒子的速度，$m_0$ 表示电子静止质量，$I$ 表示靶物质平均等效电离电位，$Z$ 表示靶物质原子的原子序数，$N$ 表示靶物质单位体积的原子数。

在图 6-4 中，由 250 MeV 的粒子加速器所产生质子束、碳离子束的能量释放尖峰非常狭窄，在射程末端形成 Bragg 峰；而光子束的能量释放就完全不同了，不形成 Bragg 峰。

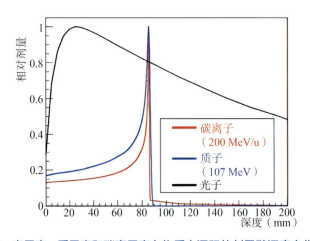

**图 6-4　光子束、质子束和碳离子束在物质中沉积的剂量随深度变化而变化**

引自：Lanzieri C, Canali C, Nava F, et al. Epitaxial silicon carbide charge particle detectors, nuclear instruments and methods in physics research section A: accelerators, spectrometers, detectors and associated equipment, 1999：354-358.

### （5）扩展 Bragg 峰

在外照射放射治疗中，射线束的深度剂量分布是很重要的指标，该指标可以呈现射线束与物质相互作用的总体效果。一般来说，质子或重离子的 Bragg 峰的范围比较窄，因此单个粒子射线只能对准较小范围内的肿瘤组织。而临床一般要求治疗靶区的剂量要相对均匀分布，为此需要对质子和重离子束流的 Bragg 峰在横向和纵向进行幅度和强度调制扩展,形成扩展 Bragg 峰(SOBP)。SOBP 可以通过使用物理设备(脊形滤波器或调制轮)或通过从加速器中选择能量并结合每个单独的 Bragg 峰的可变权重来产生。对于宽度可变的情况,可以产生 SOBPs(图 6-5)。

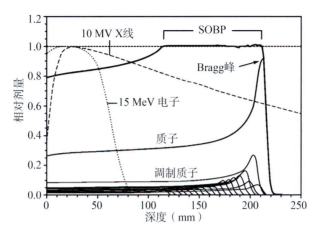

图 6-5　10MV X 射线、15MeV 电子、质子以及由各种调制质子组合产生的扩散 Bragg 峰(SOBP)的深度剂量曲线

引自:De Simoni M, Fischetti M, Gioscio E, et al. FRED: a fast monte carlo code on GPU for quality control in particle therapy. Journal of Physics: Conference Series. 2020, 1548 012020.

## 6.1.5　LET 和 RBE 及 OER

### (1) LET

LET 是指电离辐射贯穿物质时,在其单位长度径迹上因碰撞而发生能量转移消耗的平均能量,常用千电子伏/微米(keV/$\mu$m)表示。LET 是描述射线性质的一种物理量,又称传能线密度。

在辐射研究领域,常依辐射的传能线密度大小,把电离辐射分为高 LET 辐射和低 LET 辐射。所谓高 LET 辐射,就是辐射效应的诱发效能高于 $^{60}$Co γ 线或 250kV X 射线的一类辐射,如质子、中子、α 粒子、重原子核裂变碎片或其他重带电粒子,均属此类。而低 LET 辐射,就是辐射效应的诱发效能与 $^{60}$Co γ 线射线或 250kV X 射线相仿一类辐射,属于此类辐射的有光子、电子和 β 粒子等。射线生物效应的大小与 LET 值有重要关系,一般来说,LET 值越大,生物效应也越大。

目前对细胞存活的研究结果表明,重离子表现为无肩的存活曲线,γ 线和 X 线表现为小剂量有肩曲线(图 6-6)。随着 LET 的增加,细胞失活效应在增加,在 100keV/$\mu$m 左右达到最大值,如果 LET 值进一步增大,失活效应反而降低。这主要是因为电离事件的饱和机制。LET 高到一定程度时,致死损伤已经产生,多余的电离事件并不能对杀死细胞作出贡献,而产生超杀效应(overkill effect),造成能量的过剩;如果 LET 继续增大,离子径迹间的几何空间变小,反而不利于电离事件的产生,使失活效应降低。

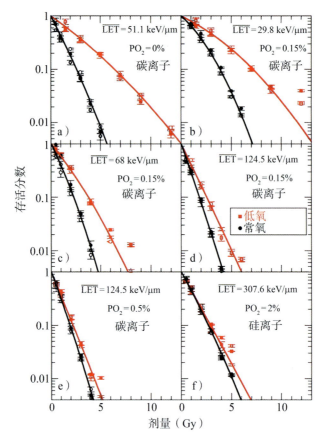

图 6-6 不同 LET 下的 CHO 细胞存活率

注：CHO 细胞，Chinese hamster ovary cell，中国仓鼠卵巢细胞。
引自：Tinganelli W, Durante M, Hirayama R, et. al. Kill-painting of hypoxic tumours in charged particle therapy. Sci Rep. 2015, 24,5:17016.

（2）RBE

RBE 是指参考射线（通常指 250 keV X 射线）引起某一特定效应所需剂量 $D_{250}$ 和所测定的射线达到同样生物效应所需剂量 $D_r$ 的比值（图 6-7），即 RBE＝$D_{250}/D_r$。

RBE 主要是为了表达不同种类的电离辐射产生某一特定效应的效率差异，是一个与射线品质（LET）有密切关系的参数。在相同的吸收剂量下，射线的 LET 值越大，生物效应也越大，两者呈正相关的关系。但这种正相关的关系并非绝对，它与 LET 值的范围有关。当 LET 在 10 keV/μm 以内时，RBE 随 LET 增加而增加的幅度很小；当 LET 处于 10～100 keV/μm 时，RBE 随 LET 的增加而迅速上升；当 LET＞100 keV/μm 时，RBE 随 LET 的升高不但不增加，反而下降（图 6-8）。另外，影响 RBE 值的因素还有很多，如射线的性质、观察的生物效应终点、辐射剂量、剂量率、分割照射次数、细胞周期时相、肿瘤微环境、氧气浓度等。正因如此，即使很多实验测量了不同离子的细胞杀伤效应，RBE 的方差也难免会偏高。

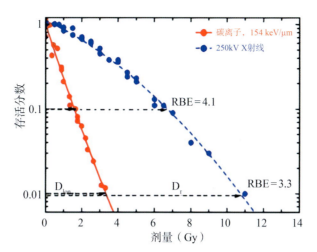

图6-7 CHO-K1暴露于250 kV X射线或碳离子（11 MeV/u，154 keV/μm）克隆存活率

引自：Helm A, Fournier C. High-LET charged particles: radiobiology and application for new approaches in radiotherapy. Strahlenther Onkol. 2023, 199(12):1225-1241.

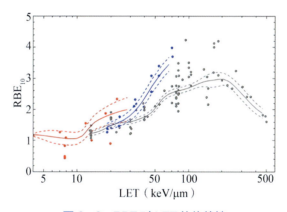

图6-8 RBE对LET的依赖性

注：红色，质子；蓝色，氦离子；灰色，碳离子。

引自：Helm A, Fournier C. High-LET charged particles: radiobiology and application for new approaches in radiotherapy. Strahlenther Onkol. 2023, 199(12):1225-1241.

图6-8显示了与治疗相关的不同离子的RBE。RBE通常随着LET的增加而上升，直至达到最大值（对于碳，在100～150 keV/μm之间），随后下降。RBE取决于离子种类。在LET 20～30 keV/μm时，光子的RBE比α粒子的RBE要高，因为在这个范围内，光子已经达到了最大的RBE值；相反，α粒子在大约100 keV/μm时达到最大值。相同的分类也延伸到了重离子，如氦离子、碳离子、氖离子等。临床常用电离辐射的相对生物效应见表6-1。

表6-1　常用电离辐射的相对生物学效应

| 射线种类 | RBE |
| --- | --- |
| X线 | 1 |
| γ射线 | 1 |
| β射线 | 1.0~1.7 |
| 慢中子 | 4~5 |
| 快中子 | 10 |
| α射线 | 10~20 |
| 重离子 | 2~20 |

### （3）OER

氧效应是指受照射的生物体或分子的辐射效应随介质中氧浓度的增加而提高的现象。一般用OER来衡量氧效应的大小。OER＝低氧条件下引起终点效应所需的剂量/有氧条件下引起终点效应所需的剂量。

氧效应是放射生物学的基本问题之一。早在1921年，Holthusen等就注意到了无氧对辐射的抗拒作用，但直到现在某些基本机理还没有完全澄清。氧效应的机理目前比较公认的理论是"氧固定假说"，即当带电粒子穿过生物物质时产生许多电子对，这些电子对寿命极短，为$10^{-10}$秒，当生物物质吸收了射线以后形成自由基。这些自由基是高度活动分子，能击断化学键造成靶分子的损伤（通常是DNA），从而启动一系列反应并最终以损伤的形式表达出来。在有氧存在的情况下，氧与自由基R作用形成有机过氧基（$RO_2$），它是靶物质的不可逆形式，于是损伤被化学固定了下来（图6-9）。因此，认为氧对照射的损伤起了"固定"作用，称为"氧固定假说"。

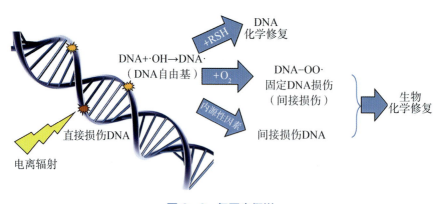

图6-9　氧固定假说

OER随射线类型的不同而不同（图6-10）。对于低LET辐射，OER值一般在2.5~3.0之间。由于重离子与光子不同，直接辐射效应占主导地位，其效应较少依赖于ROS生成，因此也较少依赖于氧浓度。重离子也因此被视为克服缺氧的工具，最佳情况下可将OER值降低至1。

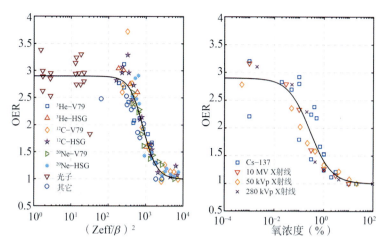

图 6-10 不同粒子的 OER 值

注：$Z_{eff}$ 表示有效电荷数，β 为粒子速度与光速的比值，$(Z_{eff}/\beta)^2$ 是一个描述辐射质量的常用参数。

引自：Zhu H, Li J, Deng X, et al. Development of a DNA damage model that accommodates different cellular oxygen concentrations and radiation qualities. Med Phys. 2021, 48(9): 5511-5521.

### （4）LET 与氧效应和 RBE 的关系

LET 与氧增比（OER）之间存在重要关系。低 LET 的放射敏感性依赖于被照射细胞的氧含量，而高 LET 照射时，对氧的依赖性降低。低 LET 射线的 OER 值约为 3，当 LET 增加到 30 keV/μm 时，OER 值会下降，当增加至约 200 keV/μm 以上时，OER 变为 1 并维持不变。

实际上，OER 仅最低程度地依赖于剂量，而更多地依赖于 LET 和组织中的氧浓度（氧分压，$PO_2$）（图 6-11）。人们对氧浓度和 LET 的依赖性进行了深入研究，主要是体外研究，而体内数据很少。一项详细的体外研究表明，OER 的 LET 依赖性在不同的缺

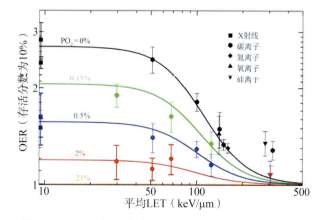

图 6-11 不同氧浓度水平下 CHO 细胞的 OER 与 LET

引自：De Simoni M, Fischetti M, Gioscio E, et al. FRED: a fast Monte Carlo code on GPU for quality control in Particle Therapy. Journal of Physics: Conference Series. 2020.

氧条件下具有相似的趋势,但仅当 LET 高于 200 keV/μm 时才会降至值"1"。然而,对于治疗条件下的碳离子,仅在 SOBP 的远端达到这一水平。体外测量还表明急性缺氧比慢性缺氧诱导的放射抗性程度更高。急性缺氧被认为会导致更具侵袭性的肿瘤表型。有趣的是,对于碳离子而言,急性和慢性缺氧之间的放射抗性没有显著差异,这表明碳离子疗法在治疗缺氧肿瘤方面具有进一步的优势。

RBE 随着 LET 的升高而缓慢增加,当 LET 超过 10 keV/μm 时,RBE 随着 LET 的升高而迅速增加,并在约 100 keV/μm 时达到峰值。此后,RBE 随 LET 的升高而降低。就产生的生物学效应而言,为什么 100 keV/μm 左右的 LET 值是最佳的? 这是因为在此电离密度之下,DNA 双链断裂(double strain break,DSB)的概率最大。DSB 是 DNA 被经过的单个带电粒子打断所造成的,因为两个 DSB 之间的相互作用会形成互换畸形,它是大多数生物学效应的基础,所以就不难理解为什么就 DSB 生成而言会出现 RBE 峰值。当属于低 LET 的 X 线照射时,单个轨迹引发 DSB 的可能性很低,通常需要 2 条以上的轨迹才能引发 DSB。因此 X 线的生物学效能低。而另一种极端情况下,即非常致密的电离辐射(如 LET 为 200 keV/μm)时,确实很容易导致 DSB,但是由于电离事件相互之间靠在了一起,因此能量又出现了"浪费"。由于 RBE 是产生相同生物学效能的两个剂量之间的比值,更致密电离辐射只是在每一轨迹上的效能与最佳 LET 辐射相同,但是就单位剂量的效能而言,它要低于最佳 LET 辐射。

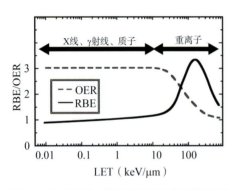

图 6-12 RBE、OER 和 LET 之间的关系

引自:Matsumoto Y, Fukumitsu N, Ishikawa H, et al. A Critical Review of Radiation Therapy: From Particle Beam Therapy (Proton, Carbon, and BNCT) to Beyond [J]. J Pers Med. 2021 Aug 23,11(8):825.

RBE 和 OER 都是 LET 相关变量(图 6-12),LET 越高,RBE 越高,在约 100~200 keV/μm 时达到最大值,然后降低(过度杀伤效应)。OER 在低 LET 时显示的值为 2.5~3.0,在高 LET 时渐进趋近于 1。高 RBE 和低 OER 值是高 LET 重离子束的特征生物学特性。

### 6.1.6 重离子辐射生物效应

电离辐射对肿瘤和周边正常组织细胞的损伤效应及其受到微环境和体内外各种修饰因子的调节作用,是放射生物学的基础,其过程包括电离辐射在生物组织的能量沉积、生物物理反应、化学键断裂和生物大分子损伤以及一系列细胞学反应及其结局的分子调控。细胞是生命体的最小独立功能单元,细胞核 DNA 是电离辐射的靶分子,DNA 损伤反应是电离辐射细胞效应的关键基础。

#### (1) 重离子引起的 DNA 损伤与修复

DNA 分子是遗传的物质基础,确保其结构和功能的完整性对维持正常生命活动和物种特性延续至关重要。细胞核基因组 DNA 是电离辐射作用的关键靶,DNA 损伤的类型和严重程度、细胞 DNA 损伤修复功能是决定细胞放射敏感性的关键内在机制。正常组织细胞具备一系列高度进化保守而且近乎完美的 DNA 修复体系,从而维持机体的正常生理功能和遗传稳定性。细胞 DNA 损伤修复机制异常最直接的后果是改变细胞的放射敏感性。针对同一种类型 DNA 损伤,机体细胞通常具有互补的修复通路,或者互补的修复蛋白与调节分子。

机体受到电离辐射作用后,发生化学键断裂或其他种类繁多的化学基团修饰反应,使生物大分子尤其是 DNA 受到损伤,引发生物化学和生物学级联反应。电离辐射对生物活性物质的作用有两种:一是直接作用于生物大分子如 DNA,通过电离和激发使其发生化学键的断裂,造成分子结构的改变和生物活性的丧失,这种作用称为直接作用。二是射线与水分子相互作用,辐解产生自由基等活化产物,后者再作用于生物分子,引起其损伤,这种作用称为间接作用。射线的直接作用和间接作用是同时发生(图 6-13)。在生物体内,由于水分子的大量存在,间接作用也具有重要的意义。电离辐射导致的 DNA 损伤主要以 DNA 双链骨架——磷酸二酯键的断裂为主,也被称为双链断裂(double-strand break,DSB)。DSB 是最严重的损伤,若非及时有效地准确修复,会导致基因突变,染色体重排,甚至导致细胞死亡。

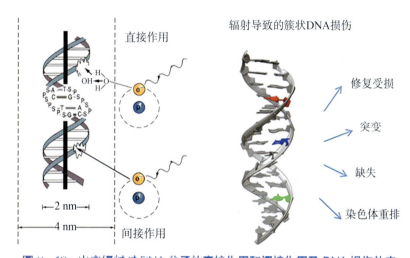

**图 6-13 电离辐射对 DNA 分子的直接作用和间接作用及 DNA 损伤效应**

引自:Sage E, Shikazono N. Radiation-induced clustered DNA lesions: repair and mutagenesis. Free Radic Biol Med. 2017,107:125-35.

不同类型的辐射对 DNA 损伤的效应有差异。同等剂量下,光子照射产生较少的 DNA 双链断裂,而当细胞受到高 LET 辐射如重离子、质子照射时,会产生复杂的 DNA 损伤,产生更强的生物学效应(图 6-14)。越来越多的研究表明重离子束辐射会引发更严重的细胞 DNA 损伤,高 LET 辐射会导致大量不同类型的 DNA 损伤,具体分为复杂 DNA 损伤和孤立 DNA 损伤。低 LET 和高 LET 辐射引发的 DNA 损伤有明显的区别:低 LET 辐射引发单链断裂(single-strand breaks,SSB)和 DSB,高 LET 辐射导致聚集性的 DSBs 形成和大量动态染色体畸变,包括染色体重排、染色体断裂、双中心、易位

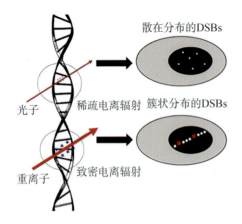

**图6-14 重离子束辐射后DSBs损伤的标志**

注：低LET(光子)与高LET(重离子)辐射后的DNA损伤图示。*(蓝色)的大小表示光子和重离子辐照后的电离密度。分散的DSB用小白点标记。密集的DSB用大白点标记，红点表示复杂损伤(SSB、DSB和氧化性DNA损伤紧密相关)。

引自：Kumar K, Kumar S, Datta K, et al. High-let-radiation-induced persistent DNA damage response signaling and gastrointestinal cancer development. Curr Oncol. 2023, 30(6): 5497-5514.

和缺失突变。复杂DNA损伤也被称为簇状DNA损伤，重离子束会在高度结构化的轨道上沉积能量，从而导致更复杂的DNA损伤的形成，定义为两个或多个近距离诱发的DNA损伤。DNA损伤簇的复杂性通常会随着LET的增加而增加，与稀疏型电离辐射相比，致密型电离辐射的高相对生物学效可使DNA生成大比例的无法修复的链断裂。簇状DNA损伤可能会延缓损伤DNA整体修复的速度，因为簇状DNA损伤可能会破坏每种类型DNA损伤的DNA修复蛋白的招募。因此，簇状DNA损伤是高能重离子束辐射诱导DNA损伤最具代表性的标志。如果聚集的DSBs发生在染色体边界，则可能导致染色体间交换，而当两个DSBs在同一条染色体上彼此靠近形成时，染色体内交换会导致缺失。

另外，研究表明人类成纤维细胞在高能硅(54 keV/μm)和铁(176 keV/μm)离子辐射后，组蛋白2A变异体(γ-histone family 2A variant, H2AX)通过双链断裂而激活，表明高LET重离子束辐射细胞会导致沿着粒子轨迹产生大型磷酸化H2AX焦点(γH2AX foci)，它同样是一个DSBs标记。γH2AX焦点是DSB簇形成的特征。图6-15表示当人类成纤维细胞因暴露于碳离子辐射而发生DSB时，其修复过程中γH2AX的动态变化过程。

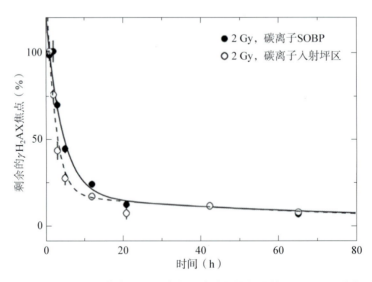

**图6-15 暴露于入口通道或SOBP中的人类成纤维细胞的DNA DSB修复动力学**

引自：Horendeck D, Walsh K D, Hirakawa H, et al. High let-like radiation tracks at the distal side of accelerated proton Bragg peak. Front Oncol. 2021, 11: 690042.

重离子束辐射会带来严重的 DNA 损伤,其中 DSBs 被认为对细胞活性最具有威胁性的 DNA 损伤形式,能引发细胞癌变。单细胞有机体中的单个 DSB 可能导致细胞死亡。电离辐射引发的损伤可能的修复途径有 4 种:同源重组(homology recombination,HR)修复、经典非同源末端连接(classical non-homology end joining,NHEJ)修复、单链退火(single-strand annealing,SSA)修复和非经典末端连接(alternative end-joining,A-EJ)修复(图 6-16)。

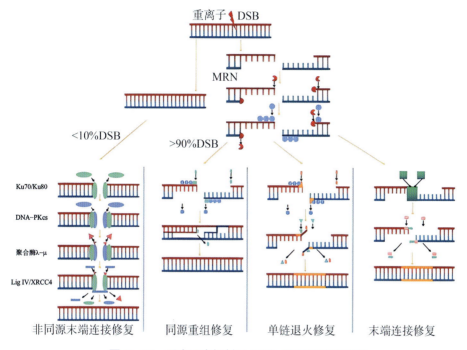

**图 6-16　重离子束辐射后 DSBs 修复途径的模型**

注:高 LET 重离子束辐射诱导的 DSBs 中约 90%通过切除介导的途径修复,即主要是 HR 和其他途径,如 SSA 或 A-EJ,约 10%的 DSBs 由 NHEJ 途径修复。重离子束辐射后会形成复杂的 DSBs 断裂末端,影响 DSBs 修复的速度,显示出 DSBs 修复速度慢于 X 线或 γ 射线

引自:任军乐,郭晓鹏,雷彩荣,等.重离子束辐射诱导细胞双链断裂(DSBs)损伤及修复机理的研究进展.辐射研究与辐射工艺学报.2023,41(3):1-10.

在这些途径中,HR 和 NHEJ 是修复 DSBs 的两条主要途径,而 SSA 和 A-EJ 可修复 NHEJ 和 HR 无法修复的残留 DSBs。HR 修复相比于 NHEJ 修复更加精确,并且需要模板,即一条与损伤 DNA 序列高度同源的完整姐妹染色单体,HR 修复只在细胞周期的 S 期和 $G_2$ 期出现。双链断裂发生后,损伤识别蛋白迅速结合到损伤位点,启动修复过程。NHEJ 修复是哺乳动物细胞 DSBs 修复的最重要机制之一。NHEJ 无须同源序列并可发生在细胞周期的各时段(以 $G_1$ 期为主),在一些修复元件处理 DSBs 两端后,直接连接断端构成 DNA 双链,但简单的修复过程易导致碱基插入以及缺失等突变。HR 途径中,首先由 MRE11/RAD50/NBS1(MRN)复合物识别并结合至 DNA 末端,RAD51 是其关键重组酶,在未损伤的 DNA 双链中寻找同源序列作模板进行 DNA 链延伸，使末端被催化连接。NHEJ 修复首先必须依赖于 Ku70/Ku80 异二聚体结合在 DNA 断端，招募其他修复蛋白至 DSB 处发挥 DNA 末端处理及连接的作用，已知的有 DNA 依赖性的蛋白激酶催化亚基（DNA-dependent protein kinase catalytic subunit，DNA-PKcs）、X 线交叉互补蛋白 IV（X-ray repair cross complementing 4，XRCC4）、DNA 连接酶 IV（DNA ligase IV，Lig4）等两种修复方式协同作用，进行全基因组 DNA 修复，保持基因稳定性。SSA 途径不使用同源染色体或姐妹染色单体，仅依赖于重复序列彼此退火配对，并涉及遗传信息的丢失，是容易出错的修复过程，具有诱变性。相比其他修复途径，在细胞周期 S 和 $G_2$ 期中，末端切除暴露出更长的同源重复序列（>20 bp），有利于细胞选择 SSA 途径进行修复。另外，近来研究表明当 NHEJ 缺陷时，也检测到末端连接活性，此种 DSB 末端连接修复机制定义为非经典末端连接，无须 HR 关键因子 RAD51 参与，也不依赖于 NHEJ 关键因子 Ku。对于精准的高 LET 重离子束辐射后 DSBs 修复途径的分子机制，还需要进一步研究。

### （2）重离子辐射与细胞存活

辐射后细胞的命运不仅受 DNA 和染色体损伤的诱导和修复影响，还受细胞保护、细胞抑制或细胞毒性分子反应的影响。关于细胞毒性反应，凋亡和坏死是辐射后主要的细胞死亡途径，在特定情况下，有丝分裂灾难会先于细胞凋亡和坏死发生。自噬是一种与恢复和保持细胞活力有关的细胞保护过程，而碳离子被证实能比光子更有效地诱导自噬。体外实验比较了正常组织的许多细胞类型和肿瘤细胞中的碳离子或 α 粒子与光子，结果表明，所有失活模式都随着 LET 的增加而更加明显。

重离子辐射对细胞存活的影响主要体现在其强大的细胞杀伤能力和对 DNA 造成的复杂损伤上。高能重离子因其在穿透物质时产生的强烈局部电离作用，相较于传统的光子辐射如 X 线或 γ 射线，能够引发更严重的辐射损伤生物效应。

目前对细胞存活的研究结果表明，重离子表现为无肩的存活曲线，γ 线和 X 线表现为小剂量有肩曲线。为了检测 X 射线和碳离子对肿瘤细胞存活的影响，以 1～6 Gy 的变化剂量照射人胶质瘤细胞 SHG-44，图 6-17 显示了 SHG-44 细胞在暴露于 X 线和碳离子后的相应存活曲线，表 6-2 总结了线性二次方（linear quadratic，LQ）模型中使用的生存曲线以及 α 系数和 β 系数的参数。LQ 模型很好地拟合了 X 线的生存曲线，既有 α 项，又有 β 项。然而，对于碳离子，由于曲线在半对数坐标上是线性的，没有 β 项（或 β=0）的 LQ 方程很好地拟合了生存曲线。与 X 线相比，暴露于碳离子的细胞在无肩存活情况下表现出更高的辐射敏感性，并且其灵敏度随着碳离子的 LET 值的增加而增加。$D_{10}$ 的剂量（将细胞存活分数降低到 10% 所需的剂量）约为 2.3 Gy（75 keV/μm，碳离子）、3.3 Gy（30 keV/μm，碳离子）和 4.2 Gy（X 线）。30 keV/μm 和 75 keV/μm 碳离子的 $D_{10}$ 值的 RBE 值分别为 1.3 和 1.8。LET 高到一定程度时，致死损伤已经产生，多余的电离事件并不能对杀死细胞作出贡献，而产生超杀效应（overkill effect），造成能量的过剩；如果 LET 继续增大，离子径迹间的几何空间变小，反而不利于电离事件的产生，使失活效应降低。

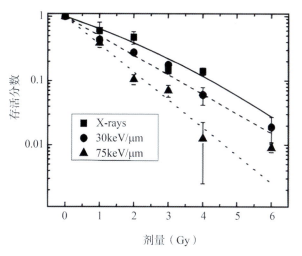

**图 6-17 X 线和碳离子照射 SHG-44 细胞的存活曲线**
引自：Jin X, Li F, Zheng X, et al. Carbon ions induce autophagy effectively through stimulating the unfolded protein response and subsequent inhibiting akt phosphorylation in tumor cells. Sci Rep. 2015, 5:1381.

表 6-2 线性二次方（LQ）模型中使用的生存曲线以及 α 系数和 β 系数的参数

| 辐射类型 | α 系数 | β 系数 |
| --- | --- | --- |
| X 线 | 0.37 | 0.04 |
| 30 keV/μm 碳离子 | 0.61 | — |
| 75 keV/μm 碳离子 | 0.99 | — |

### （3）细胞周期对重离子辐射效应的影响

不同细胞周期阶段的同一细胞对电离辐射的敏感性是不同的，处于 $G_1$ 早期和 S 晚期的细胞具有更强的电离辐射抵抗性，而在 S 早期、$G_2$ 和 M 期表现出更高的电离辐射敏感性。图 6-18 所示，重离子束辐照细胞周期的不同阶段导致细胞不同的结局，比如细胞死亡、衰老和表型改变等。DSB 是电离辐射诱发细胞周期时相进程改变的关键因素或分子信号，而重离子束辐射相比于传统辐射，会引发更严重的细胞 DNA 损伤，重离子束辐射造成的 DSB 更难以修复，对细胞周期的影响更大。

研究表明，当使用相同物理剂量时，高 LET 重离子束照射后 $G_2$/M 检查点阻滞的持续时间比 X 线照射后的持续时间更长，且高 LET 重离子束照射诱导的 DSB 增加了 $G_1$ 细胞中接受末端切除的 DSB 数量。另外，细胞周期可以通过调节 DNA 末端切除影响 DSBs 修复途径的选择。研究发现，重离子束辐射诱导增加了 $G_1$ 期细胞中 DSBs 末端切除的数量。在 X 线或 γ 射线照射后，约 15% 的 DSBs 被切除；然而，由于 $G_1$ 期细胞的切除长度比 $G_2$ 期细胞的切除长度短得多，这些事件未被发现。相比之下，重离子束辐射会导致更积极的切除，从而发现 $G_1$ 期细胞也具有末端切除现象。细胞周期各个阶段在 DSBs 修复途径的选择中具有重要作用。实验证据表明，重离子束辐射导致细

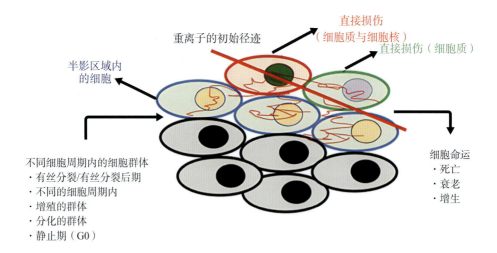

**图 6-18 重离子束辐照细胞的细胞周期不同阶段导致的细胞不同的结局**

引自：KUMAR K, KUMAR S, DATTA K, et al. High-let-radiation-induced persistent DNA damage response signaling and gastrointestinal cancer development. Curr Oncol. 2023, 30（6）: 5497-5514.

周期停滞在 $G_1/S$ 或 $G_2/M$，产生细胞周期阻滞现象，细胞周期阻滞不仅为 DNA 修复提供了充足的时间，而且还改变了周期蛋白依赖性激酶（cyclin-dependent kinases，CDK）活性，CDK 活性可以调节 DNA 末端切除的过程。另有研究表明，当肿瘤细胞在遭受辐射损伤时可通过激活 caspase 活化的 DNA 酶（caspase-activated DNase，CAD）表达来引发自身的 DNA 断裂，在间期细胞分裂期间促进 $G_2$ 期停滞，为辐射治疗引起的 DNA 损伤争取时间。针对 $G_2$ 周期检查点途径可能是提高放疗效果的潜在途径。毛细血管扩张性共济失调症突变蛋白（ataxia-telangiectasia mutated proteins，ATM）是一种丝氨酸/苏氨酸蛋白激酶，对电离辐射诱导的 DSB 修复过程、细胞周期检查点维持和 DNA 损伤修复起重要作用。总结起来，ATM 作为细胞周期停滞和凋亡中重要的节点，通过抑制 ATM 基因，可以减少放疗引起的抗性，从而成功地提高癌症治疗的疗效并改善患者的预后状况。

当细胞在有丝分裂中暴露于辐射并立即进行检测时，发现重离子照射后一个或多个有丝分裂染色体部分"解体"，而在 X 线照射后并没有这种现象（图 6-19）。此外，即使在 $G_0/G_1$ 期暴露的细胞也观察到了染色体类型的畸变（图 6-20）。这很有趣，因为染色体类型的交换应该仅在 S 期或 $G_2$ 期暴露的细胞中诱发。然而，修复缺陷的细胞，如 X 线敏感的中国仓鼠卵巢突变细胞系（xrs5），即使在 $G_1$ 期暴露后也表现出高频率的染色体类型畸变，这可能反映了 $G_1/S$ 检查点的缺失，从而在 S 期处理未修复的损伤。特别是，在暴露于重离子的 $G_1$ 期仓鼠细胞中，报道了染色单体型畸变出现的频率增加。此外，在 $G_0$ 期用高能$^{56}$Fe 离子或低能碳离子照射的人类淋巴细胞中检测到了染色单体-染色单体交换。尽管这些事件在人类淋巴细胞中很少发生，但准确的多色荧光原位杂交（multiplex fluorescence in situ hybridization，mFISH）分析证明它们是复杂事件，涉及染色体型和染色单体型的断裂。染色单体型断裂可能源自未修复的单链断裂或某种类型的碱基损伤。当这些损伤在 S 期之前未修复时,可以通过复制和修复过程转变为 DSB。通过与未修复的染色体型断裂重新连接,可以形成染色单体-同染色单体交换。尽管这些事件似乎特有于重离子照射,但在人类淋巴细胞中非常少见,因此它们是否适用于生物剂量测定仍未确定。

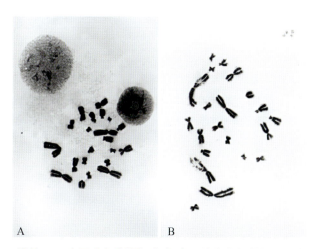

图 6-19　正常的 V79 中国仓鼠中期细胞(A)和染色体解体的受损中期细胞(B)

注:细胞在有丝分裂中暴露于 11.4 MeV/u 氩离子($2 \times 10^6$ 粒子/cm$^2$),然后立即分析染色体损伤情况,如已经凝聚的中期染色体的崩解只有在高 LET 辐射(如重粒子)后才能观察到,而在低 LET 辐射(如 X 射线)后则无法观察到。

引自:Ritter S, Durante M. Heavy-ion induced chromosomal aberrations: a review. Mutat Res. 2010,14,701(1):38-46.

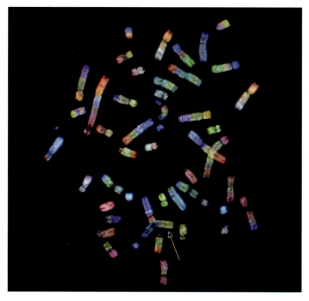

图 6-20　人类淋巴细胞在 G$_0$ 期暴露于 Fe 离子时的染色单体类型交换(涉及 6、13 和 18 号染色体)

引自:Ritter S, Durante M. Heavy-ion induced chromosomal aberrations: a review. Mutat Res. 2010,14,701(1):38-46.

### （4）重离子辐射引起的基因组不稳定性

放射生物学的基本范式是，能量在细胞核（基因组 DNA）中的分布会引起有害的生物学效应。辐射暴露的这些不利和直接影响包括细胞死亡、染色体重排、突变、细胞转化和致癌作用。作为辐射的生物学后果（直接效应），DNA 损伤和细胞死亡可以在暴露后数分钟、数小时或数天内被观察到。然而，辐射的间接影响包括基因组不稳定性、致癌作用和遗传效应，可以在辐射后数月或数年观察到，甚至在未受辐射的旁观者细胞中也可以观察到。

电离辐射诱导的基因组不稳定性（radiation induced genomic instability，RIGI）是指细胞在受到照射后在某一延迟时间内发生在受照射的存活细胞子代中的遗传效应，其被定义为基因组改变的获得率增加，表现为染色体重排和畸变（染色体不稳定性）、微核形成、基因突变、微卫星不稳定性、倍性变化和接种效率降低。按照剂量效应理论推测，RIGI 发生的频率应该是随着剂量的增加稳步增加的，但研究表明 RIGI 并不具有传统的剂量依赖性。

错误修复或未修复的 DSB 最终表现为染色体畸变。在评估辐射暴露后正常组织的染色体畸变时，发现与接受 X 线治疗的患者相比，碳离子治疗检测到的染色体畸变频率较低或至少相似；与 X 线相比，碳离子治疗后受损淋巴细胞的比例较低，并且放射引起的白细胞和淋巴细胞数量减少在碳离子治疗后不太明显，这与在造血干细胞和造血祖细胞暴露于碳离子和 X 线后获得的体外结果一致。此外，细胞遗传学研究表明，与稀疏电离辐射相比，重离子引起的染色体重排的复杂程度要高得多，也就是说，重离子引起的重排涉及更多的染色体和断点（图 6-21），包括染色体内和染色体间的交换。然而，大多数复杂的重排最终会导致细胞死亡，从而导致暴露后后代的 RBE 降低。染色体畸变的 RBE 很大程度上取决于畸变类型。已经观察到，在暴露于重离子的人类细胞中，使用染色体 R 显带技术可以获得高产量的复杂染色体重排。复杂型交换（图 6-22）包括至少在两个染色体上有三个断裂的事件。荧光原位杂交（fluorescence in situ hybridization，FISH）方法（用 1~3 种颜色涂绘整个染色体）很快揭示了许多由电离辐射引起的"隐藏"复杂交换。尽管在高剂量的 X 线或 γ 射线下（通常剂量大于 2Gy），复杂类型的畸变相对常见，但研究表明，即使是低剂量的高 LET α 粒子在诱导复杂交换方面也非常有效。这一发现后来在人的成纤维细胞和淋巴细胞中也得到了 mFISH 的报告。因此，重离子对复杂型交换的 RBE 高于简单型交换，而复杂/简单交换比率（C 比率）随着 LET 的增加而增加（图 6-23）。C 比率显然是剂量依赖的：在高剂量时，对于所有辐射，C→∞，此时所有畸变都将是复杂的；在低剂量下稀疏电离辐射时，C→0；而对于密集电离粒子，即使只有单次穿透，C 也大于 0。需要提醒的是，重离子的"低剂量"概念显然是有问题的。对于重离子而言，"低剂量"意味着"低流量"，即"通过的细胞比例低"，但即便是被单个重离子击中的细胞也会收到相对较高的剂量。

重离子诱导的染色体畸变很可能大多数是不可传递的。相比之下，稀疏电离辐射诱导的许多复杂重排可以传递给未来的细胞世代。因此，当在后期复制轮次对细胞进行评分时，生物效应剂量（RBE）应该会降低。实际上，在暴露于重离子后收集的人类淋巴细胞中可以观察到这种现象,尤其是那些在较后时间点(>第3次有丝分裂)进行分析的细胞。图6-24中显示了一些示例。对于暴露于重离子的细胞后代,总畸变的RBE接近于1,尽管与稀疏电离辐射相比,重离子暴露后观察到更复杂的重排(包括染色体间-染色体内交换)。染色体内交替的RBE也很低,但如果考虑到涉及跨染色体和染色体内部交换(跨内交换)的事件,该值会显著增加。这些特定的复杂重排在重离子暴露后确实比稀疏电离辐射后发生得更频繁。对于暴露于α粒子或铁离子的人的乳腺上皮细胞也得出了类似的结论。

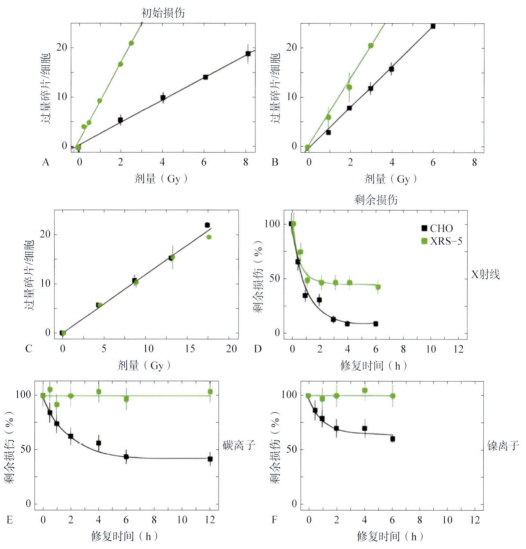

**图6-21 修复能力强的CHO-K1中国仓鼠细胞及其修复缺陷型突变体xrs5中辐射诱导的染色体损伤**

注:平台期细胞用X线、11 MeV/u C离子(LET=154 keV/μm)或9.9 MeV/u Ni离子(LET=2 455 keV/μm)照射。图A~C显示了最初诱导的损伤,即暴露后立即诱导PCC。图D~F绘制了每个细胞产生约10个过量碎片的剂量的修复曲线。辐射诱导的损伤不仅取决于LET,还取决于细胞的修复能力。

引自:Ritter S, Durante M. Heavy-ion induced chromosomal aberrations: a review. Mutat Res. 2010,14,701(1): 38-46.

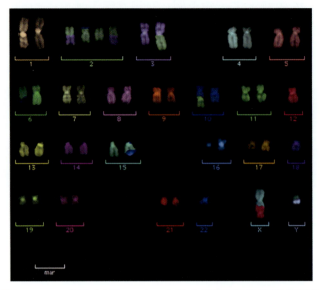

图6-22 暴露于3Gy Fe离子（147keV/μm）的人类淋巴细胞的核型通过mFISH可视化
注：可以看到涉及2号染色体和3、6、10和15号染色体的非常复杂的交换，还携带双着丝粒染色体。
引自：Ritter S, Durante M. Heavy-ion induced chromosomal aberrations: a review. Mutat Res. 2010, 14, 701(1): 38-46.

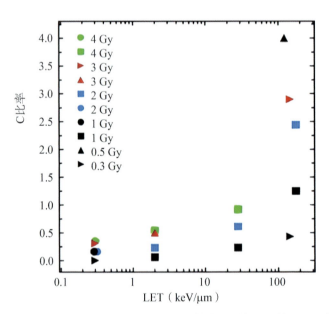

图6-23 人淋巴细胞在$G_0$期暴露于γ射线、X线、α粒子、C离子或铁离子下复杂交换与简单交换的比率C
注：通过mFISH技术检测到异常。综合数据表明，C比率依赖于LET和剂量。
引自：Ritter S, Durante M. Heavy-ion induced chromosomal aberrations: a review. Mutat Res. 2010, 701(1): 38-46.

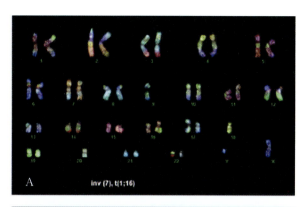

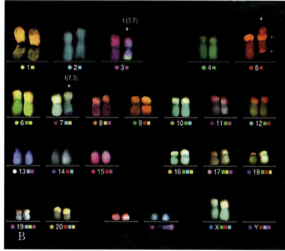

图6-24 暴露于$^{56}$Fe离子（1GeV/u）的人类淋巴细胞的子代细胞的核型

注：通过FISH（A，暴露后144 h）或臂特异性mFISH（B，暴露后108 h）进行可视化。
引自：Ritter S, Durante M. Heavy-ion induced chromosomal aberrations: a review. Mutat Res. 2010,701(1):38-46.

重离子照射后可增加微核的形成也是高LET射线特征性的DNA损伤标志之一。微核也称卫星核，是真核生物细胞中的一种异常结构，是基因组不稳定在细胞中的一种表现形式；由有丝分裂后期丧失着丝粒的染色体断片产生，可由错配染色体和染色体片段组成。研究提示，碳离子束照射相比X射线更能导致肿瘤细胞中有效的微核形成，并且形成的微核可持续存在于子代细胞中。一项关于因部分或全部染色体丢失而引起的微核水平的研究也证实了这一点，微核是癌症风险的既定标志，在肿瘤细胞中，细胞周期进程的调控被降低或消除，与类似剂量的光子相比，高LET辐射暴露后能更有效地诱导微核形成。在鳞状细胞癌小鼠模型中，当LET为192 keV/μm时，微核的RBE值增至最大值，在不同氧气条件下，RBE值范围约为4~8。当微核包膜破裂时可释放双链DNA的碎裂片段到细胞质当中，此时可能发生cGAS的高度活化从而激活cGAS/STING通路从而使机体产生抗肿瘤免疫应答。重离子束独特的DNA损伤模式是其产生与常规射线不同免疫应答的重要原因之一。

辐射诱导基因组的不稳定性过程如图6-25所示。电离辐射直接通过击中靶细胞或间接通过分泌可溶性因子或细胞间间隙连接介导的从受辐射细胞到未受辐射细胞的通讯来启动不稳定性表型。一旦启动,不稳定性就会在克隆扩增期间在该细胞的后代中表现出来,并通过多个终点进行测量。表现出诱导不稳定性现象的细胞克隆也可能表现出活性氧水平持续升高,这反过来又可以刺激基因表达和(或)蛋白质/酶水平的变化。活性氧增加和随后的细胞稳态改变的结合提供了持久的刺激,随着时间的推移使不稳定性持续存在。一些不稳定的克隆还会产生可溶性细胞毒性因子,因此不稳定克隆的培养基在转移到未受辐射的细胞时是致命的。这种"死亡诱导效应"导致DNA双链断裂,在转移到受体细胞后迅速发生,从而导致染色体改变、微核形成并最终导致细胞死亡。大多数暴露的细胞会因凋亡而死亡,这可能导致这些死亡和垂死细胞产生溶解产物,从而加剧"死亡诱导效应"并随着时间的推移使不稳定性持续存在。最终结果是形成一个异质细胞群,其中包含多个基因组重排的亚群,这是由辐射引发的细胞的克隆扩增引起的。辐射诱导的基因组不稳定性的表型与肿瘤细胞的表型相似。

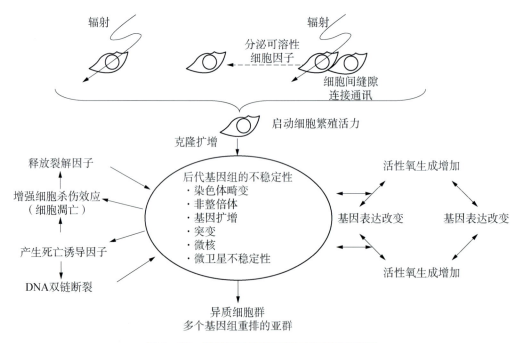

**图6-25 辐射诱导的基因组不稳定性示意图**

引自:Sowa M, Arthurs B J, Estes B J, et al. Effects of ionizing radiation on cellular structures, induced instability and carcinogenesis. EXS. 2006,96:293-301.

### (5) 重离子辐射引起的致癌性转化

癌症的发生发展是一个多阶段、长期的过程,涉及基因突变、基因组不稳定、致癌基因过度激活、肿瘤抑制基因失活、遗传物质改变和细胞代谢异常等。一般认为,癌症的发生包括起始、促进、进展三个阶段,起始是一个快速且不可逆的过程,而促进是一个长期且可逆的过程。辐射既有起始作用,也有促进作用,因此被认为是完全致癌物。辐射引起的 DNA 损伤以及随后的突变通常被认为是辐射诱发癌症的初始事件。辐射可以诱发 DNA 链断裂，导致细胞基因突变或染色体畸变，而这些细胞遗传学改变最终会导致细胞辐射致癌。

对辐射与致癌之间紧密联系的机制基础的了解是基于对各种动物模型的早期研究。在辐射诱导的单靶细胞（可能包括干细胞）的关键基因丢失后，辐射诱导肿瘤的发生以传统的多层次步骤模式进行。这些基因可以是 DNA 损伤反应、细胞凋亡和细胞周期控制基因等。复杂的 DNA 损伤和随之而来的不精确和（或）延迟的 DNA 修复在辐射和癌症之间的关联中无疑起着关键作用。但是，与癌症发生或发展相关的不仅仅依赖于 DNA 分子的直接损伤效应，还应该考虑基因组不稳定性、细胞外基质重塑、持续炎症和氧化损伤等其他因素的参与。

研究人员利用叙利亚仓鼠胚胎细胞，比较不同 LET 碳、硅离子诱导细胞恶性转化的情况。结果表明，碳离子和硅离子诱导细胞恶性转化比 X 射线更有效，其 RBE 随 LET 的增加而增加，当 LET 达到 100 keV/μm 时，RBE 达到最大值约 7。研究人员对小鼠胚胎成纤维细胞进行实验，用 0.25 Gy 高能铁离子或 1 Gy 质子照射成纤维细胞。研究发现，与铁离子照射细胞共培养的旁观者小鼠胚胎成纤维细胞的恶性转化频率明显高于与质子照射细胞共培养的小鼠胚胎成纤维细胞的恶性转化频率，提示高 LET 辐射更易发生致癌性转化。除了动物细胞实验，一些研究人员还用人类细胞进行了验证：将人支气管上皮细胞暴露于高能铁离子和硅离子后，肿瘤生长相关通路包括缺氧诱导因子-1α(hypoxia inducible transcription factor-1α，HIF1α)、哺乳动物雷帕霉素靶蛋白(mammalian target of rapamycin，mTOR)、胰岛素样生长因子-1(insulin-like growth factor-1，IGF-1)等均显著上调，表明重离子增加了肺癌的潜在风险。重离子可以促进转化生长因子 β(transforming growth factor，TGF-β)介导的上皮-间充质转化(epithelial-mesenchymal transition，EMT)，TGF-β 不仅是 EMT 的关键调控因子，还可调控细胞增殖、分化和凋亡并在肿瘤发生的晚期起着重要的调节作用。另外，研究表明，即使是低剂量的重离子也能诱导 TGF-β 的表达，TGF-β 可导致 EMT 的发生，增加肿瘤发生转移的风险。

同时，小鼠体外实验检测了野生型 C57BL/6 小鼠暴露于不同 LET（包括铁、硅、氧离子和 X 线）辐射后肺癌的发病率，结果表明，重离子（铁、硅、氧离子）诱导肺癌的发生率高于 X 线诱导肺癌的发生率，且重离子诱导的肺肿瘤侵袭性更强。研究人员使用 8~10 周龄的雄鼠，对 300 MeV/u $^{28}$Si 离子和 600 MeV/u $^{56}$Fe 离子诱导的急性髓系白血病和肝细胞癌的发生率进行了评估，与 γ 射线照射小鼠相比，$^{28}$Si 和 $^{56}$Fe 离子照射小鼠的急性髓系白血病的发病率没有显著增加，而肝细胞癌发病率有显著增加，提示辐射诱发实体瘤与白血病的发生机制可能存在差异。研究人员比较了 5 Gy 的 γ 射线和 4 Gy 的铁离子照射小鼠后肠道肿瘤的发生率，发现铁离子照射组肠道肿瘤的发生率明显高于 γ 射线照射组，并伴有发育不良；暴露于 1.6 Gy 或 4 Gy 铁离子剂量下的小鼠的肿瘤发生率，结果显示与 γ 射线相比，无论剂量大小，铁离子诱导肠道肿瘤的发生频率和恶性率都更高。多项体内外研究均提示，相比于传统 X 线照射，重离子具备更强的致癌性转化能力，会导致多数实体恶性肿瘤的发病率更高和侵袭性更强。

### （6）重离子肿瘤放疗中的 SOBP

当重离子射线到达特定部位时，速度突然降低并停止，释放最大能量，产生 Bragg 峰，实现"定向爆破"杀死肿瘤组织，同时也有效地保护正常组织。为适应肿瘤大小，通常将 Bragg 峰进行扩展形成扩展 Bragg 峰（SOBP）。

研究表明，质子束 SOBP 在宏观上其剂量相对一致，而其造成的生物损伤不同，且 RBE 不同。质子 SOBP 在宏观剂量趋于一致，但其微剂量学量随 SOBP 深度变化差异较大，即在宏观吸收剂量相同的情况下，可以观察到微观能量沉积之间的明显差异。在细胞群落中，细胞核和细胞质的平均比能量通常大于群体模型的总吸收剂量，最大达 1.1。在大鼠脊髓中测 RBE 的研究结果显示，质子束 SOBP 远端边缘的 RBE 增加，常规应用的 RBE 为 1.1 更适用于 SOBP 中部区域。在中国仓鼠卵巢（CHO）细胞的体外照射质子束实验结果显示，γ-H2AX 病灶数量在 SOBP 达到最大值，在 Bragg 峰后急剧减少。然而，在 SOBP 后的区域仍可观察到病灶，此高 LET 辐射轨迹可致细胞死亡。另外，CHO 细胞的体外重离子束辐照结果显示，LET 在 Bragg 峰附近非常高，单能束在 14cm 处的 Bragg 峰附近产生了最高频率的轨道状结构。而在 SOBP 的入口区域观察到 LET 较低的轨道结构，在 SOBP 区域附近观察到轨道状结构，在 SOBP 的 14.5cm 后观察到了次级的碳离子的碎片的轨道状结构，提示 SOBP 远端的 γ-H2AX 病灶线性结构多于 SOBP 近端。

在肿瘤细胞质子放射中，质子辐照在 SOBP 内的近端和远端位置进行，相比于 X 线照射和近端 SOBP，远端 SOBP 对肿瘤细胞的杀伤作用更强，肿瘤细胞存活率显著性降低；SOBP 处 γ-H2AX 病灶数量显著性上升。早期碳离子放射生物学研究主要集中在测量哺乳动物细胞系中细胞杀伤的 RBE。在质子治疗中，RBE 在整个 SOBP 期间都是一个恒定的比例因子（1.1），因此在扩大治疗窗口方面没有任何好处。然而，在碳离子治疗中，预计目标中的慢离子的 RBE 将高于入口通道中的快离子。这意味着与质子相比，RBE 增加了峰值/平台比，并最终扩大了治疗窗口。图 6-26 中的体外细胞实验很好地说明了这一点。水模中的 CHO 细胞受到质子或碳离子的照射后，局部效应模型（LEM）的计算预测入口通道中的存活率相同，而在目标中，较高的 RBE 应该会导致暴露于碳离子的细胞存活率较低。结果清楚地表明，实验数据接近 LEM 预测值。显示了 RBE 对放射治疗的潜在优势，特别是对于放射抗性肿瘤。但很明显，由于 RBE 沿 SOBP 变化，肿瘤中恒定的生物剂量需要沿 SOBP 变化的物理剂量。而生物剂量实际上是吸收剂量与 RBE 的乘积。图 6-27 显示了碳、氦和氢离子的这一情况，即使目前 ICRU 尚未在质子治疗中推荐任何可变的 RBE。

虽然重离子诱导的生物学效应已在体外得到广泛研究，但临床前动物模型更适合研究正常组织反应并确定耐受剂量。在特定临床情况下，正常组织和肿瘤中 RBE 加权剂量的峰值与平台期比率反映了带电粒子治疗对患者的益处程度。在肿瘤放疗过程中，正常组织中的急性和晚期效应仍是治疗中的剂量限制因素，因此与肿瘤控制同样重要甚至更为重要。

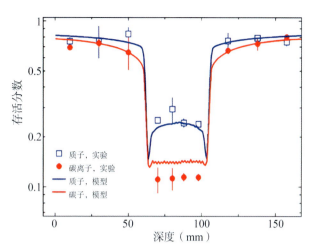

**图 6-26 在体模中用质子或碳离子辐照 CHO 细胞后其存活率**

注：质子和碳离子辐照在 HIT 设施中进行，采用主动铅笔束扫描技术，质子和碳离子的能量分别为 90～120 MeV/u 和 175～230 MeV/u。质子和碳离子在入口通道的剂量水平均为 1.5 Gy；在目标区域中心，质子和碳离子的剂量分别为 5.3 Gy 和 3.9 Gy。线条是 LEM-IV 模型的预测值。

引自：Tinganelli W, Durante M. Carbon ion radiobiology. Cancers (Basel). 2020,17,12(10):3022.

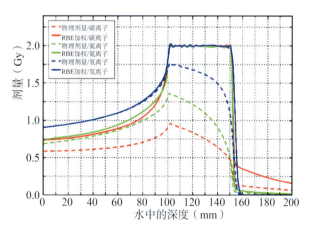

**图 6-27 使用质子、氦离子或碳离子对单个 5 cm SOBP 的物理剂量（虚线）和 RBE 加权剂量（实线）**

注：使用 LEM-IV 计算物理剂量形状，以使所有离子在目标区域实现相同的 RBE 加权剂量。

引自：Tinganelli W, Durante M. Carbon ion radiobiology. Cancers (Basel). 2020,12(10):3022.

RBE 概念意味着在不同辐射质量的不同剂量下，光子和粒子辐照后可观察到相同的效果。然而，观察结果也揭示了定性的差异。一个例子是，据报道，碳离子辐照脊髓后，脊髓病（轻瘫）的潜伏期缩短，此外，与光子相比，碳离子的 RBE 有所增加。为了确定不同的 RBE 值，需要在同一实验中对正常组织和肿瘤组织进行动物研究。其中一个例子是一项小鼠研究，研究碳离子对早期皮肤反应和肿瘤控制（纤维肉瘤）的 RBE。研究发现，肿瘤控制（Bragg 峰区域，RBE＝2.0～3.0）的 RBE 高于皮肤反应（入口通道，RBE＝1.2～2.0）。辐射对组织和器官的影响还取决于所谓的体积效应，体积效应由功能细胞的并行或串行组织决定，即由组织或器官补偿受损功能细胞和维持特定功能的能力决定。体积效应有限的典型组织是脊髓，只有当照射节段的长度较小时，才能补偿功能细胞的损失。主要在大鼠模型中，已经建立了广泛的 RBE 数据库，研究碳离子（入口通道、SOBP、LET 在 16～99 keV/μm 之间）、不同剂量和分割次数引起脊髓病（轻瘫）的情况。结果显示，入口通道中的分割效应高于 SOBP，RBE 值随 LET 增加，尤其是对于 SOBP 远端边缘的质子而言。然而，从这些数据中也可以推断出 RBE 随每分割剂量增加而降低，这在皮肤和肺纤维化的急性反应中也得到了证实。为了评估皮肤急性和晚期反应的 RBE 值，研究人员使用了小鼠模型，结果显示 RBE 值最高可达 2。由于皮肤本身对辐射的灵敏度相对较低，因此这些值低于脊髓病（脊髓）和纤维化（肺）。然而，皮肤涉及所有器官的暴露，而纤维化是放射治疗的主要剂量限制性晚期效应。在德国（GSI）开始开展碳离子治疗时，为了确定位于碳离子治疗入口通道的皮肤的 RBE 值，进行了一项使用小型猪模型的研究，结果显示入口通道处碳离子和光子的 RBE 加权剂量响应相似。

（邵春林　王芸　蒋奉娟）

## 6.2　碳离子放疗的临床放射生物学

　　碳离子射线进入机体后产生致密的电离，对 DNA 的损伤主要是由射线的直接效应产生，致密的电离和碳离子直接击中 DNA 造成 DNA 的严重损伤，包括 DNA 的单链断裂、DNA 的双链断裂和碱基的损坏，或者是上述损伤的联合，称为复合性的损伤。DNA 双链断裂的比例占据全部损伤的 70%。虽然 DNA 的双链断裂可以被部分修复，但其修复是有限的，所以碳离子射线对细胞损伤显著强于 X 线。因为碳离子射线对细胞损伤主要是通过射线的直接效应导致，所以产生损伤不依赖于氧的存在，在乏氧条件下仍然能够损伤细胞。碳离子的损伤效应与射线产生的致密电离的能力有关，即射线的线性能量传递（LET），这是射线在单位距离传递给介质的能量大小，单位是 keV/μm。射线的 LET 越大，放射损伤的能力越大，相对生物效应（RBE）越大，氧增强比（OER）越小。在 X 线照射后，绝大多数细胞死亡的形式主要是细胞分裂死亡。而经碳离子照射后，细胞最终的死亡形式更多的是细胞凋亡、自噬、衰老失去增殖能力、免疫死亡和坏死，死亡形式明显不同于 X 线放射后的。

　　碳离子的放射生物学和 X 线有较大的不同，以下简述几个比较重要的不同方面。

### 6.2.1　重离子放射后肿瘤发生的变化

　　"4R"是人们熟知的在 X 线放射后用以描写肿瘤放射后的生物学变化，即"修复

(repair)""再充氧(re-oxygenation)""细胞周期再分布(re-distribution)"和"再增殖(repopulation)"。碳离子系高 LET 射线,放射后在肿瘤内外发生的"4R"明显不同于 X 线放疗后的"4R"。

### (1) 放射后的修复

X 线照射后,由于主要的损伤是 DNA 单链断裂,细胞能够修复损伤,包括亚致死性损伤修复(sublethal damage repair, SLDR)和潜在损伤修复(potential lethal damage repair, PLDR)。X 线放射 6～8 小时后,放射损伤被修复。而高 LET 的重离子射线照射后 DNA 的损伤主要由直接效应引起,产生了 DNA 的严重损伤,主要是双链断裂。从理论上讲,DNA 双链断裂可以通过非同源断端重接(NHEJ)和同源重组(homologous recombination, HR)途径修复损伤,但修复的程度远低于对 DNA 单链断裂的修复。然而,重离子照射后的确存在损伤修复的现象,有细胞研究的证据证实。碳离子放射后的 CHO 细胞生存曲线显示:与 X 线放射后的生存曲线相比,细胞生存曲线的"肩区"变小,生存曲线的斜率变大,提示细胞的修复情况减少,但是细胞生存曲线的"肩区"仍然存在,即表明:碳离子放射后细胞存在放射损伤的修复,否则细胞生存曲线起始部分应该是直线。动物实验也证明碳离子照射后存在放射损伤的修复,德国的国家癌症中心(DKFZ)进行了动物实验,他们使用了 3 种前列腺癌种植于小鼠,用碳离子照射,每天照射一次,共照射 1 次、2 次或 6 次。疗效观察的终点是肿瘤控制率,以产生控制 50% 的肿瘤所需要的剂量(tumor control dose at 50%,$TCD_{50}$)为观察终点。结果发现随着照射次数增加,$TCD_{50}$ 逐步增加,6 次照射的小鼠,$TCD_{50}$ 最高。这个现象表明,在分割照射的 24 小时间隙的时间里,肿瘤发生了放射损伤的修复,导致以后需要更多的剂量才能控制肿瘤。照射的次数越多,修复损伤的机会越多,需要用更高的剂量才能达到 50% 的肿瘤控制率。对于碳离子放疗后损放射伤的修复动力学的研究不多,有两个细胞水平的研究。结果表明,在碳离子 Bragg 区 0.6 Gy 的照射 12 小时后仍然有 30% 以上的损伤存在,随着时间推移,在到达放射后 30 小时的过程中,仍然有 DNA 的修复发生,在放射后 30 小时的时候,还有 20% 的损伤存在。提示在碳离子照射后 24 小时,仍有接近 20% 细胞的放射损伤没有被修复。然而,碳离子 Bragg 峰更高剂量的 2 Gy 照射的实验结果显示:碳离子 Bragg 峰剂量照射后,在放射后 20～80 小时中,修复仍在进行,但是修复的速度很慢。上述研究表明:碳离子 Bragg 峰区的剂量照射后,细胞修复持续发生,直到放射后 30 小时。总体上讲,碳离子射线 Bragg 峰浅面坪区剂量的 LET 比较低,放射后的修复程度更大,修复的动力学更快,但是 Bragg 峰区剂量的 LET 比较高,照射后的修复明显减少,修复得更慢。

### (2) 放射后的再充氧

X 线放疗对细胞的效应主要是射线的间接效应,需要有氧的存在,在低氧、乏氧环境下对细胞的杀伤效应降低。细胞动物水平的实验研究表明 X 线的 OER 在 2～3,即杀伤乏氧细胞所需的放射剂量是杀伤富氧细胞的 2～3 倍。而碳离子放射产生细胞损伤主要机理是射线的直接效应,主要产生 DNA 的双链断裂,杀伤细胞并不依赖于氧的存在,所以杀灭乏氧细胞的能力更强。细胞实验已经显示了碳离子放射时,OER 下降到 1.77 和 1.31，提示乏氧细胞的抵抗性有部分克服。随着碳离子杀伤乏氧细胞效应的提高，RBE 也相应提高。Tinganelli 的 RAT 1 前列腺癌细胞和 CHO KI 细胞实验进一步显示：重离子射线的 LET 越大，OER 越小，提示克服乏氧细胞放射抵抗的能力更强。100 keV/μm 和 150 keV/μm 的碳离子射线的 OER 分别是 1.98 和 1.31，160 keV/μm 的钠离子射线是 1.32，140 keV/μm 的氧离子射线是 1.40。由于碳离子杀灭肿瘤对氧的依赖性减小，在分割放疗中肿瘤的再充氧对肿瘤杀灭效应的影响减小。

### （3）细胞周期再分布

在 X 线放射时，$G_2/M$ 期细胞是对放射敏感的，而 S 期细胞和 $G_0$ 细胞是不敏感的，多次反复照射后肿瘤中细胞分裂周期各个时相细胞的比例会发生再分布，导致对放射不敏感细胞的比例增大，肿瘤整体的放射敏感性下降。碳离子照射时的情况则不同，碳离子照射对各个不同时相细胞的放射敏感性之间的差异减少，S 期细胞和 $G_0$ 细胞的放射敏感性提高，与其他对 X 线放射敏感的细胞同样被杀灭。所以与在 X 线分割放疗中，随着分割放射剂量提高，放射抵抗性增加的现象不同，在碳离子放疗后肿瘤中细胞周期各时相细胞的比例变化不大，细胞周期时相中不敏感细胞比例增加的现象减少。

### （4）放射后的再增殖

在 X 线放射肿瘤时，由于需顾及正常组织的放射损伤，常常使用小分割照射剂量和长疗程，比如对上皮源性肿瘤使用常规分割照射，即每次 2 Gy，每天 1 次照射，每周 5 次，总剂量 70 Gy，中疗程长达 7 周。在如此长的疗程中，由于肿瘤体积的缩小，血供改善，死亡肿瘤细胞分泌的促肿瘤生长激素，在放疗疗程中会发生肿瘤细胞的再增殖，甚至是加速再增殖，后续则需要更大的剂量来控制肿瘤。而在碳离子放疗中，由于物理剂量分布的优势，能够有效减少正常组织的放射剂量，所以更多是采用大分割剂量照射，放疗疗程缩短，如对早期肺癌、肝癌使用 1～2 周的疗程，对腹部盆腔肿瘤使用 3～4 周疗程。短的放疗疗程中发生肿瘤增殖的机会不大。因为在短疗程放疗中，除了那些高度放射敏感性的肿瘤，肿瘤的体积一般不会有明显的退缩，肿瘤的血供不会明显改善，所以没有肿瘤发生再增殖所需要的营养支持。除此之外，肿瘤增殖主要依赖的是肿瘤干细胞的增殖，而肿瘤干细胞具有放射抵抗性。实验研究显示：碳离子射线比 X 线有更强的杀伤肿瘤干细胞的效应，使得其放射抵抗性降低。有两项来自日本 NIRS 的研究：一项是对结肠癌干细胞的实验，另外一项研究是用胰腺癌干细胞样细胞进行的实验（参见 6.2.3）。所以相比于 X 线放射，碳离子放疗后肿瘤发生再增殖的现象更少。

### （5）碳离子射线放射后肿瘤"4R"的小结

与 X 线放射后传统的放射生物学的"4R"不同，碳离子放射后的"4R"明显不同于 X 线放射后的"4R"。碳离子放射后肿瘤细胞能进行修复，但其能力明显下降；乏氧肿瘤细胞的放射抵抗性降低，但是没有降低到与富氧细胞相同的程度；细胞周期发生再分布的现象减少，肿瘤整体的放射抵抗性没有明显增加；残留肿瘤的再增殖能力下降。碳离子杀灭肿瘤的效应比 X 线放射提高。

## 6.2.2 碳离子放疗中的剂量的表述

X线放疗已经有一个多世纪的临床经验,人们对X线的放射生物效应已经完全了解,包括对肿瘤的杀伤效应,例如要控制头颈部上皮源性肿瘤,需要70 Gy的X线剂量,用常规分割照射(每次照射2 Gy,照射35次,在7周内给予),就能够控制肿瘤。对正常组织和器官的放射耐受剂量也已经了解,例如对视神经的耐受剂量是用常规分割照射放疗50 Gy,但是在碳离子放疗中,能否使用物理剂量即吸收剂量来处方对肿瘤照射的剂量和对正常组织和器官的放射耐受剂量呢?回答是否定的。在X线放疗中,用6 MV的X射线照射10 Gy的剂量,与用10 MV的X线照射10 Gy的放射生物效应是相当的。但是在碳离子放疗中,相同的物理剂量可以由不同质量的碳离子射线产生,所谓的碳离子射线的质量就是射线的LET,10 Gy的碳离子物理剂量可以由低LET的碳离子射线产生,也可以由高LET的碳离子射线产生。而不同LET碳离子射线的放射生物效应是不相同的,碳离子射线的LET越高,放射生物效应越强,即RBE越高;碳离子射线的LET越低,RBE越低。所以用碳粒子的物理剂量来处方对肿瘤的放疗剂量和正常组织的放射耐受剂量是不可行的。如何来评估和量化碳离子射线的放射生物效应呢?由于对X线射线的放射生物效应已经了解,重离子放疗界企图把重离子的放射生物效应转化为相当于X线的放射生物效应,这样就会使放疗医生感到比较熟悉。于是就产生了相对生物效应的概念(RBE)。RBE的定义是产生相同放射生物效应所需要的X线物理剂量和碳离子射线的物理剂量之比,比如产生10%细胞生存率,X线需要的物理剂量是10 Gy,而碳离子射线所需要的物理剂量是5 Gy,那RBE就是2。由于影响RBE的生物学和物理学因素很多,放射生物物理学家就发展了一些放射生物物理的模型,把重离子的物理剂量转换为生物剂量。这些模型尽可能地包含了影响RBE的大多数放射物理学和放射生物学参数。目前已经有的放射生物物理模型有日本的混合射线模型(mix beam model,MBM)、微剂量动力学模型(microdosimetric-kinetic model,MKM)模型,德国的LEM模型等(参见"6.3 重离子放射生物物理模型")。发展这些模型的初衷是要把重离子的物理剂量转化为相当于X射线的放射生物剂量。所以转化后的生物剂量的单位是"GyE"(equivalent to X-ray or $^{60}$Cobalt),即相当于X射线的剂量"Gy"。然而,碳离子临床放疗的经验表明:通过目前的这些生物物理模型计算出来的生物剂量并不完全相当于X线的生物剂量。为了避免误解,国际放疗界的权威机构发表的ICRU93报告建议:"不再使用GyE、Gye、CGE、Gy、Gy(RBE)作为碳离子放射的生物剂量单位。建议使用'RBE-weighted dose'。然而,自ICRU93号报告发表以来,GyE、Gye、CGE已经停止使用。然而,推荐使用的"RBE- weighted dose"可能由于字数冗长,事实上目前也很少有人使用,目前在质子和重离子放疗界比较普遍使用的是Gy(RBE)。

## 6.2.3 碳离子射线有更强大的肿瘤杀灭效应

细胞和动物的实验以及一部分的临床实践已经显示,碳离子射线有更强大的肿瘤杀灭效应。

1) 固有抗拒 X 线放疗的肿瘤:这些肿瘤包括黑色素瘤、软组织肉瘤、骨肉瘤和软骨肉瘤、含有大比例乏氧细胞的大体积肿瘤。X 线放射对上述肿瘤的疗效不佳,根治肿瘤的剂量往往超过了肿瘤周围正常组织的放射耐受剂量。而碳离子射线杀伤这类肿瘤的效应明显强于 X 线。如黑色素瘤临床放疗用常规分割的 X 线放疗,2 Gy/次,疗效很差,原因是它有很强的修复 X 线导致的放射损伤的能力,必须用大分割剂量,因为大分割照射造成的 DNA 损伤更严重,所以细胞修复的能力降低,才能抑制黑色素瘤的生长。然而,碳离子射线照射造成的 DNA 损伤中 70%是双链断裂,修复双链断裂是困难的,因此能抑制黑色素瘤的生长。日本重离子中心临床碳离子放疗黑色素瘤的报告显示了良好的疗效。

2) p53 基因突变的肿瘤:这类肿瘤一般对 X 线放疗抵抗。日本 Takahashi 等用对 p53 突变的非小细胞肺癌细胞进行了实验,使用了对 X 线放射抵抗的 4 株细胞。用 X 线照射或重离子照射(13 keV/$\mu$m 碳离子、35 keV/$\mu$m 氖离子、55 keV/$\mu$m 硅离子、85 keV/$\mu$m 氩离子、200 keV/$\mu$m 铁离子),以细胞 30%生存率为观察终点,计算重离子的 RBE。或者用放射诱导的细胞凋亡和剂量效应曲线的斜率作为生物效应观察的终点来计算 RBE。实验结果显示:这 4 株细胞的放射抵抗性均减小,碳离子放射的 RBE 从 1.34 到 1.38,比碳离子质量更大的重离子的 RBE 更大,铁离子射线的 RBE 达到 2.17~3.44。

3) 抗拒化疗和 X 线放疗的肿瘤:临床上常常见到化疗或者 X 线放疗后复发的肿瘤,这些肿瘤对进一步的 X 线放射是抵抗的。德国 GSI 进行了细胞实验研究。首先培养抗拒 X 线放射的肿瘤细胞,对神经母细胞瘤 U87 先进行 X 线 2.5 Gy 照射,培养生存下来的细胞,然后再次行 X 线照射 2.5 Gy,然后再培养生存下来的细胞,共重复 7 次,制成一株抗 X 线放射的细胞株。然后进行 X 线或重离子射线照射,最后碳离子照射的 RBE 是 1.5,钛离子的 RBE 是 3.8,提示这株抗 X 线放射的 U87 细胞的放射抵抗性被不同程度克服。GSI 还进行了另外一项细胞实验,先培养抗化疗的细胞株:用化疗药物依托伯苷处理神经母细胞瘤 LAN-1 WT 和 LAN-1 RETO 细胞,培养生存下来的肿瘤细胞,反复 6 次,残存的细胞即为抗拒化疗的细胞。对这些细胞使用 X 线或碳离子照射,最后获得 RBE 为 2.6 和 2.3。上述两个细胞实验均显示:对放疗和化疗抵抗的肿瘤,碳离子射线有更强的肿瘤杀灭效应。

4) 肿瘤的干细胞:肿瘤干细胞是肿瘤治疗后复发的根源,它们对 X 线放射和化疗的损伤是抵抗的,是局部控制肿瘤失败的主要原因。碳离子放射部分降低了肿瘤干细胞的放射抵抗性。这个结论来自日本 NIRS 的两项实验研究。第一项研究是 Cui 等用肠癌的干细胞进行研究,使用了结肠癌细胞 HTC116 和 SW480 两株细胞,它们的 CD 131(+)、CD44/ESA(+),表明这两株细胞具有干细胞的特征。他们先进行了细胞水平的研究。碳离子放射后的细胞生存曲线显示:与 X 线放疗后的细胞生存曲线相比,曲线"肩区"变小,斜率变大,表明碳离子射线杀灭这两株细胞的效率比 X 线更高,RBE 在 2 左右。然后他们又进行了动物实验,小鼠荷上述结肠癌干细胞的肿瘤。用 X 线 30 Gy

和碳离子射线 15 Gy 或 30 Gy 照射肿瘤，肿瘤疗效观察的指标是肿瘤在照射后的生长延迟。30 Gy X 线照射后肿瘤生长延迟时间是 28 天，15 Gy 碳离子照射后肿瘤生长延迟时间为 76 天。30 Gy 碳离子照射后肿瘤体积持续缩小，没有发生肿瘤再生长现象。这个结果表明碳离子照射明显抑制了这株结肠癌干细胞的生长，RBE 在 3 左右。最后他们把经过 X 线剂量照射和碳离子照射后的肿瘤切除下来，检查这些残留肿瘤中干细胞的比例，结果发现：经碳离子照射后残留肿瘤中干细胞的比例明显低于高剂量 X 线照射。这个结果表明，碳离子射线杀灭肿瘤干细胞的作用比较强，所以在残留肿瘤中干细胞所占的比例较小。所以肿瘤在碳离子放射后，再增殖能力下降。第二项研究来自 NIRS 的 Oonishi 等，他们对胰腺癌干细胞进行了实验研究，使用了胰腺癌 MIA PaCa 和 BxPc‑3 干细胞样细胞，用 X 线或碳离子射线照射，以细胞生存率 10% 为观察终点，碳离子杀灭胰腺癌干细胞的能力为 X 线的 2.0~2.19 倍。

### 6.2.4　碳离子肿瘤放疗中射线的 LET 和 RBE、OER

在 X 线放疗中，在临床放疗所使用的 X 射线能量区间，X 射线的能量高低与它的放射生物效应不相关。不管是由什么能量的 X 线，相同物理剂量产生的放射生物效应是相同的。然而，碳离子射线却不同：相同的物理剂量，由不同 LET 的碳离子射线产生，其放射生物效应是不同的。细胞和动物实验的结果表明：杀伤细胞的能力和碳离子射线的能量有关，射线能量越大，杀伤细胞的效应越弱。进一步的研究证明：碳离子射线的能量大小与碳离子的 LET 相关。碳离子射线的能量越大，LET 越小；而碳离子射线的能量越小，LET 越大。换言之，碳离子射线的 LET 越大，放射生物效应越强，RBE 越高。但是当 LET 到达 100~200 keV/$\mu$m 时，RBE 达到最大，在 5~10 之间，如果 LET 继续增大到 >200 keV/$\mu$m，RBE 反而下降。究其原因，是细胞被"过度杀灭"。

在 X 线放疗中，由于 X 线产生的主要是 DNA 单链断裂，双链断裂的比例不到 1%。X 线放疗损伤细胞的效应主要来自射线的"间接效应"，即 X 线电离了水，产生了 H·、OH· 等自由基和 $H_2O_2$ 等，由这些自由基和 $H_2O_2$ 对细胞起到细胞毒性作用，而在有氧存在的情况下，会有更多的自由基产生，导致更大的细胞损伤。所以，X 线放疗的细胞损伤效应依赖于氧的存在。然而，一般的临床肿瘤，当肿瘤体积直径超过 200 $\mu$m 时，就会产生乏氧情况，导致肿瘤乏氧，乏氧的环境使得 X 线产生的自由基减少，导致损伤细胞的效应降低。如何来量化氧对细胞杀伤效应的影响？于是产生了氧增强比（OER）的概念，即产生某个生物效应，在乏氧状态需要的 X 线的剂量和富氧状态下所需剂量之比。OER 越大表明乏氧状态越明显，杀伤细胞效应越差。在 X 线放疗中，对乏氧细胞的 OER 在 3 左右。而碳离子射线对细胞的损伤主要是射线的直接效应，产生 DNA 的双链断裂，所以细胞杀伤效应比较少的依赖于氧的存在，因此碳离子杀伤乏氧细胞的能力比较强，OER 降低。放射生物实验显示：碳离子放疗时 OER 减小，同时碳离子射线的 LET 越高，OER 越小。当碳离子射线的 LET 1~50 keV/$\mu$m 时 OER 是 3.1，当 LET 增加到 100 keV/$\mu$m 时 OER 是 1.8，但是 LET 到达 200~500 keV/$\mu$m 时，OER 维持在 1.0。所以，碳离子射线在克服乏氧细胞的放射抵抗性方面有更大的潜力，在细胞实验中显示,碳离子射线的 LET 在 100~200 keV/μm 就已经足够。

综上所述,杀灭肿瘤的效应与碳离子射线的 LET 密切相关,射线的 LET 越大,RBE 越大,OER 越小,杀伤肿瘤的效应越强。临床肿瘤放疗中,肿瘤乏氧的情况普遍存在,而 X 线杀伤乏氧肿瘤的疗效不好。另外,存在一些固有抗拒 X 线放射的肿瘤,如黑色素瘤、骨和软组织肉瘤等,用 X 线放疗的疗效不佳。从理论上推测,碳离子放疗对控制上述肿瘤的效果会更好。碳离子放疗在日本、德国和上海的临床经验都证实了上述论断的正确性。一个值得注意的问题是,用碳离子放疗,除了要给予足够高的物理剂量以外,还需要关注这个物理剂量是由什么样的 LET 射线产生的。碳离子射线的 LET 越高,RBE 越大,OER 越小,杀伤肿瘤的效果越强。所以,要根治肿瘤,不但要给足够高的碳离子物理剂量,并且要由足够高的 LET 射线来产生这个剂量。

碳离子临床放疗的经验已经提供了临床证据,证明了使用高剂量和高 LET 射线对控制肿瘤的必要性。以下提供 4 例临床分析的资料来证明根治肿瘤中碳离子射线 LET 的重要性。

1) 意大利国家强子治疗中心(Centro Nazionale di Adroterapia Oncologica,CNAO)报道碳离子放疗骶尾部脊索瘤:他们用碳离子放疗 50 例骶尾部脊索瘤,使用日本 NIRS 放疗的处方剂量(mMKM 模型):70.4 Gy(RBE)/16 次或 73.6 Gy(RBE)/16 次(每周 4 次照射)。最终有 26 例肿瘤复发,其中有 13 例复发在高剂量照射的范围内。把这 13 例复发患者照射的碳离子剂量与肿瘤控制的 24 例患者进行比较,发现 CTV 中的 $D_{95\%}$、$D_{50\%}$ 和 $D_{2\%}$ 的剂量在肿瘤复发和肿瘤控制患者之间没有明显的差别。进一步把产生这些碳离子剂量的射线 LET 进行分析发现:复发患者碳离子射线的 LET 显著低于肿瘤控制者。在 $CTV_{HD}$ 中(CTV 的高剂量区),在肿瘤控制患者中的 $LET_{d/50\%}$(>50%的 CTV 接受射线的平均 LET)均明显高于肿瘤复发患者,且差别都有显著统计学意义($P<0.05$)。这个分析显示:要控制骶尾部脊索瘤,碳离子射线的 $LET_{d/50\%}$ 必须>28.2~32.7 keV/μm(7 次照射、9 次照射和 16 次照射)。

2) NIRS 对胰腺癌碳离子放疗的临床研究:这个临床研究包括了 18 例局部晚期的胰腺癌,接受了碳离子放射剂量:55.2 Gy(RBE)/12 次。其中 4 例局部肿瘤复发,14 例肿瘤控制。分析和肿瘤复发相关的因子发现:GTV 靶区碳离子射线最低 LET[dose-averaged LET min(keV/μm)]与肿瘤的局部控制有关,即靶区内射线的最低 LET<44 keV/μm 的患者发生局部复发可能性更大($P=0.036$)。这个研究的结论是:控制局部晚期胰腺癌需要较高的碳离子射线处方剂量,而且碳离子射线的 LET 要>44 keV/μm。

3) 无法手术的骶尾部软骨肉瘤:NIRS 报告了 30 例用碳离子放疗颈椎 2 以下的软骨肉瘤,计划靶区(planning target volume,PTV)的处方剂量为 70 Gy(RBE)/16 次。最终 19 例的肿瘤被控制,11 例发生局部复发。把肿瘤控制的 19 例和肿瘤复发的 11 例的 PTV 体积中 LET 的分布情况做比较分析。肿瘤控制患者比肿瘤复发患者的 PTV 接受了更高 LET 碳离子射线的照射。以 50%PTV 接受的 LETd 值比较,肿瘤控制患者为 38.5~70.6 keV/μm,而肿瘤复发者为 37.8~46.8 keV/μm。PTV 中最低 LET>40 keV/μm 的患者中没有肿瘤复发,提示要控制软骨肉瘤,PTV 中碳离子射线的 LET

必须$>40\,\text{keV}/\mu\text{m}$,或者接受 LET$<50\,\text{keV}/\mu\text{m}$ 的 PTV 体积$<56\%$。

4)局部晚期的非小细胞肺癌(non-small cell lung carcinoma, NSCLC):这个临床研究由上海市质子重离子医院(SPHIC)的 Li 等进行。他们对接受碳离子放疗的局部晚期 NSCLC 的临床放疗后肿瘤控制结果和肿瘤接受的碳离子放射剂量及其碳离子射线的 LET 进行了分析。共计 62 例连续治疗的患者。碳离子的放疗剂量是 77~83.6 Gy(RBE)/22 次照射,4.4 周。在 62 例中,局部肿瘤控制 46 例,局部肿瘤复发 16 例。局部控制的 46 例和局部复发 16 例的肿瘤处方剂量是:内肿瘤靶体积(iGTV)的 $D_{95\%}$($>95\%$的 iGTV 接受的剂量)分别是 77.3 Gy(RBE)和 76.8(RBE),两者之间没有显著差别。进一步比较碳离子射线的 LET,结果发现:局部肿瘤复发组 iGTV 的 LETd 平均值为 $48.7\,\text{keV}/\mu\text{m}$,显著低于局部肿瘤控制组的 $53.2\,\text{keV}/\mu\text{m}$($P=0.015\,7$)。用受试者工作特征曲线(receiver operator characteristic curve,ROC)分析显示:预测局部复发的最佳阈值为 iGTV 中 LET$\geqslant 40\,\text{keV}/\mu\text{m}$ 的体积百分比必须是$>88\%$。简言之,要控制局部晚期 NSCLC,在 iGTV 中接受碳离子射线的 LET$\geqslant 40\,\text{keV}/\mu\text{m}$ 的体积比例必须$>88\%$。当然碳离子照射肿瘤的总剂量必须在 77 Gy(RBE)/22 次,4.4 周的前提下。

上述 4 个临床资料的分析显示出,要控制肿瘤,除了碳离子照射的总剂量外,与产生这些剂量的碳离子的质有关,也就是 LET。LET 越高的碳离子射线 RBE 越高,而 OER 越低,因此杀灭肿瘤的效应越强。上述研究来自 4 个临床资料分析,累计 298 例,患者样本尚不够多,其结论是否正确反映了临床实际,有待更大规模的临床实践来证实。然而,从碳离子的放射生物学实验研究的结果来看,控制对 X 线放射抵抗的肿瘤,特别是乏氧肿瘤细胞,需要高 LET 的碳离子射线,这个结论是可信的。因此,在碳离子放疗的临床实践中,除了给予肿瘤足够高的剂量外,要尽可能提高射线的 LET。上述问题表明:用于评价计算碳离子放射生物效应的生物物理模型还不完善,没有包括影响碳离子放射生物效应的全部生物和物理因素,以致没有能够准确地把碳离子的物理剂量转化为生物剂量。

本节强调的是在现阶段的碳离子放疗中,要注意根治肿瘤的物理剂量要高、产生这个物理剂量碳离子射线的 LET 也要高。同时也要注意对正常组织的放射剂量及其射线的 LET,好在碳离子放疗正常组织的剂量一般不会很高。

### 6.2.5 碳离子放疗和肿瘤免疫

#### (1)碳离子照射增强了肿瘤免疫反应的实验研究证据

细胞水平的实验研究显示:碳离子照射增强抗肿瘤的免疫反应。在 Hala,SiHa 和 KYSE70 肿瘤细胞的实验中,观察到了经过碳离子照射后 HMGB-1 因子增加,而 HMGB-1 是正向激活树突状细胞(DC 细胞)的因子,DC 细胞是抗原递呈细胞,是激发肿瘤免疫反应中关键的第一步。更多的动物实验证实了碳离子放疗激发了更强烈的抗肿瘤免疫效应。小鼠鳞状细胞癌 SCCVII 的动物实验的结果显示,在碳离子照射+DC 组的小鼠中有 87.5%拒绝 SCCVII 肿瘤再次种植,而拒绝另外一种 FM3A 肿瘤种植的小鼠只有 41.9%,提示碳离子照射+DC 诱导的免疫特异性针对 SCCVII 肿瘤。该研究的结论是：碳离子放射合并 DC 细胞注射激发了小鼠免疫反应，使小鼠产生了抗 SCCVII 肿瘤的特异免疫反应。对碳离子射线增加抗肿瘤的免疫反应的机理研究显示，碳离子通过以下几种途径增加了抗肿瘤的免疫效应：①抑制肿瘤中的骨髓来源的抑制细胞（myeloid-derived suppressor cell，MDSC），而 MDSC 细胞的作用是抑制 DC 细胞，MDSC 减少使得 DC 细胞的功能增强；②碳离子照射比 X 线照射更显著地增加了 $CD4^+$ 的淋巴细胞，这是肿瘤细胞免疫的淋巴细胞；③碳离子照射显著地减少了抑制免疫反应的 Treg 淋巴细胞，而 Treg（T regular cell）淋巴细胞的功能是抑制 DC 激活的细胞。另外，抑制 DC 细胞激活的 GM-CSF 和 TGFβ 的检测也发现碳离子照射比 X 线照射更明显地减少了 GM-CSF 和 TGFβ 的产生。中国科学院近代物理研究所 Zhou 的实验研究显示，碳离子放射比 X 线放射有更强的增强机体肿瘤免疫反应的效应，其机理是减少对 DC 激活的多种抑制因子，包括 MDSC、Treg 细胞、GM-CSF、TGFβ 等，由于众多 DC 的激活，并产生了更多的对肿瘤特异性 T4 和 T8 淋巴细胞，由此提高对肿瘤特异性的杀灭效应。碳离子照射增强肿瘤的免疫反应的证据都来自细胞和动物实验，其机理是通过对免疫反应起关键作用的 DC 细胞的影响，加了对 DC 细胞激活的正面调节因子：HMGB-1；抑制了对 DC 激活的负面调节因子，包括 MDSC、Treg 淋巴细胞、MG-CSF 和 TGFβ 等。由此使更多的 DC 细胞被激活，DC 传递了特异性抗原给 T4 和 T8 淋巴细胞，由此激发了体液免疫和细胞免疫。

**（2）程序性细胞死亡蛋白-1 及其配体以及碳离子放疗联合免疫检查点抑制剂 PD-1 和 PDL-1 抗体的治疗**

程序性细胞死亡蛋白-1（programmed death-1，PD-1）及其配体（programmed cell death ligand-1，PDL-1）的发现及其相应抗体的发明是肿瘤免疫治疗的一个里程碑式的进步。PD-1/PDL-1 能够促进淋巴结中抗原特异性 T 细胞的凋亡，抑制了机体的 T 细胞免疫激活，使得肿瘤逃逸细胞免疫的杀灭。日本群马大学的研究发现：人骨肉瘤细胞 U2OS 体外培养，用 X 线或碳离子射线照射后 48 小时后用流式细胞仪检 PDL-1 表达的肿瘤细胞，结果显示碳离子照射后肿瘤细胞表达 PDL-1 的数量多于 X 线照射后。德国 GSI 的实验使用小鼠 LM8 骨肉瘤细胞进行 X 线放疗、碳离子放疗、X 线放疗＋抗 PD-1 和抗 CTLA-4 抗体治疗、碳离子放疗＋抗 PD-1 和抗 CTLA-4 抗体治疗。观察照射的肿瘤和未照射的肿瘤的治疗反应。研究显示：小鼠骨肉瘤用碳离子照射加免疫检查点抑制剂治疗明显延缓了小鼠身体其他部位骨肉瘤的生长，减少了肺转移，其效应比单用碳离子、单用 X 线放疗、X 线放疗＋免疫检查点抑制剂的效应更强。这种效应发生的机理可能是 PD-1/PDL-1 抗体和碳离子放疗产生的远隔效应（abscopal effect），这是一种全身的免疫效应，抑制了小鼠体内其他部位的骨肉瘤生长和远处器官的转移。在碳离子放疗＋PD-1/PDL-1 抗体治疗后的小鼠身上，切除那些没有治疗过的远地肿瘤，观察到肿瘤中的 $CD8^+$ 的淋巴细胞和 $CDIIb^+$ 细胞数明显增加，这就证明了碳离子照射加免疫抑制点抗体治疗在远地发生了免疫效应。日本大阪的实验研究，用小鼠的 LM8 骨肉瘤做实验，用碳离子射线照射后发现肿瘤中 PD-L1 阳性的肿瘤细胞增加。然后再加入 PD-1 和 PDL-1 抗体进行研究，结果发现：碳离子照射联合 PD-1 和 PDL-1 抗体治疗的肿瘤生长更明显地受到抑制。切下治疗后的肿瘤,检测其中的 $CD8^+$ 细胞和 $CD8^+ + GzmB^+$ 肿瘤浸润淋巴细胞的比例。显示出联合碳离子和抗体治疗的肿瘤中 $T8^+$ 淋巴细胞明显增加,$CD8^+$/Treg 的值($CD8^+$ 细胞为 T 淋巴细胞,Treg 为抑制免疫反应的 T 细胞),在联合碳离子照射和抗体治疗组最高,提示肿瘤内的抑制肿瘤的免疫反应最强。最后观察了治疗的远隔效应,观察肺转移和肝转移的发生,单抗体组和碳离子加抗体组的肺转移和肝转移数最少。关于碳离子照射激发机体免疫的机理研究发现:碳离子照射 LM8 骨肉瘤诱发机体免疫反应的机理之一是促使 HMGB-1 的产生,而 MGB-1 是促使 DC 细胞激活的主要因子。中国科学院近代物理研究所 Zou 进行了动物肿瘤的实验(B16 和 S91 黑色素瘤),结果发现:碳离子 5Gy+ PD-1 抗体治疗对肿瘤生长的抑制最明显,在治疗后的肿瘤中浸润的 $CD4^+$ 和 $CD8^+$ 的淋巴细胞在碳离子照射加抗体治疗后增加得最明显。对其机理的研究发现:碳离子照射诱导了免疫源性的肿瘤细胞死亡,表现为血清中 HMGB1,ATP 增加,上述均为促使 DC 细胞激活的因子。肿瘤免疫荧光染色发现:CALR 明显出现,而 CALR 对 DC 细胞表现为"吃掉我"的信号。联合 PD1 抗体显著增加了碳离子放射后的肿瘤免疫原性,吸引了大量 T 细胞浸润到肿瘤中,增加了肿瘤的杀灭效应。

上述研究表明:X 线和碳离子照射诱导了肿瘤细胞产生更多的 PD-1 和 PDL-1,碳离子照射后诱导得更多。所以碳离子放疗联合使用 PD-1/PDL-1 抗体后,抑制了免疫抑制点,使免疫反应有所恢复。使得局部肿瘤缩小明显,并出现抑制肿瘤的远地效应。但是上述均为动物实验研究的结果,还没有见到临床碳离子放疗加 PD-1 和 PDL-1 抗体联合治疗明显增加抗肿瘤疗效的报道。

**(3)质子重离子放疗的物理剂量分布的优势会减轻放射导致的免疫抑制**

质子和重离子射线物理剂量分布的特征性是 Bragg 峰的优点,因此显著减少了肿瘤周围正常组织的大体积低剂量照射,从而对骨髓的保护更好。淋巴细胞是机体免疫反应中关键细胞,正向或反向调节对肿瘤的免疫反应,而淋巴细胞对放射高度敏感。质子重离子放疗的临床实践已经证实了质子重离子治疗后,患者发生放射导致的淋巴细胞减少(radiation-induced lymphopenia, RIL)的概率减少。

美国 MDACC 肿瘤中心把 105 例食管癌患者随机分为质子放疗和 X 线放疗两组,都接受化疗和放疗同步治疗,放疗剂量都是 50.4 Gy。结果显示:与发生 4 度淋巴细胞减少有关的危险因子是治疗前淋巴细胞的基数、放疗体积(PTV)和放疗技术,即质子放疗的淋巴细胞减少比 X 线调强放疗明显少。另一个临床观察性的研究来自 SPHIC,他们观察了肺癌 X 线调强放疗(IMRT)和质子碳离子放疗(PCIRT)中患者 RIL 的发生率。共配对观察了 55 例 IMRT 放疗和 55 例用 PCIRT 放疗的患者,观测指标是放射诱导的严重淋巴细胞减少症(severe radication-induced lymphopenia,SRL)。发生 SRL 患者的比例在 IMRT 组是 76.4%,而 PCIRT 组是 34.5%。($P$<0.01)。发生 SRL 患者的中位生存时间是 15 个月,而没有 SRL 的患者是 29.2 个月($P$= 0.046)。与 SRL 发生有关因子多因素分析显示,IMRT 是一个发生 SRL 的独立预后因子($P$= 0.004)。进一步的剂量学比较发现:胸椎放射剂量的 $V_5$($P$= 0.002)和主动脉放射剂量的 $V_5$($P$=

0.026)是发生 SRL 的独立危险因素。接受 IMRT 患者有更多 SRL 的原因是 IMRT 放疗给予椎体、肋骨等造血器官更大的剂量，同时对心脏、主动脉和肺的放射剂量更高。所以从保护患者免疫功能的角度而言，质子碳离子放疗有更大的优势。食管癌和肺癌放疗的临床实践已经显示了质子碳离子放疗在这方面的好处。当然还需要有更多的临床实践来进一步证实。

### （4）小结

放射能够诱导肿瘤的特异性免疫反应，碳离子照射的该效应更强，除了使局部肿瘤明显缩小外，还出现对远处转移肿瘤抑制的远隔效应，其机制是通过增加正向调节 DC 细胞激活的途径实现的，包括 MGB－1 等，或减少抑制 DC 细胞的因子，如 MDSC、Treg 等。在 X 线或碳离子照射后还发现肿瘤细胞产生了更多的抑制免疫反应的 PD－1/PDL－1，同步使用 PD－1/PDL－1 抗体能够减轻免疫抑制，提高肿瘤抑制作用。虽然上述结论都是通过实验研究获得的，还没有临床研究证实上述的结论，但是把碳离子放疗和免疫治疗相结合仍是今后研究的一个重要的方向。

### 6.2.6 碳离子放疗中的大分割照射

在 X 射线放疗中，对多数上皮源性肿瘤，常常使用 2 Gy/次照射，每周照射 5 次的常规分割照射方法，总剂量依据不同肿瘤而异。比如头颈部上皮源性的肿瘤用 X 线放疗，每天照射一次，2 Gy/次，一周照射 5 次，总剂量 70 Gy。在 X 线放疗中，由于 X 线在剂量分布上的特征，在给予肿瘤高剂量照射的同时，肿瘤周围的正常组织也受到相当大的剂量照射。由于正常组织修复放射损伤的能力强于肿瘤，在每天一次的照射间隔，组织的放射损伤被部分修复，而肿瘤组织损伤还没有完全修复。经过多次分割照射后，对肿瘤的损伤效应被累加，达到杀灭肿瘤的效果，而正常组织也有不同程度的损伤。目前普遍使用的常规分割照射方法是经过几十年的临床实践摸索出来的，该分割方法能够控制肿瘤，而正常组织也发生放射损伤，但是在能耐受的范围内。该方法的缺点是放疗的疗程长，同时长疗程也带来了负面效应，即放疗疗程中肿瘤发生再增殖的风险，从而需要更大的放射剂量照射来控制肿瘤。然而，长疗程是不得已而为之，因为 X 线不可避免地对肿瘤周围正常组织有一个高剂量的照射。由于碳离子放射对肿瘤周围正常组织的剂量比较低，放射损伤并不严重，并非有必要使用常规分割放疗方法。目前在碳离子放疗中较常使用大分割短疗程的放疗方案。日本碳离子放疗的临床实践已经表明：使用大分割放疗的肿瘤控制疗效优于常规分割放疗，而放疗的毒副作用并没有增加，反而少于 X 线放疗。碳离子放疗中能够使用大分割照射有放射物理学和放射生物学两方面的原因。在放射物理学方面，由于碳离子射线物理剂量有 Bragg 峰分布的特点，即能对肿瘤给予高剂量照射，这个高剂量来自 Bragg 峰区的剂量加若干个 Bragg 峰浅部的"坪区"剂量。而肿瘤周围正常组织受到了 Bragg 峰浅面"坪区"剂量的照射，照射剂量明显减少，同时碳离子"坪区"剂量射线的 LET 明显更低，所以对正常组织放射损伤不严重，没有必要用多次的分割照射来减少正常组织的放射损伤。在放射生物学方面，从杀灭肿瘤的角度考虑，肿瘤在大剂量照射后修复放射损伤的能力差于小剂量照射后，因此对肿瘤的损伤会重于小剂量照射。更重要的是,大分割照射的总疗程缩短,由此减少了肿瘤在放疗疗程中发生再增殖的现象,特别是长疗程中的加速再增殖的现象。所以使用大分割、短疗程照射能更有效地控制肿瘤。

上文从放射物理学和放射生物学理论上推测出了碳离子用大分割短疗程放疗的优势。这个推测被动物实验证实。德国国家肿瘤研究所(DKFZ)等通过肿瘤和正常组织的生物实验也证明了碳离子放射采用大分割照射是合理的。他们使用了三株前列腺癌肿瘤(AT1,HI 和 H),种植于裸小鼠,使用不同分割照射剂量,以治疗后肿瘤控制率为观察终点,随着分割照射剂量增大,RBE 减小,同时三株不同放射敏感性肿瘤的放射敏感性差异也减小。另外他们使用大鼠脊髓的放射损伤进行实验,实验结果显示:分割剂量越大,RBE 越小。在分割剂量>5 Gy(RBE)时,对前列腺癌的 RBE 大于对脊髓的 RBE,所以使用>5 Gy(RBE)的分割剂量照射时,对肿瘤的杀灭效应强于对脊髓的损伤,显示出治疗增益。当分割剂量<5 Gy(RBE)时,对脊髓损伤的 RBE 高于对前列腺癌的 RBE,即对脊髓的损伤可能更严重。根据这个动物实验,用大分割剂量照射前列腺癌是合理的,其能有效杀灭肿瘤又不产生严重后期放射损伤。日本群马大学 Yoshida 对碳离子照射肿瘤中分割剂量大小的问题也进行了实验研究,使用纤维肉瘤细胞(NFSa)种植于小鼠作为肿瘤研究,另外又用小鼠的小肠的隐窝细胞作为正常组织进行研究。结果显示:对肿瘤和小肠分割照射的剂量越大,RBE 越小。但是分割剂量越大,对肿瘤的 RBE 大于对小肠隐窝细胞的 RBE,也就是大分割照射有利于肿瘤杀灭和小肠的保护。上述研究为临床使用碳离子大分割照射提供了实验依据。

日本 NIRS/QST 是国际上临床使用碳离子放疗肿瘤最富有经验的碳离子放疗中心。经过近 30 年的临床实践,他们摸索出了碳离子放疗的合适的分割放疗方案,分割剂量均明显大于 X 线放疗。如周围型肺癌照射 15 Gy(RBE)/次,共照射 4 次,总剂量 60 Gy(RBE)。对远离肝门的肝癌,照射 24 Gy(RBE)/次,共照射 2 次,总剂量 48 Gy(RBE)。对其他毗邻重要关键脏器的肿瘤,一般使用 3.6~4.6 Gy (RBE)/次,包括头颈部肿瘤、中央型肺癌、纵隔淋巴结转移、前列腺癌等。临床治疗结果显示:肿瘤控制疗效比 X 线有明显提高,而放疗毒副作用反而比 X 线照射要小。由此证明了用碳离子放射使用大分割照射剂量是合理的。

### 6.2.7 X 线放疗的临床经验是否适合于碳离子放疗

X 线肿瘤放疗已经有了一个多世纪的历史,累积了很成熟的临床经验,这些经验是否适用于碳离子放疗?这是一个值得讨论的问题,在碳离子放疗中具有重要的临床意义。目前对 X 线放疗的放射物理学、放射生物学的了解和临床经验来自几十年的临床实践,被证实是正确的。但是碳离子放疗在放射物理学和生物学上又与 X 线有很大的不同。然而它们都是放射治疗,从原理上讲是相同的。碳离子临床放疗的初期借鉴了 X 线放疗的经验,然而人们在临床实践中发现了碳离子放疗与 X 线放疗有许多不同的地方。总体上讲,X 线放疗的基本原理都适用于碳离子放疗,但是在参考 X 线放疗中的放射物理学、生物学和临床实践经验时,必须认识到另外一种可能性,即 X 线放疗的经验不一定适用于碳离子放疗。本节提出了 X 线放疗的某些经验不一定适合碳离子放疗的情况,以下举两个例子,以提醒重离子放疗界的同行加以关注。

### (1) 是否能用 LQ 模型来评价碳离子放疗的放射生物效应

在碳离子放疗中会遇到这类问题,如要参考日本的碳离子放疗某一个肿瘤的临床经验,在日本常常使用大分割照射,每周照射 4 次。然而其他中心更多地使用中等大小分割的照射,每周照射 5 次。这时需要把日本分割方法的剂量转换为自己中心分割方法的剂量。对正常器官的耐受剂量也同样存在把日本的剂量转换为自己中心剂量的问题。怎么进行转换才能达到与日本中心相同的肿瘤控制率和放疗不良反应发生率?又如,要比较碳离子放射的两个不同分割方法、照射总剂量和照射总疗程时间的碳离子放疗方案之间的放射生物效应的大小。遇到这类情况时,需要用某种估计放射生物效应的模型来互相转换,于是就想到了 X 线放疗中常用的 LQ 模型。

LQ 模型在 20 世纪 80 年代提出的,是基于动物实验研究结果发展而来的。它描写了 X 线放疗中分割剂量、照射次数和照射总疗程对放射生物效应大小影响的规律,包括肿瘤和正常器官。LQ 模型已经被临床 X 线放疗的实践证实能准确评估不同分割剂量、不同照射次数和不同总剂量放疗方案之间的放射生物效应,目前在 X 线放疗界已被广泛应用。在碳离子放疗界,由于有临床需求,目前又没有其他放射生物学的模型可用,LQ 模型就被试用于碳离子放疗,用于比较碳离子放疗和 X 线放疗的生物效应,比较不同分割方法的碳离子放疗方案之间的放射生物效应。然而,LQ 模型适用于碳离子放疗吗?它能准确地评估不同分割的碳离子放疗和相应 X 线放疗方法之间对肿瘤的放射生物效应吗?能比较不同碳离子分割放疗方法之间的对肿瘤的放射生物效应吗?另一方面,对正常组织和器官的放射损伤也能进行正确评价吗?

先回顾一下 X 线放疗中使用 LQ 模型的有关注意点。在 X 线放疗中,使用 LQ 基本模型有 4 个前置条件:①两次分割放射之间的亚致死性损伤必须完全修复。但是根据目前少数几个碳离子放射后放射损伤修复动力学研究的报告,在每天 1 次、间隔 24 小时后再次放疗的方法中,在间隔 24 小时的时间里,放射损伤的修复只完成了 70%～80%,即仍然有 20% 左右的损伤没有被修复。所以估计,用 LQ 基本模型来估计碳离子的放射损伤可能存在估计过低的风险。②适用于放射的分割剂量在 1～6 Gy 的范围内,估计比较准确。但是碳离子的 1～6 Gy(RBE),事实上并不一定等于 X 线的 1～6 Gy(参见 6.2.2)。而且根据日本的经验,碳离子大分割放疗的分割剂量常常超过 6 Gy。所以用 LQ 的基本模型来计算碳离子放疗的生物效应就可能不准确。③在放疗的全疗程中没有发生肿瘤的再增殖。一般碳离子放疗使用大分割照射,总疗程时间小于一个月,所以肿瘤再增殖不会成为问题。④适用于单纯放疗,不适用于放疗和其他抗肿瘤治疗联合使用,特别是化疗。虽然碳离子放疗常常与其他治疗方法联合使用,但是同步使用的情况不多,这一点不会影响使用 LQ 基本模型。对两次放疗间期放射损伤没有被完全修复的问题,当然可以使用 LQ 的不完全修复的延伸模型,但是目前对碳离子放疗后损伤修复的动力学研究资料还不够充分,还没有能够了解和量化不同肿瘤或正常组织在碳离子放疗后的修复动力学。所以没有相应的数据可以参考。然而,在 LQ 模型中最关键的参数是被照射肿瘤和正常细胞的 $\alpha/\beta$ 值,这个值代表了肿瘤或正常组织对于放射线损伤反应的规律,可至今还没有通过细胞和动物以及临床资料获得的碳离子照射时的 $\alpha/\beta$ 值,只能参照 X 线照射后的值,而这个值肯定不同于 X 线照射后的 $\alpha/\beta$ 值。碳离子照射后细胞的致死性杀灭效应比 X 线照射后更强,所以 $\alpha$ 值肯定大于 X 线照射后的。因此总体上讲,用 LQ 的基本模型来预测碳离子放射的生物效应存在着很大的不确定性。

然而,目前在临床上确实有需要,如比较碳离子不同分割放疗方法之间的放射生物效应差别,比较某种 X 线放疗分割方法和碳离子分割放疗方法的生物效应。在碳离子放疗还没有建立成熟模型的情况下,LQ 模型成为唯一可以选择的方法,但是必须清晰地认识到在碳离子放疗中使用 LQ 模型中存在的不确定性,非常保守地、谨慎地使用 LQ 模型研究得到的结果。以下介绍一例在碳离子放疗中使用 LQ 模型来设计碳离子放疗前列腺癌方案失败的案例。

2013 年 SPHIC 启动了原国家食品药品监督管理局要求的设备临床注册试验。临床试验的组织方是西门子公司,参加制定方案的成员包括:西门子公司的放射物理师、德国海德堡大学离子束治疗中心(HIT)和 SPHIC 的相关医生、物理师和医学统计学家。临床试验方案中包括了局限期前列腺癌。什么是碳离子根治前列腺癌的临床放疗剂量方案? 当时参考了 X 线放疗局限期前列腺癌的经验。当时 X 线放疗前列腺癌的临床放疗最佳方案是:1.8 Gy/次,照射 44 次,每周照射 5 次,总剂量 79.2 Gy/44 次,8.2 周。用 LQ 的基本模型[BED= $nd(1+ d\alpha/\beta)$]计算,使用 $\alpha/\beta$= 1.5 Gy,获得的 $BED_{1.5}$ = 174。大量 X 线放疗的临床实践表明:用该方案放疗后,5 年无生化复发率(biochemistry recurrence-free survival,bRFS)是 90%左右。参照 X 线放疗的经验,基于 LQ 模型的计算,当时设计的碳离子放疗方案是:2.74 GyE/次,照射 23～34 次,每周照射 5 次。该方案使用 LQ 模型计算后的生物有效剂量(biologically effective dose, BED)的值和 X 线放疗的 BED 值相当(表 6-3)。如果 LQ 模型能够准确的预测碳离子放疗的放射生物效应的话,这个碳离子放疗方案将会产生的疗效是:5 年无生化复发率在 90%。在临床试验中,有 19 例局限期前列腺癌患者入组,接受了上述方案的碳离子放疗。然而,临床随访的结果是:19 例参与试验的患者中,在碳离子放疗后 5 年左右,有 10 例患者发生了生化复发,复发率显著大于 X 线放疗。这 10 例复发的患者,通过外科手术或者内分泌治疗肿瘤得到控制,但有 4 例患者死于第 2 个原发恶性疾病。这个失败结果表明:LQ 模型没有能够准确的估计碳离子的放射前列腺癌的生物学效应,显著的高估了碳离子的放射生物效应,导致碳离子照射的生物剂量不足,使得肿瘤没有被控制。

为什么在这个碳离子放疗前列腺癌中案例中,LQ 模型没有能够准确地估计其放射生物效应? 究其原因可能有三个。首先是一个基本的问题,即 SPHIC 使用的西门子 Syngo 质子碳离子 TPS 是否准确的计算了碳离子射线的生物剂量,即相当于 X 线的放射生物效应。如本节 6.2.2 所述,碳离子射线的生物剂量是把物理剂量通过生物学模型计算转化而来,企图转化为相当于 X 线光子的剂量(equivalent to $^{60}$Co Gy, GyE)。Syngo 中使用的是德国 LEM 生物物理模型,然而,大量的碳离子放疗临床结果显示:通过目前的放射生物物理学模型转换出来的 GyE 并不完全相当于 X 线的 Gy。所以业界已经停止使用"GyE"作为碳离子的放疗剂量单位,以免引起误解。所以通过 Syngo TPS 计算出来的 GyE 不一定相当于光子放疗的 Gy。所以在这个基本问题没有肯定的前提下,再使用 LQ 模型估算的生物效应结果就存在很大不确定性。第二个是,假定 Syngo TPS 计算出来的碳离子剂量相当于真正 X 线的 Gy,用 LQ 模型把每次照射 2.74 Gy/次,照射 22~23 次的方案计算出 $BED_{1.5}$ = 178~186 Gy。由于尚不知道前列腺癌碳离子放疗后损伤的修复动力学及其相关的参数,由此获得的 BED 值就存在很大的不确定性。第三,最重要的是:LQ 模型中的一个关键参数是 $\alpha/\beta$ 值。而在碳离子放疗中,前列腺癌的 $\alpha/\beta$ 值是什么?到目前还没有看到任何实验研究的报告,更没有临床治疗的报告。缺了这个关键参数,那用 LQ 模型来预测碳离子的放射生物效应就存在很大的困难。本临床失败的教训表明:用 LQ 基本模型过高地评估了碳离子照射前列腺癌的生物效应,从而导致一半以上的患者肿瘤复发。德国 HIT 用碳离子放疗局限期前列腺癌也遭到失败。表 6-3 列出了 NIRS/QST 用碳离子放疗的分割照射方法,这个方案产生了 5 年无生化复发率 90% 的疗效,但是通过 LQ 基本模型,用 $\alpha/\beta$= 1.5 Gy,计算出来的 BED(196 Gy)却明显高于 X 线放疗的 174 Gy。然而,碳离子放疗失败的 SPHIC 方案的 BED 是 178~186 Gy,HIT 是 211 Gy,均明显高于 X 线放疗的 174 Gy。因此,LQ 基本模型,使用 $\alpha/\beta$= 1.5 Gy,不能准确评价碳离子放疗局限期前列腺癌的生物效应,不能用于前列腺癌的碳离子放疗。

表 6-3 局限期前列腺癌不同碳离子放疗方案放疗的结果

| 放疗射线 | 分割剂量(次) | 照射次数 | 总剂量 | $BED_{1.5}$ Gy | 5 年无生化复发率 |
|---|---|---|---|---|---|
| X 线放疗 | 1.8 Gy | 44 | 79.2 Gy | 174 | 90% |
| 上海市质子重离子医院碳离子放疗(2023) | 2.74 Gy(RBE) | 23~24 | 63~65.8 Gy(RBE) | 178~186 | 9/19* |
| 海德堡大学(HIT)碳离子放疗(2022) | 3.3 Gy(RBE) | 20 | 66 Gy(RBE) | 211 | 50% |
| NIRS 碳离子放疗 | 3.6 Gy (RBE) | 16 | 57.6 Gy(RBE) | 196 | 90% |

* 19 例患者中 10 例发生生化复发。

**(2)顺铂是碳离子放疗的放射增敏剂吗**

在 X 线放疗同时使用顺铂(cisplatin,DDP)的放射生物学研究显示,DDP 能够增加放射对肿瘤细胞的杀伤效应,DDP 有放射增敏效应。临床实践也证实 DDP 与 X 线放疗同时使用有放射增敏作用,提高了肿瘤控制率。所以 DDP 常常和 X 线放疗同步使用来治疗头颈部恶性肿瘤。放射生物研究表明,DDP 放射增敏的机理是:X 线放射后产生的主要是 DNA 的单链断裂,这类损伤是容易被修复的。而 DDP 能够干扰和阻止 DNA 放射损伤后的修复,从而起到放射增敏效应。然而,SPHIC 的孔琳等进行的鼻咽癌细胞株的实验研究表明:DDP 能够增加 X 线的放射生物效应,放射增敏比(sensitivity enhancement ratio, SER)是 1.2~1.3。但是把 DDP 和碳离子联合使用,没有发现 DDP 增加碳离子对鼻咽癌细胞的杀灭效应。为什么 DDP 没有增敏碳离子的放射杀伤效应？可能的原因是碳离子产生的细胞损害 70%是 DNA 的双链断裂，这类双链断裂修复比较困难。DDP 阻碍 DNA 修复的作用就下降了，所以没有能够显示增敏碳离子对肿瘤效应的杀伤效应。进一步的分析显示，DDP 和碳离子放疗可能存在负面效应，即增加肿瘤浅面的正常组织的放射损伤。如图 6-28 所示，肿瘤受到了碳离子射线 Bragg 峰剂量的照射，这个区域碳离子射线是高 LET 射线，放射损伤主要是 DNA 的双链断裂，所以 DDP 没有显示放射增敏效应。而肿瘤浅面的正常组织受到的是碳离子射线的坪区剂量射线的照射。在这个区域内碳离子射线的 LET 比较低，DNA 的损伤主要是单链断裂。而 DDP 会阻止单链断裂的修复，导致正常组织放射损伤的增加。所以 DDP 和碳离子放疗同步使用不会增敏肿瘤，反而有可能增加了肿瘤周围正常组织的放射损伤。

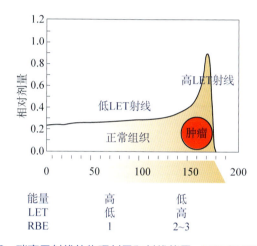

图 6-28　碳离子射线的物理剂量和射线能量、LET 和 RBE 的关系

（蒋国梁）

## 6.3　碳离子放疗中的生物物理模型

### 6.3.1　定义

自从 1895 年伦琴发现 X 线并用于临床肿瘤放疗以来，人类积累了大量基于 X 线（光子）的肿瘤放疗经验。而临床大规模开始质子放疗始于 1990 年美国的洛马林达大学。碳离子放疗（CIRT）始于 1994 年日本的国立放射医学研究所（NIRS；现日本国立量子科学和技术研究所，QST）。相对于 X 线放疗，质子和碳离子放疗缺乏放射生物学研究和临床放疗经验。所以，人们需借助已有 X 线放疗临床经验来理解和实施质子和碳离子放疗。研究发现相同吸收剂量时，质子和碳离子的生物效应大于 X 线。为了量化质子和碳离子与 X 线的生物效应差异，相对生物效应（RBE）概念应运而生。所谓

RBE,可参照公式 6.2,其定义：

$$RBE = \frac{D_{参考}}{D_{目标}}\bigg|_{相同生物效应} \quad (公式6.2)$$

其中 $D_{参考}$ 和 $D_{目标}$ 分别为获得相同生物效应时参考射线和目标射线的吸收剂量。该定义的要点是必须获得相同生物效应时的吸收剂量比值。在日常研究工作中,人们通常给定一个明确的 RBE 定义,如使用能量为 200 kVp 的光子(管电压为 200 kV 的 X 线)作为参考射线,使用参考射线与研究射线产生 10% 细胞生存分数时的吸收剂量作为计算 RBE 的依据。图 6-29 为 NIRS 研究人员针对氦离子、碳离子和氖离子 RBE 的研究结果,其中 RBE 如上所述经典定义,他们的研究获得不同人体肿瘤细胞接受不同粒子和不同剂量加权传能线密度(dose-averaged linear energy transfer,LETd)照射时的 RBE。以典型高 LETd 射线-碳离子为例,图 6-30 显示了 287.5 MeV/u 碳离子 LETd

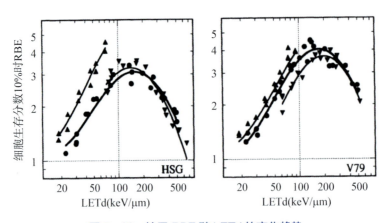

**图 6-29 粒子 RBE 随 LETd 的变化趋势**

注：无论人类唾液腺肿瘤(human salivary gland,HSG)细胞还是中国仓鼠肺成纤维细胞(V79),其 RBE 均与 LETd 相关,并在 100~150 keV/μm 之间达到 RBE 峰值。不同 LETd 氦离子(正三角)、碳离子(实心圆)和氖离子(倒三角)分别照射 HSG 和 V79 细胞的 RBE,参考射线是 200 kVpX 线,RBE 观察终点是 10% 细胞生存。

引自：Furukawa T, Inaniwa T, Sato S, et al. Performance of the NIRS fast scanning system for heavy-ion radiotherapy. Med Phys 2010;37(11):5672-5682.

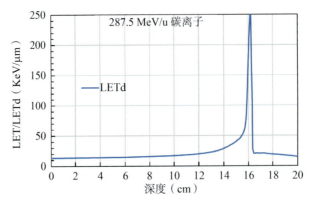

**图 6-30 287.5 MeV/u 碳离子 LETd 随深度的变化**

注：刚进入等效水中其 LETd 最低仅为 12.9 keV/μm,而在 Bragg 峰后方大 LETd 最大值—250.4 keV/μm,LETd 的巨大差异必然导致 RBE 的差异。

随等效水深度的变化,其 LETd 在入射路径上会发生较大变化,从 12.9 增加值最大值 250.4 keV/μm,LETd 变化导致其 RBE 也会出现较大变化。

为能准确计算人体肿瘤 CIRT 时 RBE,人们通常会使用生物物理模型。所谓生物物理模型是指用具备物理意义的数学公式来模拟生物系统的模型。对于 CIRT 而言,模型输入是其束流的物理参数,输出是相对于参考射线和参考细胞增加(降低)的 RBE。由于模型输出值为 RBE,本文也称该模型为 RBE 模型。

RBE 模型计算的时需关注几个重要参数:模型输入、参考射线和参考细胞、生物效应观测终点。下段文字将对这三部分进行具体叙述。

(1) 模型输入

模型输入参数通常是束流与 RBE 密切相关的物理学特性:微观参数比能($z$),线能($y$)或宏观参数 LETd 等。临床碳离子 RBE 模型-Kanai 模型(MBM)就以碳离子 LETd 作为输入。输入也可为生物效应特性;如局部效应模型(local effect model I,LEM I;下文如未特别说明,LEM 特指 LEM I)的输入参数为最大 RBE(the maximum RBE,$RBE_{max}$),即当吸收剂量无穷小时,基于线性二次模型(LQ 模型),参考射线无修复细胞杀伤与目标射线无修复细胞杀伤的比值。

(2) 参考射线和参考细胞

参考射线可以为 kV 或 MV X 线,也可以为研究射线本身。研究版本改进的微剂量动力学模型(MKM)仅以 200 kVp X 线为参考射线计算碳离子 RBE,而 LEM 使用$^{60}$Co 射线为参考射线。也可以使用碳离子为参考射线,如临床使用的 MKM 不但采用了 200 kVp X 线为参考射线,还使用 350 MeV/u 碳离子作为参考射线。但这里需注意的是,依据国际辐射单位与测量委员会(ICRU)的定义进行 RBE 研究时,参考射线通常为 250 kVp X 线。Kanai 模型与 MKM 均使用 HSG 为参考细胞,而 LEM 则使用脊索瘤细胞作为参考细胞。选择上述肿瘤作为参考的原因会在相应段落做详细介绍。

(3) 观察终点

生物效应观测终点可选择为具有剂量依赖性,也可选择为固定观察终点,如 68.26%、10% 或 1% 细胞生存等,也可以是细胞分裂延迟或细胞凋亡,但即使是同一组研究数据,选择不同观察终点也会计算出不同的 RBE。采用不同观察终点实际上与 RBE 的剂量依赖性有关,因此若模型考虑了 RBE 对剂量的依赖性,则观察终点就具备剂量依赖性,如 LEM 和临床使用的 MKM;若采用固定观察终点,那模型则不考虑剂量对生物效应的影响,如 Kanai 模型。

### 6.3.2 常用的生物物理模型

不同 RBE 模型参数各有差异,但 RBE 计算公式基本相同,均基于 LQ 模型推导获得,公式 6.3 显示以 X 线为参考射线计算粒子 RBE 的通用公式。

$$\text{RBE} = \frac{-\left(\frac{\alpha}{\beta}\right)^2_{ph} + \sqrt{\left(\frac{\alpha}{\beta}\right)^2_{ph} + 4D_{ion}\left(\frac{\alpha}{\beta}\right)_{ph}\left(\frac{\alpha_{ion}}{\alpha_{ph}}\right) + 4\left(\frac{\beta_{ion}}{\beta_{ph}}\right)D_{ion}^2}}{2D_{ion}} \quad (\text{公式 6.3})$$

其中 $\alpha_{ph}$ 和 $\beta_{ph}$ 以及 $\alpha_{ion}$ 和 $\beta_{ion}$ 分别为 X 线和粒子 LQ 参数，$D_{ion}$ 为粒子吸收剂量。RBE 模型以参考细胞在参考射线照射下获得 $\alpha_{ph}$ 和 $\beta_{ph}$ 为基础，再基于不同理论以 $D_{ion}$ 为输入获得 $\alpha_{ion}$ 和 $\beta_{ion}$，最终计算出 RBE。

本节介绍的重点是应用于临床碳离子放疗的 RBE 模型，这主要包括 Kanai 模型、MKM 以及 LEM。

### （1）Kanai 模型

1994 年日本 NIRS 基于千叶医用重离子加速器（heavy ion medical accelerator at Chiba, HIMAC）开展临床 CIRT，剂量照射方式为被动散射方式，治疗计划优化成患者每天接受一个野照射，一周共照射 4 次。他们使用 Kanai 等人改进的 LQ 模型进行碳离子 RBE 计算。就本质而言，常用 RBE 模型大都基于 LQ 模型构建，均可称为 LQ 模型，为了显示该模型与其他 LQ 模型的差异，大多数文献用 Kanai 模型称呼该模型。作为临床经验最丰富的碳离子 RBE 模型，本文详细叙述该模型。表 6-4 为该模型主要参数及对应值。

表 6-4 Kanai 模型主要参数

| 参数 | 对应值 |
| --- | --- |
| 输入值 | 不同 LETd 碳离子 LQ 参数 |
| 参考细胞 | HSG |
| 参考射线 | 200 kVp X 线 |
| RBE 观察终点 | 10%细胞生存率——$D_{10\%}$ |

其中参考细胞是 HSG，选择该细胞作为参考细胞的原因是劳伦斯伯克利国家实验室（LBNL）在接近半个世纪的试验性粒子放疗过程中发现 HSG 对粒子放疗既不敏感也不抗拒，能够代表人类肿瘤细胞对粒子放疗的平均敏感性。HSG 参考细胞 LQ 参数由该细胞接受 200 kVp 的 X 线照射获得，分别为 $\alpha_r = 0.3312 \text{ Gy}^{-1}$ 和 $\beta_r = 0.0593 \text{ Gy}^{-2}$。RBE 观察终点是产生 10%细胞生存的生物效应。依据 X 线 LQ 参数 $\alpha_r$ 和 $\beta_r$，我们可计算出该终点时 X 线剂量 $D_{10\%}$ 为 4.035 Gy。要想依据公式 6.2 计算出碳离子 RBE，我们还需依据公式 6.4 计算此观察终点时碳离子吸收剂量 $D_{ion}$：

$$-\ln(0.1) = \alpha_{ion}D_{ion} + \beta_{ion}D_{ion}^2 \quad (\text{公式 6.4})$$

模型输入为不同 LETd 碳离子对应参考细胞 LQ 参数 $\alpha_{ion}$ 和 $\beta_{ion}$（图 6-31）。将公式 6.4 变换成 $D_{ion}$ 表达式，再依据公式 6.2 获得 Kanai 模型 RBE 计算公式 6.5：

$$\text{RBE}_{bio} = \frac{4.035 \times 2\beta_{ion}}{-\alpha_{ion} + \sqrt{\alpha_{ion}^2 - 4\beta_{ion}\ln 0.1}} \quad (\text{公式 6.5})$$

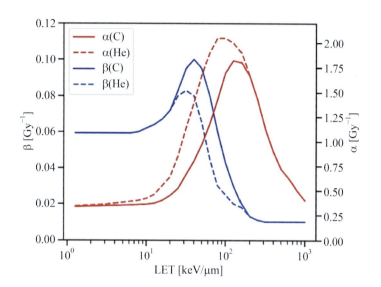

图 6-31　Kanai 模型不同粒子（氦离子与碳离子）LETd 与其 LQ 模型参数 α 和 β 的关系
引自：Yushi W, Kazumasa M, Nao O, et al. Treatment planning of carbon ion radiotherapy for prostate cancer based on cellular experiments with PC3 human prostate cancer cells. Phys Med 2023：107，102537.

对于混合射束而言，公式 6.5 中 $\alpha_{ion}$ 和 $\beta_{ion}$ 依据公式 6.6 和 6.7 计算：

$$\alpha_{mix} = \frac{\sum_i d_i \alpha_{ion} w_i}{\sum_i d_i w_i} \quad \text{（公式 6.6）}$$

$$\sqrt{\beta_{mix}} = \frac{\sum_i d_i \sqrt{\beta_{ion}} w_i}{\sum_i d_i w_i} \quad \text{（公式 6.7）}$$

公式 6.5 计算值称为生物等效 RBE，也就是 $RBE_{bio}$。为将 NIRS 基于快中子放疗经验融合于该模型，Kanai 等人引入了临床剂量调整因子，他们依据图 6-32 对 Kanai 模型的生物 RBE 进行重新标定，从而产生临床 RBE。在 6 cm 宽的扩展布拉格峰（SOBP）的远端，深度 15.2 cm 处的 LETd 为 80 keV/μm，与快中子放疗的 LETd 类似。快中子经验表明：当患者接受总分次为 16 次，单次吸收剂量为 0.9 Gy 照射时临床 RBE 为 3.0。依据该经验要保证此处吸收剂量为 0.9 Gy 时临床剂量为 2.7 Gy(RBE)，临床剂量调整因子需为 1.44。该因子也应用到 SOBP 其他区域以及其他 SOBP，那么患者临床剂量 $D_{clin}$ 为：

$$D_{clin} = RBE_{bio} \times 1.44 \quad \text{（公式 6.8）}$$

由于参考快中子放疗经验使用的是 16 分次治疗方案，后续开展的大规模临床试验大部分从 16 分次开始 CIRT，对应的临床处方剂量也基本在 4.0 Gy(RBE)左右（与 HSG 的 X 线 $D_{10\%}$ 接近）。

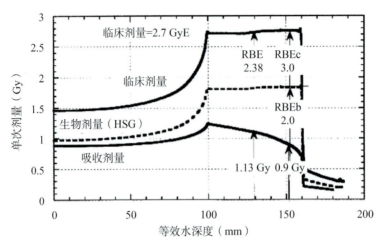

图 6-32　Kanai 模型进行临床 RBE 标定的重要参数

注:其中处方剂量 2.7 Gy(RBE),靶区中心吸收剂量 1.13 Gy,对应 RBE 的 2.38。6 cm 的 SOBP 远端的 LETd 为 80 keV/$\mu$m,对应临床 RBE 为 3.0。

引自:Kanai T, Endo M, Minohara S, et al, Biophysical characteristics of HIMAC clinical irradiation system for heavy-ion radiation therapy. Red Journal, 1999;44(1):201-10.

### (2) MKM

随着 CIRT 技术进步,2011 年 NIRS 研发出笔形束照射系统以逐步代替原被动散射照射系统。相比 HIMAC 采用被动照射系统,笔形束照射的显著优势在于患者肿瘤靶区剂量分布将更适形更均匀,这不仅能靶区介绍足够剂量照射,同时还能更好保护患者危及器官(OAR)。然而,Kanai 模型并不太适应笔形束照射系统,原因是原来患者每天仅接受单野治疗,而改用笔形束照射后患者可能接受多野照射。多野照射与单野照射最大不同在于靶区部分剂量将由另一个野的尾部剂量贡献。Kanai 模型的 RBE 基于 LETd 计算,坪区和尾部的 LETd 可能相同,但坪区主要由碳离子产生生物效应而尾部主要由轻核碎片产生生物效应,在相同 LETd 时由碳离子产生的 RBE 必定高于由其碎片粒子产生的 RBE,而 Kanai 模型无法区分上述差异。因此,有必要研发新模型来克服 Kanai 模型应用在笔形束照射系统的不足。同时,新模型必须能够继承和复现基于 Kanai 模型获得的临床经验。

2016 年开始,NIRS 着手改进 MKM。公式 6.9 为 MKM 计算碳离子在细胞核内产生致死性生物效应计算公式:

$$N_{lethal}(D_{ion}) = \alpha_{MKM} D_{ion} + \beta D_{ion}^2 \qquad (公式 6.9)$$

其中

$$\alpha_{MKM} = (\alpha_0 + \beta Z_{1D}^*) \qquad (公式 6.10)$$

$\beta$ 为带有修复的杀伤,与公式 6.5 不同,该 $\beta$ 不区分参考射线类型,均采用相同值 0.0615 Gy$^{-2}$,$\alpha_0$ 为 HSG 细胞核接受 LETd 接近 0 射线照射的 LQ 参数,由于该射线实际不存在,因此该值为拟合值。MKM 使用比细胞核体积更小的"域"中剂量参数——经饱和矫正剂量加权比能(dose-averaged saturation-corrected specific energy, $Z_{1D}^*$)来预测生物效应,因此决定 $Z_{1D}^*$ 的关键参数便是细胞核和域的半径($R_n$ 和 $r_d$)。由于 $r_d$ 仅为微米级,可使用微剂量探测设备,如组织等效等比计数器,来验证该准确性,在此基础之上,再基于细胞实验结果调整拟合参数来获得最优拟合值。图 6-33 为基于最佳拟合参数($\alpha_0$ 为 0.172 Gy$^{-1}$,"域"半径 $r_d$ 为 0.32 $\mu$m 和细胞核半径 $R_n$ 为 3.9 $\mu$m)计算获得 $Z_{1D}^*$,再由公式 6.9 和 6.10 计算获得 $D_{10\%}$ 与相应实验数据的对比。图中部分实验数据也与图 6-33 对应。其中 $D_{10\%}$ 为照射 HSG 细胞产生 10% 细胞杀伤时对应的吸收剂量。当模型参数:$\alpha_0$ 为 0.172 Gy$^{-1}$,域半径 $r_d$ 为 0.32 $\mu$m 和细胞核半径 $R_n$ 为 3.9 $\mu$m 时,$D_{10\%}$ 计算值与细胞生物试验的测量拟合残差最小。基于该最优拟合,再进一步计算出不同能量碳离子及其碎片在 HSG 细胞核域内对应的 $Z_{1D}^*$。基于图 6-34 中不同能量碳离子及其碎片的 $Z_{1D}^*$ 和公式 6.10 可计算出 $\alpha_{MKM}$,然后再基于公式 6.5 计算出基于 MKM 的生物剂量。为了让 MKM 计算的 RBE 与基于 Kanai 模型的临床经验一致,他们同样基于 NIRS 的快中子放疗经验对 MKM 的 RBE 进行归一化。NIRS 的学者研究显示,该 MKM 能够复现该中心基于 Kanai 模型的临床经验。

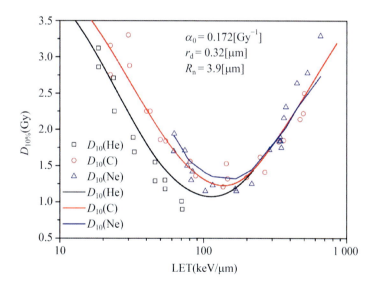

**图 6-33　最佳拟合参数下基于 MKM 的不同 LET 的理论 $D_{10\%}$ 与实验值差异**

注:基于最佳拟合参数 $\alpha_0$ 为 0.172 Gy$^{-1}$,域半径 $r_d$ 为 0.32 $\mu$m 和细胞核半径 $R_n$ 为 3.9 $\mu$m 计算获得 $Z_{1D}^*$,再使用 $Z_{1D}^*$ 计算获得氦离子(黑色实线)、碳离子(红色实线)和氖离子(蓝色实线)的 $D_{10\%}$,作为对比,该图同时列出氦离子(黑色方框)、碳离子(红色圆圈)和氖离子(蓝色三角)$D_{10\%}$ 的实验值。

引自:Inaniwa T, Furukawa T, Kase Y, et al. Treatment planning for a scanned carbon beam with a modified microdosimetric kinetic model. PMB2010;55(22):6721-6737.

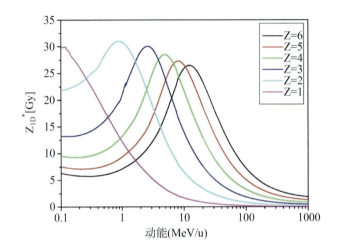

**图 6-34  不同能量碳离子（Z=6）及其碎片粒子（Z=1~5）在细胞核域内的 $Z_{1D}^*$**
引自：Inaniwa T, Furukawa T, Kase Y, et al. Treatment planning for a scanned carbon beam with a modified microdosimetric kinetic model. PMB, 2010;55(22):6721-6737.

然而，随着经验的积累，人们逐步意识到 CIRT 与 X 线放疗存在显著差异，尤其是治疗次数和分割剂量。同时，由于 NIRS 放疗经验的逐步成熟，他们认为使用碳离子本身作为参考射线计算出的 RBE 会更具有参考意义。因此，NIRS 对 MKM 进行深入改进，与之前 MKM 和 Kanai 模型相比，参考射线由 200 kVp X 线改为 350 MeV/u 碳离子，具体为该碳离子产生 6 cm 的 SOBP 中心位置射线质（图 6-35），同时模型增加考虑 RBE 对于剂量的依赖性。公式 6.11 为 MKM 的碳离子 RBE 计算公式：

$$D_{bio} = \frac{\alpha_{ref}}{2\beta} + \sqrt{\left(\frac{\alpha_{ref}}{2\beta}\right)^2 + \frac{\alpha_0 D_{ion} + \beta Z_{1Dmix}^* D_{ion} + \beta D_{ion}^2}{\beta}} \quad \text{（公式 6.11）}$$

其中 $\alpha_{ref}$ 为参考碳离子射线照射 HSG 细胞产生的无修复杀伤，值为 0.764 Gy$^{-1}$。由于使用了碳离子作为参考射线，其计算的生物等效剂量 $D_{bio}$ 将变小，为了保证应用 MKM 不会改变原来基于 Kanai 模型获得的临床经验，NIRS 依旧依据公式 6.8 进行了 RBE 归一化，此时归一化所使用的 SOBP 不再是图 6-32 而是前述图 6-35，产生的临床剂量调整因子从 1.44 更改为 2.41。图 6-35 为基于 350 MeV/u 碳离子产生 6 cm 的 SOBP 计划深度剂量，该 SOBP 中心的射线质被认为是碳离子典型射线质。基于上述调整后，MKM 从 2015 年开始真正使用于临床 CIRT。虽然 Kanai 模型与 MKM 是不同 RBE 模型，但两者在临床常用剂量区间[单次剂量 3.6~8 Gy(RBE)]靶区吸收剂量几乎相同，换而言之，基于 Kanai 模型的靶区 CIRT 处方，可直接使用于基于 MKM 的 CIRT；两种差异主要体现在低剂量区，也就是靶区外危及器官剂量，总体而言，以 Kanai 模型为基准，MKM 可能会低估低剂量区的 CIRT 剂量，因此，在使用 MKM 进行 CIRT 时，人们可照搬 NIRS 的 Kanai 模型的肿瘤处方，但需使用更严格危及器官限值来保证 CIRT 的安全性。

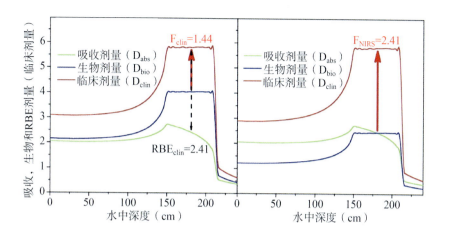

**图 6-35　Kanai 模型与 MKM 的吸收剂量，生物剂量和临床剂量定义比较**

注：MKM 使用 350 MeV/u 碳离子作为参考射线，并基于 Kanai 模型对应参数对 MKM 进行重新调整，此时临床剂量调整因子从 Kanai 模型的 1.44，变为 2.41。调整后的 MKM 与 Kanai 模型在此 SOBP 的 RBE 一致，能复现 NIRS 基于 Kanai 模型的临床经验。

引自：Inaniwa T, Kanematsu N, Matsufuji N, et al. Reformulation of a clinical-dose system for carbon-ion radiotherapy treatment planning at the National Institute of Radiological Sciences, Japan. PMB 2015;60(8):3271-3286.

### （3）LEM

NIRS 开展临床 CIRT 的 2 年后，德国（GSI）也开始临床 CIRT。与 NIRS 技术路线不同，GSI 采用了笔形束扫描和能量层叠加相结合的方式产生 SOBP 照射人体肿瘤。前述该方式最大优势在于靶区剂量更适形更均匀，危及器官保护得更好。为了适应该照射方式，他们开发出了 LEM 来计算碳离子 RBE。与 Kanai 和 MKM 为半经验模型相比，LEM 是一种主要理论假设的 RBE 模型，其模型参数也很难基于实际测量来验证。

虽然碳离子与 X 线放疗的剂量学分布在宏观上存在巨大差异，但该模型假设在 DNA 的尺度，也就是纳米尺度，两种剂量分布不存在显著差异，因此碳离子在纳米尺度产生的生物学效应与 X 线相同；粒子在细胞核产生的生物效应均可用泊松分布（Poisson distribution）来描述，在此基础之上，细胞核发生致死性损伤（也就是 DNA 双链断裂）的平均概率也均满足 LQ 模型。典型的泊松 LQ 模型公式如下：

$$\ln S = \begin{cases} -(\alpha D + \beta D^2) & \text{当 } D < D_t \\ -[\alpha D_t + \beta D_t^2 + S_{max}(D - D_t)] & \text{当 } D \geqslant D_t \end{cases}$$
$$S_{max} = \alpha + 2\beta D_t$$
（公式 6.12）

其中 $S$ 为发生 DNA 双链断裂的平均概率；$D$ 为细胞核接受局部平均剂量；$D_t$ 为阈值剂量；当细胞核接受的平均剂量 $\geqslant D_t$ 时，LQ 曲线将变为直线，$S_{max}$ 为此时该直线的斜率。根据假设该公式不但适用于 X 线在细胞核生物效应的预测，也适用于碳离子以及其他粒子在细胞核生物效应的预测。利用该假设可计算出 LEM 的关键基础参数 $\alpha_{ion}$，以下段落将展示大体推导过程。由于生物效应相同，我们可基于公式 6.12 获得公式 6.13：

$$\alpha_{Co60} D_{Co60} + \beta_{Co60} D_{Co60}^2 = \alpha_{ion} D_{ion} + \beta_{ion} D_{ion}^2 \qquad (公式 6.13)$$

其中 $\alpha_{Co60}$ 和 $\beta_{Co60}$ 为已知参考细胞 LQ 模型参数，$D_{Co60}$ 和 $D_{ion}$ 可使用核径迹模型分别计算 X 线和碳离子在细胞核产生平均剂量。公式 6.13 的未知数为 $\alpha_{ion}$ 和 $\beta_{ion}$。为求解未知数值，LEM 使用公式 6.14 对求解过程进行简化：

$$\beta_{ion} = (S_{max} - \alpha_{ion})/(2D_t) \qquad (公式 6.14)$$

其中 $S_{max}$ 和 $D_t$ 利用 X 线 LQ 模型计算，即公式 6.12，这样未知数仅为 $\alpha_{ion}$。通过该方法可计算出细胞核尺度上不同能量碳离子及其碎片在细胞核 $\alpha_{ion}$ 值。该值将作为 LEM 计算碳离子照射人体肿瘤 RBE 的基础数据-最大 RBE（$RBE_{max} = \alpha_{ion}/\alpha_{Co60}$）。LEM 计算结果称为生物等效生物剂量，也就是公式 6.13 中 $D_{Co60}$，在 CIRT 早年该剂量按照其定义称为 X 线等效剂量，但随着对 CIRT 疗效观察的深入，人们发现并不完全是 X 线等效，于是人们逐渐称其为生物等效剂量，因其 RBE 基于离体细胞 LQ 参数计算。目前人们将 LEM 计算获得剂量直接称为 RBE 剂量，原因是临床直接使用生物等效剂量照射肿瘤。虽然文献把 Kanai 模型和 MKM 的临床剂量也称为 RBE 剂量，但从前面叙述中我们了解到 LEM 的 RBE 剂量与 Kanai 模型和 MKM 的 RBE 剂量存在一个临床剂量调整因子的差异。在计算患者 CIRT 时的 LEM 生物等效剂量时，其计算过程正好与前述推导过程相反：已知 $D_{ion}$ 和参考细胞 LQ 模型参数，求解获得 $D_{Co60}$，即生物等效剂量。

GSI 基于 LEM 进行扫描束碳离子射线的临床放疗时主要治疗的患者是颅底肿瘤。考虑到患者接受 CIRT 的安全性，他们采用脊索瘤细胞作为碳离子 RBE 计算的参考细胞。由于脊索瘤细胞接受 $^{60}$Co 照射的 $\alpha = 0.1\ Gy^{-1}$、$\beta = 0.05\ Gy^{-2}$ 与颅底重要危及器官，如脑干、脊髓和视觉神经系统相近，因此基于该参考细胞参数计算出的脑干、脊髓和视神经路的碳离子生物等效剂量会更接近 X 线剂量，更容易用 X 线成熟经验来保证上述危及器官安全。脊索瘤本身是低度恶性的肿瘤，但是扩大到恶性肿瘤的碳离子放疗时，LEM 碳离子放疗应用的颅底肿瘤的参数并不能完全适用于其他恶性肿瘤。于是一些肿瘤中心在保持 LEM 基础参数不变的情况下通过提高处方剂量来更有效治疗其他肿瘤，而另外一些中心则是通过改变参考细胞参数来达到上述目标。

多年临床应用的实践显示 LEM 通常会高估坪区和尾部 RBE，并低估 SOBP 末端的 RBE。上述区域分别对应于低和高 LETd 区域，为了进一步改善 LEM，目前人们已经将该模型发展到 LEM Ⅳ，其中 LEM Ⅱ 相比 LEM Ⅰ 引入了集群效应，并改进了微观碳离子径向剂量分布，同时认为当两个 DNA 单链断裂事件如发生在仅相差 25 碱基以内可等效为 DNA 双链断裂；LEM Ⅲ 在 LEM Ⅱ 基础上进一步细化和改进对微观碳离子剂量分布的模拟；LEM Ⅳ 在总结和继承先前 LEM 理论基础上提出了相同局部 DNA 双链断裂密度会导致相同生物效应，与辐射类型无关，并将 DNA 双链断裂事件细分为两类：独立和集群 DNA 双链断裂。最新的 LEM Ⅳ 相比 LEM Ⅰ 改进主要体现在对 LETd

依赖性改善,也就是尽可能弥补 LEM Ⅰ 对不同 LETd 的 RBE 预测偏差。图 6-36 能直观显示 LEM Ⅰ 与 LEM Ⅳ 的差异,该图的原始剂量分布使用 LEM Ⅰ 优化,然后再使用 LEM Ⅳ 基于相同吸收剂量重计算 RBE 剂量,结果显示 SOBP 的坪区及 SOBP 初始部分的 RBE 剂量降低,而 SOBP 末端高 LETd 区域的剂量则升高,显然弥补了在该段落开头提及 LEM Ⅰ 临床应用发现的主要缺陷。

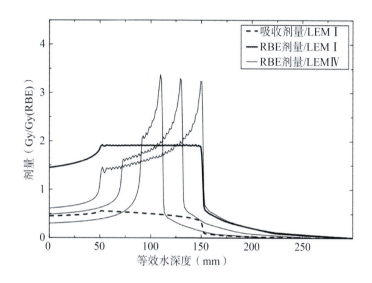

**图 6-36 LEM Ⅰ 与 LEM Ⅳ 的 RBE 差异**

注:LEM Ⅰ 优化产生吸收剂量(虚线)和 RBE 剂量(粗实线)以及基于相同吸收剂量使用 LEM Ⅳ 重计算产生的 RBE 剂量(细实线)。两种 RBE 模型的主要差异体现在以 LEM Ⅰ 为基准,LEM Ⅳ 会降低坪区和 SOBP 前端的 RBE,增加 SOBP 末端的 RBE,仅尾部剂量大致相同。
引自:Grün R, Friedrich T, Elsasser T, et al. Impact of enhancements in the local effect model (LEM) on the predicted RBE-weighted target dose distribution in carbon ion therapy. PMB,2012;57(22):7261-7274.

为了验证上述改进是否更准确预测 CIRT 的 RBE,研究人员同样用最重要的危及器官之一脊髓作为实验对象,他们比较了 LEM Ⅰ 与 LEM Ⅳ 预测碳离子照射大鼠脊髓的生物效应,结果显示 LEM Ⅳ 更准确。为模拟 RBE 本身的随机性,LEM 引入随机过程,在临床治疗计划系统-Syngo 中,模拟随机的次数设定为 500 次,文献显示该参数可将 RBE 的不确定度降低至 3% 以内,使用更多次的随机过程能进一步降低 RBE 的不确定度,但会降低 LEM 进行 RBE 剂量优化的速度,为提高 RBE 优化数据,GSI 研究人员放弃了随机过程,研发出了研发出快速 LEM。对比结果显示快速 LEM 与经典 LEM 之间的 RBE 差异依然存在,但已缩小至不到 1% 差异,相同条件下快速 LEM 的 RBE 会更高。目前可基于 LEM 进行 RBE 剂量计算的治疗计划系统,通常会使用快速 LEM 进行剂量优化,而采用经典 LEM 进行最终剂量计算。

### 6.3.3 不同模型差异

X 线放疗最为成熟,为了基于 X 线放疗经验来理解粒子放疗,研究人员通过使用 X

线，如 200 kVp 的 X 线，产生生物效应为 RBE 计算基准，即 X 线 RBE 为 1.0。与 X 线相比质子 RBE 并未出现显著增加。因此，临床常将质子 RBE 设定为固定值 1.1。然而，由于碳离子 RBE 会随着各种因素发生较大程度变化，因此碳离子 RBE 需要依赖模型计算。前文主要阐述了三种碳离子 RBE 模型。其中 Kanai 模型计算的 RBE 与 MKM 差异较小，他们均来源于 NIRS 临床经验，多数文章不严格区分 Kanai 模型和 MKM 的 RBE，统称为 NIRS 剂量。LEM 基于不同的理论假设，与前两者存在显著差异。表 6-5 为 LEM 与 MKM 主要计算参数的对比。

表 6-5　LEM 与 MKM 的模型参数对比

| 参数名称 | LEM | MKM |
|---|---|---|
| 参考细胞 | Chordoma | HSG |
| $\alpha_{T,E}$ | 能量-$RBE_{max}$ 表 | $\alpha_{ion} = \alpha_0 + \beta z^*_{1D}$，其中 $\alpha_0(0.172\,Gy^{-1})$ 为 HSG 接受 LET=0 射线照射时，其生存曲线初始值 |
| $\alpha_{mix}$ | 剂量加权 $\alpha_{T,E}$ | 剂量加权 $\alpha_{T,E}$ |
| $\beta_{T,E}$ | 依据 $\alpha_{T,E}$ 计算 | 固定值（$0.0615\,Gy^{-2}$） |
| $\beta_{mix}$ | 剂量加权 $\beta_{T,E}$ | 固定值（$0.0615\,Gy^{-2}$） |
| 参考射线 | $^{60}Co$ X 线 | 6 cm SOBP（350 MeV/u） |
| $\alpha$ 参考值（$\alpha_{ref}$） | $\alpha_x = 0.1\,Gy^{-1}$ | $\alpha_0 = 0.172\,Gy^{-1}$<br>$\alpha_{ref} = 0.746\,Gy^{-1}$ |
| $\beta$ 参考值 | $\beta_x = 0.05\,Gy^{-2}$ | 固定值（$0.0615\,Gy^{-2}$） |
| RBE 观测终点 | 剂量依赖 | |
| 生物剂量（$D_{bio}$） | $D_{bio} = \dfrac{-\left(\dfrac{\alpha}{\beta}\right)^2_{ph} + \sqrt{\left(\dfrac{\alpha}{\beta}\right)^2_{ph} + 4D_{ion}\left(\dfrac{\alpha}{\beta}\right)_{ph}\left(\dfrac{\alpha_{ion}}{\alpha_{ph}}\right) + 4\left(\dfrac{\beta_{ion}}{\beta_{ph}}\right)D^2_{ion}}}{2}$ | |
| | $\alpha_{ph} = \alpha_x$，$\beta_{ph} = \beta_x$，$\alpha_{ion} = RBE_{max}\alpha_x$ | $\alpha_{ion} = \alpha_0 + \beta z^*_{1D}$，$\alpha_{ph} = \alpha_{ref}$，$\beta_{ph} = 0.0615\,Gy^{-2}$ |
| RBE 剂量（$D_{clin}$） | 等于生物剂量 | $D_{clin} = 2.41 D_{bio}$ |

上述对比可见，LEM 与 MKM 确实存在诸多可比性，两者差异主要体现在生物效应假设、参考射线、参考细胞和参考临床经验上，而计算过程却极其相似。为方便对比与叙述，下文分别将基于 Kanai 模型、LEM 和 MKM 的 RBE 剂量称为 Kanai、LEM 和 MKM 剂量。

由于 NIRS 已有长达 20 年的临床试验，积累了大量成熟临床经验，因此基于 LEM 的碳离子中心需要借鉴 NIRS 的临床经验。为量化两者的 RBE 差异，有学者提出了转换因子概念，所谓转换因子是相同吸收剂量和 LETd 分布时，LEM 剂量与 Kanai 或 MKM 剂量的比值。图 6-37 为相同吸收剂量时，不同 Kanai 剂量转换获得的 LEM 剂量与 Kanai 剂量的比值，该比值为转换因子的雏形。我们大致可以发现当 Kanai 剂量

5 Gy(RBE)时，LEM 剂量与 Kanai 剂量相同，即转换因子为 1.0；而当 Kanai 剂量＜5 Gy(RBE)，Kanai 剂量转换获得 LEM 剂量将＞LEM 剂量，即转换因子＞1.0；反之，转换因子将＜1.0。基于转换因子的理念，研究人员已将 NIRS 的多种肿瘤的处方和对应危及器官限值转化到 LEM，LEM 碳离子中心则基于转换结果和自身实际情况进一步调整并产生了各自的肿瘤 CIRT 的处方剂量和危及器官限值。

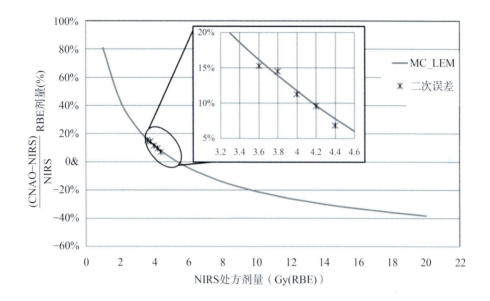

**图 6-37　LEM 剂量与 NIRS 剂量的百分比差异随 NIRS 剂量的变化趋势**

注：基于相同吸收剂量和 LETd 前提，Kanai 剂量与意大利国家强子治疗中心（CNAO）的 LEM 剂量的百分比差值随 Kanai 剂量的变化趋势。在临床常用剂量区间［3.6～4.4 Gy(RBE)］，LEM 剂量与 Kanai 剂量的差异约在 7%～16% 之间；随着 Kanai 剂量提升，约在 5 Gy(RBE) 时，两者吸收剂量相同，之后两种 RBE 剂量差异又出现反转。

引自：Fossati P, Molinelli S, Matsufuji N, et al. Dose prescription in carbon ion radiotherapy: a planning study to compare NIRS and LEM approaches with a clinically-oriented strategy. PMB, 2012；57(22)：7543.

虽然转换研究解决了借鉴日本经验的方法难题，但我们还需认识到基于 MKM 优化的 SOBP 剂量，用 LEM 进行重计算时，LEM 剂量并不均匀，而转换因子使用的平均剂量概念。从均匀 MKM 剂量计算出不均匀 LEM 剂量，其直接原因是两种模型对于剂量和 LETd 依赖性的差异。因此，还需进行更深入的研究来有进一步认识 NIRS 剂量与 LEM 剂量的差异，进而更合理的利用转换因子进行安全有效的 CIRT 以及经验交流。

### 6.3.4　未来发展

2020 年以来多项回顾性研究显示肿瘤靶区 LETd 偏低是导致多种乏氧肿瘤 CIRT 后复发的重要因素。上述研究成果不但让人们再次意识到 LETd 对于肿瘤控制的重要性，同样也提示现有临床 RBE 模型，无论 MKM 还是 LEM，均未完全正确计算碳离子的

RBE 剂量，尤其是低 LETd 所对应的 RBE。图 6-38 为 NIRS 治疗局部晚期胰腺癌患者的 RBE 剂量、LETd 和高 LETd 分布。肿瘤中心 LETd 偏低，而靶区周围特别是射野末端的 LETd 较高。LETd 偏低固然是肿瘤复发的主要原因，但导致该现象发生的更深层次原因是 RBE 模型高估了低 LETd 区域的 RBE。由于更多研究显示 LETd 偏低与 RBE 模型无关，上述不足并不局限于某个 RBE 模型，是现有临床 RBE 模型的通病，因此这将会成为未来 RBE 模型改进可能方向之一，类似于图 6-36 中 LEM Ⅳ 对 LEM Ⅰ 的改进。然而，出于临床安全性顾虑，各个碳离子中心可能并不急于使用新模型。如果维持使用现有 RBE 模型，临床则可通过对靶区中心进行局部加量来实现对高估 RBE 的补偿，最近研究已从剂量学证明这种方式不但能提高靶区局部剂量还能提高靶区中心 LETd。图 6-39 为使用该方案对局部晚期胰腺癌进行局部加量后的 RBE 剂量与 LETd 分布的对比图。临床实施该方案也存在一定限制，首先加量靶区需离危及器官足够远；胰腺是运动器官，呼吸的重复性直接与剂量的鲁棒性息息相关。更有效的办法可能是采用 LETd 调制技术，其中最先进和可能有效手段之一可能是采用更重粒子照射乏氧区域，如氧离子或氖离子；而对于其他区域依然采用碳离子或采用更低 LETd 射线的氦离子或质子照射。高 LETd 能更有效杀灭肿瘤，低 LETd 能更有效保护周围危及器官。图 6-40 为 NIRS 针对局部晚期胰腺癌开展的 LETd 调制概念设计。该研究使用氖离子对乏氧区域进行 LETd 调制，而对其他非乏氧靶区使用低 LETd 氦离子照射。

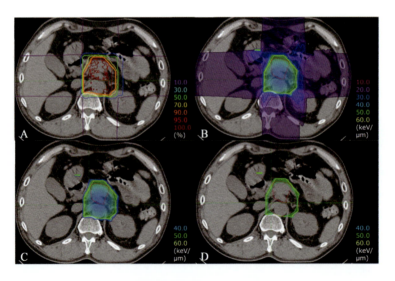

图 6-38 NIRS 治疗局部晚期胰腺癌患者的 RBE 剂量、总 LETd 及高 LETd 分布
注：典型局部晚期胰腺癌患者 CIRT 的 RBE 剂量分布（A）和整体 LETd 分布（B），为进一步研究高 LETd 分布的特性，C 和 D 分别显示了超过 40 和 50 keV/μm 的 LETd 分布，显然高 LETd 并未按人们预期分布在肿瘤中央，而分布在靶区边缘。
引自：Hagiwara Y, Bhattacharyya T, Matsufuji N, et al. Influence of dose-averaged linear energy transfer on tumour control after carbon-ion radiation therapy for pancreatic cancer. Clin Transl Radiat Oncol 2019;21:19-24.

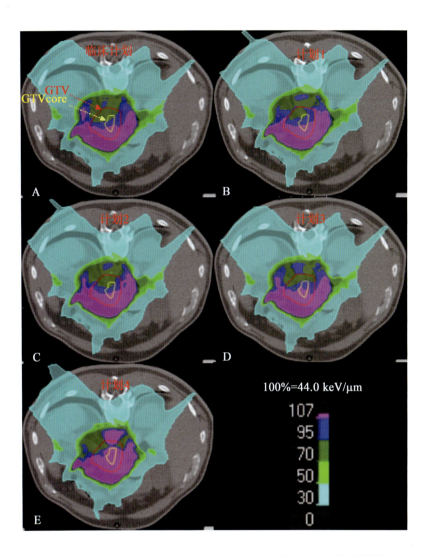

**图 6-39　基于局部晚期胰腺癌开展局部加量对靶区 LETd 分布的影响**

注：A 为临床计划 LETd 分布，B 至 D 不同程度应用了局部加量技术，其 LETd 相比 A 也有不同程度提升；从 B 到 D 维持相同加量值，但逐步降低了局部加量体积，LETd 未出现显著变化，E 图局部加量体积最小，但显著增加了加量值，其 LETd 相比其他计划出现显著提升。

引自：Wang W W, Sun J Y, Zhao J F, et al. Up modulation of dose-averaged linear energy transfer by simultaneous integrated boost in carbon-ion radiotherapy for pancreatic carcinoma. JACMP 2024;25(6) e14279.

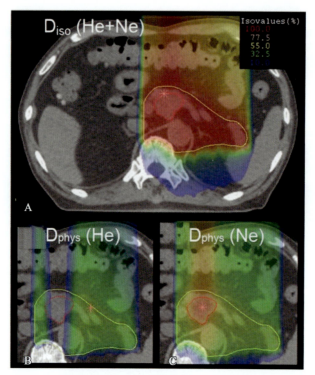

**图6-40 基于局部晚期胰腺癌开展多粒子放疗的剂量分布图**

注：A为整体RBE剂量分布，B显示氦离子主要贡献除靶区中心乏氧区域以外剂量，而氖离子则主要贡献乏氧区域吸收剂量，由于氖离子LETd显著高，因此可大幅提升乏氧区域LETd。

引自：Inaniwa T, Kanematsu N, Shinoto M, et al. Adaptation of stochastic microdosimetric kinetic model for charged-particle therapy treatment planning. PMB 2021;63 (9) 095011.

（王巍伟）

## 参考文献

［1］蒋国梁.碳离子肿瘤放射治疗的临床放射生物学[M].上海:复旦大学出版社，2024.

［2］马林,周桂霞,冯林春,等.恶性肿瘤高LET（重离子、快中子）放射治疗学[M].北京:军事医学科学出版社,2006.

［3］沈瑜,糜福顺.肿瘤放射生物学[M].北京:中国医药科技出版社,2001.

［4］田野,王绿化.放射治疗中正常组织损伤与防护[M].北京:人民卫生出版社,2019.

［5］BARCELLOS-HOFF M H, BLAKELY E A, BURMA S, et al. concepts and challenges in cancer risk prediction for the space radiation environment [J]. Life Sci Space Res (Amst), 2015,6:92-103.

［6］BAULCH J E. Radiation-induced genomic instability, epigenetic mechanisms and the mitochondria: a dysfunctional ménage a trois? [J]. Int J Radiat Biol, 2019,95(4):516-25.

［7］CHRISTIAN P K, PETER P. RBE and related modeling in carbon-ion therapy[J]. Physics in Medicine & Biology, 2017, 63(1): 01TR02.

[8] DATTA K, SUMAN S, KALLAKURY B V S, et al. Heavy ion radiation exposure triggered higher intestinal tumor frequency and greater β-catenin activation than γ radiation in apc (min/+) mice [J]. PLoS One, 2013, 8(3):e59295.

[9] DOUGLASS M, HALL E J, GIACCIA A J. Radiobiology for the radiologist[M]. Dordrecht: Australasian Physical & Engineering Sciences in Medicine, 2018.

[10] ELSÄSSER T, KRÄMER M, SCHOLZ M. Accuracy of the local effect model for the prediction of biologic effects of carbon ion beams in vitro and in vivo[J]. Int J Radiat Oncol Biol Phys, 2008, 71(3): 866–872.

[11] ELSÄSSER T, SCHOLZ M. Cluster effects within the local effect model[J]. Radiat Res, 2007, 167(3): 319–329.

[12] ELSÄSSER T, WEYRATHER W K, FRIEDRICH T, et al. Quantification of the relative biological effectiveness for ion beam radiotherapy: direct experimental comparison of proton and carbon ion beams and a novel approach for treatment planning[J]. Int J Radiat Oncol Biol Phys, 2010, 78(4): 1177–1183.

[13] FOSSATI P, MOLINELLI S, MATSUFUJI N, et al. Dose prescription in carbon ion radiotherapy: a planning study to compare NIRS and LEM approaches with a clinically-oriented strategy[J]. Phys Med Biol, 2012, 57(22): 7543–7554.

[14] FURUKAWA T, INANIWA T, SATO S, et al. Performance of the NIRS fast scanning system for heavy-ion radiotherapy[J]. Medical Physics, 2010, 37(11): 5672–5682.

[15] GRÜN R, FRIEDRICH T, ELSÄSSER T, et al. Impact of enhancements in the local effect model (LEM) on the predicted RBE-weighted target dose distribution in carbon ion therapy [J]. Phys Med Biol, 2012, 57(22): 7261–7274.

[16] HAGIWARA Y, BHATTACHARYYA T, MATSUFUJI N, et al. Influence of dose-averaged linear energy transfer on tumour control after carbon-ion radiation therapy for pancreatic cancer[J]. Clin Transl Radiat Oncol, 2020, 21: 19–24.

[17] HAGIWARA Y, OIKE T, NIIMI A, et al. Clustered DNA double-strand break formation and the repair pathway following heavy-ion irradiation [J]. J Radiat Res, 2019, 60(1):69–79.

[18] HALL E J, GIACCIA A J. Radiobiology for the radiologist [M]. 8th ed. Philadelphia, PA: Wolters Kluwer, 2018.

[19] HALL E J, GIACCIA A J. Radiobiology for the radiologist [M]. 8th ed. Wolters Kluwer Health, 2018:82–161.

[20] HATA M. Proton beam therapy [M]//SCHWAB M. Encyclopedia of cancer. Berlin: Springer, 2011.

[21] HELM J S, RUDEL R A. Adverse outcome pathways for ionizing radiation and breast cancer involve direct and indirect DNA damage, oxidative stress, inflammation, genomic instability, and interaction with hormonal regulation of the breast [J]. Arch Toxicol, 2020, 94(5):1511–49.

[22] HORENDECK D, WALSH K D, HIRAKAWA H, et al. High let-like radiation tracks at the distal side of accelerated proton Bragg peak [J]. Front Oncol, 2021, 11:690042.

[23] INANIWA T, FURUKAWA T, KASE Y, et al. Treatment planning for a scanned carbon beam with a modified microdosimetric kinetic model[J]. Physics in Medicine & Biology, 2010, 55(22): 6721–6737.

[24] INANIWA T, KANEMATSU N, MATSUFUJI N, et al. Reformulation of a clinical-dose

system for carbon-ion radiotherapy treatment planning at the National Institute of Radiological Sciences, Japan[J]. Phys Med Biol, 2015, 60(8): 3271-3286.

[25] INANIWA T, KANEMATSU N, SHINOTO M, et al. Adaptation of stochastic microdosimetric kinetic model to hypoxia for hypo-fractionated multi-ion therapy treatment planning[J]. Phys Med Biol, 2021, 66(20).

[26] KANAI T, ENDO M, MINOHARA S, et al. Biophysical characteristics of HIMAC clinical irradiation system for heavy-ion radiation therapy[J]. Int J Radiat Oncol Biol Phys, 1999, 44(1): 201-210.

[27] KASE Y, KANAI T, MATSUMOTO Y, et al. Microdosimetric measurements and estimation of human cell survival for heavy-ion beams[J]. Radiat Res, 2006, 166(4): 629-638.

[28] KIRBY D. Radiation dosimetry of conventional and laser-driven particle beams [J]. Laser and Particle Beams, Vol.29: 231-239.

[29] KRÄMER M, SCHOLZ M. Rapid calculation of biological effects in ion radiotherapy[J]. Phys Med Biol, 2006, 51(8): 1959-1970.

[30] KRÄMER M, SCHOLZ M. Treatment planning for heavy-ion radiotherapy: calculation and optimization of biologically effective dose[J]. Physics in Medicine & Biology, 2000, 45(11): 3319.

[31] LIERMANN J, NAUMANN P, WEYKAMP F, et al. Effectiveness of Carbon Ion Radiation in Locally Advanced Pancreatic Cancer[J]. Front Oncol, 2021, 11: 708884.

[32] LIU J, BI K, YANG R, et al. Role of DNA damage and repair in radiation cancer therapy: a current update and a.ook to the future [J]. Int J Radiat Biol, 2020, 96(11): 1329-38.

[33] MASUMURA K-I, KUNIYA K, KUROBE T, et al. Heavy-ion-induced mutations in the Gpt delta transgenic mouse: comparison of mutation spectra induced by heavy-ion, X-Ray, and gamma-ray radiation [J]. Environ Mol Mutagen, 2002, 40(3): 207-15.

[34] MATTHEWS H K, BERTOLI C, DE BRUIN R A M. Cell cycle control in cancer [J]. Nat Rev Mol Cell Biol, 2022, 23(1): 74-88.

[35] MAVRAGANI I V, NIKITAKI Z, SOULI M P, et al. Complex DNA damage: a route to radiation-Induced genomic instability and carcinogenesis [J]. Cancers (Basel), 2017, 9(7): 91.

[36] MLADENOV E, MAGIN S, SONI A, et al. DNA double-strand-break repair in higher eukaryotes and its role in genomic instability and cancer: Cell Cycle and proliferation-dependent regulation [J]. Semin Cancer Biol, 2016, 37-38: 51-64.

[37] MLADJENOVIC M. Radioisotope and radiation physics [M]. New York: Academic Press, 1973: 100-115.

[38] NAVA F, VANNI P, LANZIERI C, et al. Epitaxial silicon carbide charge particle detectors [J]. Nuclear Instruments and Methods A, 1999, 437(2-3): 354-358.

[39] RØDLAND G E, TEMELIE M, EEK MARIAMPILLAI A, et al. Potential benefits of combining proton or carbon ion therapy with DNA damage repair inhibitors [J]. Cells, 2024, 13(12).

[40] RUSS E, DAVIS C M, SLAVEN J E, et al. Comparison of the medical uses and cellular effects of high and low linear energy transfer radiation [J]. Toxics, 2022, 10(10): 628.

[41] SAAGER M, GLOWA C, PESCHKE P, et al. Fractionated carbon ion irradiations of the rat spinal cord: comparison of the relative biological effectiveness with predictions of the

local effect model[J]. Radiat Oncol, 2020, 15(1): 6.

[42] SCHOLZ M, KELLERER A M, KRAFT-WEYRATHER W, et al. Computation of cell survival in heavy ion beams for therapy. The model and its approximation[J]. Radiat Environ Biophys, 1997, 36(1): 59-66.

[43] SCHULZ-ERTNER D, KARGER C P, FEUERHAKE A, et al. Effectiveness of carbon ion radiotherapy in the treatment of skull-base chordomas[J]. Int J Radiat Oncol Biol Phys, 2007, 68(2): 449-457.

[44] SCULLY R, PANDAY A, ELANGO R, et al. DNA double-strand break repair-pathway choice in somatic mammalian cells [J]. Nat Rev Mol Cell Biol, 2019, 20(11):698-714.

[45] STEPHEN JOSEPH M. The linear quadratic model: usage, interpretation and challenges [J]. Physics in Medicine & Biology, 2018, 64(1): 01TR01.

[46] TSUJII H, KAMADA T, SHIRAI T, et al. Carbon-Ion Radiotherapy[M]. Heidelberg: Springer Berlin, 2013.

[47] TSUJII H, KAMADA T, SHIRAI T, et al. Part III Radiobiology of carbon-ion radiotherapy. Carbon-ion radiotherapy[M].Tokyo:Springer,2014.

[48] VALENTIN J. Relative biological effectiveness (RBE), quality factor (Q), and radiation weighting factor (wR): ICRP Publication 92 [J]. Annals of the ICRP, 2003, 33(4):0146-6453.

[49] VANIQUI A, VAASSEN F, DI PERRI D, et al. Linear energy transfer and relative biological effectiveness investigation of barious structures for a cohort of proton patients with brain tumors [J]. Adv Radiat Oncol, 2022, 8(2):101128.

[50] WANG W, HUANG Z, SHENG Y, et al. RBE-weighted dose conversions for carbon ion radiotherapy between microdosimetric kinetic model and local effect model for the targets and organs at risk in prostate carcinoma[J]. Radiotherapy Oncology, 2020, 144: 30-36.

[51] WANG W, SUN J, ZHAO J, et al. Up modulation of dose-averaged linear energy transfer by simultaneous integrated boost in carbon-ion radiotherapy for pancreatic carcinoma[J]. Journal of Applied Clinical Medical Physics, 2024, 25(6): e14279.

[52] YUSHI W, KAZUMASA M, NAO O, et al. Treatment planning of carbon ion radiotherapy for prostate cancer based on cellular experiments with PC3 human prostate cancer cells [J]. Physica Medica, 2023, 107: 102537.

[53] ZHAO L, BAO C, SHANG Y, et al. The determinant of DNA repair pathway choices in ionising radiation-induced DNA double-strand breaks [J]. Biomed Res Int, 2020, 2020:4834965.

# 第 7 章 中枢神经系统和头颈部肿瘤的质子碳离子放疗

## 7.1 胶质瘤

### 7.1.1 概述

**(1) 胶质瘤的流行病学**

根据《2022 年中国恶性肿瘤流行情况调查分析》，2022 年我国原发性脑肿瘤发病人数 8.75 万，发病率为 4.21/10 万，死亡人数 5.66 万人，死亡率为 2.52/10 万；胶质瘤，包括胶质母细胞瘤（glioblastoma，GBM）、星形胶质细胞瘤和少突神经胶质瘤占所有原发性肿瘤的 40% 左右，为成人原发性中枢神经系统肿瘤中最主要的病理类型。我国胶质瘤的发病率为 (5~8)/10 万，5 年病死率在全身肿瘤仅次于胰腺癌和肺癌。胶质瘤分为 1~4 级，1~2 级为低级别胶质瘤，3~4 级为高级别胶质瘤。

**(2) 胶质瘤的治疗**

胶质瘤的治疗以手术为主，辅以放疗、化疗等综合治疗措施。目前常用的治疗 GBM 的治疗方案为 Stupp 方案：尽可能完全切除肿瘤，并予替莫唑胺同步放疗，后续至少 6 个月替莫唑胺辅助治疗。可以联合/不联合电场治疗。

**(3) 胶质瘤的 X 线放疗**

胶质瘤通常使用常规分割的放疗技术，立体定向放射外科（伽马刀、射波刀）技术不适合胶质瘤的初次治疗。

X 线放疗在胶质瘤治疗中使用的是辅助治疗。但是，对于低级别胶质瘤术后放疗的时机、剂量和适应证仍存在争议，通常建议具有高危预后风险因素的患者进行术后放疗，放疗的剂量在 45~54 Gy，患者每天接受的放疗分割剂量为 1.8~2.0 Gy；高级别胶质瘤术后放疗可以获得明显的生存获益，术后推荐尽早放疗（2~6 周），推荐剂量为 54~60 Gy，超过 60 Gy 的 X 线放疗在 GBM 的治疗中未见到明显的治疗获益，且进一步提高放疗剂量会提高放射性脑损伤的发生。

**(4) 胶质瘤的质子碳离子放疗**

质子碳离子放疗已经成为胶质瘤放疗的一种新的选择方式。由于质子碳离子射线独特的物理特征——Bragg 峰,使它们的剂量分布明显优于 X 线照射,其主要治疗优势包括:在不减少肿瘤剂量的情况下,减少脑组织的辐射暴露。而放射剂量与脑的功能相关,如海马体的放射剂量与记忆相关,下丘脑和垂体的剂量与内分泌相关,所以对于低级别胶质瘤和脑膜瘤患者可以更好地保护神经认知功能及内分泌功能。碳离子放疗对正常脑组织的毒性作用仍缺乏充分研究。因此,初治胶质瘤患者通常采用质子或质子联合碳离子,或者 X 线联合碳离子的治疗策略,单纯碳离子治疗仅在复发 GBM 患者中开展。

在过去的 20 年中,大量研究证实了分子标志物[如异柠檬酸脱氢酶(isocitrate dehydrogenase, IDH)突变和 1p/19q 共缺失状态]在胶质瘤患者预后预测中的重要作用。在 2016 版和 2021 版 WHO 中枢神经系统肿瘤分类中,分子检测结果与传统组织学标准被整合用于胶质瘤的分级评估,为胶质瘤患者提供了更为精确的预后判断及分层管理策略。对于弥漫性胶质瘤患者,在接受了手术切除后,大部分患者依据其组织学分级(WHO Ⅱ~Ⅳ级)及分子检测结果需要进一步进行放疗。根据不同类型胶质瘤的预后特征,质子碳离子放疗的重点存在差异。对于预后较好的低级别胶质瘤及分子检测提示预后较好的类型(*IDH* 突变和 1p/19q 共缺失的患者),治疗策略应主要关注神经认知功能的保护,以最大限度地减少对健康脑组织的损伤;对于预后较差的高级别胶质瘤,如 GBM,及分子检测提示预后较差的类型(*IDH* 野生型),治疗策略考虑提高质子碳离子放疗剂量或者联合多种射线(X 线+碳离子或质子+碳离子)的放射,以期提高肿瘤局部控制率或者患者生存期。

1) 低级别胶质瘤:RTOG9802 及 RTOG9402 等多项研究证实常规 X 线放疗可提高低级别胶质瘤的生存率。质子放疗目前也被全球多中心用于低级别胶质瘤的术后放疗,其疗效与常规 X 线放疗相当。Hanna 等回顾分析 143 例低级别胶质瘤患者,44 例接受了质子治疗,98 例接受了 X 线治疗,1 例接受了混合质子联合 X 线治疗。X 线放疗患者和质子放疗患者中位随访时间分别为 69 个月和 26 个月。接受质子治疗患者的脑干平均剂量更低。X 线放疗患者的中位无进展生存(progression-free survival, PFS)时间为 17 个月,中位生存(OS)时间为 41 个月,质子治疗患者中位 PFS 及 OS 均未达到。在多因素分析中,两种照射模式疗效差异不显著。德国海德堡大学分析 2010—2020 年间接受质子治疗的 194 例胶质瘤患者,*IDH* 突变的 WHO Ⅱ级($n=128$)和 WHO Ⅲ级($n=66$)。中位随访时间为 5.1 年。WHO Ⅱ级,61% 为星形细胞瘤和 39% 少突胶质细胞瘤,WHO Ⅲ级,55% 为星形细胞瘤和 45% 少突胶质细胞瘤。*IDH* 突变胶质瘤的中位数为 54 Gy(RBE)[范围 50.4~60 Gy(RBE)]WHO Ⅱ级和 60 Gy(RBE)[范围 54~60 Gy(RBE)]WHO Ⅲ级。WHO Ⅱ级患者的 5 年总生存率(OS)为 85%,WHO Ⅲ级肿瘤患者的 OS 为 67%。同 X 线历史对照数据相当。

多项长期随访的临床研究显示,低级别胶质瘤放疗后主要的毒副作用为治疗后远期患者整体神经认知功能及特定的个体化领域效应(执行功能、精神运动功能、工作记忆、信息处理速度和注意力)下降。2014 年的一项研究显示,在一组低级别胶质瘤患者中,经过 12 年的随访,肿瘤没有复发,但是接受放疗的患者注意力缺陷和认知障碍的发生明显高于未接受放疗的患者（50% vs. 27%）。而在德国 HIT 进行的一项前瞻性研究中，20 名接受质子治疗的低级别胶质瘤患者（71% 是 IDH 突变，29% 1p19q 共缺失），经过 5 年的随访，在多维认知测试中没有观察到神经认知功能的下降。德国海德堡大学回顾分析 62 例接受质子放疗的脑肿瘤患者（其中 40 例胶质瘤、8 例脑膜瘤），使用 MoCA 测试其神经认知功能，其自我报告和客观测量的神经认知在随访中未见明显下降。在一项质子放疗胶质瘤的 Meta 分析中显示，质子治疗和 X 线治疗相比，在与容积旋转调强放疗（volume modulated arc therapy，VMAT）方面，在具有等效的目标体积覆盖率的情况下，正常组织低于 30~35 Gy 的剂量体积减少，以及在 $D_{2\%}$ 和平均剂量方面更好地保护危及器官（OAR）。这种剂量学益处可能会降低认知障碍的风险。然而，质子对认知功能保护的临床获益需要在今后至少 10 年的长期随访及前瞻性研究中进行证实。

　　碳离子治疗低级别胶质瘤资料有限。日本国立量子及放射线科学技术研究所于 1994—2002 年期间开展一项前瞻性 I/II 期临床研究，主要探讨了碳离子放疗低级别弥漫性星形胶质细胞瘤的安全性和有效性。该研究入组了 14 例患者，碳离子照射的总剂量从 50.4~55.2 Gy（RBE）递增，分 24 次照射。全组患者的中位 OST 为 53.4 个月，5 年和 10 年 OS 分别为 43% 和 36%，5 年 PFS 为 36%。低剂量组的中位 PFST 为 18 个月，高剂量组的中位 PFST 为 91 个月。MRI 观察到的晚期脑毒副作用基于 LENT-SOMA 表进行评分，低剂量组 3 级放射性脑损伤 2 例（29%），高剂量组 3 级脑损伤 2 例（40%）。高剂量碳离子放射具有较好的局部控制率和较长的总生存期，但重度脑损伤的发生率达到 40%。该研究总样本量和各组样本量均较局限，因此目前仍无法确定碳离子放射后的特异性毒副作用与剂量-疗效的关系。

　　综上所述，质子治疗已被证实在治疗低级别胶质瘤时，在同常规 X 线治疗同等疗效的情况下，可以更好地保护患者的神经认知功能。对于碳离子治疗，虽然表现出良好的局部控制率和生存期，但高剂量治疗组的严重脑损伤发生率高，显示出其潜在风险。因此，在应用碳离子治疗时需格外谨慎，未来还需要更多研究来明确最合适的放疗分割方案。

　　2）GBM：放疗是 GBM 治疗的重要组成部分，目前 GBM 患者最常接受的治疗方案为 Stupp 方案：最大限度地切除肿瘤，进行术后替莫唑胺同步放疗，放疗剂量为 60 Gy，后续至少 6 疗程的替莫唑胺辅助化疗。GBM 对 X 线不敏感。相对于 X 线治疗，质子重离子放疗的潜在优势除其物理学优势外，还有其生物学效应质子的相对生物学效应被认为是 X 线的 1.1 倍，而碳离子的相对生物学效应则为 2~4 倍。然而，在一项比较常规治疗剂量为 60 Gy 的质子和 X 线治疗 GBM 的前瞻性 II 期随机对照研究中，IMRT 的中位 PFST 8.9 个月，IMPT 的中位 PFST 6.6 个月，IMRT 的中位 OST 21.2 月，IMPT 的中位 OST 为 24.5 个月，其 OTS 和 PFST 均未见明显差异。值得注意的是，这些入组的患者大多数没有接受与预后相关的 MGMT 检测，其结果可能存在混杂偏倚。尽管在上述患者中，主要研究终点——认知功能未见明显差异，在毒副作用中乏力的发生在质子组低于 X 线组（24% vs. 58%）。而在一篇日本多中心回顾性分析质子治疗胶质瘤疗效的论文中，19 例 GBM 患者中位随访期为 16 个月，中位生存时间为 21.2 个月，1、2、3 和 4 年的 OS 分别为 77.4%、44.9%、23.9% 和 23.9%。中位 PFS 期为 10.1 个月,1、2、3 和 4 年的 PFS 分别为 32.4%、19.4%、9.7%和 9.7%。与光子的历史数据相当。

目前质子碳离子放疗 GBM 的研究重点更多集中在剂量提升的研究中,主要包括质子的高剂量治疗及光子/质子联合碳离子的高剂量治疗。最早进行的剂量递增研究为质子高剂量治疗的单中心单臂前瞻 II 期临床研究,共有 23 位 GBM 患者接受了 90 GyE 的(质子/光子)的治疗,中位 OS 为 20 个月,同当时的常规治疗结果相比,其疗效提高了 5~11 个月。对其中肿瘤复发的 15 例患者进行尸检发现,90 Gy(RBE)的治疗区域内未见有肿瘤复发。在替莫唑胺后时代,筑波大学在其治疗的 235 例患者中,对高剂量质子治疗 96.6 Gy(RBE)的 GBM 患者同常规 X 线放疗 60 Gy 的患者进行了倾向性匹配分析,匹配内容包含了同 GBM 预后相关的多项因素,包括年龄、性别、肿瘤位置、切除程度、化疗、免疫治疗和放疗前 Karnofsky 评分(Karnofsky performance status, KPS),以及 O6-甲基鸟嘌呤—DNA 甲基转移酶(Methylguanine-Methyltransferase, MGMT)和 IDH 状态,质子组的中位总生存期(OS)为 28.3 个月,而光子组的中位 OS 为 21.2 个月,在远期毒副作用方面,质子放疗后脑损伤的发生高于光子,但是发生脑损伤患者的 OS 较未发生患者长,未发生脑损伤质子组患者的 OS 为 18 个月。

日本 QTS 的 Mizoe 等于 1994—2002 年进行了一项常规光子 RT 联合 CIRT 治疗 HGG 的前瞻性 I/II 期临床研究,以探讨碳离子联合光子治疗高级别胶质瘤治疗的效果。共收治 48 例高级别胶质瘤患者,其中包括 16 例间变型星形细胞瘤和 32 例 GBM 患者。X 线照射(50 Gy/25F)后予碳离子加量,加量剂量从 16.8 Gy(RBE)增至 24.8 Gy(RBE)。间变型星形细胞瘤组和 GBM 组的 OS 分别为 35 个月和 17 个月($P=0.0035$),PFS 分别为 16 个月和 7 个月。观察到 II 级急性皮肤反应 9 例(19%),未观察到放射引起的 3 级或以上急性及晚期毒副作用。

GBM 治疗难度较大,目前关于质子和碳离子治疗的数据还相对有限,但随着更多质子碳离子放疗的资料和其对认知功能保护效应的更多高质量数据的积累,有望改善 GBM 患者的治疗结果。碳离子放疗由于其独特的生物学效应,可能克服 GBM 的治疗抵抗性,在提升疗效方面具有潜力。

### 7.1.2 质子碳离子放疗胶质瘤的优势

#### (1) 质子碳离子放疗胶质瘤的剂量学优势

SPHIC 进行了光子(X 线)和质子联合碳离子(离子)的剂量学对比分析,入组的患者为我院治疗的 12 例胶质瘤患者,肿瘤位于额叶 6 例、额叶顶叶 1 例、颞叶 3 例、顶枕叶 1 例、胼胝体压部 1 例。靶区定义:肿瘤靶体积(GTV)为 MRI $T_1$ 增强序列及 PET/CT 提示的肿瘤区域,临床靶区(CTV)为 GTV 外扩 1.5 cm,并需包括手术床及 MRI 的 FLAIR 序列提示的亚临床病灶区域,病灶局限于颅内,并避开脑干、视神经等 OAR。碳离子加量靶区为 GTV 外扩 0.5 cm,需避开 OAR 及功能 MRI 所提示的功能区。离子计划靶区(PTV)为 CTV 加治疗不确定性外扩。外扩方法为:在束流入射方向远端,临床靶区及加量靶区依照 Paganetti 的束流等效水射程计算公式外放 3.0~5.0 mm,其他方向外放 3.0 mm。离子计划的剂量给予采用序贯方式,首先给予 CTV 质子大野照射 50 Gy(RBE)/25 次,然后再给予加量靶区碳离子 10 Gy(RBE)/4 次。光子计划采用相同方式,先给予 CTV 50 Gy/25 次,但碳离子加量靶区剂量为 10 Gy(RBE)/5 次。离子计划均采用水平野照射、点扫描技术和调强优化。12 例患者中 11 例为同侧水平野,另外 1 例因靶区位于脑组织中央,采用了 3 个水平野,离子放疗计划均基于离子计划靶区制定。剂量计算:质子 RBE 为 1.1,碳离子使用局部效应模型(LEM)计算得到。X 线计划在瓦里安公司 Eclipse 放疗计划系统(V11.0)中完成。计划均采用 5 个野 IMRT 实现处方剂量(图 7 - 1)。剂量比较结果显示:在离子计划的平均剂量靶区覆盖 95%相似的情况下,离子计划的靶区适形性明显优于 X 线计划(表 7 - 1),离子计划中正常组织脑干、健侧的视神经、视交叉、晶体、海马的剂量均明显低于光子计划。患侧的剂量根据靶区距正常组织的距离而定,如眼睛晶体通常距离治疗靶区较远,离子计划的正常组织剂量明显低于 X 线计划(表 7 - 2)。

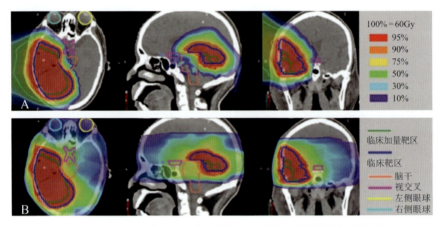

图 7 - 1 脑胶质瘤质子碳离子计划和 X 线计划剂量分布对比图
注:A. 离子计划;B. X 线计划。

表 7 - 1 脑胶质瘤离子计划和光子计划靶区覆盖和适形性比较

| 靶区 | 离子计划 | 光子计划 | P 值 |
| --- | --- | --- | --- |
| 临床靶区 | | | |
| $D_{mean}$ | (61.02±1.28)Gy(RBE) | (60.62±1.12)Gy | 0.091 |
| $V_{95}$ | (100.00±0.03)% | (100.00±0.00)% | 0.173 |
| 临床加量靶区 | | | |
| $D_{mean}$ | (62.12±0.55)Gy(RBE) | (61.32±0.75)Gy | 0.002 |
| $V_{95}$ | (100.00±0.21)% | (100.00±0.06)% | 0.354 |
| 计划靶区 | | | |
| $D_{mean}$ | (59.63±1.35)Gy(RBE) | (60.03±1.14)Gy | 0.186 |
| $V_{95}$ | (99.90±0.22)% | (99.99±0.06)% | 0.055 |
| 计划加量靶区 | | | |

续表

| 靶区 | 离子计划 | 光子计划 | P值 |
|---|---|---|---|
| $D_{mean}$ | (61.94±0.50)Gy(RBE) | (61.30±0.71)Gy | 0.005 |
| $V_{95\%}$ | (99.95±0.72)% | (99.98±0.39)% | 0.091 |
| 靶区适形 | | | |
| 计划靶区 | (1.43±0.08)Gy(RBE) | (1.49±0.11)Gy | 0.029 |
| 计划加量靶区 | (1.85±0.34)Gy(RBE) | (2.24±0.60)Gy | 0.004 |

表7-2 脑胶质瘤离子计划和X线计划的正常组织剂量比较

| 组织 | 离子计划[Gy(RBE)] | 光子计划(Gy) | P值 |
|---|---|---|---|
| 脑干 | | | |
| $D_{max}$ | 50.86±24.20 | 52.51±21.16 | 0.038 |
| $D_{mean}$ | 6.83±6.22 | 15.10±10.11 | 0.001 |
| 视交叉 | | | |
| $D_{max}$ | 47.67±20.80 | 49.59±20.52 | 0.009 |
| $D_{mean}$ | 10.68±14.44 | 27.49±15.37 | 0.001 |
| 视神经(患侧) | | | |
| $D_{max}$ | 11.91±24.85 | 21.09±21.70 | 0.204 |
| $D_{mean}$ | 5.25±19.17 | 14.43±15.09 | 0.442 |
| 视神经(健侧) | | | |
| $D_{max}$ | 1.32±17.34 | 17.44±13.78 | 0.008 |
| $D_{mean}$ | 0.26±9.99 | 12.96±8.61 | 0.003 |
| 眼睛(患侧)平均剂量 | 3.44±6.27 | 10.38±6.55 | 0.001 |
| 眼睛(健侧)平均剂量 | 0.02±2.66 | 7.67±4.44 | <0.001 |
| 晶体(患侧)平均剂量 | 1.91±4.48 | 9.34±3.77 | 0.01 |
| 晶体(健侧)平均剂量 | 0.05±2.98 | 7.64±3.14 | <0.001 |
| 海马(患侧) | | | |
| $D_{max}$ | 53.52±25.92 | 58.51±22.78 | 0.101 |
| $D_{mean}$ | 35.50±25.36 | 37.20±21.85 | 0.077 |
| 海马(健侧) | | | |
| $D_{max}$ | 0.76±24.18 | 25.12±19.49 | 0.002 |
| $D_{mean}$ | 0.26±9.08 | 16.28±11.14 | 0.002 |

续 表

| 组织 | 离子计划[Gy(RBE)] | 光子计划(Gy) | P 值 |
|---|---|---|---|
| 海马(双侧) | | | |
| $D_{40\%}$ | 14.35±24.36 | 25.97±20.43 | 0.039 |

**(2) 质子碳离子放射 GBM 的生物学优势**

质子的放射生物学效应与 X 线相当。而碳离子诱导的双链断裂(DSB),引起更强且持续时间更长的细胞周期延迟,主要集中在 $G_2$ 期,并导致较高的细胞凋亡率,对细胞周期依赖性较弱。海德堡大学用碳离子或光子照射人 GBM 细胞系(U87 和 LN229),系统分析其 DNA 损伤反应,包括克隆形成、诱导和修复 DNA 双链断裂(DSBs)、细胞周期阻滞和细胞凋亡或自噬。结果显示,在 U87 细胞中的克隆生存率测定显示碳离子与光子的相对生物学有效性(RBE)介于 2.6(10%生存率)和 3.0(50%生存率)之间。因此,碳离子放疗可能有助于克服与 DNA 修复相关的 GBM 耐药机制,但临床应用时,需考虑碳离子对正常脑组织的生物学效应。

### 7.1.3 胶质瘤质子碳离子放疗的适应证和禁忌证

1) 胶质瘤放疗的适应证:目前,胶质瘤放疗的适应证同 X 线放疗相同。低级别胶质瘤术后放疗通常依据预后风险来进行评估,对于具有以下高危因素:年龄≥40 岁,肿瘤未全切除、肿瘤体积大、术前神经功能缺失、IDH 野生型。这些不良预后因素的低级别胶质瘤患者,建议行术后放疗。高级别胶质瘤患者均建议行术后放疗,推荐术后(2~6周)开始放疗。对于再程放疗的胶质瘤患者,需充分评估既往治疗剂量、范围,以及周围重要正常组织功能,同时需注意距离首程放疗间隔时间至少半年。

2) 胶质瘤放疗的禁忌证:曾接受过≥2 次放疗(常规 X 线放疗、质子重离子放疗)。

### 7.1.4 胶质瘤的质子碳离子放疗

**(1) 放疗前准备及定位技术**

对患者进行详细的病史询问及体格检查,获得手术前后的 MRI 影像学资料,记录认知、神经功能状况。建议行颅脑增强 MRI,并导入计划系统进行靶区勾画。条件具备的情况下,建议进行功能性 MRI 检查(BOLD-fMRI、DWI、DTI 等)以及进行 PET/CT(示踪剂建议 FET 或 MET)的检查。

根据放射野设计的需要,制作个体化体位固定装置。患者取仰卧位(或俯卧位),固定其头颈肩部位。平扫 CT 模拟定位扫描;定位 CT 扫描范围:上至颅顶外 1.5 cm,下至 $C_3$ 椎体下边界,扫描层厚最大 0.2 cm。

**(2) 肿瘤靶区勾画**

胶质瘤的放疗靶区定义同 X 线放疗(表 7-3),SPHIC 采用多模态影像引导下靶区勾画,尝试缩小靶区,取得了较好的临床效果。

表 7-3　胶质瘤放疗靶区勾画及处方剂量

| 肿瘤靶区 | | 靶区定义处方剂量 | | 处方剂量 |
|---|---|---|---|---|
| | | RTOG/中国专家共识 | EORTC | |
| 低级别胶质瘤 | GTV | $T_2$-FLAIR 异常信号 | $T_2$-FLAIR 异常信号 | |
| | CTV | GTV+1cm（Ⅰ级）<br>GTV+1～2cm（Ⅱ级） | GTV+1～1.5cm | 45～54Gy |
| | PTV | CTV 外扩 3～5mm 需要考虑摆位误差及离子射线照射的射程不确定性 | CTV 外扩 3～5mm 需要考虑摆位误差及离子射线照射的射程不确定性 | |
| 高级别胶质瘤 | GTV | MRI $T_1$ 增强或 $T_2$-FLAIR 异常信号 | MRI $T_1$ 增强肿瘤（活检）和（或）术瘤腔加上残留的增强肿瘤（如存在） | |
| | CTV1 | 两程照射：GTV 外扩 1～2cm 如考虑水肿，包在 CTV1 | 单程照射：GTV 外扩 1.5cm（需考虑解剖屏障），脑水肿不包括在内，除非 FLAIR 证实非强化的肿瘤 | EORTC：60Gy/30fx<br>RTOG/中国专家共识：46Gy/23fx |
| | CTV2 | 残余肿瘤和（或）术后瘤腔并适当外扩 | — | RTOG/中国专家共识：14Gy/7fx |
| | PTV | CTV 外扩 3～5mm 需要考虑摆位误差及离子射线照射的射程不确定性 | CTV 外扩 3～5mm 需要考虑摆位误差及离子射线照射的射程不确定性 | |

注：RTOG，Radiation Therapy Oncology Group，(美国)放疗肿瘤学组。

质子碳离子放射要求在平扫 CT 图像上计算剂量，勾画靶区建议多模态图像融合技术，融合 CT、MRI、PET/CT 等多种影像手段，尤其是 MRI 的 $T_1$ 增强和 $T_2$ FLAIR 应与定位平扫 CT 融合以提高靶区勾画的准确性，建议使用薄层(1mm)层厚的定位 CT 和 MRI 图像以获得高配准精度。PTV 除了考虑摆位误差外，还需考虑射程不确定性。由于肿瘤切除导致腔体积改变，建议在放疗开始前 2 周内进行新的 MRI 检查，并根据腔体变化情况进行计划的调整。

（3）OAR 勾画

在每一层定位 CT 上勾画邻近的正常组织，包括颅脑、眼球、视神经/交叉、脑干、脊椎神经等；勾画重要的功能区（如海马等），如有可能，在功能性 MRI 的指导下勾画重要的功能区（手脚活动及视觉语言中枢）。采用 X 线/质子方式联合碳离子治疗时或者单纯质子治疗时，OARs 的限量可以参考 X 线放疗的限制剂量。

（4）放疗野的设置

颅内肿瘤治疗时，要尽量减少放疗靶区外的正常脑组织的照射。要达到较好的适形性,治疗射野多选用 2~3 野照射。多野照射的另一个优势是降低治疗计划的鲁棒性。由于碳离子剂量受照射路径上的解剖结构影响较大,在选择射野方向上应考虑入射路径避开固定颅板的钛钉及可能在治疗过程中出现体积变化的手术腔或囊腔。确保正常器官的剂量在可耐受范围内,尤其当肿瘤邻近重要 OAR(如视神经、视交叉、脑干、脊髓、脑组织),剂量优化须以重要 OAR 优先。

#### (5) 放疗计划实施的质量控制

为保证治疗的准确性,建议使用 IGRT 技术进行治疗。每次治疗时,用固定装置将患者固定在治疗床上,用在线影像引导设备验证患者的位置,拍摄 CB-CT/DR 并传输至计算机,将摆位后拍摄的 CBCT/DR 图像与 CT 定位的数字重建参考图像进行配准,如果摆位误差在 X、Y、Z 三个方向>3 mm,旋转角度>1°,则技术员需重新摆位。如果摆位误差在 X、Y、Z 三个方向<3 mm,旋转角度<1°则通过在线校位系统移动治疗床后直接治疗。

在治疗过程中,由于颅内术后空腔会在治疗过程中发生变化以及可能出现脑积水引起的颅内组织位移,可能对放疗剂量的分布产生影响,建议在治疗期间每周进行 CT 检查,以观察颅内组织变化情况;有必要时,需要重新修改靶区及制订新的放疗计划。

### 7.1.5 SPHIC 胶质瘤放疗资料

#### (1) GBM 放疗技术的建议

术后辅助 X 线放疗是 GBM 术后治疗的重要组成部分,术后辅助治疗的标准剂量为 60 Gy。然而,几乎所有的 GBM 均会复发,超过 80%肿瘤的复发均发生在距原发灶 2 cm 之内范围。不管使用 X 线放疗的哪种技术,即使提高 X 线放疗剂量也无法有效提高对 GBM 的疗效。其治疗难点在于 GBM 为高乏氧肿瘤,肿瘤对光子射线的抵抗性较强;此外,常规 MRI 在精确描述 GBM 靶区范围存在不足,限制了 GBM 放疗靶区的精准勾画。SPHIC 针对上述治疗难点开展相关研究。首先通过基于多模态脑影像的引导进行靶区勾画,在放疗体位固定装置的条件下获取常规 MRI 图像,及多模态功能 MRI、MET-PET/或 FET-PET 以确定靶区范围,并基于 DTI 序列勾画重要神经纤维束,任务态 fMRI 勾画四肢运动及语言视觉区,作为 OARs 的补充。

#### (2) GBM 的剂量递增Ⅰ期临床研究

该研究的目的是确定碳离子加量的最大耐受剂量,入组术后残留或仅活检的高级别胶质瘤(WHO Ⅲ级或Ⅳ级),在质子放射标准剂量[60 Gy(RBE)/30 次]之前,针对 MET 或 FET PET 及 MRS 显示的肿瘤区域给予 3 次碳离子加量放射,总共 5 个剂量等级[6 Gy(RBE)、9 Gy(RBE)、12 Gy(RBE)、15 Gy(RBE)、18 Gy(RBE)],高量放射区域避开功能影像提示的功能区,并给予同期和辅助替莫唑胺化疗。通过该Ⅰ期临床研究,已确定了最大耐受量,即 15 Gy(RBE)分 3 次照射。根据这个Ⅰ期试验的结果,SPHIC 正在进行Ⅲ期临床随机研究,比较对照组(单纯质子放射标准剂量)和研究组(Ⅰ期临床研究确定的碳离子与质子联合放射)的疗效和毒副作用。

#### (3) 高级别胶质瘤疗效分析

我们回顾分析 2015—2018 年收治高级别胶质瘤患者 50 例,其中 24 例患者接受全质子治疗，26例患者接受质子联合碳离子治疗，碳离子加量治疗剂量在9～12 Gy（RBE）之间，治疗总剂量为43～72 Gy（RBE），其中包括16例间变型星形细胞瘤和34例GBM患者，中位随访时间为14.3个月，12个月和18个月的OS分别为87.8%（95% CI，77.6%～98.0%）和72.8%（95% CI，56.7%～88.9%），12个月和18个月的PFS分别为4.2%（95% CI，60.9%～87.5%）和59.8%（95% CI，43.1%～76.5%），未观察到放射引起的3级或以上急性及晚期毒副作用。

#### （4）IDH突变型胶质瘤疗效分析

2015年5月—2022年5月，共有52例IDH突变型弥漫性胶质瘤患者在我院接受治疗。肿瘤组织学分型为33例星形细胞瘤和19例少突胶质细胞瘤。根据WHO分级，22例为Ⅱ级，25例为Ⅲ级，5例为Ⅳ级。所有22例WHO Ⅱ级患者和1例脑干WHO Ⅳ级患者接受了54 Gy等效剂量［Gy（RBE）］照射。其余29例WHO Ⅲ级和Ⅳ级患者接受了60 Gy（RBE）照射。50例患者同步使用替莫唑胺治疗。中位随访时间为21.7个月。12个月和24个月无进展生存率（PFS）分别为97.6%和78.4%，总生存率（OS）分别为100%和91.0%。单因素和多因素分析均显示肿瘤的WHO分级对PFS和OS具有最显著的影响。未发现严重的急性毒副作用（≥3级）。在晚期毒性方面，1例WHO Ⅲ级少突胶质细胞瘤患者发生了3级放射性坏死。

### 7.1.6 质子碳离子放疗高级别胶质瘤典型病例

典型病例：GBM，IDH野生型，MGMT启动子无甲基化，全切术后，质子照射60 Gy（RBE）/30次，放疗后随访，病情平稳，已无瘤生存5.5年未见复发（图7-2）。

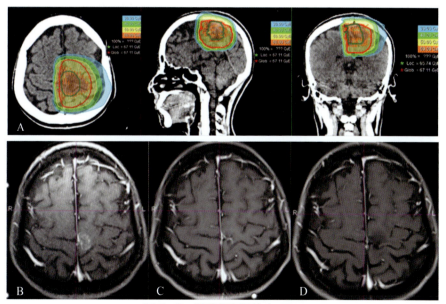

**图7-2　质子碳离子放疗GBM**

注：A. 质子剂量分布图；B. 治疗前的MRI $T_1$加权像；C. 放疗后MRI $T_1$加权像；D. 放疗后5.5年的 $T_1$加权像。

（高晶　孔琳）

## 7.2 颅底和颈椎脊索瘤

### 7.2.1 概述

**(1) 脊索瘤的流行病学**

脊索瘤为一种罕见的恶性骨肿瘤,我国目前尚无流行病学统计资料。欧洲和美国脊索瘤的年发病率为(0.05～0.08)/10万。脊索瘤好发于中线部位,包括颅底、脊柱和骶尾部,其中颅底脊索瘤占1/3。

世界卫生组织(WHO)中枢神经系统肿瘤分类(2021版)将脊索瘤分为4种病理学类型:经典型、软骨型、去分化型和低分化型。其中经典型和软骨型最常见,占所有病例的95%。经典型脊索瘤呈分叶状生长,质地较软呈胶状,常见骨质破坏,免疫组织化学染色可见瘤细胞表达Brachyury蛋白、角蛋白、上皮膜抗原和S-100蛋白。软骨样亚型与普通型相似,但有透明基质成分。低分化脊索瘤是一种新近发现的亚型,多发于斜坡、颅底和颈椎,以SMARCB1/INI1完全丢失为标志,但表达Brachyury蛋白的新型脊索瘤。该型多见于儿童,且女性比例较高。去分化型脊索瘤占所有脊索瘤的2%～8%,为双相特征的肿瘤,既有经典型脊索瘤的成分,又有恶性肉瘤的成分,其经典型区域表达Brachyury蛋白和角蛋白,而在恶性成分区域不表达。

**(2) 颅底脊索瘤的治疗**

颅底脊索瘤的首选治疗方式是手术切除,基本原则为最大程度地切除肿瘤及保护神经功能,接受全切除手术的患者在无进展生存期和总体生存期方面明显获益。放疗可以改善脊索瘤患者的疾病控制率和无进展生存率,脊索瘤通常对化疗不敏感,故很少使用单纯化疗进行脊索瘤的药物治疗。脊索瘤的局部复发率5年达50%,局部复发后,局部治疗的疗效较前下降。经典型脊索瘤局部复发后可向恶性程度更高的去分化型转化。

**(3) 颅底脊索瘤的X线放疗**

脊索瘤被认为是放射抵抗性肿瘤,在1980—1990年代的研究报道中,使用常规分割X线放疗剂量(40～60 Gy)的5年局部控制率通常不到50%。尽管高剂量的放疗可以提高脊索瘤肿瘤控制率,但因为脊索瘤位于颅底和颈椎中线结构附近,较高剂量(超过40 Gy)的照射会影响垂体内分泌轴,导致内分泌功能下降,而62～64 Gy的剂量则可能造成脑干及脑神经(视神经、听神经)的损伤。导致早期X线放疗脊索瘤的剂量低而疗效差。新兴放疗技术如三维适形放疗(3D-CRT)、调强放疗(IMRT)能更加精准地提高肿瘤区域的剂量,同时减少邻近正常组织的损伤。这些技术的应用一定程度上改善了脊索瘤的局控率及生存率。

颅底脊索瘤X线放疗方式通常有两种:常规分割治疗和放射外科大分割放疗。常规分割放疗由于其较低的放射并发症和坏死风险,更适用于体积较大或靠近器官危险区(OARs)的肿瘤,治疗应尽可能给予高剂量放疗,目前的推荐剂量为 74 Gy。但由于正常组织剂量限制,X 线放疗剂量提高有限,其 5 年生存率在 75%左右。近期,也有研究报告高剂量 X 线放疗,在 1 项 IMRT 和 IGRT(图像引导放疗)的研究中,24 例颅底脊索瘤患者接受中位剂量为 76.0 Gy(范围:60～78 Gy)的 X 线放疗,5 年局部控制率为 65.3%,但其中位随访时间不足 36 个月,其结果需要进一步长期随访评估。立体定向外科放疗更多用于残留体积小或者常规放疗失败后局部治疗的患者,在近期一项 Meta 分析显示,立体定向外科放疗通常采用 2～5 次治疗、每次剂量 5～9 Gy 的治疗方案,5 年的 PFS 在 37%左右。然而,对初次放疗的患者建议使用常规分割放射。

**(4) 颅底脊索瘤的质子碳离子放疗**

尽管 X 线放疗的疗效均较前改善,质子和碳离子放疗被认为是颅底脊索瘤治疗的标准方法。在部分治疗中心,为了改善靶区均匀性或者降低植入物所引起的偏差,在特定情况下也采用质子联合 X 线的放疗方式。2015 年欧洲 ESMO 脊索瘤共识中推荐颅底脊索瘤 X 线/质子剂量为要达到至少 70 Gy(RBE)。质子碳离子放疗由于其独特的物理学特性,可以在限定的正常组织范围内达到上述高剂量的治疗。

目前所发表的关于质子治疗脊索瘤的最大的多中心前瞻性临床研究由美国质子协作组进行,对所有在 2010—2018 年期间,在 7 个参与机构接受脊索瘤质子治疗的患者进行评估,共 150 例患者接受了治疗,对 100 例患者治疗结果进行分析。这些患者大多数肿瘤起源于颅底/斜坡(61%),85%的患者接受了手术切除,R0、R1、R2 的患者分别占 14%、26%、60%。中位的质子治疗剂量为 74 Gy(RBE),单次中位剂量为 1.8 Gy(RBE),80%的患者接受的剂量大于 70 Gy(RBE)。患者中位随访时间为 22 个月。颅底肿瘤的 2 年和 3 年总生存率(OS)为 93%和 80%;2 年和 3 年无进展生存率(PFS)为 90%和 90%。局部控制率(LC)和手术切除程度无关,8 例患者(12%)出现了 3 级急性期毒副作用,主要为头痛、放射性皮炎、失眠、头晕,未见 3 级以上晚期毒副作用发生。其疗效及毒副作用与多数质子中心回顾性研究结果类似。在瑞士 PSI 对 151 例颅底脊索瘤的长期随访研究显示,8.1%的患者出现了 2～3 级的晚期毒副作用,但在单因素分析中,靶区覆盖和剂量和毒副作用发生并无相关,而年龄、每周放疗次数、高血压和手术并发症与治疗毒性相关。

碳离子为高 LET 射线,同质子和 X 线低 LET 射线相比,其产生的侧向散射半影更小,具有更高的放射生物学效应(RBE),是 X 线的 3～5 倍。碳离子多使用大分割治疗,治疗疗程较短,对患者治疗更为便利。目前开展碳离子治疗脊索瘤的中心较为有限,主要为亚洲和欧洲的碳离子治疗中心。

日本是最早开展碳离子治疗的国家之一,在碳离子治疗中积累了大量临床经验,日本国立放射医学研究所(NIRS)开展了颅底脊索瘤Ⅰ/Ⅱ期剂量递增临床研究,在 2009 年报道了剂量递增研究结果和Ⅱ期研究的结果,所有患者均接受 16 次/4 周的治疗,总剂量按 48.0、52.8、57.6 和 60.8 Gy(RBE)递增,达到最高剂量时,患者反应尚可,该剂量确定为治疗剂量,在随后的Ⅱ期临床研究中,其 5 年 LC 为 100%,且正常组织损伤轻微,未见严重晚期毒副作用。2019 年 NIRS 报道了使用 60.8 Gy(RBE)剂量的长期随访数据,显示中位随访时间为108个月,5年和9年的LC分别为76.9%和69.2%,5年和9年的OS分别为93.5%和77.4%。1例患者发生3级黏膜溃疡,2例发生4级同侧视神经损伤,1例在碳离子放疗后9年零3个月发生5级黏膜溃疡。

德国在2007年报道了其早期治疗结果,共96例颅底脊索瘤患者进行了碳离子放疗。所有患者均有肿瘤残留。中位总剂量为60 Gy(RBE)[60~70 Gy(RBE)],在3周内分20次完成,平均随访时间31个月(范围:3~91个月),3年和5年的LC分别为80.6%和70.0%。目标剂量超过60 Gy(RBE)和原发性肿瘤状态与较高的LC相关。3年和5年的总生存率分别为91.8%和88.5%。晚期毒副作用包括视神经病变RTOG/EORTC3级(4.1%)和脂肪瘤坏死(1例)。轻度颞叶损伤(RTOG/EORTC1~2级)7例(7.2%)。在2014年更新了其长期随访结果,155名颅底脊索瘤患者,平均年龄为48岁,中位总剂量为60 Gy(RBE),单次剂量3 Gy(RBE)。中位治疗体积为70 mL,中位随访时间为72个月,所有患者都有肿瘤残留,3年、5年和10年LC分别为82%、72%和54%,而3年、5年和10年OS分别为95%、85%和75%,未见3级以上晚期毒性。

关于质子和碳离子放疗颅底脊索瘤的疗效和毒副作用的差异比较,意大利CANO中心开展了一项单中心前瞻性临床研究,旨在比较质子和碳离子治疗颅底脊索瘤的临床效果及其影响因素。2011年11月—2018年12月间,该研究前瞻性地收集了接受治疗的135例患者的数据,其中质子组70例,治疗剂量为74 Gy(RBE)/37次,碳离子组65例,治疗剂量70.4 Gy(RBE)/16次。中位随访时间49个月,碳离子组和质子组分别观察到14例(21%)和8例(11%)局部失败。碳离子组5年LC为71%,质子组为84%。碳离子组和质子组的5年OS分别为82%和83%。在多因素分析中,肿瘤体积(GTV)、视觉通路和(或)脑干受压及剂量覆盖率是局部失败风险的独立预后因素。13例患者出现3度晚期毒副作用,3例患者出现4度晚期毒副作用(视力2例、听力1例)。毒副作用的发生率在质子组和碳离子组间未呈现统计学显著差异。其结果同其他中心回顾性研究结果类似,质子和碳离子在治疗脊索瘤的疗效和毒副作用方面未见差异,但还需长期临床随访结果证实。

**(5) 颅底脊索瘤的多学科综合治疗**

颅底脊索瘤的5年LC约为50%,而复发颅底脊索瘤治疗后2年再复发率约为50%。对于复发肿瘤,首先考虑局部治疗方式,可以手术、放疗或手术结合放疗。根据患者一般情况等、肿瘤部位、切除的难易程度及范围、既往放疗情况综合考虑。对于无法有效局部控制的晚期脊索瘤患者,可以考虑个体化的药物治疗。脊索瘤伴有多基因和蛋白的突变,如Brachyury蛋白、血小板衍生生长因子受体(platelet-derived growth factor receptor,PDGFR)、表皮生长因子受体(epidermal growth factor receptor,EGFR)、人表皮生长因子受体2(human epidermal growth factor receptor 2,HER2)、血管内皮生长因子受体(vascular endothelial growth factor receptor,VEGFR)、哺乳动物雷帕霉素靶蛋白(mTOR),因此,对于局部复发或者转移的脊索瘤患者,可以考虑系统性的全身治疗,包括化疗、靶向和免疫治疗。目前开展临床研究的靶向药物包括 PDGFR 抑制剂伊马替尼、达沙替尼，EGFR 抑制剂拉帕替尼、厄洛替尼，VEGFR 抑制剂阿帕替尼、沙利度胺、帕佐帕尼单抗，胰岛素样生长因子抑制剂林昔替尼，mTOR 抑制剂雷帕霉素等，有可能可以改善那些无法手术或放疗的脊索瘤患者的预后。

### 7.2.2 颅底脊索瘤的质子碳离子放疗优势

#### （1）颅底脊索瘤的质子碳离子放疗物理学优势

颅底脊索瘤毗邻多个重要正常组织，如脑、脑干、脊髓、视神经、视交叉、垂体等。在临床应用中，质子治疗因其明确的物理学优势，在可接受正常组织毒性范围内将治疗剂量提高至 70 Gy 以上，从而实现提高脊索瘤的局部控制率和生存率的临床疗效。碳离子为高 LET 射线，其侧向散射小于质子，理论上治疗脊索瘤可以得到更好的剂量分布。

Torres M. A.等研究对比了颅底脊索瘤 IMRT、质子计划的剂量学参数，尝试比较两者的剂量学差异。研究使用了 5 名颅底脊索瘤患者的 CT 模拟扫描，生成了 4 种治疗计划：1 mm 计划靶区体积（PTV）的 IMRTX 线计划（PH1），3 mm PTV 的 IMRTX 线计划（PH3），具有特定束流扩展边缘的临床靶区体积的质子计划（PR），以及结合质子和 X 线放疗的 PP 计划。所有计划都给予 74 Gy 的 PTV 剂量。研究结果显示，PP 计划的 PTV 接受 74 Gy 的比例最高（平均 98.4%），PH3 计划最低（平均 96.1%）。质子计划的均匀性和一致性最差。PH3 计划的脑、脑干、视交叉和颞叶的平均体积百分比（V）大于耐受剂量。PH1 计划的脑干平均 V67 Gy 最低，颞叶平均 V65 Gy 也最低。研究结果表明，IMPT 和 IMRT 联合治疗计划比单一治疗模式的剂量学优势更明显。在此研究中，质子治疗计划的制订采用了被动散射束技术，这一方法存在固有的局限性。若采用笔形束扫描调强质子放疗（IMPT）计划，预计能够实现更为优化的剂量分布，从而在治疗计划的剂量学评估中展现出显著的优越性。

#### （2）颅底脊索瘤的质子碳离子放疗生物学优势

质子治疗是脊索瘤治疗的标准治疗手段，临床治疗时，其 RBE 通常认为在 1.1 左右。碳离子相较于质子有更高的 LET 值，引起的 DNA 损伤通常为双链断裂，尤其对低 LET 射线抵抗的肿瘤细胞有更强的杀伤效应。日本 NIRS 使用 290 MeV/u 的碳离子、70 MeV/u 的质子以及 X 线作为对照，探讨各辐射类型在不同深度和 LET 条件下对细胞的杀伤效应。结果显示碳离子的 RBE 值随着 LET 值的增加而上升，其细胞杀伤效应取决于剂量和 LET 的双重因素，特别是在高 LET 条件下（>30 keV/μm）表现出更强的细胞杀伤能力。高 LET 碳离子在治疗脊索瘤可能存在潜在优势。

### 7.2.3 颅底脊索瘤质子碳离子治疗的适应证和禁忌证

#### （1）质子碳离子放疗的适应证

1) 颅底/颈椎脊索瘤，包括无法（或拒绝）手术、手术 R1 或 R2 切除术后以及手术后复发。

2) 若患者出现远处转移,局部放疗可使患者获益(局部症状改善或生存期延长)。

3) 对曾接受过 1 次放疗的患者,应慎重考虑再程放射所带来的获益和毒副作用,且间隔时间在半年以上。

4) 本次放疗前 4 周内,未接受介入治疗或其他局部肿瘤消融治疗;若曾接受手术切除,需伤口愈合良好。

**(2) 脊索瘤质子碳离子放疗的禁忌证**

1) 多发远处转移,且局部治疗不能使患者获益。

2) 曾接受过≥2 次放疗或任何放射性粒子植入。

### 7.2.4 质子碳离子放疗

**(1) 放疗前准备及定位技术**

1) 详细的病史询问及体格检查,获得手术前后的 MRI 影像学资料。建议行头颈增强 MRI,并导入计划系统进行靶区勾画,MRI 至少包含 $T_1$、$T_1$ 增强及 $T_2$ 序列,建议层厚为 0.1~0.2 cm。

2) 根据放射野设计的需要,制作个体化体位固定装置。患者取仰卧位(或俯卧位),固定患者头颈肩和身体。定位 CT 扫描范围:上至颅顶外 1.5 cm,下至 $C_3$ 椎体下边界,扫描层厚建议最大为 0.2 cm。

**(2) 靶区和放疗剂量**

脊索瘤的靶区勾画同 X 线放疗。根据欧洲指南推荐,质子照射通常按照常规分割照射,给 2 个治疗靶区:CTV2 为高剂量区,给予剂量为 74~76 Gy(RBE),需包括 MRI 所示肿瘤残留区域及外扩 5~10 mm 的范围,并包含高风险的手术边缘区域;CTV1 为低剂量区,给予 54 Gy(RBE),包含术前肿瘤区域及均匀外扩 10~20 mm 的区域,正常组织(脑干、视交叉、颞叶等)如果经手术后,压迫解除,则不需要包括在内,如果颞叶肿瘤压迫造成的水肿,也应排除在 CTV1 外,手术路径发生转移的概率很低(1%~2%),不建议包含在靶区内。如果蝶窦受侵犯,蝶窦肿瘤被手术切除,则整个蝶窦需要包含在 CTV1 靶区内。碳离子的放疗剂量需参考不同的生物物理模型,日本中心采用的 MKM 模型,碳离子放疗剂量为 60.8 Gy(RBE)/16 次,每周放疗 4 次。我中心和欧洲中心采用的 LEM 模型,建议碳离子治疗剂量至少 66 Gy(RBE),单次分割剂量为 3~4 Gy(RBE),每周放疗 5 次。

**(3) OAR 剂量限制**

需要勾画放疗范围邻近的 OAR,包括视神经、视交叉、脑组织、脑干、脊髓、腮腺等。质子治疗可参考 X 线放疗限制剂量。表 7-4 提供了接受单一碳离子放疗的部分 OARs 限量,在临床应用时,需要考虑分割剂量与生物物理模型的不同,经不同模型计算所得的剂量可通过转换曲线进行转换。

表7-4 碳离子放疗OAR的限制剂量(MKM生物效应模型计算)

| 危及器官 | 剂量限制 |
| --- | --- |
| 颞叶脑组织 | $V_{50}<4.6\,cm^3$ |
| 脑干 | $V_{30}<0.7\,cm^3$ <br> $V_{40}<0.1\,cm^3$ |
| 视神经/视交叉 | $D_{max}<57\,Gy\,(RBE)$ <br> $D_{20\%}<30\,Gy\,(RBE)$ |
| 腮腺 | $V_5<41\%$ |
| 眼球 | $D_{max}<54.75\,Gy\,(RBE)$ <br> $V_{40}<0.83\,cm^3$ |
| 下颌 | $V_{30}<16.5\,cm^3$ |

(4) 放疗计划的设计与评估

在制订质子或碳离子放疗计划时,必须综合考虑以下因素以优化治疗计划:首先,应确保射野路径上的组织均匀一致,以减少剂量计算的不确定性;其次,射野路径应尽可能短,以降低正常组织的不必要暴露,以及降低射程的不确定性;此外,应避免将重要危及器官置于射野末端,宜采用侧向入射射野以实现靶区覆盖与OARs的有效保护。鉴于解剖部位和靶区范围的复杂性,碳离子放疗通常需要2~5个不同方向的射野以实现治疗目标。

在射野的选择时,应尽量避免乳突、耳廓和上颌窦等结构位于射野路径上,以降低射程不确定性对放疗精度的影响。我院采用固定角度的治疗头,并结合旋转治疗床以调整治疗角度,从而实现对靶区的多角度照射。图7-3展示了典型的3野和4野治疗计划中的射野角度和剂量分布情况。

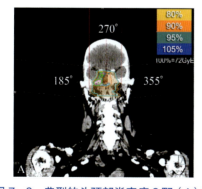 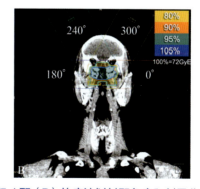

图7-3 典型的头颈部脊索瘤3野(A)和4野(B)放疗计划射野角度和剂量分布

(5) 放疗计划实施的质量控制

为提高放疗准确性,建议采用图像引导的放疗(IGRT)技术。每次治疗时,患者按照定位时的要求进行摆位固定,拍摄在线锥形束 CT/DR 片(0°和 90°),并与定位 CT 的数字重建参考图像进行配准与比较以确保治疗体位的准确性。一般要求轴向误差小于 2 mm,旋转误差小于 1°。

质子碳离子受射野路径上组织结构的变化影响较大。期间可能会发生肿瘤退缩、体重变化以及鼻旁窦积液变化等情况,可能会对放疗的剂量分布造成影响。建议在治疗期间每周进行一次定位 CT 检查(有必要时可增加 MRI 检查),观察变化情况,如有必要可进行剂量的重新计算,甚至对靶区进行修改并重新制订放疗计划。

### 7.2.5　SPHIC 脊索瘤放疗资料

2014 年 6 月—2018 年 7 月,我中心共收治 91 例颅底和颈部脊索瘤和软骨肉瘤患者。中位年龄 38 岁(范围为 14～70 岁)。46 例患者(50.5%)为初次诊断,45 例患者(49.5%)为复发性肿瘤病例,其中 14 例先前接受过放疗。患者的中位总肿瘤体积为 37.0 cm³(范围为 1.6～231.7 cm³)。8 例患者接受了单独质子治疗,28 例患者接受了质子与碳离子联合治疗,55 例患者单独接受了碳离子治疗。结果显示,中位随访时间为 28 个月(范围为 8～59 个月),2 年 LC、PFS 和 OS 分别为 86.2%、76.8% 和 87.2%。在接受根治性质子或碳离子治疗的患者中,2 年 LC、PFS 和 OS 分别为 86.7%、82.8% 和 93.8%(图 7-4)。多变量分析显示,肿瘤体积大于 60 cm³ 是预测 PFS 的唯一显著因素($P=0.045$),而既往接受过放疗再照射($P=0.012$)及肿瘤体积(>60 cm³ 与 <60 cm³,$P=0.005$)是 OS 的重要预后指标。治疗期间,共观察到 11 例患者出现 1～2 级的急性期毒副作用,另有 1 例患者出现 3 级急性黏膜炎。

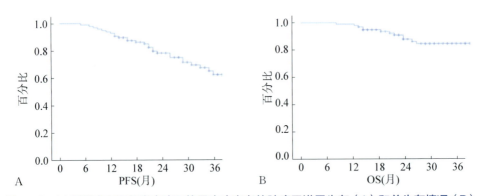

图 7-4　91 例颅底和颈部脊索瘤和软骨肉瘤患者的肿瘤无进展生存(A)和总生存情况(B)

### 7.2.6　SPHIC 放疗脊索瘤的典型病例

典型病例一:颅底脊索瘤,接受碳离子照射 66 Gy(RBE)/22 次。放疗 7 年后显示肿瘤部分缩小(图 7-5)。

典型病例二:颅底脊索瘤,接受质子照射 70 Gy(RBE)/35 次,放疗后 10 年,肿瘤大部分退缩(图 7-6)。

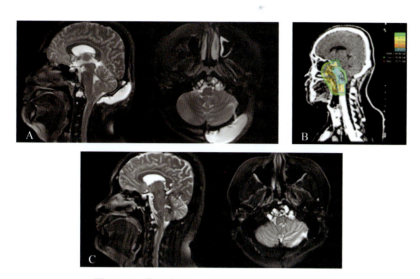

**图 7-5 典型病例一：颅底脊索瘤碳离子放疗**

注：A. 治疗前患者 $T_2$ 加权像；B. 碳离子放疗的剂量分布图；C. 治疗后 7 年 $T_2$ 加权像显示肿瘤部分退缩。

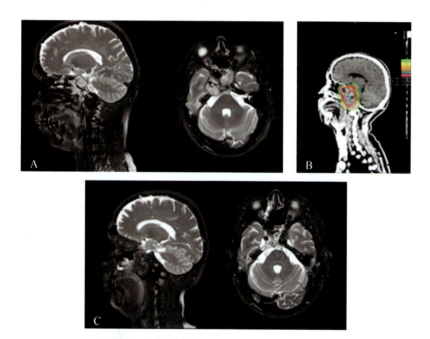

**图 7-6 典型病例二：颅底脊索瘤质子放疗**

注：A. 放疗前 MIR $T_2$ 加权像；B. 质子放疗的剂量分布图；C. 放疗后 10 年后 MRI $T_2$ 加权像显示肿瘤大部分退缩。

（高 晶 孔 琳）

## 7.3 鼻咽癌

### 7.3.1 概述

**（1）鼻咽癌的流行病学**

鼻咽癌是我国常见的恶性肿瘤之一，根据《2022年中国恶性肿瘤流行情况调查分析》，2022年全国鼻咽癌发病人数为5.10万，发病率为2.53/10万，同时因鼻咽癌导致的死亡人数达2.84万。

**（2）初治鼻咽癌的治疗**

初治鼻咽癌以放疗为主。根据中国临床肿瘤学会（Chinese Society of Clinical Oncdogy, CSCO）的诊疗指南，对于Ⅰ期（$T_1N_0M_0$）患者，采用单纯放疗能获得良好的疗效。对于Ⅱ期（$T_{0-2}N_{0-1}M_0$）患者，在放疗基础上加或者不加同期化疗。对于局部晚期（Ⅲ～ⅣA期）患者，通常推荐在铂类药物基础上进行同步放化疗，同时可结合诱导化疗或辅助化疗。对那些无法耐受铂类化疗的患者，EGFR靶向药物（如西妥昔单抗或尼妥珠单抗）可以作为有效的替代方案。

**（3）放疗后复发鼻咽癌的治疗**

初治鼻咽癌患者中有10%～15%会出现原发病灶和（或）区域淋巴结复发。对仅在颈部淋巴结区域出现复发的患者，颈部淋巴结清扫术是常用的治疗方法，部分患者可能适合选择性颈部清扫结合术后辅助放疗。

对于原发灶局部复发或咽后淋巴结复发的患者，挽救性手术或再程放疗是有效的治疗选择。近年来，免疫等药物治疗取得了长足的进展，局部治疗联合药物治疗有可能提高对复发鼻咽癌患者的疗效。

### 7.3.2 质子碳离子放疗鼻咽癌的物理学和生物学的优势

质子和碳离子放疗的物理学优势主要源于其独特的剂量分布特征，尤其是Bragg峰的存在。这一特性使得高剂量区能够精准集中于肿瘤区，从而最大程度地保护周围正常组织。这种剂量分布的优势在治疗鼻咽癌时尤为重要，因为该病通常位于头颈部，邻近多个关键器官。

来自美国纪念斯隆-凯特琳癌症中心（Memorial Sloan Kettering Cancer Center, MSKCC）的一项剂量学研究比较了质子治疗（IMPT）与X线治疗（IMRT）在初治鼻咽癌患者中的结果。结果显示：IMPT与IMRT在肿瘤靶区的剂量覆盖方面均满足处方要求，且两者在靶区的剂量适形度和均匀性上表现出相似的效果，均能够提供足够的剂量以确保肿瘤的局部控制。然而，与IMRT相比，IMPT对多种邻近危及器官（OAR）（如口腔、喉和腮腺等）的剂量显著降低（表7-5）。

表 7-5  接受 IMPT 与 IMRT 治疗的患者危及器官的受照剂量 [Gy(RBE)]

| 剂量参数 | 质子($n=28$),Gy(RBE) | 光子组($n=49$),Gy | $P$ 值 |
| --- | --- | --- | --- |
| 口腔(mean) | 15.4(12.3,21.4) | 32.8(30.2,37.1) | <0.01 |
| 喉(mean) | 16.0(12.9,20.2) | 29.6(22.8,33.1) | <0.01 |
| 喉(max) | 53.8(48.2,58.4) | 57.6(52.2,62.7) | 0.06 |
| 腮腺(mean) | 22.5(19.8,25.6) | 25.2(23.0,26.5) | 0.01 |
| 视交叉($D_{0.05cc}$) | 37.2(27.1,48.3) | 43.1(20.8,52.2) | 0.64 |
| 视神经($D_{0.05cc}$) | 48.6(34.1,55.2) | 40.5(24.9,53.5) | 0.14 |
| 脑干($D_{0.05cc}$) | 58.5(55.6,59.3) | 59.0(55.3,59.8) | 0.27 |
| 颞叶($D_{2cc}$) | 64.5(58.5,68.6) | 59.4(50.0,61.6) | 0.02 |
| 耳蜗(mean) | 43.0(41.1,44.9) | 43.8(42.0,46.2) | 0.47 |
| 脊髓($D_{0.1cc}$) | 44.3(41.7,48.4) | 44.3(42.9,46.0) | 0.61 |

注:mean,平均剂量;max,最大剂量;$D_{0.05cc}$,0.05 cc 体积的最大耐受剂量;$D_{2cc}$,2 cc 体积的最大耐受剂量;$D_{0.1cc}$,0.1 cc 体积的最大耐受剂量。

SPHIC 对 X 线(IMRT)和碳离子(CIRT)放疗复发鼻咽癌的剂量学进行了系统比较。该研究纳入了 10 例局部复发性鼻咽癌患者。研究结果显示,CIRT 和 IMRT 计划对所有患者的临床靶区(CTV)均能够实现充分覆盖,满足临床需求,且两者在剂量覆盖方面表现出相似的效果。图 7-7 展示了 CIRT 和 IMRT 在横断面、矢状面和冠状面上

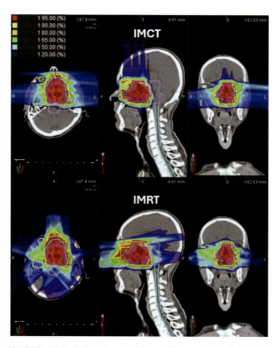

图 7-7  复发鼻咽癌碳离子(IMCT)与 X 线(IMRT)放疗计划剂量学对比
注:IMCT,碳离子调强放疗。

的典型剂量分布对比，约95%的剂量曲线覆盖了靶区，靶区剂量覆盖的处方剂量基本一致。通过统计分析发现，两种技术在CTV的剂量覆盖上未见显著差异，CTV覆盖结果详见表7-6。

表7-6 复发鼻咽癌IMCT与IMRT治疗计划的剂量学对比

| CTV | IMCT [Gy (RBE)] | IMRT (Gy) | P值 |
| --- | --- | --- | --- |
| $D_{1\%}$ | 61.810(60.577,62.620) | 62.375(61.710,62.715) | 0.203 |
| $D_{2\%}$ | 61.380(59.992,62.287) | 62.240(61.600,62.557) | 0.092 |
| $D_{50\%}$ | 59.865(57.350,60.108) | 60.640(58.580,60.912) | 0.074 |
| $D_{95\%}$ | 57.655(55.253,58.705) | 58.775(56.762,59.410) | 0.203 |
| $D_{98\%}$ | 55.690(52.072,58.065) | 57.085(54.060,59.410) | 0.093 |
| $D_{99\%}$ | 54.270(46.197,57.698) | 54.925(51.070,58.045) | 0.203 |
| $V_{95\%}$ | 98.115(95.422,99.638) | 97.600(84.187,99.037) | 0.314 |
| CI | 0.963(0.911,0.990) | 0.971(0.920,0.990) | 0.314 |
| HI | 0.084(0.058,0.146) | 0.089(0.054,0.137) | 0.285 |

注：$D_{1\%}$，1%体积受照剂量；$D_{2\%}$，2%体积受照剂量；$D_{50\%}$，50%体积受照剂量；$D_{95\%}$，95%体积受照剂量；$D_{98\%}$，98%体积受照剂量；$D_{99\%}$，99%体积受照剂量；$V_{95\%}$，超过95%剂量的体积；CI，适形性指数；HI，均匀性指数。

表7-7总结了CIRT与IMRT在危及器官（OARs）剂量方面的量化比较。由于鼻咽癌复发肿瘤的病灶位置不对称，不同病例中双侧平行危及器官的分布可能存在差异，因此本研究将双侧平行的危及器官进行合并比较。这一研究结果不仅为选择合适的放疗方式提供了有价值的临床依据，也为未来在复发鼻咽癌的治疗中进一步探索质子和重离子放疗的应用潜力奠定了基础。通过比较不同放疗技术的剂量学特征，我们能够更好地理解其在临床实践中的适用性和优势。

表7-7 复发鼻咽癌IMCT与IMRT治疗计划在危及器官剂量方面的量化比较

| 器官 | | 碳离子[Gy (RBE)] | 光子(Gy) | P值 |
| --- | --- | --- | --- | --- |
| 脊髓 | $D_{1\%}$ | 3.425(0.547,11.242) | 14.640(12.692,16.065) | 0.005 |
| | $D_{mean}$ | 0.365(0.172,1.347) | 1.970(1.385,2.830) | 0.005 |
| | $D_{max}$ | 9.365(2.100,18.055) | 19.655(17.175,22.140) | 0.022 |
| 脑干 | $D_{1\%}$ | 25.375(18.510,30.162) | 36.090(29.382,39.772) | 0.005 |
| | $D_{mean}$ | 4.325(2.255,6.745) | 22.050(13.477,24.330) | 0.005 |
| | $D_{max}$ | 35.680(28.455,37.177) | 41.460(33.222,43.600) | 0.022 |
| 腮腺 | $V_{30\%}$ | 0.0000(0.000,1.565) | 2.580(0.237,9.482) | 0.028 |
| | $D_{mean}$ | 9.610(5.710,16.925) | 8.505(4.160,15.630) | 0.263 |

续表

| 器官 | | 碳离子(Gy (RBE)) | 光子(Gy) | P值 |
|---|---|---|---|---|
| 视交叉 | $D_{1\%}$ | 25.210(22.137,41.027) | 33.530(26.430,47.940) | 0.005 |
| | $D_{5\%}$ | 28.190(25.545,36.307) | 33.940(14.522,44.607) | 0.799 |
| | $D_{max}$ | 32.520(29.935,41.170) | 37.640(15.035,47.525) | 0.959 |
| 视神经 | $D_{1\%}$ | 32.660(21.155,29.200) | 33.110(12.637,38.257) | 0.627 |
| | $D_5$ | 26.135(19.310,29.635) | 31.750(11.865,36.855) | 0.156 |
| | $D_{max}$ | 30.680(21.710,36.762) | 34.640(13.095,45.045) | 0.575 |
| 眼球 | $D_{max}$ | 11.090(0.090,29.200) | 35.275(11.692,41.997) | <0.001 |
| | $D_{5\%}$ | 0.630(0.000,7.357) | 6.455(2.452,7.527) | 0.006 |
| | $D_{mean}$ | 3.750(0.000,19.385) | 22.665(6.397,29.200) | 0.001 |
| 晶体 | $D_{max}$ | 0.105(0.000,1.307) | 3.140(1.590,4.817) | 0.003 |
| | $D_{5\%}$ | 0.010(0.000,0.230) | 2.250(1.265,2.667) | 0.002 |
| | $D_{mean}$ | 0.040(0.000,0.657) | 2.980(1.532,3.907) | 0.004 |
| 颞叶 | $D_{1\%}$ | 47.950(36.287,56.375) | 55.910(38.497,59.257) | 0.005 |
| | $D_{mean}$ | 7.510(4.945,9.977) | 12.765(7.872,17.965) | 0.003 |
| | $D_{max}$ | 55.03(49.852,61.607) | 61.200(54.082,62.432) | 0.022 |
| 下颌关节 | $D_{1\%}$ | 39.245(26.825,47.952) | 38.540(30.252,50.197) | 0.179 |
| | $D_{max}$ | 42.470(28.047,50.562) | 42.775(32.900,51.230) | 0.163 |
| 内耳 | $D_5$ | 37.610(18.162,44.677) | 42.120(31.142,50.100) | 0.001 |
| | $D_{mean}$ | 25.990(12.195,33.937) | 36.425(26.725,45.525) | <0.001 |

注：$D_{1\%}$，1%体积受照剂量；$D_{5\%}$，5%体积受照剂量；$D_{mean}$：平均剂量；$D_{max}$：最大剂量；$V_{30\%}$：超过30%处方剂量的体积。

临床放疗的资料也证明了质子碳离子放疗减少了正常组织的放射损伤。Yahya等发表了Meta分析，综述了质子和碳离子放疗在初治鼻咽癌中的应用，分析发现质子碳离子放疗后晚期口干（≥2级）发生率为9%，显著低于X线调强放疗（IMRT）的27%。同时，在其他对比研究中，也显示质子重离子放疗均降低了邻近危及器官的受照剂量，从而在毒副作用上呈现出更好的结果。

另一方面，碳离子射线是高线性能量传递（LET）射线，产生的DNA损伤中，70%是DNA双链断裂，对肿瘤的杀伤效应更强，其相对生物学效应约为光子射线的2～3倍，杀伤肿瘤的效应更强。

X线放疗后复发鼻咽癌的再次放疗是一个极大的挑战。首先，复发的肿瘤一般是来自相对抗拒X放射的肿瘤克隆；其次，肿瘤床及其周围的正常组织和结构已经接受过一个疗程的放疗，对再次放疗的耐受性差。根据既往的临床报道，再程X线调强放疗的

2年总生存率为60%～70%，而在局部晚期患者中不足50%。此外，再程放疗通常伴随着严重的晚期毒副作用，其中，鼻咽黏膜坏死的发生率高达40%，致死性大出血的发生率约为20%。使用碳离子这样的高LET射线，对放疗后复发的鼻咽癌进行再次放疗，从理论上推测能更为有效地控制放疗后复发的鼻咽癌，同时对肿瘤周围正常组织和结构的放射损伤降低。

### 7.3.3 鼻咽癌质子碳离子放疗的适应证

1）初治鼻咽癌患者：经组织病理学证实的无转移的鼻咽癌；对发生远处转移的患者，经过系统性治疗有效且接受局部治疗有获益的患者。

2）放疗后复发鼻咽癌：经病理获影像学诊断的复发性鼻咽癌；距离首程放疗间隔时间至少半年；除手术外，复发后未曾接受其他肿瘤消融治疗，包括介入治疗、冷冻治疗、射频消融和任何形式的再程放疗。

### 7.3.4 质子碳离子放疗计划的制订与实施

#### （1）制模与定位CT

放疗体位和头颈部的固定方法和注意点同X线放疗。模拟定位CT扫描、MRI图像的获取同X线放疗。

#### （2）放疗计划设计

1）靶区的勾画：首先，通过将平扫定位CT与增强定位MRI图像进行融合，利用MRI的高软组织分辨率优势，可以更清晰地识别和勾画出肿瘤及其周围危及器官的边界。

放疗的靶区定义是基于鼻咽癌的生物学行为和肿瘤浸润的特点来设定的。对于质子和碳离子放疗来说，靶区的勾画原则与X线放疗基本一致。这一原则包括对鼻咽癌的原发性肿瘤区（GTV）、临床靶区（CTV）以及计划靶区（PTV）进行明确的定义和勾画。其中，GTV是指影像学检查显示的所有肿瘤体积，CTV则包括GTV周围的潜在亚临床病变区域。PTV则在CTV的基础上增加一定的边界，以应对由于患者呼吸、吞咽或摆位误差引起的靶区移动。

靶区勾画原则与标准可参考表7-8，该表详述了各阶段的靶区定义及勾画策略。这些标准与X线放疗中的靶区设定保持一致，确保治疗方案的规范性和疗效的可控性。在质子碳离子放疗的应用中，虽然物理剂量分布有所不同，但靶区的生物学特性和勾画策略的基本原理保持一致。

表7-8 初诊鼻咽癌放疗靶区勾画

| 肿瘤靶区 | 靶区定义 |
| --- | --- |
| GTV | 肿瘤靶区：体检、增强MRI、PET/CT以及鼻咽镜等检查所显示的鼻咽部位病灶与肿大淋巴结 |
| CTV1 | 高危临床靶区：GTV外扩3～5 mm。注意避开颅脑、脑干、视通路、脊髓等重要危及器官。当淋巴结较小且边界清晰时，可外扩3 mm |

续 表

| 肿瘤靶区 | 靶区定义 |
| --- | --- |
| CTV2 | 中危临床靶区:CTV1外扩5mm,应包括鼻咽部邻近的易发生肿瘤播散的区域,以及阳性淋巴结引流区与颈部预防性照射区 |
| CTV3 | 低危淋巴结临床靶区:当上颈部(Ⅱ区、Ⅲ区与Ⅴa区)淋巴结受累时,同侧Ⅳ区与Ⅴb区淋巴引流区可纳入CTV3。当同侧上颈部淋巴结阴性时,不进行Ⅳ区与Ⅴb区预防性照射。当Ⅳ区与Ⅴb区受累时,Ⅳ区与Ⅴb区预防性照射应纳入CTV2 |
| PTVs | 计划靶区:CTVs外扩3~5mm,需考虑摆位误差与射程不确定性 |

2) 处方剂量:碳离子放疗的处方剂量不同于传统光子治疗,碳离子射线的生物学效应通过加权放射生物学效应(RBE)来衡量,而RBE加权剂量是通过不同的生物效应模型计算得出的。本中心碳离子放射处方剂量均基于LEM 1模型进行计算。

初治鼻咽癌通常采用碳离子放射联合光子放射的模式。光子放射作为大野照射,而碳离子放射作为可见病灶的推量照射。

在局部复发性鼻咽癌的治疗中,碳离子放疗(CIRT)作为单一治疗手段,具有显著优势。然而,如何在有效控制疾病进展的同时,将治疗相关的毒副作用降到最低,是临床实践中需要仔细平衡的问题。在靶区勾画过程中,必须特别注意避开重要危及器官,如脑干和脊髓,尤其是在患者既往已经接受过放疗的情况下。

3) 危及器官勾画与限量:在危及器官的勾画与限量中,关键在于精确标记与肿瘤治疗范围邻近的重要器官,在初治鼻咽癌中,X线放疗联合碳离子放疗的模式下,以参考X线放疗的相关数据和经验。针对复发鼻咽癌,在临床应用中,必须综合考虑不同治疗分割方式与生物效应模型的影响。由于碳离子射线具有高线性能量传递(LET)特性,使用不同的生物效应模型(如LEM与MKM模型)计算的剂量结果可能存在差异,因此需要通过转换曲线来调整这些剂量数据。

4) 计划设计与评估:

A. 照射野布局:碳离子射线在放疗中通常通过被动散射(passive scattering)或笔形束扫描(PBS)技术传递。由于头颈部区域解剖结构复杂且危及器官密集,并且往往需要包括颈部在内进行预防性照射,因此PBS技术成为治疗头颈部恶性肿瘤的选择。PBS技术可以在剂量的精准传递方面提供更好的控制,并且相比传统的被动散射技术,可以更有效地避免对正常组织的过度照射。

在PBS技术中,照射计划可通过单野优化(SBO)或调强放疗优化,前者适用于剂量分布相对简单的情况,而MFO更适用于需要复杂剂量分布的头颈部肿瘤治疗。

根据具体的解剖部位和靶区范围的不同,碳离子放疗通常需要采用2~5个射野进行治疗。射野的数量和布局应根据患者的个体需求进行精细调整,以确保最佳的肿瘤剂量覆盖和最小化危及器官的照射。选择射野时,建议尽量避开乳突、耳廓、上颌窦等结构,因为这些部位的组织密度不均匀,可能增加射程的不确定性,从而影响治疗精度。图7-8为一例分期为$rT_4N_0M_0$的局部复发鼻咽癌患者的碳离子放疗计划和布局。

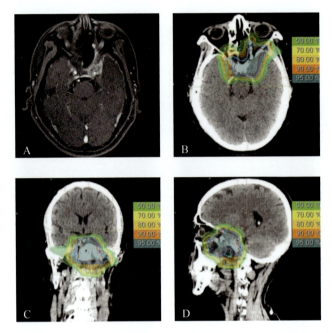

**图 7-8　1 例分期为 $rT_4N_0M_0$ 的局部复发鼻咽癌患者的碳离子放疗计划和布局**
注：A. 患者病灶 MRI 图像；B. 定位 CT 横断位剂量分布；C. 定位 CT 冠状位剂量分布；D. 定位 CT 矢状位剂量分布。

B. 计划评估：在质子碳离子放疗计划的评估中，需根据剂量体积直方图对治疗计划的剂量体积参数进行评估，而且治疗计划的评估并不是一次性的过程，在整个治疗期间，可能需要通过影像引导放疗（IGRT）技术对患者的摆位和治疗方案进行实时调整，以确保治疗的准确性和安全性。

5）放疗的实施：由于质子碳离子放射高度依赖于射野路径上组织的均匀性，治疗过程中患者体内组织结构的变化可能会显著影响射线的剂量分布。鼻咽癌的治疗周期较长，随着治疗的进行，肿瘤可能会出现退缩，患者的体重也可能发生变化，甚至可能出现鼻旁窦积液等情况。这些变化都会对治疗的精度产生影响，进而影响到靶区和危及器官的受照剂量。因此，在治疗过程中，建议每周至少进行一次定位 CT 检查，以监测患者肿瘤与邻近危及器官的变化。如果发现显著的体积或组织结构变化，必要时可以进行 MRI 检查，以更准确地评估变化的范围和性质。

当 CT 或 MRI 检查提示患者体内的结构发生了显著改变，可能影响治疗计划时，临床医生应考虑进行剂量的重新计算。如果发现剂量分布出现了偏差，或者靶区位置与原计划不符，可能需要对靶区进行重新勾画，并制订新的治疗计划，以确保放射剂量依旧能够精准覆盖肿瘤部位，同时最大程度减少对危及器官的影响。

通过定期的影像引导和适时的调整，质子碳离子放疗能够在治疗过程中保持高度的准确性和一致性，确保患者获得最佳的治疗效果，同时降低不必要的放射毒副作用。这种动态的治疗模式，结合 IGRT 技术，可以显著提高初治鼻咽癌或者复发鼻咽癌患者的治疗成功率,并为复发性鼻咽癌等复杂病例提供更为安全和有效的治疗方案。

### 7.3.5 SPHIC 鼻咽癌放疗的临床资料

**(1) X 线联合碳离子放疗初治鼻咽癌**

SPHIC 回顾性分析了 2015—2018 年间 69 例采用 X 线联合碳离子放疗初治鼻咽癌的治疗结果。中位随访时间 31.8 个月内,4 例患者因远处转移死亡,3 例出现局部复发(均为 $T_4$ 期),1 例区域复发,7 例远处转移(均为有颈部淋巴结转移患者)。3 年总生存率为 94.9%,无进展生存率 85.2%,局部、区域及远处控制率分别为 96.9%、98.4% 和 89.7%(图 7-9)。毒副作用方面,患者耐受良好,2 例患者出现 3 级以上急性皮肤反应(表 7-9)。放疗期间常见急性血液学及胃肠道毒性,晚期毒副作用主要为 1~2 级的吞咽困难、口干和听力下降,未见严重晚期毒性。

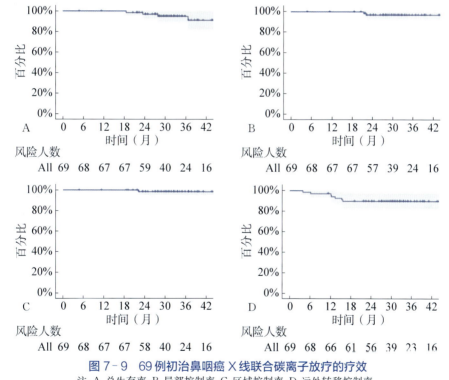

图 7-9 69 例初治鼻咽癌 X 线联合碳离子放疗的疗效
注:A. 总生存率;B. 局部控制率;C. 区域控制率;D. 远处转移控制率。

表 7-9 69 例初治鼻咽癌 X 线联合碳离子放疗的急性毒副作用

| 不良反应 | 0 | 1级 | 2级 | 3级 | 4级 |
|---|---|---|---|---|---|
| 黏膜炎 | 2(2.9%) | 40(58.0%) | 27(39.1%) | 0 | 0 |
| 皮肤反应 | 4(5.8%) | 55(79.7%) | 8(11.6%) | 2(2.9%) | 0 |
| 口干 | 7(10.1%) | 37(53.6%) | 25(36.2%) | 0 | 0 |

续 表

| 不良反应 | 0 | 1级 | 2级 | 3级 | 4级 |
|---|---|---|---|---|---|
| 味觉改变 | 35(50.7%) | 31(44.9%) | 3(4.3%) | 0 | 0 |
| 恶心/呕吐 | 21(30.4%) | 34(49.3%) | 14(20.3%) | 0 | 0 |
| 听力下降 | 59(85.5%) | 10(14.5%) | 0 | 0 | 0 |
| 中性粒细胞下降 | 21(30.4%) | 15(21.7%) | 23(33.3%) | 8(11.6%) | 2(2.9%) |
| 白细胞下降 | 7(10.1%) | 17(24.6%) | 27(39.1%) | 18(26.1%) | 0 |
| 贫血 | 10(14.5%) | 32(46.4%) | 24(34.8%) | 3(4.3%) | 0 |
| 血小板下降 | 41(59.4%) | 9(13.0%) | 12(17.4%) | 7(10.1%) | 0 |

**（2）放疗后局部复发鼻咽癌碳离子再程放疗**

SPHIC 回顾性分析了 2015 年 5 月—2019 年 6 月间 206 例放疗后局部复发鼻咽癌的碳离子再程放疗效果。中位随访 22.8 个月，38 名患者死亡，其中 22 名死于疾病进展，10 名死于大出血。2 年总生存率、局部控制率、区域控制率和远处转移控制率分别为 83.7%、58.0%、87.3% 和 94.7%（图 7‑10）。未见 3 级及以上的急性毒副作用，最常见的为 1～2 级皮肤反应和黏膜炎。晚期毒副作用中，16 名患者出现大出血（7.77%），其中 10 人死亡。碳离子再程放疗后大出血的中位发生时间为 7 个月（表 7‑10）。

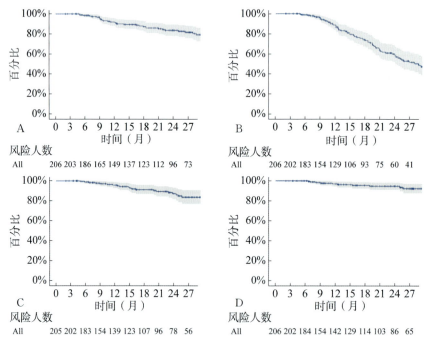

图 7‑10　206 例放疗后局部复发鼻咽癌碳离子再程放疗的疗效
注：A. 总生存率；B. 局部控制率；C. 区域控制率；D. 远处转移控制率。

表 7-10　206 例放疗后局部复发鼻咽癌碳离子再程放疗的晚期毒副作用

| 毒副作用 | 1/2 级 | ≥3 级 |
|---|---|---|
| 鼻咽黏膜坏死 | 0 | 33(16.0%)b |
| 颞叶坏死 | 24(11.7%) | 2(1.0%) |
| 脑神经损伤 | 21(10.2%) | 1(0.5%) |
| 听力损伤 | 12(5.8%) | 3(1.5%) |
| 口干 | 15(7.3%) | 1(0.5%) |

### 7.3.6　SPHIC 放疗鼻咽癌的典型病例

典型病例一：X 线 IMRT 联合碳离子放疗初治鼻咽癌。男性，40 岁，初治鼻咽癌 $T_4N_3M_0$ Ⅳ期，接受 X 线 56 Gy/28 次＋碳离子 17.5 Gy(RBE)/5 次，放疗结束后肿瘤消退（图 7-11）。治疗期间出现 2 级口腔黏膜反应、1 级口干、1 级皮肤反应。

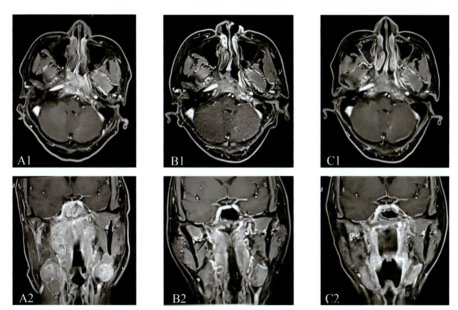

图 7-11　典型病例一：接受 X 线加碳离子放疗后肿瘤的 MRI 图像
注：A1～A2. 放疗前肿瘤的基线图像；B1～B2. 2 周期诱导化疗后肿瘤图像；C1～C2. X 线＋碳离子放疗结束后肿瘤消退。

典型病例二：质子联合碳离子治疗初治鼻咽癌。女性，18 岁，初治鼻咽癌 $T_4N_2M_0$ Ⅳ期，接受质子 56 Gy(RBE)/28 次＋碳离子 17.5 Gy(RBE)/5 次（图 7-12）。治疗期间出现 1 级口腔黏膜反应、1 级口干、1 级皮肤反应。

典型病例三：放疗后局部复发鼻咽癌碳离子再程放疗。男性，40 岁，复发鼻咽癌 $rT_4N_0M_0$。于我院行碳离子再程放疗 60 Gy (RBE)/20 次。末次随访时间超过 2 年，未见复发转移（图 7-13）。

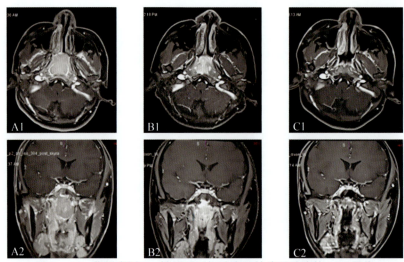

图 7-12 典型病例二：接受质子加碳离子放疗后肿瘤的 MRI 图像

注：A1～A2.放疗前肿瘤的基线图像；B1～B2.3 周期诱导化疗后肿瘤图像；C1～C2.质子＋碳离子放疗结束后肿瘤消退。

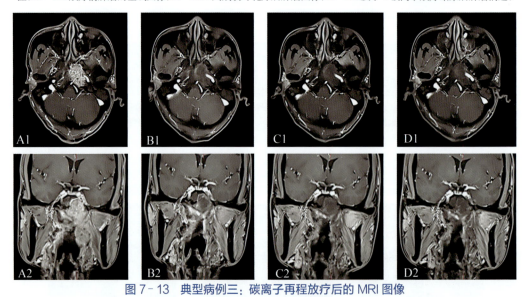

图 7-13 典型病例三：碳离子再程放疗后的 MRI 图像

注：A1～A2.放疗前肿瘤的基线图像；B1～B2.碳离子放疗后肿瘤消退图像；C1～C2.碳离子放疗结束后 3 个月；D1～D2.碳离子放疗结束后 12 个月。

（黄清廷　胡集祎　孔　琳）

## 7.4　头颈部黏膜恶性黑色素瘤

### 7.4.1　概述

**（1）黏膜恶性黑色素瘤的流行病学**

黏膜黑色素瘤是恶性黑色素瘤的亚型之一，仅占所有恶性黑色素瘤的约 1.3%，亚洲/环太平洋岛人种相对高发,约占 15%。据报道我国 22.6% 的恶性黑色素瘤患者为黏膜恶性黑色素瘤。40%~55% 的黏膜恶性黑色素瘤发生于头颈部,其中 70% 发生于鼻腔鼻窦,其次为口腔(约占 20%),还可发生于咽部及喉部。发生于不同部位的黏膜恶性黑色素瘤具有相似的生物学行为、自然病程及转移模式。

### (2) 黏膜恶性黑色素瘤的分期系统及治疗

目前国际上广泛采用美国癌症联合委员会(American Joint Committee on Cancer,AJCC)分期系统对头颈部黏膜恶性黑色素瘤进行分期,该分期系统按照头颈部解剖结构、区域或全身转移状况进行分期。此外,2022 年北京大学肿瘤医院联合我国 4 家中心进行全球最大队列研究,提出了基于肿瘤浸润深度以及区域淋巴结转移个数为分层预后因素的分期系统。

黏膜恶性黑色素瘤的预后明显差于其他类型恶性黑色素瘤,其 5 年生存率低于 20%。初诊时远处转移概率为 5%~10%。即使初诊时为局限期疾病,在完成术后辅助治疗后,其远处转移率仍可高达 80%。对于可手术的患者,应尽可能进行手术治疗。手术治疗时应尽量整块切除,力求切缘阴性。切除范围应包括肿瘤边界外 1.5~2 cm 外观正常黏膜,当骨膜受累时,安全切缘需 2 cm 以上。切缘阴性是影响手术疗效的重要因素之一。有报道术后切缘阳性患者的疾病死亡风险较切缘阴性的患者增加 10~21 倍($P<0.01$),然而由于头颈部肿瘤发生部位结构复杂,病灶隐匿,阴性切缘往往难以获得。此外,研究结果还显示,尽管行扩大手术切除术局部控制率依然不足 50%,目前已有大量研究证实头颈部黏膜恶性黑色素瘤需要术后辅助放射治疗以提高局部控制率。

### (3) 黏膜恶性黑色素瘤的 X 线放疗

由于黑色素瘤对 X 射线具有较强的抵抗性,基于 X 射线的治疗效果并不理想。据 20 年来国际多个中心报道的显示,总剂量 45~72 Gy(1.8~3.5 Gy/次)时 LC 0~61%,5 年 OS 仅 13%~25%。曾经一项随机对照研究对比 X 线大分割与常规分割的治疗反应率,该研究共入组 137 名恶性黑色素瘤患者,其中 67 例采用 8.0 Gy/次,共照射 4 次,70 例用 2.5 Gy/次,共照射 20 次。结果显示大分割与常规分割的反应率无显著性差异。

### (4) 头颈部黏膜恶性黑色素瘤的质子碳离子放疗

质子和碳离子放疗恶性黑色素瘤的应用得到越来越多的关注。高剂量质子束可使鼻窦黏膜恶性黑色素瘤 5 年局部控制率达到 62%,3 年总生存率达到 46%。日本学者们对重离子治疗头颈部黏膜恶性黑色素瘤进行了大量的回顾性研究。Yanagi 等报道,1994—2004 年间,72 例头颈部黏膜恶性黑色素瘤患者在接受碳离子放疗后,5 年局部控制率和总生存率分别为 84.1% 和 27%。在 Tsuji 等报道中,3 年局部控制率为 82%~88%,3 年总生存率为 42%~49%。Jingu 等分析 37 例头颈部黏膜恶性黑色素瘤碳离子放疗和化疗同期治疗患者的 3 年局部控制率、无进展生存率、总生存率分别达到 81.1%、37.6%、65.3%。Koto 等分析了在 2013—2014 年日本 4 个机构接受碳离子照射的 260 例头部黏膜恶性黑色素瘤患者,在平均随访时间 22 个月后,2 年总生存率和 2 年局控率、5 年局部控制率分别为 69.%、83.9% 和 72.3%。Naganawa 等总结了 1997—2003 年 19 例碳离子治疗口腔黏膜恶性黑色素瘤患者的疗效,其 5 年总生存率、无进展生存率、局部控制率分别达 57.4%、51.6%、89.5%。可见碳离子放疗在头颈部黏膜恶性黑色素瘤的治疗中展现出极大的优势。

### 7.4.2 质子碳离子放疗头颈部黏膜恶性黑色素瘤的优势

**（1）质子碳离子放疗头颈部黏膜恶性黑色素瘤的物理学优势**

质子及重离子射线的物理学优势来源于其物理剂量分布的 Bragg 峰特性，使其高剂量区域集中在靶区的同时，周边区域剂量急剧跌落，正常组织得以受到更好的保护。来自美国 MSKCC 等多个中心的头颈部肿瘤剂量学研究对比了三维适形放疗、X 线调强放疗及质子调强放疗的放疗计划，结果显示在同样保证靶区覆盖的情况下，质子调强放疗计划不仅降低邻近危及器官剂量，还显著降低对侧晶体、腮腺、泪腺等危及器官剂量。

**（2）碳离子放疗黏膜恶性黑色素瘤的生物学优势**

碳离子射线可直接损伤 DNA 双链，使其断裂，从而对细胞造成更大损伤，且各周期细胞均可发生该损伤。来自日本、塞尔维亚、意大利的多个研究机构进行了碳离子在多种恶性黑色素瘤细胞株中的放射生物学研究，分析了碳离子对多种恶性黑色素瘤细胞株的基因调控、细胞周期阻滞、细胞存活率等，结果显示碳离子与光子的相对生物学效应（RBE）介于 1.4~4.8 倍之间（不同细胞系间存在差异）。

### 7.4.3 头颈部黏膜恶性黑色素瘤质子碳离子放疗的适应证及禁忌证

1）适应证：质子碳离子放疗头颈部黏膜恶性黑色素瘤的适应证与 X 线放疗相同，用于肿瘤局限在局部，没有发生远处转移的患者。由于黏膜恶性黑色素瘤常进展迅速，当伴有远处转移时，仅当药物治疗（如化疗、免疫治疗等）后，针对其他转移病灶疗效评估达肿瘤部分缓解（partial response, PR）或完全缓解（complete response, CR）的患者，局部放疗可使患者获益（局部症状改善或生存期延长）。如无生存获益，则不予治疗。对于再程放疗的患者，需结合既往治疗剂量、范围及周边组织安全性，进行谨慎评估。建议本次放疗与首程放疗间隔 6 个月以上。

2）禁忌证：拟放疗的区域曾接受过 2 次及以上放射治疗（X 线放疗或任何其他的放疗），或任何放射性粒子植入治疗；拟照射部位有严重影响质子碳离子剂量计算的金属假体者；拟照射部位有坏死，可能导致穿孔及大出血者；远处转移病灶进展迅速，局部治疗无获益者。

### 7.4.4 质子碳离子放疗计划的制订与实施

**（1）体位固定装置与定位**

采取仰卧位，双手分别放置于身体两侧，以确保在治疗过程中保持稳定。为了提供更好的固定和舒适性，采用头-颈-肩热塑面罩和发泡剂枕垫进行固定。避免耸肩，以充分暴露颈部。头颈肩面罩厚度通常为 12mm。部分患者应使用口咬器，将舌部下压，大幅降低舌部及口腔黏膜受照射范围。

模拟定位 CT 扫描：用于治疗计划的 CT 不应使用静脉增强造影剂，应当采用平扫

CT 进行扫描,扫描范围需覆盖颅顶外 1.5 cm 至锁骨下至少 2 cm,扫描层厚度设置为 1.5 mm。进行定位 CT 扫描前应保持鼻腔、鼻旁窦、鼻咽区域清洁,尽可能清除分泌物,并清除所有术后碎组织、非永久性填塞物。

模拟定位 MRI 扫描:在使用放疗体位固定模具的条件下进行增强 MRI 扫描,扫描范围根据治疗前评估的病灶范围确定,以进一步提高靶区与危及器官的勾画精度。

**(2) 放疗计划设计**

1) 靶区勾画:使用定位平扫 CT 与定位增强 MRI 融合图像进行靶区勾画,基本原则同鼻咽癌章节(详见 7.3.4 节)。

放疗的靶区定义是基于黏膜恶性黑色素瘤的生物学行为和肿瘤浸润的特点来设定的。由于黏膜恶性黑色素瘤可能存在卫星灶,或黏膜散在黑色素沉着,因此黏膜恶性黑色素瘤的内镜检查尤为重要。GTV 是指影像学检查、内镜检查显示的所有肿瘤体积以及黏膜表面黑色素沉着区域,CTV 则包括 GTV 周围的潜在亚临床病变区域。对于术后患者,手术床应纳入 CTV 范围。对于已有颈部淋巴结转移的患者,需行相关颈部淋巴结引流区的预防性照射。PTV 则在 CTV 的基础上增加一定的边界,外扩边界需根据各治疗机构设备规格及图像引导模式差异,考虑摆位误差以及质子碳离子的射程不确定性。靶区勾画原则与标准可参考表 7-11。

**表 7-11 头颈部黏膜恶性黑色素瘤放疗靶区勾画**

| 肿瘤靶区 | 靶区和靶区定义 |
|---|---|
| GTV-P | 原发性肿瘤 GTV:增强 MRI、PET/CT、内镜等检查所显示的肿瘤可见病灶以及黏膜表面黑色素沉着区域,包括咽后淋巴结(如有) |
| GTV-LN | 颈部淋巴结 GTV:增强 MRI 和(或)PET/CT 检查所显示的颈部淋巴结的可见病灶 |
| CTV | GTV+3~5mm 及基于手术及组织病理报告与 MRI 或增强 CT 图像所提示并根据肿瘤生物学行为所确定的亚临床病灶范围;<br>对已有颈部淋巴结转移的患者,需行淋巴结引流区域的预防性放射 |
| CTV-Boost | GTV-P+3mm;GTV-LN+1~3mm(包膜侵犯者均+3mm);避开颅脑、脑干、视路、脊髓等重要危及器官 |
| PTVs | GTVs 和 CTVs 外放 3~5mm,需考虑摆位误差与射程不确定性 |

注:GTV,肿瘤靶区;CTV,临床靶区;PTV,计划靶区。

2) 肿瘤处方剂量:质子及碳离子放疗的处方剂量计算不同于传统光子射线,其生物学效应通过加权放射生物学效应(RBE)来衡量。常用 RBE 剂量计算模型有局部效应模型(LEM)和微剂量动力模型(MKM)。SPHIC 碳离子放疗肿瘤处方剂量均基于 LEM 模型进行计算。

SPHIC 的头颈部黏膜恶性黑色素瘤采用单纯碳离子放疗,或质子与碳离子联合放疗的模式。当使用单纯碳离子放疗时,采用同期加量(simultaneous interpreted boost,SIB)照射方式。当使用质子与碳离子联合放疗时,通常分为两程。第一程针对较大靶区的 CTVs 给予质子放疗,第二程采用碳离子加量照射,针对肿瘤病灶靶区或高风险靶区(CTV‑boost)给予高剂量加量照射(表 7‑12)。

表 7‑12　SPHIC 头颈部黏膜恶性黑色素瘤碳离子放射肿瘤的处方剂量（每周照射 5 次）

| 方案 | 处方剂量 |
|---|---|
| 方案一：IMCT | 采用 SIB 给量方式，剂量如下：<br>CTV:54～60 Gy(RBE)/18～20 次<br>CTV Boost:70～72 Gy(RBE)/18～20 次 |
| 方案二：IMPT＋IMCT | 采用分段给量方式，照射 33～35 次，剂量如下：<br>CTV: IMPT 技术给予 56～60 Gy/28～30 次。<br>CTV‑Boost: IMCT 技术给予 3.5～4.0 Gy(RBE)/次，5～7 次 |

注：IMPT，质子调强放疗；IMCT，碳离子调强放疗。

3) 危及器官(OAR)勾画与限量：应主要根据治疗计划 CT 影像定义，并参考定位 MRI 影像。重要 OARs 包括视网膜/眼球、视神经、视交叉、晶体、脑组织、脑干、脊髓、腮腺、颞下颌关节、口腔、喉等。

质子放疗 OAR 限量目前尚无统一的标准，常规分割质子放疗主要参考 X 线放疗，SPHIC 的临床经验如表 7‑13 所示。

表 7‑13　SPHIC 质子放疗的 OAR 限量

| OAR | 剂量限制 |
|---|---|
| 颞叶脑组织 | $D_{max} \leq 60$ Gy(RBE)<br>$D_{1\%} \leq 70$ Gy(RBE)(PRV) |
| 脑干 | $D_{max} \leq 54$ Gy(RBE)<br>$D_{1\%} \leq 60$ Gy(RBE)(PRV) |
| 脊髓 | $D_{max} \leq 45$ Gy(RBE)<br>$D_{1\%} \leq 50$ Gy(RBE)(PRV) |
| 视神经/视交叉 | $D_{max} \leq 55$ Gy(RBE)<br>$D_{1\%} \leq 60$ Gy(RBE)(PRV) |
| 耳蜗 | $D_{mean} \leq 45$ Gy(RBE) |
| 腮腺 | 双侧 $D_{mean} < 25$ Gy(RBE)<br>单侧 $D_{mean} < 20$ Gy(RBE) |
| 喉 | $D_{mean} < 44$ Gy(RBE) |
| 晶体 | $D_{max} < 8$ Gy(RBE)，$D_{0.03 cm^3} \leq 6$ Gy(RBE) |
| 眼球 | $D_{mean} < 35$ Gy(RBE) |
| 垂体 | $D_{max} < 50$ Gy(RBE)，$D_{0.03 cm^3} \leq 60$ Gy(RBE) |
| 食管 | $V_{50} < 50\%$，$D_{mean} < 34$ Gy(RBE) |
| 颞下颌关节 | $D_{max} < 65$ Gy(RBE)，$D_{2\%} \leq 70$ Gy(RBE) |

碳离子放疗 OAR 限量目前尚无统一的标准，主要参照 X 线立体定向放疗以及日本 MKM 模型。SPHIC 根据 LEM 模型进行剂量转换并根据自己的碳离子放疗分割照射方法使用的 OAR 限量如表 7-14 所示。

表 7-14　SPHIC 碳离子放疗的 OARs 限量*

| 危及器官 | 碳离子治疗 OARs 剂量限制 |
| --- | --- |
| 视通路（视交叉、视神经） | $D_{20\%}<28\,\text{Gy(RBE)}$<br>$D_{1\%}<40\,\text{Gy(RBE)}$ |
| 脑干 | $V_{30}<0.7\,\text{cm}^3$<br>$V_{40}<0.1\,\text{cm}^3$ |
| 脊髓 | 可参考脑干，或在脑干基础上予更为保守的限量 |
| 颞叶、脑组织 | $D_{5\,\text{cm}^3}<55.4\,\text{Gy(RBE)}$；$V_{50}<4.66\,\text{cm}^3$ |
| 眼球 | $D_{\max}<54.75\,\text{Gy(RBE)}$<br>$V_{40}<0.83\,\text{cm}^3$ |
| 耳蜗 | $D_{\text{mean}}<30\,\text{Gy(RBE)}$（理想），$D_{\text{mean}}<30\,\text{Gy(RBE)}$（可接受） |
| 腮腺 | $V_5<41\%$ |
| 上颌 | $V_{50}<3\,\text{cm}^3$ |
| 下颌 | $V_{30}<16.5\,\text{cm}^3$ |

* 表格中剂量限值根据 MKM 生物效应模型计算。

4）计划设计与评估：

A. 照射技术及照射野设计：质子碳离子射线放射治疗可采用被动散射或及点扫描束（spot scanning）技术[又称笔形束扫描（PBS）]，无论何种技术，最重要的是确保治疗计划的质量及鲁棒性。

质子/碳离子射线放疗计划优化模式有单野均匀剂量优化（SBO）和多野调强优化（multi-field optimization, MFO）模式。其优势及特点详见 7.3.4 鼻咽癌章节以及第 3 章 3.4 节。

选择射野方向时，应遵循以下几个原则：

a. 射野路径上尽可能选择均匀一致的组织结构，避免穿过射线阻止本领巨变的路径，以确保射线的穿透深度和剂量传递稳定。建议避开乳突、耳廓、上颌窦等结构，因为这些部位的组织密度不均匀，并且这些结构内部可能存在积液变化，导致射程不确定性增加，从而影响治疗精度。此外必须避开体内植入材料和体位固定装置。

b. 选择较短的射野路径，以减少不必要的剂量衰减和散射，避免过多剂量累积到非靶区组织。

c. 避开 OAR，并避免 OAR 处于束流末端，尤其是脑干、脊髓和视神经等关键器官。

图 7-14 为鼻腔鼻窦恶性黑色素瘤单纯碳离子治疗的射野布局。通常使用 2~5 个治疗野，以确保肿瘤区域的剂量覆盖，并尽可能避开关键危及器官。

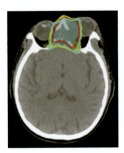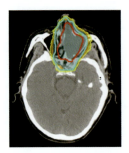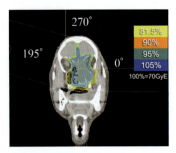

图 7-14 鼻腔鼻窦恶性黑色素瘤碳离子射野布局

B. 计划评估：质子/碳离子治疗计划同样使用剂量体积直方图（DVH）进行评估，且需要对治疗计划的每一层剂量分布进行评估。通常对各靶区剂量覆盖要求如下：

GTV 剂量覆盖：95%处方剂量线覆盖 99%的 GTV 体积，以确保肿瘤区域能够获得足够的治疗剂量。

CTV 剂量覆盖：95%处方剂量线覆盖 99%的 CTV 体积。

PTV 剂量覆盖：90%处方剂量线覆盖 99%的 PTV 体积。

在尽量保证靶区剂量覆盖的情况下，需考虑邻近 OARs 的受照射剂量。尤其对于重要危及器官，如眼球、视神经、视交叉、脑干、脊髓等器官，必须在计划优化中给予更高的优先级，以尽量避免严重并发症的发生。

在碳离子治疗期间，恶性黑色素瘤组织可能会发生坏死脱落，导致肿瘤组织外形发生变化，并使照射野内其他组织结构发生变化，如鼻腔、鼻旁窦空腔范围的增多等。此外，照射野内正常组织变化、患者体型变化等，均可能造成质子/碳离子剂量分布发生改变，因此需每周进行定位 CT 扫描，并及时进行治疗剂量的重新计算。必要时可缩短 CT 定位周期，及时进行增强 MRI 检查，并根据最近定位 CT 影像重新制订放射治疗计划，以确保治疗的准确性和安全性。

5）放射治疗的实施：使用在线体位验证的设备，对患者体位进行 X 线摄像摆位，通常选择 0°和 90°两个角度进行拍摄。头颈部黏膜恶性黑色素瘤治疗范围常邻近重要器官，建议采用更先进的成像系统，如图像引导的放射治疗（IGRT）技术。一般要求头颈部患者体位验证图像与参考图像的轴向误差≤2 mm，旋转误差 1°~2°内。在一些特殊的部位，如颅底颅内病灶，则需要更高的准确性，如轴向误差 1 mm 内，旋转误差 1°内，以确保治疗的准确性和安全性。

6）疗效评估及随访：放疗后的首次随访建议于治疗结束后 4~6 周进行。由于头颈部黏膜恶性黑色素瘤易于转移的特性，建议密切随访局部及全身状况。其后 2 年内至少每 3 个月随访一次。3~5 年内每 6 个月随访一次。第 5 年后每年随访一次。

### 7.4.5 SPHIC 头颈部黏膜恶性黑色素瘤放疗的临床资料

SPHIC 前期回顾性分析 2015 年 7 月—2022 年 12 月期间收治的 33 例非远处转移头颈部黏膜恶性黑色素瘤患者。原发病灶位于鼻腔鼻旁窦的患者 28 例（84.8%），眼眶内 3 例（9.1%）。鼻咽患者 1 例（3%），口腔患者 1 例（3%）。$T_3$ 期患者 9 例（27.3%），$T_4$ 期患者 24 例（72.7%），诊断时存在淋巴结转移患者 3 例（9.1%）。84.8%（28 例）的患者接受活检或 R2 手术，仅 5 例（15.2%）患者手术切缘达 R1，无 R0 术后患者。全部患者均接受单纯碳离子放疗。其中 1 例 R1 患者予 63 Gy(RBE)/18 次，余 R2 术后或仅活检者予 70～72 Gy (RBE)/18～20 次碳离子治疗。

全组病例中位随访时间为 19.37 个月。3 年疾病特异性生存率、局部控制率、区域控制率、无远处转移生存率分别为 76.3%、89.8%、78% 及 66.5%。

本研究中全组患者耐受性均较良好。急性毒副作用多为 1～2 级，以皮肤反应、口腔黏膜炎、口腔干燥症为主。1 例（3%）患者发生 3 级口腔干燥症。

晚期毒副作用同样以 1～2 级为主，最常见为口腔黏膜干燥症（12.1%）以及视力下降（12.1%），1 例颅内侵犯患者发生 1 度脑损伤。有 1 例眶内黑色素瘤患者出现 3 级视力下降。

### 7.4.6 SPHIC 碳离子放疗头颈部黏膜恶性黑色素瘤的典型病例

典型病例：男性，70 岁，鼻腔鼻窦恶性黑色素瘤，接受碳离子放疗 70 Gy(RBE)/20 次，4 周。治疗期间眼球外凸明显好转，放疗后 3 个月肿瘤消退（图 7‑15）。

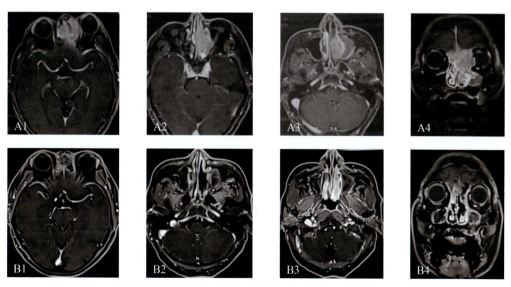

图 7‑15　1 例鼻腔鼻窦恶性黑色素瘤（接受碳离子放疗 70 Gy(RBE)/20 次，4 周）
注：A1～A4，碳离子放疗前的 MRI 图像；B1～B4，放疗后 3 月 MRI 图像显示肿瘤消失。

（胡微煦　孔　琳）

## 7.5 头颈部腺样囊性癌

### 7.5.1 概述

**(1) 腺样囊性癌的特性**

腺样囊性癌(adenoid cystic carcinoma, ACC)最早由 Robin、Lorain 和 Laboulbene 在1853年和1854年发表的两篇文章中首次描述,并指出了该肿瘤对周围组织的侵袭以及沿神经扩散的特性。1856年,Billroth 建议使用"圆柱瘤"(cylindroma)一词来描述这种肿瘤;到了1930年,Spies 引入了"腺样囊性癌"这一名称。尽管 Robin 等的早期研究已揭示了该肿瘤的特征,但当时它仍被视为良性混合瘤的一种变体。最终,Dockerty 和 Mayo 确认了其恶性性质,从而为该疾病奠定了现代认识的基础。ACC 主要起源于大唾液腺,腮腺和颌下腺是最常见的部位,约占37%。其余来自小唾液腺和外分泌腺,其中口腔最为常见,约占22%。目前,根据 WHO 组织学分类,ACC 是一种基底样肿瘤,由上皮细胞和肌上皮细胞组成,分为筛状型、管状型、实体型及高级别转化。神经周围侵犯(PNI)是 ACC 的标志性特征,发生在高达50%~80%的病例中。因此完善的治疗前影像学评估尤为重要。

**(2) 腺样囊性癌的治疗**

ACC 的治疗策略受肿瘤部位、诊断时的分期以及组织学分级的影响。在经过完善的影像学评估后,对于可完整切除的病灶,推荐采用根治性手术治疗。但需注意的是,由于 ACC 的高侵袭性,特别是由于周围神经侵犯的存在,即使治疗前评估为"可切除"的 ACC,往往也难以达到阴性切缘。因此术后放疗广泛应用于 ACC 的治疗。研究表明对于存在高级别或局部晚期等高危因素的患者,术后放疗可提高患者生存率。目前,美国国家综合癌症网络(National Comprehensive Cancer Network, NCCN)指南、中国临床肿瘤学会(CSCO)指南均建议手术后进行放疗,即使对于 $T_1N_0$~$T_2N_0$ 的早期患者。美国临床肿瘤学会(American Society of Clinical Oncology,ASCO)指南更是明确推荐所有 ACC 患者均应接受术后放疗。

**(3) 腺样囊性癌的 X 线放疗**

头颈部 ACC 的 X 线放疗通常采用1.8~2.0 Gy/次的常规分割方式,建议原发灶给予70~70.3 Gy 的剂量照射。术后辅助放疗建议使用60~66 Gy。然而早期研究已发现 ACC 对常规 X 线射线的抵抗性强,即使应用手术联合术后放疗,其5年局部控制率仍然较差,约为50%,且不能手术的患者疗效更差。

### 7.5.2 质子碳离子放疗头颈部腺样囊性癌的优势

质子及碳离子射线特殊的 Bragg 峰物理剂量分布使得肿瘤靶区可获得高剂量覆盖,而周围正常组织剂量急剧跌落,免于受到照射。质子束放疗是目前全球应用最广泛的离子束放疗手段。与 X 线的放疗相比,质子束放疗的入射剂量及出射剂量较低,是一种更具靶向性的放疗形式,正常器官和组织的受照射剂量更低。如佛罗里达州质子治疗研究所等多个中心均开展了多项头颈部恶性肿瘤(包括头颈部 ACC)放疗计划对比研究,研究结果显示在同样保证靶区覆盖的情况下,三维适形质子治疗计划中所有正常组织的剂量均低于 X 线调强放疗,特别是质子治疗计划不仅降低了原发灶同侧视觉相关结构剂量,还显著降低了对侧晶体、腮腺、泪腺剂量。不仅如此,碳离子射线作为高线性能量传递(LET)射线,可直接导致 DNA 双链断裂,使细胞难以修复,从而对细胞造成更大损伤,且对各周期细胞均有杀伤作用。

目前有充分的证据支持质子放疗头颈部 ACC。碳离子放疗在头颈部恶性肿瘤的治疗中也展现出良好的前景。碳离子放疗相较于 X 线及质子的肿瘤靶向定位更加精确,这种精准度使肿瘤剂量增加的同时减少正常组织的照射剂量,其潜在优势包括更高的肿瘤控制率及更低的不良反应发生率。Ⅱ/Ⅲ期临床试验显示,相较于传统疗法,碳离子治疗显著提高了局部控制率。鉴于不同放疗类型各自优缺点,综合使用多种手段已成为 ACC 放疗的新方向,SPHIC 前期的研究显示质子联合碳离子治疗无法手术或术后残留的头颈部 ACC 取得了较好的疗效,甚至优于手术联合 X 线放疗。

### 7.5.3 头颈部腺样囊性癌质子碳离子放疗适应证及禁忌证

1) 头颈部 ACC 质子碳离子放疗适应证:质子碳离子放疗头颈部 ACC 的适应证与 X 线放疗相同。由于 ACC 常常进展较慢,因此当伴有远处转移时,应评估转移病灶进展速度,对于远处转移病灶进展缓慢、患者预期生存期超 12 个月的患者,可针对原发灶进行治疗。但对于再程放疗的患者,需结合既往治疗剂量、范围及周边组织安全性进行谨慎评估。建议本次放疗与首程放疗间隔 6 个月以上,且复发后未曾接受消融治疗、介入治疗、冷冻治疗、粒子植入治疗等任何形式的再程治疗。

2) 头颈部 ACC 质子碳离子放疗禁忌证:①拟放疗的区域曾接受过 2 次及以上放疗(外放射或放射性粒子植入等);②拟照射部位有严重影响碳离子剂量计算的金属假体;③拟照射部位存在可能导致穿孔及大出血的坏死灶;④伴有全身广泛远处转移,或转移灶进展迅速,经医生判断局部治疗不能使患者获益时。

### 7.5.4 质子碳离子放疗计划的制定与实施

#### (1) 体位固定装置与定位

放疗体位的固定方法、模拟定位 CT 扫描、MRI 图像的获取,以及注意事项同头颈部黏膜恶性黑色素瘤章节(详见 7.4.4 节)。

#### (2) 放疗计划设计

1) 靶区勾画:使用定位平扫 CT 与定位增强 MRI 融合图像进行靶区勾画,基本原则同鼻咽癌章节(详见 7.3.4 节)。

放疗的靶区定义是基于 ACC 的生物学行为和肿瘤浸润的特点来设定的。GTV 是指影像学检查、内镜检查显示的所有肿瘤体积,CTV 则包括 GTV 周围的潜在亚临床病变区域。由于 ACC 嗜神经侵犯特性，CTV 范围应包括肿瘤所处部位神经及其通路，如潜在受侵的颅底孔、海绵窦，甚至脑干发出的神经根。对于术后患者，手术床应纳入 CTV 范围。PTV 则在 CTV 的基础上增加一定的边界，外扩边界需根据各治疗机构设备规格及图像引导模式差异，考虑摆位误差以及质子重离子的射程不确定性。靶区勾画原则与标准可参考表 7-15。

表 7-15 头颈部 ACC 放疗靶区勾画

| 肿瘤靶区 | 靶区定义 |
| --- | --- |
| GTV-P | 原发性肿瘤 GTV：增强 MRI、PET/CT、内镜等检查所显示的肿瘤可见病灶，包括咽后淋巴结（如有） |
| GTV-LN | 颈部淋巴结 GTV：增强 MRI 和（或）PET/CT 检查所显示的颈部淋巴结的可见病灶 |
| CTV | GTV+3～5mm 及基于手术及组织病理报告与 MRI 或增强 CT 图像提示并根据肿瘤生物学行为所确定的亚临床病灶范围；包括肿瘤所处部位神经及其通路，直至颅底或颅内。若无明确支配神经则无须给予预防性照射；根据肿瘤的部位和病理分型，确定是否行淋巴结亚临床照射并确定范围；跨中线的肿瘤需考虑双侧淋巴结转移之可能。对已有颈部淋巴结转移的患者，需行淋巴结引流区域的预防性放射 |
| CTV-Boost | GTV-P+3mm；GTV-LN+1～3mm（包膜侵犯者均+3mm）；避开颅脑、脑干、视路、脊髓等重要危及器官 |
| PTVs | GTVs 和 CTVs 外放 3～5mm，需考虑摆位误差与射程不确定性。 |

2）处方剂量：质子及碳离子放疗的处方剂量计算不同于传统 X 线射线，其生物学效应通过加权放射生物学效应（RBE）来衡量。常用 RBE 剂量计算模型有局部效应模型（LEM）和微剂量动力模型（MKM）。SPHIC 碳离子放疗处方剂量均基于 LEM 模型进行计算。

头颈部 ACC 尚无标准治疗剂量/分割方案，可采用单纯质子放疗（IMPT）、单纯碳离子放疗（IMCT），以及质子与碳离子联合放疗（IMPT+IMCT）的模式。当使用单纯质子放疗或单纯碳离子放疗时，通常采用同期加量（SIB）照射方式。当使用质子与碳离子联合放疗时，通常分为两程。第一程针对较大靶区的 CTVs 给予质子放疗，第二程采用碳离子加量照射，针对肿瘤病灶靶区或高风险靶区（CTV-boost）给予高剂量加量照射，这是 SPHIC 最常采用的治疗方式。SPHIC 对靶区的处方剂量如表 7-16 所示。

表 7-16 SPHIC 头颈部 ACC 放疗肿瘤靶区处方剂量

| 方案 | 处方剂量 |
| --- | --- |
| 方案一：IMPT | 采用 SIB 方式，剂量如下：<br>CTV：57～60.8 Gy(RBE)/30～32 次<br>CTV-Boost：66～70.4 Gy(RBE)/30～32 次 |

续 表

| 方案 | 处方剂量 |
|---|---|
| 方案二：IMCT | 采用 SIB 给量方式，剂量如下：<br>CTV:54~60 Gy(RBE)/18~20 次<br>CTV Boost:63~72 Gy(RBE)/18~20 次 |
| 方案三：IMPT＋IMCT | 采用分段给量方式，照射 33~35 次，剂量如下：<br>CTV: IMPT 技术给予 56~60 Gy/28~30 次<br>CTV‑Boost: IMCT 技术给予 3.0~4.0 Gy(RBE)/次，5~7 次 |

3）危及器官（OAR）勾画与剂量限制：OAR 包括视网膜/眼球、视神经、视交叉、晶体、脑组织、脑干、脊髓、腮腺、颞下颌关节、口腔、喉等。

质子放疗 OAR 限量目前尚无统一的标准，常规分割质子放疗的限量主要参考 X 线放疗，SPHIC 的临床经验如表 7‑17 所示。

表 7‑17 SPHIC 质子放疗的 OAR 限量

| OAR | 剂量限制 |
|---|---|
| 颞叶脑组织 | $D_{max} \leqslant 60\,Gy(RBE)$<br>$D_{1\%} \leqslant 70\,Gy(RBE)(PRV)$ |
| 脑干 | $D_{max} \leqslant 54\,Gy(RBE)$<br>$D_{1\%} \leqslant 60\,Gy(RBE)(PRV)$ |
| 脊髓 | $D_{max} \leqslant 45\,Gy(RBE)$<br>$D_{1\%} \leqslant 50\,Gy(RBE)(PRV)$ |
| 视神经/视交叉 | $D_{max} \leqslant 55\,Gy(RBE)$<br>$D_{1\%} \leqslant 60\,Gy(RBE)(PRV)$ |
| 耳蜗 | $D_{mean} \leqslant 45\,Gy(RBE)$ |
| 腮腺 | 双侧 $D_{mean} < 25\,Gy(RBE)$<br>单侧 $D_{mean} < 20\,Gy(RBE)$ |
| 喉 | $D_{mean} < 44\,Gy(RBE)$ |
| 晶体 | $D_{max} < 8\,Gy(RBE)$，$D_{0.03\,cm^3} \leqslant 6\,Gy(RBE)$ |
| 眼球 | $D_{mean} < 35\,Gy(RBE)$ |
| 垂体 | $D_{max} < 50\,Gy(RBE)$，$D_{0.03\,cm^3} \leqslant 60\,Gy(RBE)$ |
| 食管 | $V_{50} < 50\%$，$D_{mean} < 34\,Gy(RBE)$ |
| 颞下颌关节 | $D_{max} < 65\,Gy(RBE)$，$D_{2\%} \leqslant 70\,Gy(RBE)$ |

碳离子放疗 OAR 限量目前尚无统一的标准，主要参照 X 线立体定向放疗，以及日本经验（MKM 模型），SPHIC 根据 LEM 模型进行剂量转换并根据自己的碳离子放疗分割照射方法使用的 OAR 限量见表 7‑18。

表 7-18　SPHCI 碳离子放疗的 OAR 限量*

| OAR | 剂 量 限 制 |
| --- | --- |
| 视通路（视交叉、视神经） | $D_{20\%}<28\,Gy(RBE)$<br>$D_{1\%}<40\,Gy(RBE)$ |
| 脑干 | $V_{30}<0.7\,cm^3$<br>$V_{40}<0.1\,cm^3$ |
| 脊髓 | 可参考脑干，或在脑干基础上予更为保守的限量 |
| 颞叶、脑组织 | $D_{5cm^3}<55.4\,Gy(RBE)$；$V_{50}\,Gy(RBE)<4.66\,cm^3$ |
| 眼球 | $D_{max}<54.75\,Gy(RBE)$<br>$V_{40}<0.83\,cm^3$ |
| 耳蜗 | $D_{mean}<30\,Gy(RBE)$（理想），$D_{mean}<30\,Gy(RBE)$（可接受） |
| 腮腺 | $V_5<41\%$ |
| 上颌 | $V_{50}<3\,cm^3$ |
| 下颌 | $V_{30}<16.5\,cm^3$ |

\* 根据 MKM 生物效应模型计算。

4）计划设计与评估：

A. 照射野设计：照射野选择的原则同"头颈部黏膜恶性黑色素瘤"（参见 7.4.4 节）。图 7-16 为鼻咽 ACC 质子加碳离子射野布局图展示。图 7-17 为鼻旁窦 ACC 碳离子射野布局图展示。使用 2~5 个治疗野，以确保肿瘤区域的剂量覆盖，并尽可能避开关键危及器官。

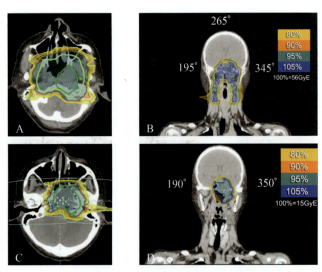

图 7-16　鼻咽 ACC 质子加碳离子射野布局图
注：A、B，质子线射野；C、D，碳离子线射野。

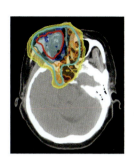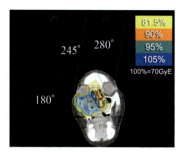

图 7-17 鼻窦 ACC 碳离子射野布局图

B. 计划评估：质子/碳离子治疗计划同样使用剂量体积直方图（DVH）进行评估，同样需要对治疗计划的每一层剂量分布进行评估。靶区剂量覆盖要求详见头颈部黏膜恶性黑色素瘤章节（见 7.4.4 节）。

在整个治疗期间，可能会发生肿瘤外形变化、照射野内正常组织变化、患者体型变化，均可能造成质子/碳离子剂量分布发生改变，因此需每周进行定位 CT 扫描，并进行治疗剂量的重新计算，必要时根据最近定位 CT 影像重新制订放疗计划，以确保治疗的准确性和安全性。

5）放疗的实施：放疗的实施详见头颈部黏膜恶性黑色素瘤章节（见 7.4.4 节）。

6）疗效评估及随访：放疗后的首次随访建议于治疗结束后 4～6 周进行。由于 ACC 病灶退缩缓慢的特性，建议其后 2 内年至少每 3～4 个月随访一次。3～5 年内每 6 个月随访一次。第 5 年后每年随访一次。

### 7.5.5 SPHIC 头颈部腺样囊性癌放疗的临床资料

SPHIC 回顾分析了 2015 年 5 月—2019 年 6 月期间收治的 123 例无远处转移头颈部 ACC，其中小涎腺来源 ACC 89 例（72.4%），大涎腺来源 ACC 17 例（13.8%），眼眶 ACC（包括泪腺、泪囊、眶内）17 例（13.8%）。喉、气管、外耳道 ACC 各 1 例（各 0.8%）。诊断时存在淋巴结转移患者共 11 例（9%）。大部分为 $T_3/T_4$ 患者，占 77.3%（95 例），$T_1/T_2$ 患者占 22.7%（28 例）。全组患者中 102 例（82.9%）存在大体肿瘤残留病灶。

单纯质子放疗 5 例：其中 4 例 R0 术后患者，照射 56～60 Gy(RBE)/28～30 次；另一例 R2 术后患者放疗 66 Gy(RBE)/30 次。单纯碳离子放疗 54 例：R0 切除 60 Gy (RBE)/20 次；R2 切除 66～73.5 Gy(RBE)/18～21 次；近切缘或仅病理镜下残留 63 Gy (RBE)/18 次。

全组病例中位随访时间为 26.5 个月，2.5 年总生存率、局部肿瘤控制率、无进展生存率和无远处转移生存率分别为 95.1%、89.6%、69.9% 及 77.5%。

全组患者耐受性均较良好。急性毒副作用多为 1～2 级，以皮肤反应、口腔黏膜炎、口腔干燥等。8 例（6.5%）患者发生 3 级口腔黏膜炎，1 例（0.8%）口腔干燥症。33 例患者（26.8%）出现晚期毒副作用，以 1～2 级为主。1 例再程放疗眼眶 ACC 患者出现 3 级视力下降，1 例有骨组织侵犯的患者出现照射野内骨坏死，经治疗后好转。

### 7.5.6 SPHIC 放疗头颈部腺样囊性癌的典型病例

典型病例一：男性，63 岁，眶内 ACC，接受碳离子 73.5 Gy(RBE)/21 次，治疗期间出现 1 级溢泪。碳离子放疗后 9 个月肿瘤消退（图 7-18）。

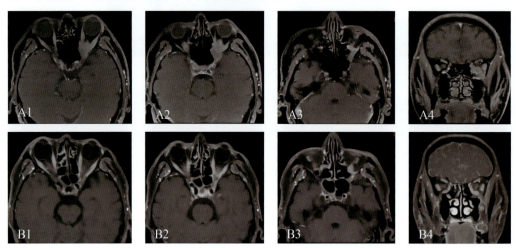

图 7-18 典型病例一：碳离子放疗前后的 MRI 图像
注：A. 放疗前肿瘤的基线图像；B. 放疗后 9 个月复查，肿瘤全部消失。

典型病例二：男性，43 岁，鼻咽 ACC $T_4N_0M_0$，4 期，接受质子 56 Gy(RBE)/28 次加碳离子 15 Gy(RBE)/5 次。放疗期间出现 1 级皮肤反应、2 级口腔黏膜炎、2 级口腔黏膜干燥。放疗后 9 个月肿瘤消退（图 7-19）。

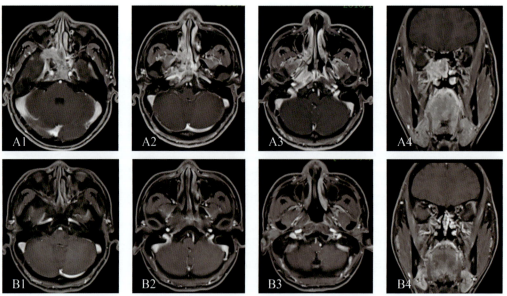

图 7-19 典型病例二：质子联合碳离子放疗前后的 MRI 图像
注：A. 放疗前肿瘤的基线图像；B. 放疗后 9 个月复查，肿瘤全部消失。

（胡微煦　孔　琳）

## 参考文献

[1] 高晶,孔琳,管西寅,et al.质子碳离子治疗腺样囊性癌的近期疗效及不良反应[J].中华放射医学与防护杂志,2016,36(8):607-610.

[2] 卢艳,王巍伟,邢影,等.胶质瘤离子放疗的剂量学研究[J].中华放射肿瘤学杂志,2020,29(10):866-871.

[3] 郑荣寿,陈茹,韩冰峰,等.2022年中国恶性肿瘤流行情况分析[J].中华肿瘤杂志,2024,46(3):221-231.

[4] AUGUSTIN E, HOLTZMAN A L, DAGAN R, et al. Long-term outcomes following definitive or adjuvant proton radiotherapy for adenoid cystic carcinoma [J]. Int J Part Ther, 2024, 11:100008.

[5] BALOSSO J, FEBVEY-COMBES O, IUNG A, et al. A randomized controlled phase III study comparing hadrontherapy with carbon ions versus conventional radiotherapy—including photon and proton therapy—for the treatment of radioresistant tumors: the ETOILE trial [J]. BMC Cancer, 2022, 22(1):575.

[6] BENLYAZID A, THARAT J, TEMAM S, et al. Postoperative radiotherapy in head and neck mucosal melanoma: a GETTEc study [J]. Arch Otolaryngol Head Neck Surg, 2010, 136(12):1219-1225.

[7] BROWN PD, CHUNG C, LIU DD, et al. A prospective phase II randomized trial of proton radiotherapy vs intensity-modulated radiotherapy for patients with newly diagnosed glioblastoma [J]. Neuro-Oncol, 2021, 23(8):1337-1347.

[8] CHHABRA A M, RICE S R, HOLTZMAN A, et al. Clinical outcomes and toxicities of 100 patients treated with proton therapy for chordoma on the proton collaborative group prospective registry [J]. Radiother Oncol, 2023, 183:109551.

[9] COMBS S E, BAUMERT B G, BENDszus M, et al. ESTRO ACROP guideline for target volume delineation of skull base tumors [J]. Radiother Oncol, 2021, 156:80-94.

[10] COMBS SE, KONKEL S, THILMANN C, et al. Local high-dose radiotherapy and sparing of normal tissue using intensity-modulated radiotherapy (IMRT) for mucosal melanoma of the nasal cavity and paranasal sinuses [J]. Strahlenther Onkol, 2007, 183(2):63-68.

[11] CUI C, LIAN B, ZHANG X, et al. An evidence-based staging system for mucosal melanoma: a proposal [J]. Ann Surg Oncol, 2022, 29(8):5221-5234.

[12] DAS P, SONI P, JONES J, et al. Descriptive epidemiology of chordomas in the United States [J]. J Neurooncol, 2020, 148(1):173-178.

[13] DUTZ A, AGOLLI L, BÜTOF R, et al. Neurocognitive function and quality of life after proton beam therapy for brain tumour patients [J]. Radiother Oncol, 2020, 143:108-116.

[14] EICHKORN T, LISCHALK J W, HÖRNER-RIEBER J, et al. Analysis of safety and efficacy of proton radiotherapy for IDH-mutated glioma WHO grade 2 and 3 [J]. J Neurooncol, 2023, 162(3):489-501.

[15] FEUVRET L, NOEL G, WEBER D C, et al. A treatment planning comparison of combined photon-proton beams versus proton beams-only for the treatment of skull base tumors [J]. Int J Radiat Oncol, 2007, 69(3):944-954.

[16] FITZEK M M, THORNTON A F, RABINOV J D, et al. Accelerated fractionated proton/

photon irradiation to 90 cobalt gray equivalent for glioblastoma multiforme: results of a phase II prospective trial [J]. J Neurosurg, 1999, 91(2):251-260.

[17] FOSSATI P, MOLINELLI S, MATSUFUJI N, et al. Dose prescription in carbon ion radiotherapy: a planning study to compare NIRS and LEM approaches with a clinically-oriented strategy [J]. Phys Med Biol, 2012, 57(22):7543-7554.

[18] FUJI H, YOSHIKAWA S, KASAMI M, et al. High-dose proton beam therapy for sinonasal mucosal malignant melanoma [J]. Radiother Oncol, 2014, 9:162.

[19] FUJISAWA H, GENIK P C, KITAMURA H, et al. Comparison of human chordoma cell-kill for 290 MeV/n carbon ions versus 70 MeV protons in vitro [J]. Radiat Oncol, 2013, 8(1):91.

[20] GROSSHAGAUER S, FOSSATI P, SCHAFASAND M, et al. Organs at risk dose constraints in carbon ion radiotherapy at MedAustron: translations between LEM and MKM RBE models and preliminary clinical results [J]. Radiother Oncol, 2022, 175:73-78.

[21] GUAN X, GAO J, HU J, et al. The preliminary results of proton and carbon ion therapy for chordoma and chondrosarcoma of the skull base and cervical spine [J]. Radiat Oncol, 2019, 14(1):206.

[22] HASEGAWA A, MIZOE J E, TSUJII H, et al. Experience with carbon ion radiotherapy for WHO Grade 2 diffuse astrocytomas [J]. Int J Radiat Oncol, 2012, 83(1):100-106.

[23] HU W, HU J, HUANG Q, et al. Long-term outcomes after particle radiation therapy in patients with nasopharyngeal adenoid cystic carcinoma [J]. BMC Cancer, 2024, 24(1):742.

[24] HU W, HU J, HUANG Q, et al. Particle Beam radiation therapy for adenoid cystic carcinoma of the nasal cavity and paranasal sinuses [J]. Front Oncol, 2020, 10:572493.

[25] HUANG Y W, PAN C Y, HSIAO Y Y, et al. Monte Carlo simulations of the relative biological effectiveness for DNA double strand breaks from 300 MeV u(-1) carbon-ion beams [J]. Phys Med Biol, 2015, 60(15):5995-6012.

[26] IANNELFI A, D'IPPOLITO E, RIVA G, et al. Proton and carbon ion radiotherapy in skull base chordomas: a prospective study based on a dual particle and a patient-customized treatment strategy [J]. Neuro-Oncol, 2020, 22(9):1348-1358.

[27] JINGU K, KISHIMOTO R, MIZOE J E, et al. Malignant mucosal melanoma treated with carbon ion radiotherapy with concurrent chemotherapy: prognostic value of pretreatment apparent diffusion coefficient (ADC) [J]. Radiother Oncol, 2011, 98(1):68-73.

[28] KONG L, LU J J. Reirradiation of locally recurrent nasopharyngeal cancer: history, advances, and promises for the future [J]. Chin Clin Oncol, 2016, 5(2):26.

[29] KONG L, WANG L, SHEN C, et al. Salvage intensity-modulated radiation therapy (imrt) for locally recurrent nasopharyngeal cancer after definitive IMRT: a novel scenario of the modern era [J]. Sci Rep, 2016, 6:32883.

[30] KONG L, WU J, GAO J, et al. Particle radiation therapy in the management of malignant glioma: early experience at the Shanghai Proton and Heavy Ion Center [J]. Cancer, 2020, 126(12):2802-2810.

[31] KOTO M, DEMIZU Y, SAITOH J I, et al. Multicenter study of carbon-ion radiation therapy for mucosal melanoma of the head and neck: subanalysis of the Japan Carbon-Ion Radiation Oncology Study Group (J-CROS) study (1402 HN) [J]. Int J Radiat Oncol Biol Phys, 2017, 97(5):1054-1060.

[32] KOTO M, IKAWA H, KANEKO T, et al. Long-term outcomes of skull base chordoma treated with high-dose carbon-ion radiotherapy [J]. Head Neck, 2020, 42(9):2607-2613.

[33] KRENGLI M, MASINI L, KAANDERS J H, et al. Radiotherapy in the treatment of mucosal melanoma of the upper aerodigestive tract: Analysis of 74 cases. a rare cancer network study [J]. Int J Radiat Oncol Biol Phys, 2006, 65:751-759.

[34] LANG K, ADEBERG S, HARRABI S, et al. Adenoid cystic carcinoma and carbon ion only irradiation (ACCO): study protocol for a prospective, open, randomized, two-armed, phase II study [J]. BMC Cancer, 2021, 21(1):812.

[35] LEE A W M, NG W T, CHAN J Y W, et al. Management of locally recurrent nasopharyngeal carcinoma [J]. Cancer Treat Rev, 2019, 79:101890.

[36] LEE A W, NG W T, PAN J J, et al. International guideline for the delineation of the clinical target volumes (CTV) for nasopharyngeal carcinoma [J]. Radiother Oncol, 2017.

[37] LEE A W, NG W T, PAN J J, et al. International guideline for the delineation of the clinical target volumes (CTV) for nasopharyngeal carcinoma [J]. Radiother Oncol, 2018, 126(1): 25-36.

[38] LEE A W, NG W T, PAN J J, et al. International guideline on dose prioritization and acceptance criteria in radiation therapy planning for nasopharyngeal carcinoma [J]. Int J Radiat Oncol Biol Phys, 2019, 105(3):567-580.

[39] LEE A, GIVI B, OSBORN V W, et al. Patterns of care and survival of adjuvant radiation for major salivary adenoid cystic carcinoma [J]. Laryngoscope, 2017, 127(9):2057-2062.

[40] LI X, KITPANIT S, LEE A, et al. Toxicity profiles and survival outcomes among patients with nonmetastatic nasopharyngeal carcinoma treated with intensity-modulated proton therapy vs intensity-modulated radiation therapy [J]. JAMA Netw Open, 2021, 4(6): e2113205.

[41] LIAN B, YANG Y, ZHENG B, et al. Efficacy and safety of postoperative adjuvant radiation therapy in resected nasal cavity and paranasal sinus mucosal melanoma: a combined analysis [J]. Int J Radiat Oncol Biol Phys, 2024, 120(2):528-536.

[42] LOAP P, VISCHIONI B, BONORA M, et al. Biological rationale and clinical evidence of carbon ion radiation therapy for adenoid cystic carcinoma: a narrative review [J]. Front Oncol, 2021, 11:789079.

[43] LOPEZ PEREZ R, NICOLAY N H, WOLF J C, et al. DNA damage response of clinical carbon ion versus photon radiation in human glioblastoma cells [J]. Radiother Oncol, 2019, 133:77-86.

[44] MARKS L B, YORKE E D, JACKSON A, et al. Use of normal tissue complication probability models in the clinic [J]. Int J Radiat Oncol Biol Phys, 2010, 76(3 Suppl):S10-19.

[45] MATSUDA M, MIZUMOTO M, KOHZUKI H, et al. High-dose proton beam therapy versus conventional fractionated radiation therapy for newly diagnosed glioblastoma: a propensity score matching analysis [J]. Radiat Oncol, 2023, 18(1):38.

[46] MATSUMOTO Y, IWAKAWA M, FURUSAWA Y, et al. Gene expression analysis in human malignant melanoma cell lines exposed to carbon beams [J]. Int J Radiat Biol, 2008, 84(4):299-314.

[47] MENDENHALL W M, MORRIS C G, AMDUR R J, et al. Radiotherapy alone or combined

[47] with surgery for adenoid cystic carcinoma of the head and neck [J]. Head Neck, 2004, 26 (2):154-162.

[48] MIZOE J, HASEGAWA A, TAKAGI R, et al. Carbon ion radiotherapy for skull base chordoma [J]. Skull Base, 2009, 19(03):219-224.

[49] MIZOE J E, TSUJII H, HASEGAWA A, et al. Phase I/II clinical trial of carbon ion radiotherapy for malignant gliomas: combined X-ray radiotherapy, chemotherapy, and carbon ion radiotherapy [J]. Int J Radiat Oncol Biol Phys, 2007, 69(2):390-396.

[50] MOCK U, GEORG D, BOGNER J, et al. Treatment planning comparison of conventional, 3D conformal, and intensity-modulated photon (IMRT) and proton therapy for paranasal sinus carcinoma [J]. Int J Radiat Oncol Biol Phys, 2004, 58(1):147-154.

[51] MORI T, MIZUMOTO M, MAEBAYASHI K, et al. Proton beam therapy for gliomas: a multicenter prospective registry study from all proton beam facilities in Japan [J]. J Radiat Res (Tokyo), 2023, 64(Supplement_1): i59-i68.

[52] NAGANAWA K, KOTO M, TAKAGI R, et al. Long-term outcomes after carbon-ion radiotherapy for oral mucosal malignant melanoma [J]. J Radiat Res, 2017, 58(4):517-522.

[53] NIEDER C, MILAS L, ANG K K. Tissue tolerance to reirradiation [J]. Semin Radiat Oncol, 2000, 10(3):200-209.

[54] PALAVANI L B, BORGES P, ANDREAO F F, et al. Optimizing radiotherapy strategies for skull base chordoma: a comprehensive meta-analysis and systematic review of treatment modalities and outcomes [J]. Neurosurg Focus, 2024, 56(5): E11.

[55] PETROVIĆ I M, RISTIĆ FIRA A M, KETA O D, et al. A radiobiological study of carbon ions of different linear energy transfer in resistant human malignant cell lines [J]. Int J Radiat Biol, 2020, 96(11):1400-1412.

[56] QIU X, GAO J, HU J, et al. Proton radiotherapy in the treatment of IDH-mutant diffuse gliomas: an early experience from shanghai proton and heavy ion center [J]. J Neurooncol, 2023, 162(3):503-514.

[57] QIU X, GAO J, YANG J, et al. Carbon-ion radiotherapy boost with standard dose proton radiation for incomplete-resected high-grade glioma: a phase 1 stud [J]. Ann Transl Med, 2021, 0(0):0-0.

[58] SADATOMO Z, AKIMOTO T, MIZUMOTO M, et al. Phase II study of proton beam therapy as a nonsurgical approach for mucosal melanoma of the nasal cavity or para-nasal sinuses [J]. Radiother Oncol, 2016, 118(2):267-271.

[59] SAFDIEH J, GIVI B, OSBORN V, et al. Impact of adjuvant radiotherapy for malignant salivary gland tumors [J]. Otolaryngol Head Neck Surg, 2017, 157(6):988-994.

[60] SAUSE WT, COOPER J S, RUSH S, et al. Fraction size in external beam radiation therapy in the treatment of melanoma [J]. Int J Radiat Oncol Biol Phys, 1991, 20(3):429-432.

[61] SCARPA A, VIOLA P, RALLI M, et al. Post-operative radiotherapy in adenoid cystic carcinoma of salivary glands versus surgery alone: what is the evidence about survival and local control? a systematic review and meta-analysis [J]. Eur Arch Otorhinolaryngol, 2024, 281(2):563-571.

[62] SCHULZ-ERTNER D, KARGER C P, FEUERHAKE A, et al. Effectiveness of carbon ion

radiotherapy in the treatment of skull-base chordomas [J]. Int J Radiat Oncol, 2007, 68(2):449-457.

[63] SHERMAN J C, COLVIN M K, MANCUSO S M, et al. Neurocognitive effects of proton radiation therapy in adults with low-grade glioma [J]. J Neurooncol, 2016, 126(1):157-164.

[64] STACCHIOTTI S, SOMMER J. Building a global consensus approach to chordoma: a position paper from the medical and patient community [J]. Lancet Oncol, 2015, 16(2): e71-e83.

[65] STEWART J G, JACKSON A W, CHEW M K. The role of radiotherapy in the management of malignant tumors of the salivary glands [J]. Am J Roentgenol Radium Ther Nucl Med, 1968, 102(1):100-108.

[66] STUPP R, HEGI M E, MASON W P, et al. Effects of radiotherapy with concomitant and adjuvant temozolomide versus radiotherapy alone on survival in glioblastoma in a randomised phase III study: 5-year analysis of the EORTC-NCIC trial [J]. Lancet Oncol, 2009, 10(5):459-466.

[67] SUZUKI M, KASE Y, YAMAGUCHI H, et al. Relative biological effectiveness for cell-killing effect on various human cell lines irradiated with heavy-ion medical accelerator in Chiba (HIMAC) carbon-ion beams [J]. Int J Radiat Oncol Biol Phys, 2000, 48(1):241-250.

[68] TSUJII H, MIZOE J, KAMADA T, et al. Clinical results of carbon ion radiotherapy at NIRS [J]. J Radiat Res, 2007, 48(Suppl A):A1-A13.

[69] UHL M, MATTKE M, WELZEL T, et al. Highly effective treatment of skull base chordoma with carbon ion irradiation using a raster scan technique in 155 patients: first long-term results [J]. Cancer, 2014, 120(21):3410-3417.

[70] WANG L, HU J, LIU X, et al. Intensity-modulated carbon-ion radiation therapy versus intensity-modulated photon-based radiation therapy in locally recurrent nasopharyngeal carcinoma: a dosimetric comparison [J]. Cancer Manag Res, 2019, 11:7767-7777.

[71] WANG W, HUANG Z, SHENG Y, et al. RBE-weighted dose conversions for carbon ion radiotherapy between microdosimetric kinetic model and local effect model for the targets and organs at risk in prostate carcinoma [J]. Radiother Oncol, 2020, 144:30-36.

[72] WEBER D C, CHAN A W, LESSELL S, et al. Visual outcome of accelerated fractionated radiation for advanced sinonasal malignancies employing photons/protons [J]. Radiother Oncol, 2006, 81(3):243-249.

[73] WEBER D C, MALYAPA R, ALBERTINI F, et al. Long term outcomes of patients with skull-base low-grade chondrosarcoma and chordoma patients treated with pencil beam scanning proton therapy [J]. Radiother Oncol, 2016, 120(1):169-174.

[74] WU W B, CAI W L, ZOU Y H, et al. Outcomes of patients in nasopharyngeal adenoid cystic carcinoma in the IMRT era: a single-center experience [J]. BMC Cancer, 2024, 24(1):576.

[75] YAHYA N, MOHAMAD SALLEH S A, MOHD NASIR N F, et al. Toxicity profile of patients treated with proton and carbon-ion therapy for primary nasopharyngeal carcinoma: a systematic review and meta-analysis [J]. Asia Pac J Clin Oncol, 2024, 20(2):240-250.

[76] YANGI T, MIZOE J E, HASEGAWA A, et al. Mucosal malignant melanoma of the head and neck treated by carbon ion radiotherapy [J]. Int J Radiat Oncol Biol Phys, 2009, 74

(1):15-20.
[77] YANIV D, SOUDRY E, STRENOV Y, et al. Skull base chordomas review of current treatment paradigms [J]. World J Otorhinolaryngol-Head Neck Surg, 2020, 6(2):125-131.
[78] ZHANG L, WANG W, HU J, et al. RBE-weighted dose conversions for patients with recurrent nasopharyngeal carcinoma receiving carbon-ion radiotherapy from the local effect model to the microdosimetric kinetic model [J]. Radiat Oncol, 2020, 15(1):277.

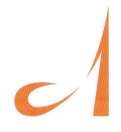

# 第 8 章 胸部肿瘤的质子碳离子放疗

## 8.1 肺癌

在肺癌的治疗中,放疗(RT)是局部肿瘤治疗的主要手段之一,适用于Ⅰ～Ⅲ期的非小细胞癌(NSCLC)以及小细胞肺癌(small cell lung cancer,SCLC)。RT 可以单独用于早期肺癌,但是对大多数肺癌,必须联合使用全身治疗。在本节中,将详细讨论肺癌的质子碳离子放疗。

### 8.1.1 概述

**(1) 肺癌的流行病学**

原发性肺癌又称支气管肺癌(下称肺癌)是我国乃至全世界最常见的肿瘤之一。根据"2022 年中国恶性肿瘤流行情况调查分析",2022 年肺癌新发病例约 106.06 万,约占全部恶性肿瘤的 22.0%,无论男女,无论在城市还是农村,肺癌均居恶性肿瘤发病首位。2022 年因肺癌死亡病例约 73.33 万,占全部恶性肿瘤死亡的 28.5%,同样居恶性肿瘤死亡首位。肺癌是一种严重危害人民健康和生命的恶性肿瘤。

**(2) 肺癌的治疗**

按照病理类型,肺癌分为 NSCLC 和 SCLC。

1) NSCLC:Ⅰ期(据 AJCC 第 8 版,下同)和Ⅱa 期患者的主要治疗手段是手术。如果患者不能耐受手术,则可选择立体定向放疗(SBRT),放疗的生物有效剂量(BED)达到≥100 Gy,就能较好地控制肿瘤。对具有高危因素的患者,如肿瘤分化差、原发灶>4 cm、脏层胸膜侵犯,需要增加全身抗肿瘤药物治疗,如辅助化疗。对Ⅱb 期患者的治疗策略是手术加全身治疗。如果患者不适合手术或拒绝手术,可以进行放疗联合化疗,同步或者续贯进行。

局部晚期 NSCLC 患者(Ⅲ期)的治疗策略是局部治疗和全身治疗。仅同侧肺门淋巴结转移或仅单站纵隔淋巴结转移的Ⅲa 期患者,推荐的治疗方法是肺叶切除和纵隔淋巴结清扫手术,术后还需要接受辅助化疗。有基因突变者可以接受辅助化疗和(或)靶向治疗。但是对术后病理显示纵隔淋巴结转移患者的术后辅助放疗,目前仍然有争议,部分研究显示放疗带来的毒副作用可能抵消了其降低纵隔淋巴结转移发生率带来的益处。不能手术的局部晚期 NSCLC 患者的标准治疗为同期放化疗后巩固免疫治疗或靶向治疗。

2) SCLC:局限期 SCLC 采用放化联合治疗。化疗是 SCLC 治疗的基石,对所有分期的 SCLC 患者都很重要。此外,除了没有淋巴结转移的Ⅰ期 SCLC 可以考虑手术外,其他患者均建议同期放化疗,可根据患者的情况进行预防性脑部放疗或密切随访。2024 年的 ASCO 学术年会报道了局限期 SCLC 同期放化疗后加用免疫治疗可明显提高疗效。广泛期 SCLC 化疗或者化疗联合免疫治疗后全身肿瘤病灶达到部分缓解(PR)或者全部缓解(CR)者可对胸部残留肿瘤行胸部病灶放疗,并根据患者的情况进行预防性脑部放疗或密切随访。

（3）肺癌常规 X 线放疗

NSCLC 被认为是一种对 X 线放射中度敏感的肿瘤,而 SCLC 则是一种对放疗敏感的肿瘤。放疗已经被广泛用于 SCLC。20 世纪末现代计算机技术的发展使计算机辅助的放疗技术进入飞速发展时期,包括三维适形放疗、调强放疗、弧形放疗、断层放疗等。这些放疗新技术提高了放疗剂量分布的适形性和对正常组织的保护性。此外,影像引导的放疗技术和更好的体位固定技术等也使照射准确性进一步提高。SBRT 放疗技术是通过专用设备对体部肿瘤进行准确定位和照射,在短时间内将较高剂量聚焦到靶区。该技术已成为Ⅰ期 NSCLC 的重要根治性手段之一,成为不能手术或拒绝手术患者的首选治疗手段,其局部控制率超过 90%,与手术相当。

（4）肺癌的质子和碳离子放疗

目前肺癌的质子放疗(PRT)在全世界的应用已较为广泛,一般应用于Ⅰ期肺癌、局部晚期肺癌的根治性放疗或术后放疗等,目前也有中心将其应用于寡转移性 NSCLC。碳离子放疗(CIRT)应用于肺癌目前仅在日本和中国开展。

1) Ⅰ期 NSCLC 的 PRT 和 CIRT:目前立体定向放疗(SBRT)已成为不可切除或因医学原因不能手术的Ⅰ期 NSCLC 患者的首选治疗手段。基础心、肺功能障碍是最常见的不能手术的医学原因。PRT、CIRT 因其剂量学优势,可以减少其对心、肺的辐射,因此在此类患者上获得了较多应用。相较于光子 SBRT,质子和重离子放疗初始应用于临床时的单次分割剂量较低,照射次数也相对较多,但剂量提升到足够高后仍然获得了较好的肿瘤局部控制率和患者生存率、严重不良反应发生率则维持在较低水平。

来自 Loma Linda 大学医学中心的 Bush 等 2013 年报道了 111 例中央型和周围型Ⅰ期肺癌患者的治疗结果,给予 10 次,总剂量分别为 51、60 和 70 Gy(RBE)的质子放疗,各剂量组的 4 年肿瘤局部控制率(LC)为 45%～74%,总生存率(OS)分别达 18%、32%和 51%,未观察到≥3 级质子相关毒性。Nakajima 等 2024 年发表的一项纳入 43 例Ⅰ期 NSCLC 患者前瞻性Ⅱ期研究的长期随访结果显示,分别给予中央型 72.6 Gy(RBE)/22 次和周围型 66 Gy(RBE)/10 次的质子放疗,3 年 OS、LC 和无进展生存率(PFS)分别为 95%、95%和 86%,7 年率分别为 83%、95%和 77%;在放疗相关严重不良反应方面,仅观察到 2%的 3 级放射性肺炎(radiation-induced pneumonitis,RP)。

周围型Ⅰ期 NSCLC 碳离子大分割放疗的数据主要来自日本，尤其是日本国立综合放射线研究所(NIRS)和群马大学的研究。通过数个前瞻性剂量递增研究，CIRT 从 18 次逐渐减少至 4 次[总剂量 52.8～60 Gy(RBE)]甚至 1 次[总剂量高至 50 Gy(RBE)]，5 年 LC 和 OS 分别为 88%～95%和 45%～80%，≥3 级肺毒性发生率在 0～2.7%。CIRT 在 80 岁以上的老年患者中的安全性也同样得到了证实。

群马大学的 Miyasaka 等 2021 年发表的单中心、回顾性、大分割 CIRT(62 例)和 X 线 SBRT(27 例)的同期对照研究显示，碳离子组有更好的 OS 和 LC，差异具统计学意义；采用倾向性评分配对后，碳离子组在 OS、LC 和 PFS 上均有优势且差异具统计学意义，但样本量较少，每组仅 15 例。Chi 等在 2017 年发表的关于Ⅰ期肺癌中离子(包括质子和碳离子)大分割放疗(PBT)和 X 线 SBRT(SBXT)的系统综述和 Meta 分析显示，单因素分析提示 3 年、5 年 OS 和 PFS，PBT 均高于 SBXT(69.5%、60% vs. 58.5%、41.3%，和 63.5%、57.2% vs. 50.7%、37.7%)，差异均有统计学意义，而局部控制率两者相似。但是当纳入"是否可手术"因素后的多因素分析则提示，OS 的差异无统计学意义，但 PBT 有更多 LC 的获益。PBT 组≥3 级总毒性的发生率更低(4.8% vs. 6.9%，$P=0.05$)，其中 RP 发生率为 0.9% vs. 3.4%($P<0.001$)；但胸壁毒性和肋骨骨折的发生率则在 PBT 组更高(分别为 1.9% vs. 0.9%，$P=0.03$；13% vs. 3.2%，$P<0.001$)。

综上所述，Ⅰ期肺癌的 PRT 和 CIRT，在肿瘤局部控制率和光子 SBRT 相仿的基础上，有可能进一步降低放疗相关严重的总体毒副作用和放射性肺损伤，但可能增加胸壁毒性和肋骨骨折的发生率。

2) 局部晚期 NSCLC 的 PRT 和 CIRT：PRT 和 CIRT 在局部晚期 NSCLC 患者的应用亦较广。美国 M.D.Anderson 肿瘤中心发表了一系列质子放疗被动散射技术、调强技术和两者间对比的相关文献。该中心的 Chang 等发表了一项Ⅱ期前瞻性临床研究的结果。共 64 例Ⅲ期 NSCLC 患者接受了 74 Gy(RBE)/37 次、基于被动散射技术的质子放疗(passive scattering proton therapy，PSPT)，同期紫杉醇和卡铂每周方案化疗，中位生存 26.3 个月，2 年和 5 年 OS 约 57%和 29%。≥3 级放疗相关不良反应发生率相对较高，可能与总剂量较高以及非调强技术有关：急性毒副作用主要是 3 级食管炎 8%、心律失常和心肌缺血各 3%；晚期反应是 3 级肺纤维化 12%、3/4 级的食管损伤各 2%、3 级心包积液 3%、4 级支气管瘘 2%。Liao 等 2018 年发表的一项 Bayesian 随机对照研究显示 PSPT 较 X 线调强放疗(IMXT)降低了心脏受量，未降低肺、食管受量和≥3 级肺炎发生率；但至研究后半程，PSPT 组肺炎和局部失败的发生率有所下降，且较 IMXT 组更明显。提示质子放疗作为一项先进技术，存在明显的学习曲线规律：随着技术被熟练掌握，不良反应发生率和局部控制率均有好转；另外，PSPT 技术的适形性较差，虽然降低了肺的低剂量照射范围(如肺 $V_{5\sim10}$)，但是升高了 $V_{20\sim80}$，使其在需要较大范围照射的局部晚期肺癌患者中对正常组织的保护优势不明显。前述两项前瞻性研究的 3 级放射性肺炎的发生率在 10.5%～12%。随后 ELhammali 等于 2019 年发表了质子调强放疗(IMPT)同期化疗的回顾性分析，中位生存达 33.9 个月，未观察到 3 级 RP。该中心 Gjyshi 2021 年发表的非随机对比研究结果显示，对比 PSPT，IMPT 降低了心、肺、食管的平均剂量,并在临床观察到该组患者放疗相关的≥3级心、肺毒副作用和≥4级毒副作用发生率的降低以及OS的升高倾向[详见8.1.2"(1)肺癌质子碳离子放疗的剂量学优势"]。

基于PRT的剂量学优势和降低正常组织毒副作用的潜能,美国、日本等多个质子中心进行了Ⅰ、Ⅱ期研究以探讨质子大分割放疗在局部晚期NSCLC患者中的应用。如美国佛罗里达大学的Hoppe等于2022年发表了一项纳入32例Ⅱ～Ⅲ期NSCLC患者的Ⅰ/Ⅱ期临床研究的结果:接受分次剂量2.5～4 Gy(RBE)、总剂量60 Gy(RBE)的PRT,同期给予铂类为基础的双药化疗;中位随访31个月后,1年和3年的OS率分别为89%和49%,PFS率分别为58%和32%;未发现≥3级急性食管炎,≥3级放疗相关的肺毒副作用发生率为14%。另一组研究者报道的一期剂量递增研究,PRT共15分次,单次剂量从3.5 Gy(RBE)逐渐递增至4 Gy(RBE),同期化疗。可评价的20例入组患者,2年OS和LC率分别为48%和84%;观察到3例严重不良事件(serious adverse event,SAE)。Bruno等研究者进行的一项探索性研究中采用了60 Gy(RBE)、20分次(第一组,5例)或者69 Gy(RBE)、30分次(第二组,2例)的PRT,同期接受度伐利尤单抗。结果观察到1例3级RP,后期发展至5级感染性肺炎,2例在放疗开始13个月以后发生5级气管坏死。虽然无法确定较大分割的PRT和同期免疫治疗在这些严重损伤的发生发展中的作用,但是大分割PRT可能带来的毒副作用仍然需要引起足够重视。

CIRT在局部晚期NSCLC中的应用数据同样主要来自日本同行,多数采用中位剂量72 Gy(RBE)、16分次。不同于质子和X线放疗常同期使用化疗,CIRT目前均不采用同期化疗,不同中心观察到的疗效基本相仿。Hayashi等报道的一项多中心回顾性研究,141名局部晚期NSCLC患者,Ⅱ期患者的2年OS和PFS分别为61.8%和40.0%,Ⅲ期者为54.9%和40.6%。群马大学的Anzai等报道了65例Ⅲ期NSCLC患者的类似结果,2年OS、PFS和LC率分别为54.9%、38.6%和73.9%;另外,2005年以后的PFS和OS较之前更佳,除了影像学的进步带来的分期和病灶鉴别更加准确外,提示学习曲线效应可能同样存在于CIRT中。Hayashi等报道,CIRT在≥80岁的高龄患者中也达到了相当的疗效,32例Ⅱ～Ⅲ期NSCLC患者,OS和PFS的中位时间以及2年率分别为33.1个月和20.8个月,以及68.0%和46.7%。

文献报道的CIRT在局部晚期NSCLC中的严重(3～5级)放疗相关毒性低于光子和质子放疗(表8-1),CIRT相关的严重急性及晚期肺和食管毒性的发生率之和一般不高于10%,而质子或X线放疗的相应数据多数在10%～20%或更高。其中报道中较高的发生率来自上述群马大学的Anzai等的研究,严重晚期反应发生率为10%,其中3级肺炎6%、4级纵隔出血和3级支气管瘘各2%;未观察到≥3级的放疗相关急性毒副作用。

3) 局限期SCLC的PRT和CIRT:粒子放疗在SCLC的临床报道较少。Rwigema等进行的前瞻性临床试验包括30例局限期SCLC患者,给予45 Gy(RBE)/30次质子超分割放疗或59.4～66.6 Gy(RBE)/33～37次常规分割放疗,同时接受顺铂

表8-1 局部晚期 NSCLC 不同放射线类型（X线、质子和碳离子射线）治疗的临床结果

| 研究（第一作者，发表年份） | 放射线类型 | 患者数 | 肿瘤分期 | 剂量(Gy)* | 中位 OS 时间(月) | 中位 PFS 时间(月) | | 2年率(%) | ≥3级放疗相关损伤 |
|---|---|---|---|---|---|---|---|---|---|
| RTOG 0617 (Bradley, 2015) | X | 424 | Ⅲa~Ⅲb | 60 vs. 74 | 28.7 vs. 20.3 | 11.8 vs. 9.8 | OS<br>PFS<br>LF | 57.6 vs. 44.6<br>29.1 vs. 21.4<br>30.7 vs. 38.6 | 食管炎 7% vs. 21%<br>肺炎 7% vs. 4%<br>肺部事件 20% vs. 19% |
| PACIFIC(Spigel, 2022) 免疫治疗:使用 vs.不使用 | X | 713 | Ⅲa~Ⅲb | 54~74 | 47.5 vs. 29.1 | 16.9 vs. 5.6 | OS<br>PFS | 66.3 vs. 55.3<br>45.0 vs. 25.1 | 肺炎 3.4% vs. 2.6% |
| Chang, 2017 | P | 64 | Ⅲa~Ⅲb | 74 | 26.5 | 12.9 | OS | 70 | 急性反应：<br>食管炎 8%<br>晚期反应：<br>食管炎 4%<br>肺炎 12%<br>气管支气管损伤 2% |
| Elhammali, 2019 | P | 51 | Ⅱ~Ⅲ | 67.3 (59.4~78.0) | 33.9 | 12.6 | PFS<br>OS<br>PFS<br>LRFFS | 50<br>62.9<br>42.9<br>70.3 | 食管炎 6%<br>肺炎 0<br>食管狭窄 2% |
| Kim, 2021 | P vs. X | 219 | Ⅲa~Ⅲc | 66 (59.4~74.0) | — | — | OS<br>LRC | 74.9 vs. 84.4<br>84.1 vs. 72.1 | 急性反应：<br>食管炎 20% vs. 8.2%<br>晚期反应：<br>肺炎 0 vs. 4.6%<br>食管损伤 0 vs. 1% |
| Liao, 2018 | P vs. X | 149 | Ⅱ~募转Ⅳ或复发 | 74 vs. 66 | 26.1 vs. 29.5 | — | LF | 10.5 vs. 10.9(1年) | 肺炎 10.5% vs. 6.5% |

续 表

| 研究(第一作者,发表年份) | 放射线类型 | 患者数 | 肿瘤分期 | 剂量(Gy)* | 中位OS时间(月) | 中位PFS时间(月) | 2年生存率(%) | | ≥3级放疗相关损伤 |
|---|---|---|---|---|---|---|---|---|---|
| Hayashi, 2019 | C | 141 | Ⅱ/Ⅲ | 72.0 (54.0~76.0) | 29.3 | 11.6 | OS | 58.7(61.8/54.9#) | 肺炎 3.5% |
|  |  |  |  |  |  |  | PFS | 40.2(40.0/40.6#) | 气管支气管损伤 0.7% |
|  |  |  |  |  |  |  | LRC | 57.7 |  |
| Hayashi, 2021 (所有患者>80岁) | C | 32 | Ⅱ/Ⅲ | 72.0 (68.0~76.0) | 33.1 (45.9/22.2#) | 20.8 (21.6/15.1#) | OS | 68.0(82.4/50.6#) | 肺炎 3.1% |
|  |  |  |  |  |  |  | PFS | 46.7(55.8/44.4#) |  |
|  |  |  |  |  |  |  | LC | 83.5(93.3/70.7#) |  |
| Anzai, 2020 | C | 65 | Ⅲa~Ⅲb | 72.0 (64.0~76.0) | 27.6 |  | OS | 54.9 | 肺炎 6% |
|  |  |  |  |  |  |  | PFS | 38.6 | 气管支气管损伤 2% |
|  |  |  |  |  |  | 10.1 | LC | 73.9 | 纵隔出血 2% |
|  |  |  |  |  |  |  | PFS | 40.3/46.2/59.9 |  |
|  |  |  |  |  |  |  | LPFS | 66.1/62.4/64.3 |  |

注:X,X线;P,质子射线;C,碳离子射线;OS,总生存;PFS,无进展生存;LF,局部失败;LRFFS,局部区域无复发生存;LC,局部控制;LRC,局部区域控制;LPFS,局部区域无进展生存。
* 质子或碳离子放疗的剂量以相对生物效应加权剂量[Gy(RBE)]表示。
# 分别为Ⅱ/Ⅲ期患者的疗效。

或卡铂联合依托泊苷化疗。结果显示,中位 OS 和 PFS 时间分别为 28.2 个月和 14.3 个月,1 年以及 2 年的 OS、PFS 和 LC 率分别为 71.5%、63.0%、85% 和 57.6%、42.0%、68.6%。此外,质子放疗诱导的≥3 级非血液学毒性仅 13.3%,现代 X 线放疗报道的≥3 级的放射性肺炎和食管炎则一般在 5%～10% 和 30%。目前未见纯 CIRT 在 SCLC 中的临床应用报道。

### 8.1.2 肺癌质子碳离子放疗的剂量学优势

2006 年 Chang 等发表了 I 期和 III 期肺癌的质子散射技术和 X 线 3D-CRT 的放疗计划对比结果。在总剂量 66 Gy 的处方下,质子计划可以将肺平均剂量降低 4.3～5.5 Gy(相对下降 43%～44%)、$V_5$ 绝对值 19%～21%(相对下降 59%～61%)、$V_{20}$ 6%～8%(相对下降 38%～44%)以及积分剂量 3.2～4.3 Gy(相对下降约 41%)。

粒子调强技术可以较散射技术进一步提高靶区适形性、更好地保护正常组织。来自美国 M.D.Anderson 肿瘤中心的 Gjyshi 等于 2020 年发表的一项关于 139 例 NSCLC 患者(II～III 期为主)接受 PRT 同期化疗的对比研究显示,相对于 PSPT(86 例),IMPT(53 例)不仅明显降低了心、肺和食管的平均剂量,且在临床观察到了更低的≥3 级心、肺毒性(分别为 17% vs. 2%,$P=0.006$ 和 11% vs. 0,$P=0.01$);使用倾向性评分匹配后的结果同前相仿。在 IMPT 组患者中还观察到生存延长的趋势(23.9 个月 vs. 36.2 个月,$P=0.09$)。

SPHIC 使用的是质子碳离子调强放疗。在 2019 年 PTCOG 年会上,SPHIC 发表了一项针对 8 例中央型早期肺癌的剂量学对比研究,比较了 X 线 3D-CRT 技术和弧形照射技术(ARC)、碳离子笔形束扫描技术放疗(CIRT)3 种大分割照射技术的剂量学参数,处方均为 60 Gy(RBE)/5 次。研究表明,CIRT、3D-CRT 和 ARC 三种照射技术均达到靶区覆盖要求。CIRT 对危及器官(OAR)的辐射比 X 线 SBRT 的两组显著降低(表 8-2,图 8-1)。

表 8-2 中央型 I 期 NSCLC 放疗剂量学比较

| 器官 | | cSBRT[Gy(RBE)] | xSBRT-3DCRT(Gy) | xSBRT-ARC(Gy) |
| --- | --- | --- | --- | --- |
| PTV | $D_{mean}$ | 61.9±0.39[ab,ac] | 66.6+1.23 | 66.1±0.94 |
| | $D_{2\%}$ | 62.9±0.46[ab,ac] | 71.7±1.43 | 70.8±0.50 |
| | $D_{98\%}$ | 60.7±1.07 | 59.5±3.66 | 60.4±4.08 |
| | 95%CI | 0.80±0.111[ac] | 0.75±0.091[bc] | 0.912±0.108 |
| | 50%CI | 0.203±0.063[ab] | 0.191±0.036[bc] | 0.255±0.029 |
| 两肺-GTV | $D_{mean}$ | 3.5±0.81[ab,ac] | 5.0±1.34[bc] | 4.54±1.08 |
| | $V_{20}$ | 6.6±2.2 | 7.6±3.11 | 7.6±4.2 |
| | $V_5$ | 14.2±4.35[ab,ac] | 23.4±7.2 | 21.9±5.5 |

续表

| 器官 | | cSBRT[Gy(RBE)] | xSBRT-3DCRT(Gy) | xSBRT-ARC(Gy) |
|---|---|---|---|---|
| 病灶患侧肺 | $D_{mean}$ | 7.7±1.83[ab] | 9.0±2.49[bc] | 7.1±2.10 |
| | $V_{20}$ | 13.1±3.95 | 15.1±6.50[bc] | 12.1±5.73 |
| | $V_5$ | 30.8±8.57 | 35.4±9.87[bc] | 33.2±8.2 |
| 病灶对侧肺 | $D_{mean}$ | 0.3±0.20[ab,ac] | 1.97±0.80 | 1.9±0.63 |
| 心脏 | $D_{mean}$ | 1.0±1.26[ab,ac] | 4.5±4.31[bc] | 3.6±3.61 |
| 食管 | $D_{mean}$ | 3.1±5.86[ab,ac] | 5.6±5.98 | 4.9±5.62 |
| | $D_{0.03cc}$ | 19.5±23.1[ab] | 25.6±22.3 | 24.2±21.5 |
| 脊髓 | $D_{0.03cc}$ | 6.7±6.7[ab,ac] | 17.4±7.29 | 17.3±5.18 |
| 大血管 | $D_{0.03cc}$ | 44.8±27.9[ab,ac] | 50.5±30.1 | 49.6±26.8 |
| | $V_{47cc}$ | 4.9±5.70[ab,ac] | 9.2±9.94[bc] | 6.6±7.80 |

注：cSBRT,采用笔形束扫描技术的碳离子立体定向放疗；xSBRT-3DCRT,采用三维适形放疗技术的X线立体定向放疗；ARC-xSBRT,采用弧形照射技术的X线立体定向放疗；$D_{mean}$,平均剂量；CI,适形指数；$D_{x\%}$或$D_{xcc}$,接受最高剂量照射的x%或xcc体积内的最低剂量。
[ab] cSBRT和xSBRT-3DCRT比较，$P<0.05$。
[ac] cSBRT和xSBRT-ARC比较，$P<0.05$。
[bc] xSBRT-3DCRT和xSBRT-ARC比较，$P<0.05$。

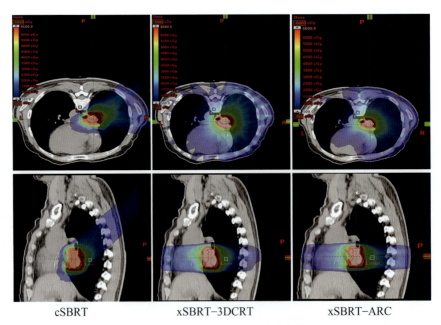

图8-1 中央型Ⅰ期非小细胞肺癌患者不同放疗技术的剂量分布图
注：从左至右分别为采用笔形束扫描技术的碳离子立体定向放疗(cSBRT),采用X线三维适形放疗技术(3DCRT-xSBRT)和弧形照射技术(ARC-xSBRT)的立体定向放疗。

2024年SPHIC发表了10例局部晚期肺癌患者中IMPT、IMCT和IMRT三种放疗技术的剂量学对比研究结果。三种技术采用相同的处方：在 21 次照射中总共给予 69.3 Gy。在所要求的剂量覆盖率下，$V_{95\%}$ 和 $V_{99\%}$ 靶区的覆盖率，三种辐射技术均分别高于 99.4% 和 96.6%。对正常组织而言，与 IMRT 相比，粒子束治疗在剂量学参数上的表现更优。除了代表近端支气管树（proximal bronchial tree，PBT）高量的 $D_{1cc}$ 外，所有剂量学参数在 IMPT 或 IMCT 中都较 IMRT 低，差异具有统计学意义（$P<0.05$）（表 8-3）。

表 8-3　局部晚期肺癌 3 种辐射技术中危及器官的相对生物效应（RBE）加权的剂量学参数（平均值 ± 标准差）对比

| 器官 | | IMPT | IMCT | IMRT | P 值† | P 值†† | P 值††† |
|---|---|---|---|---|---|---|---|
| 心脏 | $D_{mean}$‡ | 5.1±2.6 | 5.9±3.4 | 13.9±8.6 | 0.002 | 0.002 | 0.047 |
| | $V_5$ | 15.9±7.3 | 19.8±11.7 | 47.2±32.2 | 0.010 | 0.005 | 0.084 |
| | $V_{20}$ | 8.7±4.4 | 9.4±5.8 | 23.6±16.4 | 0.005 | 0.009 | 0.353 |
| 同侧肺 | $D_{mean}$‡ | 21.4±5.4 | 20.5±5.7 | 26.5±7.3 | 0.001 | <0.001 | 0.376 |
| | $V_5$ | 57.4±11.2 | 53.5±13.3 | 66.0±14.4 | 0.001 | 0.002 | 0.064 |
| | $V_{20}$ | 41.5±10.5 | 40.6±11.0 | 50.8±15.7 | 0.002 | 0.002 | 0.625 |
| 对侧肺 | $D_{mean}$‡ | 2.5±3.3 | 2.7±3.3 | 6.7±4.4 | 0.002 | 0.002 | 0.770 |
| | $V_5$ | 11.1±11.9 | 11.0±11.9 | 36.1±23.8 | 0.002 | 0.003 | 0.911 |
| | $V_{20}$ | 5.2±8.0 | 5.5±7.4 | 8.9±10.3 | 0.004 | 0.004 | 0.624 |
| 双肺 | $D_{mean}$‡ | 11.6±3.4 | 11.4±3.9 | 16.3±5.5 | 0.001 | <0.001 | 0.557 |
| | $V_5$ | 33.4±10.2 | 31.7±11.6 | 50.2±19.0 | 0.001 | <0.001 | 0.049 |
| | $V_{20}$ | 22.7±7.9 | 22.7±8.4 | 29.4±11.6 | 0.001 | 0.002 | 0.922 |
| 脊髓 | $D_{1cc}$‡ | 18.9±16.5 | 16.1±12.2 | 37.8±4.2 | 0.005 | <0.001 | 0.228 |
| | $D_{mean}$‡ | 5.6±6.7 | 4.3±5.0 | 13.8±5.7 | 0.002 | 0.002 | 0.492 |
| 食管 | $D_{1cc}$‡ | 56.7±20.1 | 53.2±23.7 | 60.0±16.2 | 0.027 | 0.006 | 0.037 |
| | $D_{mean}$‡ | 16.9±11.2 | 16.2±11.7 | 20.9±11.1 | 0.003 | 0.003 | 0.100 |
| 近端支气管树 | $D_{1cc}$‡ | 71.3±1.1 | 71.4±2.0 | 70.8±0.6 | 0.162 | 0.354 | 0.863 |
| | $D_{mean}$‡ | 29.6±17.0 | 29.9±18.6 | 32.6±17.4 | 0.008 | 0.013 | 0.798 |
| 胸部骨骼 | $D_{mean}$‡ | 4.8±3.1 | 4.8±3.3 | 11.1±4.2 | 0.002 | 0.002 | 0.695 |

注：IMPT，调强质子放疗；IMCT，调强碳离子放疗；IMRT，调强 X 线放疗；$D_{mean}$，平均剂量；$D_{xcc}$，接受最高剂量的 xcc 体积中的最小剂量；$V_x$，X Gy 剂量线所覆盖的体积百分比；RBE，相对生物效应。
†：IMPT vs. IMRT；††：IMCT vs. IMRT；†††：IMPT vs. IMCT；‡：剂量数值在 IMPT/IMCT 计划表达为 RBE 加权剂量 Gy（RBE），在 IMRT 则为吸收剂量 Gy。
引自：Ming X, Mao J, Ma N, et al. Physics in medicine and biology. 2024;69(1):015025.

### 8.1.3 肺癌粒子放疗的适应证和禁忌证

**（1）适应证**

1) 细胞学或组织学诊断为原发性肺癌。

2) 早期或局部晚期 NSCLC：拒绝手术、因医学原因不适合手术或不可切除的Ⅰ～Ⅲc 期的根治性放疗，或术后复发且没有远处转移者。

3) 局限期 SCLC 的根治性放疗。

4) NSCLC 或者局限期 SCLC 的术后辅助放疗。

**（2）禁忌证**

与 X 线放疗相同，禁忌证为：严重感染性疾病，或在慢性感染性疾病活动期；体内有金属假体植入物，可能明显影响靶区照射剂量计算者；安装了心脏起搏器、放射可能干扰起搏器正常功能者等。

### 8.1.4 质子碳离子放疗技术

使用质子碳离子射线的笔形束扫描技术放疗肺癌具有较大的挑战。原因是：第一，粒子射线在人体组织中的剂量沉积对组织密度的敏感性高于光子，而肺癌所处的周围正常结构会涉及从肺组织到胸廓骨骼的密度大跨越，且因呼吸运动和心脏搏动，这些组织密度在射线经过的区域（包括肿瘤病灶和 OAR）可能会处于一直变动的状态，导致剂量传递不精确。第二，肺组织对粒子射线的相对线性阻止能力（RLSP）小，仅为水的 1/6～1/3，从而导致其剂量分布不确定性加大。第三，肺部因其蜂窝状结构，HU 值测定的不确定性明显增加，带来剂量计算的不确定性。呼吸运动带来的靶区和 OAR 在治疗期间的活动，无论是分次内还是分次间，又加剧了上述困难的程度。第四，笔形束扫描的机械运动和因呼吸导致的病灶和 OAR 的运动之间的相互作用，会造成剂量给予存在很大的不确定性（即交互作用，interplay effect）。第五，肩关节是人体活动自由度最大的关节，摆位时的重复性较差。综上所述，质子重离子技术应用到肺癌患者时，需要综合考虑各类影响因素，如尽可能控制呼吸运动、避开心脏和大血管搏动区域、改善摆位重复性、增加放疗计划鲁棒性、增加肺组织密度测量的准确性等。下面介绍的技术是基于 SPHIC 已有的设备和临床实际经验。

**（1）体位固定**

根据放射野设计的需要，制作个体化体位固定装置，根据病灶的具体位置来选择仰卧或俯卧的体位，使得射线经过的正常组织（如肺组织）尽可能少。

**（2）肿瘤运动的控制**

每个患者需要在模拟机透视下评估病灶在前后、左右、上下等方向上的运动幅度，并进一步行四维 CT 扫描进行确认，根据病灶运动的幅度来选择呼吸运动的控制方式。

1) 自由呼吸：对肿瘤随呼吸运动的幅度<5mm 的患者，可在自由呼吸状态下进行放疗。

2) 呼吸门控技术：为最常用的呼吸控制技术，选择合适的呼吸时相为放疗的门控窗口，使肿瘤在门控窗口内的残余呼吸运动幅度<5mm。对患者配合的要求相对较低。

3) 深吸气后屏气技术：常用主动呼吸控制（ABC）技术，深吸气后屏气时间能够维持在>20～30秒的患者可以使用，患者吸气后屏气的时间一般设置在最大屏气时间的80%～90%。患者需接受反复训练，学会与ABC装置配合，并可稳定重复深吸气后屏气的过程。

### （3）光学体表追踪辅助摆位技术

在覆盖热塑体膜前，先进行一次CT平扫，数据上传至光学体表追踪辅助摆位系统储存。在每次治疗前的摆位时，光学体表追踪辅助摆位系统将患者皮肤表面的轮廓通过可见光的形式投射至患者的体表，如果与实际体表位置差异超过设定值，会显示不同色彩的光线（如红色），此时可通过调整患者体位至误差范围内，以获得最大精度的摆位。采用该技术辅助摆位可使体位重复性更佳，并提高摆位的效率。

### （4）模拟机定位

采用CT模拟定位。CT扫描范围必须包括放射线经过的全部解剖结构，一般需包含全颈和全肺。使用呼吸门控的患者，使用四维CT扫描（4D-CT）；使用ABC的患者，需在不同时间于深吸气后屏气状态下进行3次CT扫描；自由呼吸患者则用常规CT扫描。

### （5）放疗计划设计

1) 靶区的勾画：GTV、iGTV和CTV的靶区勾画原则与光子放射治疗类似，由医生确定。本中心要求精确确定肺癌原发灶和转移性淋巴结的GTV，需要通过评估各项临床和影像学资料，包括体格检查、支气管镜、胸部增强CT扫描和PET-CT扫描[使用$^{18}$FDG和（或）成纤维细胞活化蛋白抑制剂（fibroblast activation protein inhibitor, FAPI）等示踪剂]，增强胸部核磁共振影像有时可以帮助区分肺不张和肿瘤病灶。iGTV通过组合各时相上的GTV或从四维定位CT上重建的最大密度投影（maximal intensity projection，MIP）CT获得，肺部原发灶在肺窗、转移淋巴结在纵隔窗上勾画；iGTV均匀外放6 mm生成CTV，再外放5 mm获得供剂量学比较的PTV。

2) 正常器官的勾画：对于使用呼吸门控技术的患者，在门控窗口的平均CT图像上勾画OAR，包括两肺、心脏、脊髓、食管、近端支气管树、臂丛和胃等。采用自由呼吸和ABC技术的患者在平扫定位CT上勾画。

3) 放疗计划设计：

A. 放射野的布置：需尽可能选择离肿瘤最近的射野方向；选择射线经过途径中不确定因素最小的入路，避开密度变化较大的路径，如自主搏动的心脏、随呼吸运动的横膈；尽量避免在射线前进方向的深部有关键的OAR如脊髓等。

B. 减少射线扫描技术治疗运动靶区造成的剂量给予不确定性（interplay effect）：例如，选择多野照射；选用较大的射线线束和较小的射线间距；小病灶（如Ⅰ期肺癌）时尽可能不用多野调强放射技术，而使用单野优化技术（SBO）。

4) SPHIC目前使用的碳离子照射肺癌的剂量：①早期NSCLC中央型和局部晚期NSCLC，3.5 Gy（RBE）/次×22次（前瞻性Ⅱ期临床研究）；②早期NSCLC中间型，7.0 Gy（RBE）/次×10次（前瞻性Ⅱ期临床研究）；③早期NSCLC周围型，8.0 Gy（RBE）/次×8次；12.0 Gy（RBE）/次×4次（前瞻性Ⅱ期临床研究）。

中间型的定义是基于碳离子射线具有更窄的半影和 Bragg 峰的特点，可以更好地避开或保护如脊髓和心脏等关键器官。因此从 RTOG 0813 的中央型患者中抽出部分可以安全提高单次照射剂量的患者，希望可以较中央型患者在不增加放疗相关毒副作用的基础上减少照射次数，并提高 BED，从而提高局部控制疗效。从累积至今的临床结果看，相对于中央型患者，中间型患者的治疗次数减少、严重毒副作用没有增加、生存率有所提高。对于周围型患者，SPHIC 目前仍然致力于进一步降低照射次数。

5) 危及器官和组织的剂量限制：质子放疗的 OAR 剂量限制参考 X 线放疗和已经发表的质子放疗相关文献。CIRT 的 OAR 剂量限制则在此基础上另参考日本 CIRT 的相关文献报道和 SPHIC 自己的临床观察分析所得。需要注意的是，CIRT 临床处方一般采用相对生物效应加权剂量（RBE-weighted dose），因此采用不同生物剂量转换模型（如 MKM、LEM 等）的中心的数据不可直接照搬。

6) CIRT 计划的验证：完成放疗计划设计后，在正式照射患者前必须进行患者个体化计划的验证。一般使用水箱的剂量验证。另外，可使用 PET/CT 验证体位准确性（参照第 5 章"核医学在质子碳离子放射治疗中的应用"）。

7) 放疗中的质量控制和保证：①每次照射前，患者体位用二维正交 X 线拍片校正，除了骨骼对准外，根据患者靶区位置可能另外要求气管分叉、横膈等对准；②每次治疗前、治疗中每周都需要进行在线 CT 或者定位 CT 复查，以观察肺癌病灶和周围正常器官的变化，并且把原始的放疗计划导入复查 CT 进行重新计算，以确定放疗计划是否应该进行修改或重新计划（典型病例如图 8-2 所示）；③保证患者在放疗过程中的呼吸平稳，在治疗过程中的呼吸频率和幅度等必须与 CT 模拟定位时基本保持一致。

SPHIC 的一项研究证明了对于肺癌 CIRT 中每周定期进行复位 CT 的重要性。在 SPHIC 接受 CIRT 的连续、非选择性入组的 98 例局部晚期 NSCLC 患者中，有 31 例患者（32%）在放疗过程中共进行了 43 次计划修改。需要修改计划者，肿瘤体积变化和肿瘤中心点移位显著高于无须修改计划者（17.23% vs. 4.3%，$P<0.01$；5.21 mm vs. 2.78 mm，$P<0.01$）；修改后的自适应计划可以很好地保证靶区覆盖率并明显降低脊髓的最大剂量[中位下降达 10.4 Gy（RBE），$P=0.005$]。图 8-2 显示了一例典型病例。

### 8.1.5　SPHIC 肺癌质子碳离子放疗的临床资料

#### （1）31 例 I 期肺癌质子碳离子放疗的疗效分析

SPHIC 回顾性分析了 2014 年 8 月—2018 年 3 月连续收治的 31 例早期 NSCLC 患者，纳入标准为原发灶与肺门淋巴结最长直径之和<5 cm、$N_{0\sim1}$、$M_0$（AJCC 7 版分期 I～IIa 期）。根据肿瘤位置的不同，处方分为 5～7.5 Gy（RBE）×8～10 次、4～5 Gy（RBE）×15～16 次、2.25～3.5 Gy（RBE）×20～31 次 3 个类别。患者中位年龄 71（50～80）岁，中位随访时间 12.1（2.9～45.2）个月。14 例为腺癌，7 例为鳞状细胞癌，4 例为非特异性 NSCLC，6 例为临床诊断（其中 4 例既往有肺癌手术史）。中位肿瘤最大径为 3.1（1.1～4.7）cm。1、2 年无进展生存率、肿瘤 LC、病因特异性生存率和 OS 分别为 85.5% 和 85.5%、95.2% 和 95.2%、95.0% 和 95.0%、90.7% 和 90.7%。3 级损伤仅

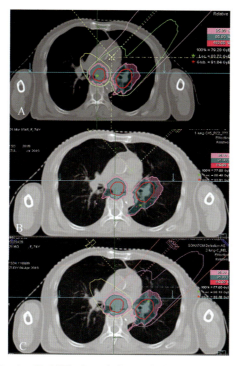

**图 8-2　放疗期间每周在线 CT 复查的肺癌典型病例**

注：Ⅲ期左肺腺癌，碳离子放疗 3.6 Gy(RBE)/次，照射 22 次。A. 患者放射治疗计划的剂量分布；B. 患者在照射 6 次后，在线 CT 复查显示肿瘤体积缩小，肿瘤的解剖位置发生改变，导致 95% 等剂量线（青色）冲出了靶区范围以外，即"射线打过了头"(overshoot)，脊髓存在剂量过高的风险，因此修改放疗计划；C. 修改计划后，"overshoot"的部分明显缩小，剂量分布基本和原计划相同。

1 例，为肺损伤。2 级急性毒副作用包括血液学毒性（5 例）、放射性肺损伤（2 例）、胸膜疼痛（1 例）和放射性皮炎（1 例）。2 级晚期毒副作用包括放射性肺损伤（3 例）和肋骨骨折（1 例）。研究表明，质子重离子治疗早期肺癌安全性好，短期随访疗效佳，长期疗效和毒副作用还有待积累病例、长期随访的研究结果。

**（2）局部晚期非小细胞肺癌 CIRT 的疗效分析（在 2024 年全国放射肿瘤治疗学学术年会的报告）**

2016 年 12 月—2023 年 6 月，共有 181 例病理学证实的Ⅲ期（AJCC 第 8 版）NSCLC 并接受了根治性 CIRT 的患者被纳入。中位剂量为 77(69～83.6) Gy(RBE)/22(19～24) 次。患者在 CIRT 前和(或)后接受系统性抗肿瘤药物治疗。中位随访时间 18.2(2.8～78.3) 个月。1、2、3 和 4 级急性毒副作用发生率分别为 62.4%、30.4%、2.8% 和 0.6%。3 级及以上急性毒副作用均为血液学相关毒性。1、2、3 和 4 级晚期毒副作用发生率分别为 40.3%、30.9%、4.4% 和 1.7%，其中 3～4 级反应为 6.1%。从放疗第一天起计算，中位总生存和无进展生存时间分别为 37.1 和 16.7 个月。2 年 OS、PSF 和 LC 率分别为 64.2%、40.3% 和 66.1%。CIRT 在Ⅲ期 NSCLC 显示出良好的总生存、无进展生存及较温和的毒副作用。根据多因素分析结果，使用 CIRT 后免疫治疗、提高靶区剂量的同时给予正常组织更合适的剂量限制有可能进一步改善局部晚期 NSCLC 患者的生存。

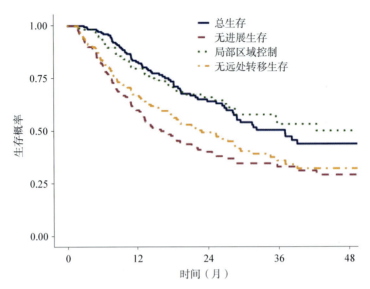

图 8-3 SPHIC 181 例局部晚期 NSCLC 使用 CIRT 后的生存情况

**（3）局限期 SCLC 质子联合碳离子放疗的疗效分析**

SPHIC 已发表文献分析了在 2017 年 3 月—2020 年 4 月间，SPHIC 治疗的 25 例局限期 SCLC 患者接受质子联合碳离子放疗合并同期化疗的治疗结果。处方剂量为 67.1（63~74.8）Gy（RBE），分 25~30 次照射；其中 PRT 2.0~2.2 Gy（RBE）/次，共 20~23 次照射，CIRT 3.0~3.8 Gy（RBE）/次，共 5~8 次照射。全组中位随访 19.2（6.7~41.9）个月。患者 2 年 OS 和 PFS 率分别为 81.7% 和 41.2%。患者耐受良好，未出现 4~5 级严重毒副作用；3 级急性血液学相关毒副作用发生率 20%，3 级放疗相关的急性及后期放射损伤为食管和气管支气管毒副作用，发生率均为 4.0%。初步结果表明质子联合碳离子放射治疗对局限期 SCLC 患者是安全、有效的。

**（4）质子碳离子放疗对患者周围血淋巴细胞影响的研究**

SPHIC 进行了 NSCLC 的 IMPT、IMCT 和 X 线 IMRT 对淋巴细胞减少影响的比较研究。结果显示，与 X 线放疗相比，PRT 或 CIRT 后发生严重放射诱导的淋巴细胞减少症（severe radiation-induced lymphopenia，SRL）的可能性更小（$P<0.001$），分别是 79.0% 和 31.3%。X 线放疗（$P=0.004$）、放疗前较低的绝对淋巴细胞数（$P=0.030$）和较大的计划靶体积（$P=0.002$）均是 SRL 的重要独立危险因素。SRL 组患者中位生存时间明显低于非 SRL 组患者（15.0 个月 vs. 29.2 个月，$P=0.046$）。此外，胸椎 $V_5$（$P=0.002$）和主动脉 $V_5$（$P=0.026$）是 SRL 的独立危险预测因子。该研究结果提示质子、碳离子射线对于正常组织的保护作用可能延长生存、改善预后。

### 8.1.6 SPHIC 肺癌放疗的典型病例

典型病例一：Ⅰ期周围型 NSCLC。男性，72 岁，左肺鳞癌 $cT_1N_0M_0$-Ⅰ期，周围型。接受 CIRT 65 Gy（REB）/10 次。至末次随访，患者生存 2 年余，无肿瘤复发和转移证据,也未随访到≥2级的放疗相关毒副作用(图8-4)。

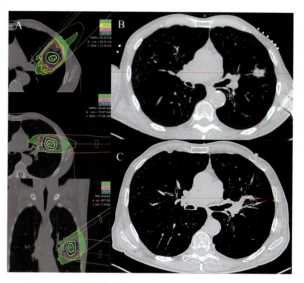

**图8-4 典型病例一：Ⅰ期周围型非小细胞肺癌**
注：A.碳离子放射剂量分布图,使用水平和45°野两个机房各照射5次；B.放疗前肿瘤的基线图像；C.CIRT后26个月复查的CT,显示肿瘤基本消失,原发灶位置只有轻度肺纤维化形成。

典型病例二：Ⅰ期中央型NSCLC。男性,79岁,右肺鳞癌,$cT_1N_0M_0$-Ⅰ期,中央型。通气功能重度障碍[限制型,第1秒用力呼气量(forced expiratory volume in one second, FEV1)=1.22L]。接受CIRT 80Gy(RBE)/20次。患者于放疗后24个月死于基础心脏疾病,随访期间未发现肿瘤复发和转移,也未随访到≥2级的放疗相关毒副作用(图8-5)。

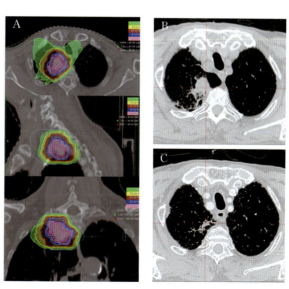

**图8-5 典型病例二：Ⅰ期中央型非小细胞肺癌**
注：A.碳离子放射剂量分布图；B.放疗前肿瘤的基线图像；C.碳离子放疗后3个月复查的CT,显示肿瘤基本消失,原发灶位置只有轻度肺纤维化形成。

典型病例三：Ⅲ期 NSCLC。女性，61岁，左肺腺癌 cT$_4$N$_3$M$_0$Ⅲc 期。接受 CIRT 77 Gy(RBE)/22 次。患者碳离子治疗后已生存 6 年，至末次随访无复发和转移征象。未观察到 3 级及以上 CIRT 相关毒副作用（图 8-6）。

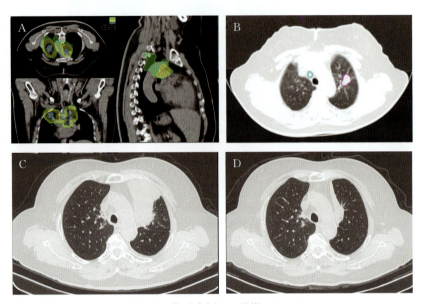

**图 8-6　典型病例三：Ⅲ期 NSCLC**

注：A. 碳离子放射的剂量分布图；B. 放疗前肿瘤的基线图像；C. CIRT 后 12 个月复查的 CT，显示肿瘤基本消失，上叶肺不张。D. CIRT 后 64 个月复查的 CT，显示肿瘤消失、肺不张有所缓解。

（茅静芳　陈　剑　麻宁一　刘晓莉　明　雪　吴开良）

## 8.2　食管癌

### 8.2.1　概述

**（1）食管癌的流行病学**

原发性食管癌（下称食管癌）是常见恶性肿瘤之一。根据流行病学统计，2022 年全世界癌食管癌发病人数 51.07 万，位居恶性肿瘤发病人数第 11 位；因食管癌死亡人数 44.51 万，居肿瘤死亡人数第 7 位。2022 年我国全国食管癌发病人数 22.40 万，发病率 8.32/10 万，位列恶性肿瘤发病人数第 7 位；因食管癌死亡人数 18.75 万，死亡率 6.68/10 万，位列恶性肿瘤死亡人数第 5 位。

**（2）食管癌的多学科综合治疗**

食管癌的治疗策略依据其病理类型和临床分期制定。部分 T$_{1a}$ 食管癌，可以首选内镜下治疗；对可手术治疗的局部晚期的疾病，推荐新辅助放化疗联合手术的治疗方式，以提高手术切除率和生存率。对于手术禁忌证或拒绝手术的患者、颈段食管癌或因肿瘤本身侵犯周围组织/器官无法切除的局部晚期食管癌患者,根治性放化疗为标准治疗方案。

### (3) 食管癌 X 线放疗

根据新辅助治疗的研究结果,放疗剂量 40 Gy 以上,其病理学完全缓解率即可达 30%~40%,提示有 1/3 以上的患者在较低剂量即可达到治疗目的。而很多患者即便接受≥60 Gy 的剂量后仍然出现局部复发。所以食管癌可能存在对放疗敏感性差异较大的患者亚群。

食管癌根治性放疗后野内复发率在 40% 以上。放疗界一直希望提高局部剂量能提高肿瘤局控率。虽有高质量的荟萃分析显示,高于标准的放疗剂量(≥60 Gy)可能会使不可手术的食管鳞癌患者获得更好的疗效,然而国内外多个前瞻性Ⅲ期随机对照研究结果显示,高剂量组均不能获得更多收益。如 RTOG 9405 前瞻性Ⅲ期随机对照研究显示:食管癌患者接受 64.8 Gy 或 50.4 Gy 放疗联合化疗,两组患者的中位生存时间、2 年总生存率(OS)及局部区域失败率均无明显统计学差异。陈明等在我国以鳞癌为主的食管癌人群中的研究,均显示更高的放疗剂量未见治疗获益。目前的国际食管癌治疗指南提出:根治性放化疗的放疗总剂量推荐常规分割照射 50~50.4 Gy,同期化疗。

### (4) 食管癌的质子和碳离子放疗

M.D.Anderson 癌症中心发表了一项大规模回顾性临床研究结果,共包括 343 例Ⅰ~Ⅲ期食管癌患者,接受中位 50.4 Gy 放疗剂量,比较调强放疗(IMRT)(211 例)和质子放疗(132 例)的疗效。结果显示:质子放疗的疗效优于 IMRT,5 年 OS(41.6% vs. 31.6%,$P=0.011$)、5 年 PFS(34.9% vs. 20.4%,$P=0.001$)以及 5 年局部 PFS(59.9% vs. 49.9%,$P=0.075$)更高。多因素分析提示 IMRT 是 OS、PFS 及局部无进展生存的独立危险因素。两组治疗毒副作用未见明显差异(3~5 级毒副作用发生率:38.7% vs. 46.9%)。该研究显示对于食管癌患者,质子放疗较 IMRT 具有明显生存获益。

另一项来自 M.D.Anderson 癌症中心的前瞻性Ⅱb 期随机临床研究,共包括 107 例Ⅰ~Ⅲ期食管癌,患者分别接受 50.4 Gy 的 IMRT 或质子放疗(80% 为被动散射技术)。质子放疗显示了不劣于 IMRT 的疗效(3 年 PFS,44.5% vs. 44.5%,$P=0.70$;3 年 OS,51.2% vs. 50.8%,$P=0.60$)。重要的是质子放疗降低了不良事件的风险和严重程度(总的毒性负荷后验均值,17.4 vs. 39.9,$P=0.018$)。对其中 51 例接受了同期放化疗后手术的患者亚群,IMRT 组的术后并发症评分高达质子放疗组的 7.6 倍(19.1 vs. 2.5,$P=0.02$),且其住院时间更长(13 天 vs. 8 天,$P=0.06$)。

此外,一项来自 M.D.Anderson 癌症中心的质子/X 线放疗前瞻性临床试验研究同步加量(58.8 Gy 或 63 Gy),其结果与同期的机构内标准剂量(50.4 Gy)的患者比较,显示了可接受的治疗毒副作用以及更好的局部肿瘤控制($P=0.03$)和 OS($P=0.02$),提示局部加量的可行性,但是还需要进一步大规模研究证实。

对于食管癌的碳离子放疗,2012 年由日本千叶大学发表了术前放疗的临床研究,共治疗了 31 例Ⅰ～Ⅲ期食管鳞癌，碳离子照射剂量为 28.8～36.8 Gy（RBE）/8 次。结果显示，术后病理学完全缓解率为 38.7%，3 年和 5 年无复发生存率均为 62%，Ⅰ期、Ⅱ期及Ⅲ期患者 3 年、5 年 OS 分别是 81% 和 61%、85% 和 77% 以及 43% 和 29%；急性 3 级及以上的放疗相关毒性仅 3.2%。该研究显示了碳离子放疗对于食管癌新辅助治疗的可行性。

日本 QST 发表了碳离子放疗早期食管癌的临床结果，38 例Ⅰ期（$T_{1b}$）食管鳞癌，接受碳离子 50.4 Gy（RBE）/12 次照射作为根治性放疗。结果显示：5 年 OS、局部肿瘤控制率及 PFS 分别是 76.6%、74.9% 和 66.4%；急性及晚期 3 级及以上对食管及肺的毒副作用发生率分别为 21.1% 及 5.3%。该研究结果显示了单纯碳离子放疗治疗早期食管癌的可行性。

### 8.2.2 食管癌质子碳离子放疗的优势

#### （1）质子碳离子放疗食管癌的物理学优势

SPHIC 进行了 IMRT、质子（IMPT）和碳离子（IMCT）放疗食管癌的剂量学比较研究结果。使用相同的肿瘤靶体积（GTV）、内肿瘤靶体积（iGTV）和临床靶体积（CTV）定义。计划靶体积（PTV），IMRT 计划由 CTV 均匀外放 6 mm；IMPT 和 IMCT 计划 PTV 是 CTV 在束流侧向扩展 6 mm，束流近端及尾端方向考虑射程不确定性和摆位不确定性，进行适当扩展。作剂量学比较时，IMRT 以吸收剂量作为处方剂量；IMPT 和 IMCT 均以 RBE 加权剂量（RBE-weighted dose）处方，总剂量 69.3 Gy（RBE），同时满足 OARs 的限制要求。结果显示：IMPT 和 IMCT 均能显著降低心脏和肺的受照剂量和受照体积，尤其是中低剂量区；其中心脏的平均剂量和 $V_5 \sim V_{60}$ 可较 IMRT 下降（$P<0.05$），肺的平均剂量和 $V_5 \sim V_{20}$ 可较 IMRT 下降（$P<0.05$）。此外，IMPT 和 IMCT 计划中，脊髓和气管的最大剂量（$D_{max}$）和近似最大剂量（$D_{1\%}$）相对于 IMRT 的下降均有统计学意义（$P<0.05$）。图 8-7 展示了一例典型食管癌分别采用 3 种照射技术设计计划的剂量分布。该图显示：在相似的靶区覆盖前提下，质子碳离子照射技术显著降低了患者正常组织和 OAR 的受照体积，其中直观的是位于束流远端的脊髓明显远离 30 Gy（RBE）及以上剂量受照范围，从而提供更安全的剂量学保护。

#### （2）食管癌的碳离子放射生物学优势

体外细胞生物实验的结果表明，质子射线的 RBE 是 1.1～1.2，其放射生物效应与 X/γ 线相比略强。碳离子射线由于其高 LET 而比质子或光子产生更严重的放射生物损伤。来自德国弗莱堡大学的研究人员选择了 4 株食管癌细胞进行了 X 线、质子、碳离子及氧离子射线的细胞克隆形成试验。结果显示，4 株食管癌细胞质子、碳离子及氧离子射线的平均 RBE 分别为 1.1、2.3 及 2.5。

### 8.2.3 食管癌质子碳离子放疗的适应证和禁忌证

1) 食管癌质子碳离子放疗的适应证：①获得组织学或细胞学病理证实；②Ⅰ～Ⅳa 期（AJCC 第 8 版）和部分Ⅳb 期（锁骨上淋巴结转移）者接受根治性放疗；③临界可手术

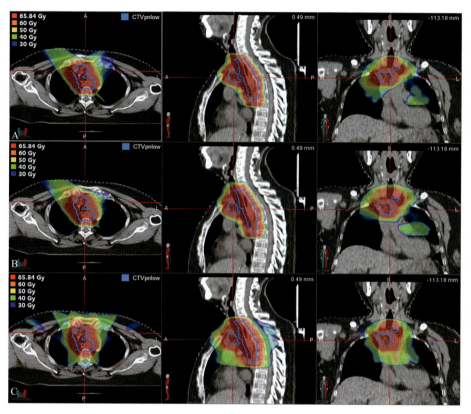

图 8-7 一例典型食管癌的放疗剂量分布图比较

注：A. IMCT；B. IMPT；C. IMRT。

的局部晚期食管癌患者接受术前放疗；④术后病理显示 $T_{3\sim4}$、有区域淋巴结转移、有镜下或肉眼残留者行术后辅助放疗；⑤术后复发的患者，再分期符合根治性放疗。

2) 食管癌质子碳离子放疗的禁忌证：与 X 线放疗相同，已有食管穿孔、可能导致食管穿孔的尖深溃疡；体内有过大或不知材质的金属假体植入物；安装了心脏起搏器的患者，不能确认射线是否会对起搏器正常功能造成干扰。

### 8.2.4 食管癌质子碳离子放疗技术

食管癌质子碳离子放疗的技术和流程请参阅肺癌章节。

食管癌的病灶虽不似肺内的病灶直接随呼吸而运动，但食管癌质子碳离子放疗时，射线需要经过周围肺组织才能到达靶区，射线经过的正常组织有可能会受到呼吸运动的影响，气管分叉随呼吸的运动也可能影响隆突下淋巴结或附近的食管原发灶；且食管原发灶需要向头足侧沿食管延伸 3～4 cm 作为 CTV 靶区，因此除颈段或非常靠近颈段的上胸段食管癌可采用自由平静呼吸下的放疗外，其他仍需采用呼吸控制技术以降低呼吸对剂量分布的影响。一般都采用呼吸门控技术。

对位于下胸段或者有贲门旁淋巴结转移的食管癌患者，需判断是否要空腹进行 CT 定位和治疗，以尽可能减少对胃的照射。

食管癌的靶区的勾画，包括 GTV、iGTV 和 CTV，与 X 线放疗相同。要精确定位食管癌病灶的 GTV，需要联合其他诊断技术，包括食管（超声）内镜、食管造影、增强 CT 扫描、PET/CT 等。对于影像学检查不能明确判断食管病灶上下界的患者，可以进一步通过增强胸部 MRI 或者胃镜下放置钛夹标记来辅助定位。

计划制作时，根据肿瘤部位及周围危及器官情况设野，一般为 2~3 个入射方向。设野时选择离肿瘤路径最短的射野，以减少正常组织的放射剂量和不确定因素；选择射线路径中不确定因素最小的入路；在射线前进方向的末端（靶区深部）没有关键的危及器官，如脊髓等。

### 8.2.5　SPHIC 食管癌质子碳离子放疗的临床资料

2017—2020 年间，SPHIC 连续治疗 20 例质子联合碳离子放疗的食管鳞癌患者，其中 17 例接受化疗。患者接受质子照射总剂量 44~56 Gy（RBE），2 Gy（RBE）/次，每周照射 5 次。然后碳离子对 GTV 加量照射 15~23.1 Gy（RBE），3.0~3.3 Gy（RBE）/次。中位随访 25.0 个月。患者 2 年 OS、PFS 和区域无进展生存率分别为 69%、57% 和 65%。未观察到 3~5 级非血液学急性毒副作用。放疗相关的后期放射损伤包括 3 级气管支气管和食管毒性，发生率都为 5%。

### 8.2.6　SPHIC 放疗食管癌的典型病例

典型病例一：胸中段食管鳞癌，接受质子 50 Gy（RBE）/25 次加碳离子加量放疗 21 Gy（RBE）/7 次照射。患者已经无瘤生存 6 年（图 8-8）。

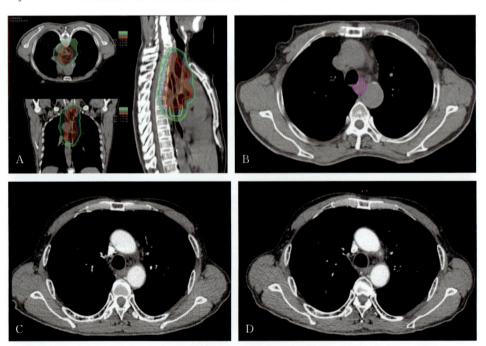

**图 8-8　典型病例一：质子联合重离子放疗剂量分布图和病灶的 CT 图像**

注：A. 质子碳离子放射的剂量分布图；B. 放疗前肿瘤的基线 CT 图像（红色为肿瘤）；C. 放疗后 24 个月复查的 CT，显示肿瘤基本消失；D. 放疗后 72 个月复查的 CT，显示肿瘤消失。

典型病例二：胸上中段食管鳞癌。接受质子 50 Gy（RBE）/25 次加碳离子加量放疗 21 Gy（RBE）/7 次照射。放疗后 1 年患者呼吸困难症状明显，气管镜检查提示上段气管狭窄、新生物隆起，活检未见恶性证据。内镜下治疗后好转（图 8-9）。

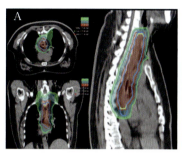
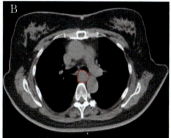
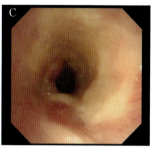

图 8-9　典型病例二：质子碳离子放疗后发生气管狭窄

注：A. 质子碳离子放射的剂量分布图；B. 放疗前肿瘤的基线 CT 图像（红色为肿瘤）；C. 放疗后复查的气管镜图像，提示狭窄，患者呼吸困难症状明显。

（麻宁一　刘晓莉　明　雪　茅静芳）

## 8.3　纵隔肿瘤

### 8.3.1　概述

**（1）纵隔肿瘤的流行病学**

纵隔肿瘤分为原发性肿瘤和继发性肿瘤。原发性纵隔肿瘤包括位于纵隔内各种组织结构所产生的肿瘤，但不包括从食管、气管、支气管和心脏所产生的良、恶性肿瘤。转移性肿瘤较常见，多数为淋巴结的转移，纵隔淋巴结转移病变多见于原发性支气管肺癌等；原发于食管、乳房和腹部的恶性肿瘤发生纵隔淋巴结转移也较为常见。

纵隔肿瘤包括：胸腺上皮肿瘤（thymic epithelial tumors，TET）、生殖细胞肿瘤（germ cell tumor，GCT）和神经内分泌肿瘤（neuroendocrine tumor，NET）。纵隔肿瘤占所有恶性肿瘤的 0.2%～1.5%。其中，胸腺上皮肿瘤较为常见。胸腺恶性肿瘤约占 35%，淋巴瘤约占 25%，甲状腺和其他内分泌肿瘤约占 15%，良性畸胎瘤约占 10%，恶性生殖细胞肿瘤约占 10%，胸腺良性病变约占 5%。

胸腺原发性肿瘤的发病率为 1.3～3.2/100 万，中国发病率约为 3.93/100 万。胸腺癌占胸腺肿瘤发病率的 15% 左右。胸腺肿瘤最常见的病理组织类型为鳞状细胞癌、淋巴上皮癌和未分化癌。

**（2）纵隔肿瘤的治疗**

不同类型肿瘤的治疗原则大不相同，通常会根据纵隔肿瘤的病理类型和分期来确定治疗方案。对于最常见的胸腺肿瘤，手术切除仍然是胸腺肿瘤的最常用治疗方法。

术后依据肿瘤的分期决定是否行辅助化疗和放疗。完全切除的Ⅰ期胸腺瘤，一般不需要术后化疗和放疗。而对于Ⅱ期胸腺瘤，以及Ⅲ期和Ⅳ期胸腺瘤和胸腺癌，推荐术后放疗。对于胸腺癌患者，建议术后行辅助放化疗。无法手术的局部晚期胸腺肿瘤，应首选新辅助化疗和(或)放疗，再根据病灶转归情况决定后续手术或放化疗。

### 8.3.2 纵隔肿瘤的X线放疗

对于无法切除的胸腺肿瘤患者，未完全切除(R1/R2)的胸腺瘤或胸腺癌患者，或作为局部晚期疾病患者综合治疗和手术后的辅助治疗，应给予根治性放疗。使用X线光子放疗的剂量(常规分割1.8～2.0 Gy/次)60～70 Gy。而对于Ⅱ期胸腺瘤，以及Ⅲ期和Ⅳ期胸腺瘤和胸腺癌术后行术后辅助放疗，常规分割放疗45～50 Gy。放疗医师制订放疗计划时应根据病理报告、手术记录情况、疾病范围和切缘状况评估需要照射的范围和照射剂量，必要时要与外科医生沟通了解手术情况。

### 8.3.3 纵隔肿瘤的质子碳离子放疗剂量学研究结果

质子放疗在胸腺肿瘤治疗的剂量学优势已写入美国国立综合癌症网络(NCCN)的胸腺肿瘤指南中，相较于X线放疗，质子放疗可以更好地保护周围正常组织，降低放疗相关毒副作用。

在2016年Parikh等研究纳入4位接受胸腺肿瘤R1/R2切除术后的患者，相较于光子计划，质子计划在肺(4.6 Gy vs. 8.1 Gy；$P=0.02$)、食管(5.4 Gy vs. 20.6 Gy；$P=0.003$)和心脏(6.0 Gy vs. 10.4 Gy；$P=0.007$)的剂量明显降低。在治疗和随访过程中未出现3级及以上的毒副作用。

一项剂量学比较研究分析了2011—2016年被纳入前瞻性研究的胸腺肿瘤患者，比较接受双散射质子束放疗(double-scattered proton beam radiation therapy，DS - PBT)和X线调强放疗(IMRT)对危及器官的剂量学参数。结果显示，质子放疗在心脏[平均剂量7.4 Gy (RBE) vs. 19.4 Gy (RBE)]、肺[平均剂量5.5 Gy (RBE) vs. 9.6 Gy (RBE)]、食管[最大剂量[27.5 Gy(RBE) vs. 49.6 Gy(RBE)]的剂量学参数中有明显优势。通过对危及器官剂量的减少，明显降低了患者第二原发性恶性肿瘤的发生率：肺(3.9% vs. 1.1%)、乳腺(1.8% vs. 0.8%)、食管(1.2% vs. 0.4%)、皮肤(1.6% vs. 0.2%)和胃(1.8% vs.<0.01%)。

Jennifer Vogel等的一项前瞻性质子放疗治疗胸腺肿瘤的研究纳入了27位患者，结果显示：中位平均肺剂量、接受≥20 Gy(RBE)放疗肺体积($V_{20}$)中位数和接受≥5 Gy(RBE)放疗肺体积($V_5$)中位数分别为9.4 Gy(RBE)、18%和26%。中位平均心脏剂量为9.6 Gy(RBE)；中位冠状动脉左前降支的平均剂量为34.4 Gy(RBE)。未发生≥3级放疗相关毒副作用。

SPHIC的陈剑医生比较了X线和质子碳离子放疗胸腺肿瘤患者危及器官受量的差异，并观察治疗胸腺肿瘤的近期疗效和毒副作用。统计结果显示，19位接受质子和碳离子放疗患者的正常组织受量仅为X线计划的25%～65%。其中，肺(两肺-CTV)平均剂量、$V_5$体积百分比和$V_{20}$及食管平均剂量等仅为X线放疗计划剂量的45%～

65%，脊髓最大剂量小于 X 线的 25%；质子、碳离子计划的心脏平均剂量下降 40%。

### 8.3.4 纵隔肿瘤质子重离子放疗的临床应用

目前质子重离子线束在 R0、R1、R2 切除或未行手术的胸腺肿瘤患者中均有应用，并获得良好疗效。2015 年 Hideaki Kojima 等研究者报道了一例巨大 B3 胸腺瘤使用 40 Gy(RBE)/20 次的质子线术前照射，照射后肿瘤明显退缩，成功完整切除肿瘤（切缘阴性）。Jennifer Vogel 的研究中包括根治性（6 位）、姑息性（4 位）和辅助性（17 位）质子放疗的 27 位患者，结果显示初期随访结果佳：3 年局部控制率 96%，远处控制率 74%，总生存率 94%。Mercado C.E.的研究纳入 30 位胸腺肿瘤患者（22 位胸腺瘤，8 位胸腺癌），使用质子线束予以术后放疗或者根治性放疗，中位随访时间为 13 个月（2～59 个月），仅有 1 名患者局部复发。

### 8.3.5 SPHIC 在纵隔肿瘤质子碳离子放疗中的经验

**（1）放疗的技术**

根据肿瘤位置选择合适的放疗体位。位于前纵隔的胸腺肿瘤患者一般采用仰卧位，使用头颈肩面罩进行固定，真空垫/发泡胶进行下肢固定；中、后纵隔肿瘤患者根据肿瘤具体位置、射线入射角度和路径选择合适的体位。定位时采用 4D‑CT 对心肺大血管器官运动进行评估，对于呼吸引起的靶区运动度＞5 mm，需使用呼吸控制技术，SPHIC 目前常用的技术为 Anzai 压力感受器的呼吸门控。根据术前的 CT/PET‑CT 影像，结合化疗后/术后影像，对 GTV/CTV 进行勾画；使用呼吸门控技术的患者需要在对应的呼吸门控时相上勾画出靶区和危及器官结构。在放疗计划的设计上，尽量选择离靶区最近的入射路径，避开心脏、脊髓等危及器官；使用多野照射保证靶区内剂量分布的均匀性。目前 SPHIC 常用的 R0 切除的胸腺瘤/癌照射剂量为质子 2.0 Gy(RBE)/次×25 次；R1/R2 切除的胸腺瘤/癌为碳离子 3.3 Gy(RBE)/次×20 次；其他纵隔肿瘤根据其对射线的敏感性和治疗的目的制定对应的治疗方案；危及器官限量根据胸部质子重离子放疗不同剂量分割下的正常组织限量进行限制。在每次放疗前，拍摄 0°和 90°验证片以确保治疗位置的正确；一般要求轴向误差小于 3 mm，旋转误差小于 2°。在放疗期间，每周进行 CT 复查，以观察肿瘤及周围正常组织的变化。发如果发现肿块或周围组织变化较大者，需要修改放疗计划。

**（2）SPHIC 质子碳离子线束治疗纵隔肿瘤的初步结果**

2020 年 SPHIC 的陈剑医生等发表了一篇使用质子碳离子治疗胸腺肿瘤的初步结果报告，共包括 19 位质子碳离子放疗的胸腺肿瘤患者，其中 12 位接受根治性放疗，6 位术后放疗及 1 位术后放疗后复发患者。未观察到≥3 级的急性和晚期毒副作用。2 年局部控制率和总生存率均为 100%，无进展生存率和无远处转移生存率均为 64.6%。该临床资料分析显示了质子碳离子治疗纵隔肿瘤具有良好的安全性和疗效。

**（3）SPHIC 放疗纵隔肿瘤的典型病例**

典型病例一：纵隔胸腺瘤 B3+B2 型，浸润周围脂肪组织（＜3 mm），R1 切除行术后放疗:质子照射 61.6 Gy(RBE)/28 次,每周 5 次。目前为放疗后 61 个月,未见复发转移(图 8-10、8-11)

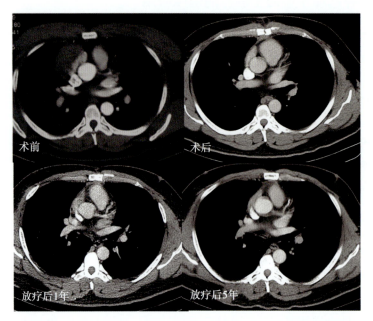

图 8-10　典型病例一:定期随访(术前、术后、放疗后 1 年和 5 年)的胸部 CT 影像对比

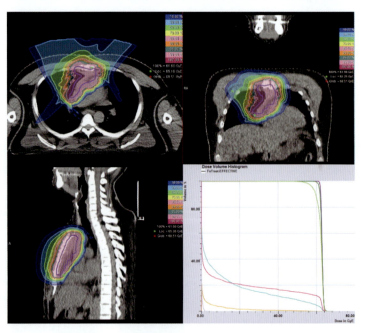

图 8-11　典型病例一:质子放疗计划横断位、冠状位和矢状位的对比图以及主要靶区、危及器官的剂量体积直方图(DVH)

典型病例二:纵隔 AB 型胸腺瘤,R2 手术切除。行辅助放疗:质子 44 Gy(RBE)[同期加量至 48.4 Gy(RBE)]/20 次,然后碳离子照射 21 Gy(RBE)[同期加量至 23.1 Gy

(RBE)]/7次。放疗后79个月发生肺转移,目前为放疗后99个月,胸腺局部未见复发(图8-12、8-13)。

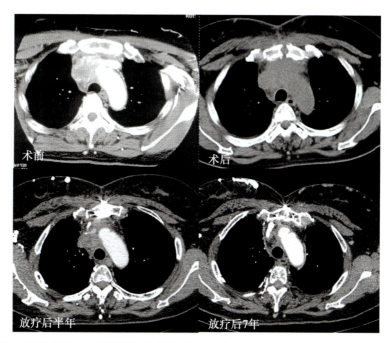

图8-12 典型病例二：定期随访（术前、术后、放疗后半年和7年）的胸部CT影像对比

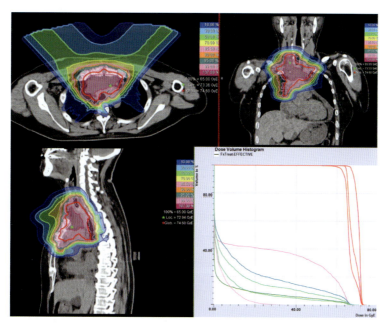

图8-13 典型病例二：质子碳离子放疗计划横断位、冠状位和矢状位剂量分布图及靶区、危及器官的剂量体积直方图（DVH）

（李雅琪　吴开良）

## 8.4 气管支气管腺样囊性癌

### 8.4.1 概述

**(1) 气管支气管腺样囊性癌的流行病学和临床表现**

原发于气管的恶性肿瘤较为罕见,年发病率仅约 0.1/10 万,占所有呼吸道恶性肿瘤的 0.1%~0.2%。其中鳞癌最为常见,占所有气管恶性肿瘤的 45%~66%;其次为腺样囊性癌(ACC),占 10%~30%;其他的类型包括黏液表皮样癌、腺癌、小细胞癌、不典型类癌、软组织肉瘤等多种类型。从组织学来源看,气管 ACC 属于小涎腺来源的肿瘤。气管 ACC 好发于青中年患者,明显早于气管鳞癌或者支气管肺癌,男女发病率相似或者男性略高,与是否吸烟不相关。

气管支气管 ACC 可沿气道管壁上皮及下方生长蔓延。虽然生长缓慢,但常可在早期就侵犯神经或沿着支气管壁侵犯到较远距离,显微镜下观察显示肿瘤可沿气道管壁蔓延超过可见肿瘤边缘 1 cm 以上。气管支气管 ACC 的淋巴结转移发生率在 10%~15%,且对预后影响比原发灶小。远处血行转移概率在 40% 左右,多见于肺。

气管支气管 ACC 手术治疗的 5 年总生存率(OS)在 50%~70%,甚至可达 90% 左右;10 年 OS 则在 30%~45%。气管支气管 ACC 患者虽病程较长,但手术完整切除困难大,切缘阳性率为 50%~84.4%,而手术无法切除的患者,通常选择 X 线根治性放疗,但因对 X 线放疗不够敏感,预后仍不够理想。

**(2) 气管支气管腺样囊性癌的诊断和治疗前评估**

气管支气管 ACC 由于没有典型临床表现,常被误诊。气管镜是早期发现和明确病理诊断的最佳手段。超声支气管镜可同时评价气管壁受侵情况,进一步确定肿瘤侵犯的范围和观察支气管壁外淋巴结的情况。一般情况下胸部 CT 和支气管镜结合可确诊。

气管支气管 ACC 的分期,最早是使用 Bhattacharyya 2004 年发表的气管肿瘤分期,该分期同时包括了气管鳞癌和气管 ACC,忽略了这两种病理类型间预后的较大差异,因此分期为 Ⅰ 期的患者 5 年总生存率不如 Ⅲ 期的患者,主要原因是 Ⅰ 期中包括了较多的鳞癌患者;此外,该分期没有包括关于远处转移的规定。气管肿瘤另有一个分期为 He 等提出的基于分析 SEER (surveillance, epidemiology, and end results program) 数据库中气管肿瘤数据获得的,由于其对于肿瘤外侵 (extension, E 分类) 的规定非常详尽,尤其是 E3,需要明确肿瘤是否侵犯主动脉弓、奇静脉、头臂静脉、颈动脉鞘、颈总动脉、颈动脉弓、膈神经、气管前筋膜、喉返神经、锁骨下动脉、迷走神经、环状软骨、食管、胸膜、主支气管(气管)、胸腺、甲状腺、脊柱等结构,该分期更适用于接受了根治性外科手术、有完整病理资料的患者。Högerle 等在 2019 年提出改良版的 Bhattacharyya 分期,增加了对有无远处转移、有无神经侵犯等情况的分期,较为贴近临床实践。

**（3）气管支气管腺样囊性癌的治疗**

手术是气管支气管 ACC 的首选治疗方式。气管支气管 ACC 的血行转移晚且生长缓慢，手术仍可提高这部分患者的生存，因此有无肺转移不作为 ACC 是否可手术的指征。多数报道认为，完整切除气管支气管 ACC 肿瘤可提高疗效。Honings 报道了 108 例 ACC 患者术后情况，阴性切缘的 40 例患者无论总生存时间还是无病生存期，均显著长于切缘阳性的 68 例患者（总生存时间：20.4 年 vs. 13.3 年，$P=0.007$；无病生存期：16.6 vs. 9.3 年，$P=0.005$）。

气管支气管 ACC 患者完整切除率低，不少患者需要接受术后辅助放疗。术后放射治疗可提高术后镜下残留（R1 切除）患者的疗效，有报道表明，R1 术后患者接受辅助放疗，中位复发时间可从 31 个月提高到 55 个月。

约有 1/3 的气管肿瘤患者会因为气道侵犯过长（约占无法手术患者的 2/3）、气管周围组织或器官侵犯、合并症和患者意愿等原因而无法接受手术治疗。这些患者的主要治疗手段是放疗，早期报道显示 X 线根治性放疗疗效明显低于手术患者；近年来随着放疗技术改进，疗效也较前提高，但缺乏较大规模的临床报道（表 8-4）。

表 8-4 气管支气管腺样囊性癌的疗效和毒副作用比较

| 作者 | 发表年份 | 病例数 | 治疗方式 | 中位生存时间（月） | 5年局部控制率(%) | 5年总生存率(%) | 10年局部控制率(%) | 10年总生存率(%) | 放射治疗相关毒副作用 |
|---|---|---|---|---|---|---|---|---|---|
| Hermes C G | 1990 | 45 | S+R | 118 | | | | | |
| | | 12 | R | 28 | | | | | |
| Donna E M | 1996 | 36 | S±R | 87 | | | | | |
| | | 6 | R | 73 | | | | | |
| Takanori K | 2002 | 11 | S±R | | | 91 | | 76 | |
| | | 5 | R | | | 40 | | 0 | |
| Julian R M | 2007 | 24 | S±R | | | 70 | | 63 | |
| | | 16 | R | | | 53 | | 31 | |
| Jong H L | 2011 | 17 | S±R | | | 100 | | 90 | |
| | | 13 | R±C | | | 54 | | 27 | |
| Mohammad B S | 2011 | 13 | S+R | 68.8 | | 78 | | | |
| | | 5 | R | 21.2 | | 40(2年) | | | |
| Hyoung U J | 2017 | 13 | S+R | | 100 | 92.3 | 100 | 76.9 | ≥3级 16%（2例死亡） |
| | | 9 | R | | 100 | 66.7 | 26.7 | 22.2 | |

续表

| 作者 | 发表年份 | 病例数 | 治疗方式 | 中位生存时间（月） | 5年局部控制率(%) | 5年总生存率(%) | 10年局部控制率(%) | 10年总生存率(%) | 放射治疗相关毒副作用 |
|---|---|---|---|---|---|---|---|---|---|
| Levy A | 2018 | 22 | S+R | | 100 | 82 | | | ≥3级 23% |
| | | 9 | R | | 90 | 86 | | | |
| Nathan B | 2008 | 20 | 中子线 | | 40(+后装)58 | 100(+后装)68 | | | ≥3级 10% |
| Vivek V | 2018 | 5 | 质子线 | | 5~47个月无复发 | 5~47个月均生存 | | | ≥3级 20% |
| Benjamin A H | 2019 | 7 | S | | 100 | 100 | 100 | 80 | ≥3级 5.3% |
| | | 13 | S+R | | 100 | 92 | 100 | 82 | |
| | | 18 | R | | 86 | 100 | 43 | 83 | |
| Wang Y L | 2019 | 156 | S±R | 198 | | 85 | | 63.4 | |
| | | 27 | R | 92 | | 63.7 | | 46.4 | |

注：S,手术；R,放射治疗；C,化疗。

### （4）气管支气管腺样囊性癌的新型放疗方式

高传能线密度（LET）放疗有可能使无法手术的气管支气管 ACC 获得值得期待的疗效。Bittner 等在 1989—2005 年间使用中子治疗 20 例气管支气管 ACC 患者，接受单纯中子放疗的 14 例患者 5 年 OS 为 68%，而中子外照射后加腔内近距离放疗者 5 年 OS 可达 89.4%，与手术患者的预后相当。然而腔内近距离放疗可能会导致严重的毒副作用，据报道 9 例气管支气管 ACC 患者接受 X 线外照射加腔内照射时，≥3 级的毒副作用发生率为 16%，包括 2 例 5 级反应。在头颈部 ACC 中，Jensen 等发现 X 线加碳离子放疗推量，与仅 X 线治疗相比，可以改善局部控制率和生存率。

Högerle 等报道了 38 例气管支气管 ACC 使用 X 线或者碳离子进行术后放疗或者积极放疗的结果。接受单纯放疗和多模式治疗（包括手术和辅助放疗）的患者 5 年总生存率、无局部进展生存率和无远处转移生存率分别为 100% 和 84%、88% 和 100%、67% 和 65%。其中，仅有两名患者接受了碳离子放疗，一名为术后辅助治疗，另一名为根治性治疗。对于根治性碳离子放疗患者，治疗后 20 个月随访，发现仍有较佳的局部控制。

### 8.4.2 SPHIC 气管支气管腺样囊性癌碳离子放疗的临床资料

#### （1）碳离子放疗技术

SPHIC 碳离子放疗使用笔形束扫描技术，笔形束扫描技术在胸部肿瘤中的应用方法详见肺癌章节。简而言之，对于自由呼吸状态下运动幅度>5mm 的病灶，使用呼吸门控、主动呼吸控制（ABC）技术等呼吸运动控制方式，使在束流扫描的时间窗口中，肿瘤运动幅度<5mm；对于自由呼吸状态下运动幅度<5mm的病灶，可在自由呼吸状态下进行治疗。靶区的确定需要结合气管镜检查结果，以及胸部增强CT、胸部增强核磁共振、PET-CT扫描（$^{18}$FDG或PSMA）等影像学检查结果。气管支气管ACC通常会沿着气管向头脚方向蔓延，一般建议肿瘤靶区体积（GTV）在外扩到临床靶区体积（CTV）时在头脚方向外扩1cm以上，最好达2cm。

### （2）SPHIC 18例气管支气管腺样囊性癌碳离子放疗的疗效分析

我们分析了2016年3月—2019年12月之间，SPHIC连续收治的有可见肿瘤的18例气管支气管ACC患者治疗结果，他们都接受了碳离子放疗。其中5例患者未经任何治疗，1例接受过探查性手术，2例接受过R2切除术，3例为手术后1.2～30年肿瘤复发，另有7例在碳离子放疗前接受了内镜下减瘤术（包括氩氦激光消融、冷冻消融、内镜圈套切除）。此外，在碳离子放疗前，1例患者有1个肺转移灶，1例患者有多个肺转移灶。18例患者中有6例病变累及隆突或双侧主支气管，有13例患者的病变长度超过5cm。16例患者接受66～72.6Gy（RBE）/22～23次的总剂量。中位随访时间为20.7个月（5.8～44.1个月），完全缓解7例，部分缓解8例，病情稳定2例，总体有效率（overall response rate，ORR）为88.2%。随访过程中5例患者发生远处转移。没有患者出现≥3级放疗相关的早期毒副作用。2级早期毒副作用包括食管炎（2例）、肺炎（1例）、气管狭窄（1例）、声音嘶哑（1例）和血液学毒性（1例）。在晚期毒副作用方面，3例患者出现了气道狭窄（2、3、4级各1例）。

在2024年的国际粒子治疗协会（PTCOG）年会上，我们报告了更新的数据，患者人数增至33例，中位随访42个月（6.5～95.6个月）。全组4年总生存率、局部控制率和无进展生存率分别为76.5%、71.6%和37.5%。

## 8.4.3 SPHIC碳离子根治性放疗气管支气管ACC的典型病例

患者，男，46岁，气管上段气管腺样囊性癌，病灶位于气管侧壁和后壁。2016年3月在SPHIC接受碳离子放疗69Gy（RBE）/23次。放疗后77个月时肿瘤仍控制（图8-14）。

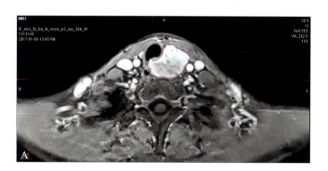

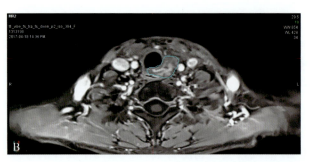

图 8-14 一例气管支气管 ACC 碳离子放疗前后的 MRI 图像

注：A 为放疗前肿瘤的基线图像，为 MRI 的 $T_1$ 动脉造影图像；显示肿瘤位于第一气管环水平，向腔内突出，压迫气管旁组织，与甲状腺左叶关系密切。B 为碳离子放疗后 3 个月复查的 MRI，同样为 MRI 的 $T_1$ 动脉造影图像；图像显示肿瘤基本消失，仅剩少量残存的纤维组织变化。

（陈　剑　茅静芳）

## 8.5 胸部恶性软组织肿瘤

### 8.5.1 概述

**（1）恶性软组织肿瘤的流行病学和临床表现**

恶性软组织肿瘤，也称软组织肉瘤（soft tissue sarcoma，STS），是发生于间叶组织的恶性肿瘤，较为罕见，2014 年全国新增 STS 病例约 39 900 例，占肿瘤总发病率的 1.05%。粗发病率为 2.91/10 万，普遍随年龄增长而增加。胃肠道间质瘤（gastrointestinal stromal tumor，GIST）是最常见的组织学亚型，其次是神经鞘肿瘤和恶性周围神经鞘肿瘤、平滑肌肉瘤、脂肪肉瘤和纤维肉瘤。美国 MSKCC 统计了 10 000 例 STS 患者，最常见的发生部位是四肢（40%），其次是内脏（22%）、腹膜后和腹腔内（16%）、躯干（10%）和其他（12%）。65% 的 STS 是高级别的，35% 为低级别；87% 的 STS 位于深部，位于表浅的仅占 13%。

从分子遗传学角度，STS 可分为具有特定遗传改变的肉瘤和具有复杂遗传改变的肉瘤。具有特定遗传改变的肉瘤这类包括染色体易位互反的 STS，占肉瘤的 30%（如滑膜肉瘤中的 SS18-SSX1 或 SS18-SSX2），或特异性激活突变（如胃肠道间质瘤中的 KIT）。大多数 STS 属于具有复杂遗传改变的类型。成人 STS 主要有 5 种核型复杂的肉瘤：未分化多形性肉瘤、黏液纤维肉瘤、去分化脂肪肉瘤、平滑肌肉瘤和恶性周围神经鞘瘤。这类 STS 有 3 个特征：①体细胞拷贝数改变的高发性与激活点突变相反，缺失比扩增更突出；②只有少数基因（TP53、ATRX、RB1）是高复发突变，且在抑癌基因内的突变多于癌基因内的突变；③低体细胞突变负荷。STS 约有 50 种组织学类型。传统的方法将 STS 的形态与起源的软组织相匹配，但这种方法有其局限性，例如，滑膜肉瘤并不是从滑膜本身产生的。目前对 STS 病理分类的重点更多是在肿瘤的分化上，如脂肪细胞（如脂肪肉瘤）、纤维母细胞和肌纤维母细胞（黏液纤维肉瘤）等。STS 的分级对于局部控制、远处转移和总体生存都有密切的相关性。

STS 膨胀性生长可导致周边组织水肿和血管生成，形成假包膜。肿瘤容易沿着肌肉纵向走行局部扩散，可侵入肌肉和邻近结构如神经血管等。在横截面的扩散通常受骨和筋膜的制约，因此勾画靶区时需要充分考虑上述特点。发生于腔外间隙的 STS 如腋窝 STS，由于约束少，可沿轴向延伸相当远的距离。STS 淋巴结转移概率较低，但上皮样肉瘤、透明细胞肉瘤、血管肉瘤和横纹肌肉瘤淋巴结转移率在 13.5%～27.%，需要格外注意。

初诊时只有 10% 的 STS 病例有远处转移。四肢 STS 主要的远处转移部位是肺；在腹膜后肉瘤和腹内内脏肉瘤患者中，肝脏转移更为常见；黏液样脂肪肉瘤易转移到骨骼。在腹膜后和腹内 STS 中，局部复发比远处复发更常见，而四肢和内脏 STS 则相反。四肢和躯干 STS 的存活率最高，10 年生存率约为 60%，而腹膜后和内脏 STS 的存活率最低，10 年生存率约为 40%。

**（2）恶性软组织肿瘤的诊断和治疗前评估**

STS 通常表现为体表可扪及的包块或者影像学可见的肿块，一般推荐活检明确病理，以免误诊或者漏诊。但为避免活检操作引起不必要的播散，建议活检之前需要行影像学检查评估肿瘤侵犯范围。影像学检查推荐 MRI，因其能更好地显示软组织侵犯或者肿瘤周围水肿，CT 也可作为替代，且 CT 在显示骨受侵方面比 MRI 更有优势；除了少数低级别或者 $T_1$ 的 STS 外，其他 STS 均需要行胸部 CT 排外肺转移。正电子发射体层扫描技术（PET）可辅助判断病变的良恶性，一般使用标准摄取值（SUV）2.4 为良恶性区分的阈值，特异性为 85%，准确性为 89%。对于淋巴结转移率较高的肿瘤类型以及胸外转移的判断，PET/CT 可能有一定的帮助。

活检前需要对病灶进行仔细的评估，以便于进行后续的手术及辅助治疗。推荐使用空心针穿刺，因其可获取足够的组织进行免疫组化、分子和细胞遗传学诊断等，对良恶性分辨的准确率可达 97.6%，对肿瘤属于高级别还是低级别的鉴别准确率也可达 86.3%；应尽量避免切除活检，以免影响后续的治疗。对于疑似复发或者转移的病灶，可考虑细针穿刺活检。

目前 STS 的分期使用美国癌症联合委员会（AJCC）第 8 版分期系统，在这个分期系统中，四肢/躯干肿瘤与其他部位如腹膜后、内脏和头颈部的肿瘤是分开进行分期的。该分期系统不包括卡波西肉瘤、纤维瘤病（硬纤维瘤）和发生于硬脑膜、脑和实质器官的 STS。该分期去除了对于肿瘤深度的分类；除了肿瘤大小外，肿瘤分级仍然是一个非常重要的因素，基于肿瘤的分化、有丝分裂计数和肿瘤坏死，分为 3 个级别（$G_1$、$G_2$ 和 $G_3$）。

**（3）胸部恶性软组织肿瘤的治疗**

胸部 STS 较为罕见，占所有成人恶性肿瘤的 0.3%，可以起源于不同的解剖结构，如胸壁、肺、胸膜、气管/支气管、纵隔、神经、心脏或血管，并由不同的组织学亚型组成。手术是主要的治疗方式，随着术前影像检查技术以及血管和胸壁重建领域的进步，手术疗效不断提高，风险下降；多学科联合治疗的介入，如放疗的应用，提高了高风险胸部 STS 的可切除性以及局部控制率。胸壁 STS 通常参考肢体 STS 的治疗原则。新辅助放射治疗的应用有助于减少肺部接受较高剂量的照射概率。

意大利一项大规模回顾性研究包括了 337 例接受手术治疗的胸部 STS 患者（除外骨肉瘤、心脏和大血管肉瘤、食管肉瘤、小圆细胞肉瘤、硬纤维瘤、乳腺肉瘤以及皮肤或皮下组织 STS）。术后放射治疗、化疗等辅助治疗由多学科讨论决定。患者平均年龄 50 岁；中位肿瘤最大直径为 8 cm；肿瘤发生于软组织和胸壁的占 85.5%，纵隔的占 9.5%，胸膜的占 5%；61.1% 的肿瘤分级为 $G_3$；完全切除（R0）患者占 77.4%；51.4% 患者接受辅助放疗，40.7% 的患者接受化疗。中位随访时间为 4.7 年，肿瘤大小、是否完整切除、是原发还是复发肿瘤等对总生存率有影响。术后放射治疗的使用显著改善了局部控制（风险比，未接受放疗：接受放疗＝1∶0.61）。而远处转移率的高低主要与肿瘤的分级有关（风险比，$G_3$∶$G_2$∶$G_1$＝21.06∶2.94∶1）。

另外一项对于美国国家癌症数据库（National Cancer Database，NCDB）的分析也表明，术后辅助放射治疗改善了生存（术后放疗 vs. 未术后放疗：中位生存 120 个月 vs. 100 个月，$P$＝0.02）；在高级别肿瘤中影响尤其明显。对于是否选择术后放疗影响最大的 3 个因素是肿瘤分级、肿瘤大小和肿瘤的切缘。Okusuz 等回顾性分析了 26 例胸壁 STS 术前或术后放疗患者的临床资料。中位年龄 44 岁，50% 的患者的肿瘤为 $G_3$ 级，中位肿瘤直径 6.5 cm，术前放疗 4 例（中位剂量 46 Gy），术后放疗 22 例（中位剂量 60 Gy），中位随访时间为 82 个月，5 年局部控制率、无疾病生存率、总生存率和疾病特异性生存率分别为 62%、38%、69% 和 76%。分析表明，切缘阳性患者局部控制率较低，高级别肿瘤患者无疾病生存率和疾病特异性生存率显著下降。较为明显的放疗毒副作用包括 1 例 3 级皮肤反应以及需要植皮的 2 级皮下纤维化等。

因此，对于胸部 STS，应通过多学科模式治疗，提高肿瘤完整切除率；对于术后有大体或者镜下残留的患者或者高级别肿瘤，应尽可能行术后放射治疗以提高局部控制率。高级别的肿瘤患者还需要加强全身治疗以减少远处转移风险。

对于不可手术的 STS，单纯放射治疗也可获得较好的疗效。Kepka 等报道了 X 线放射治疗 112 例有可见病灶的、不可手术的 STS 患者，肿瘤 43% 位于肢体，26% 位于腹膜后，24% 位于头颈部，7% 位于躯干；89% 的肿瘤分级达 $G_2$～$G_3$ 级。肿瘤中位大小为 8 cm（范围 1～30 cm），中位照射剂量为 64 Gy（范围 25～87.5 Gy），中位随访时间为 139 个月（范围 30～365 个月）。5 年局部控制率、无疾病生存率和总生存率分别为 45%、24% 和 35%。肿瘤＜5 cm、5～10 cm 和＞10 cm 的 5 年局部控制率分别为 51%、45% 和 9%。照射剂量低于 63 Gy 的患者 5 年局部控制率、无疾病生存率和总生存率分别为 22%、10% 和 14%，照射剂量≥63 Gy 的患者 5 年局部控制率、无疾病生存率和总生存率分别为 60%、36% 和 52%。照射剂量≥68 Gy 的患者有更高的比例出现严重毒副作用，包括危及生命，器官衰竭，需要接受皮肤、血管移植或截肢等大手术等。

（4）**胸部恶性软组织肿瘤的新型放疗方式**

带电离子射线的剂量分布有 Bragg 峰现象，所以能有效保护肺、脊髓等重要正常组织，且碳离子在理论上对于 X 线不敏感的软组织肿瘤类型可能有更好的杀伤能力，因此带电离子放射治疗软组织肿瘤是一个非常有前景的研究方向。目前尚无离子射线治疗单纯胸部STS(包括胸壁、胸腔内器官等来源的STS)的研究报道,多数报告把碳离子射线治疗非四肢来源的多个部位的STS一起报道。一项综述研究表明,X线结合质子、单纯质子或者碳离子治疗脊柱或骶骨的脊索瘤、骨肉瘤,获得了较好的疗效。单纯质子照射的5年总生存率为67%~82%,无进展生存率为31%~57%,≥3级的晚期毒副作用发生率为5%~16%;质子/X线联合治疗,5年局部控制率为62%~85%,总生存率为78%~87%,无进展生存率约90%,≥3级的晚期毒副作用发生率为0~28%;单纯碳离子治疗,5年局部控制率为53%~100%,总生存率为52%~86%,3年无进展生存率为48%~76%,≥3级的晚期毒副作用发生率为0~21%。在各种带电粒子放疗或者X线/带电粒子组合的放疗方式之间,未发现明显的疗效差异。从5年局部控制率看,似乎碳离子略有优势。Imai等报道了128例无法切除的局限性非四肢软组织肉瘤患者的根治性碳离子放疗结果,患者中位年龄54岁(范围14~82岁),中位随访时间为49.4个月(范围6.4~146.4个月)。中位肿瘤体积356 cm$^3$(范围16~1850 cm$^3$)。5年局部控制率、总生存率和无病生存率分别为65%、46%和39%。与Kepka等报道的X线根治性放疗结果不同的是,最大径<5 cm、5~10 cm和>10 cm的肿瘤,局部控制率分别是61%、67%和65%,提示碳离子放射治疗即使对于较大的STS也有着良好的控制能力,可能与碳离子相较于X线有更优化的剂量分布以及生物学效应有关。研究还发现,不同的病理类型,局部控制率似乎有所不同,未分化多形性肉瘤、恶性周围神经鞘膜瘤、滑膜肉瘤和脂肪肉瘤的5年局部控制率分别为66%、52%、42%和90%。本研究中,严重毒副作用发生率较低,≥3级的放疗相关毒副作用发生率仅为3.1%,包括1例3级脊髓损伤、1例3级周围神经损伤1例4级结肠损伤(需行手术治疗)以及1例3级皮肤损伤,提示在有经验的粒子放疗中心治疗,严格控制治疗质量的情况下,放疗毒副作用可获得有效减少。

目前尚无直接对比X线和带电粒子治疗的研究,也缺乏单纯放射治疗和手术治疗直接对比的研究结果。带电粒子放射治疗的有效性、安全性以及对比根治性手术、X线放射治疗的优劣性,需要更多的临床研究进一步探讨。

### 8.5.2 SPHIC胸部软组织恶性肿瘤碳离子放疗的临床资料

#### (1) 碳离子放疗技术

SPHIC碳离子放疗使用笔形束扫描技术,笔形束扫描技术在胸部肿瘤中的应用方法详见本书肺癌章节。简而言之,对于自由呼吸状态下,运动幅度>5 mm的病灶,使用呼吸门控、主动呼吸控制(ABC)技术等呼吸运动控制方式,使在束流扫描的时间窗口中,肿瘤运动幅度<5 mm;对于自由呼吸状态下运动幅度<5 mm的病灶,可在自由呼吸状态下进行治疗。靶区的确定需要结合体格检查的结果以及胸部增强CT、胸部增强核磁共振、PET/CT扫描[$^{18}$FDG或成纤维细胞活化蛋白抑制剂(FAPI)]等影像学检查结果。

#### (2) 15例胸部软组织恶性肿瘤碳离子放疗的疗效分析

SPHIC分析了2016年2月—2019年1月之间连续收治的有可见肿瘤的15例胸

部原发或者转移性 STS 患者（17 个可见病灶）单纯碳离子治疗结果，患者中位年龄 48 岁（范围 20～86 岁），病理包括侵袭性纤维瘤病、多形性肉瘤、恶性周围神经鞘膜瘤、脂肪肉瘤、纤维肉瘤、滑膜肉瘤、平滑肌肉瘤、软骨肉瘤、腺泡样软组织肉瘤和神经鞘瘤；病灶最大直径中位数为 6.2 cm（范围 1.0～15.0 cm），碳离子放疗剂量为 60～75 Gy(RBE)/10～23 次中位随访时间为 12.0（3.7～36.9）个月，碳离子放疗后 3 个月的肿瘤反应评估：完全缓解（CR）3 例，部分缓解（PR）6 例，疾病稳定（SD）8 例。10 例胸部原发性 STS 患者中，2 例Ⅲ期患者发生心包、脑或胸膜转移，其中 1 例在碳离子放疗开始后 16.8 个月死于脑转移。在 5 例肺转移性 STS 患者中，3 例患者在碳离子放疗区域外发现新的转移灶，其中 1 例患者在碳离子放疗开始后 30.1 个月因疾病进展死亡。未观察到≥3 级放射治疗相关毒副作用。

### 8.5.3　SPHIC 碳离子根治性放疗胸部 STS 的典型病例

86 岁男性，左肺滑膜肉瘤，接受单纯碳离子放疗 69 Gy(RBE)/23 次，肿瘤中心部位局部加量至 75.9 Gy(RBE)/23 次，治疗后 3 个月疗效评估为 PR，放疗后 7 年时肿瘤仍然控制（图 8-15）。

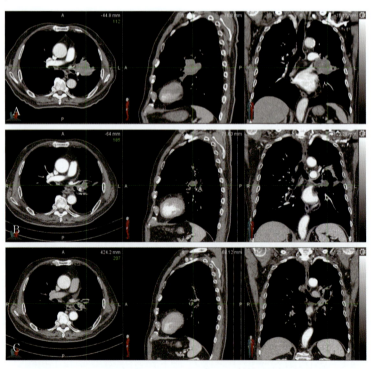

**图 8-15　典型病例：左肺滑膜肉瘤碳离子放疗胸部 CT 图像**

注：患者 86 岁，左肺滑膜肉瘤，碳离子放疗 69 Gy(RBE)/23 次，肿瘤中心部位局部加量至 75.9 Gy(RBE)/23 次。上行图：放疗前肿瘤的基线胸部 CT 图像；中行图：放疗后 6 个月胸部 CT 图像；下行图：放疗后 1 年的胸部 CT，显示肿瘤基本消失。

（陈　剑　茅静芳）

―――― 参考文献 ――――

[1] 陈剑,麻宁一,卢艳,等.胸腺肿瘤质子碳离子放疗的剂量对比研究及短期疗效观察[J].中华放射医学与防护杂志,2020,40(3):221-226.

[2] AKUTSU Y, YASUDA S, NAGATA M, et al. A phase I/II clinical trial of preoperative short-course carbon-ion radiotherapy for patients with squamous cell carcinoma of the esophagus [J]. J Surg Oncol, 2012, 105(8):750-755.

[3] ANZAI M, YAMAMOTO N, HAYASHI K, et al. Safety and efficacy of carbon-ion radiotherapy alone for stage III non-small cell lung cancer [J]. Anticancer Res, 2020, 40:379-386.

[4] BALL D. Stereotactic ablative radiotherapy versus standard radiotherapy in stage 1 non-small-cell lung cancer (TROG 09.02 CHISEL): a phase 3, open-label, randomised controlled trial [J]. Radiol Oncol, 2018, 52(2):181-188.

[5] BHATTACHARYYA N. Contemporary staging and prognosis for primary tracheal malignancies: a population-based analysis [J]. Otolaryngol Head Neck Surg, 2004, 131(5):639-642.

[6] BRUNO DS, MITCHELL C, DOWLATI A, et al. A pilot trial of proton-based cardiac sparing accelerated fractionated radiation therapy in unresectable non-small cell lung cancer with extended durvalumab therapy(PARTICLE-D)[J]. Pract Radiat Oncol, 2024, 14(6):e470-e479.

[7] BUSH DA, CHEEK G, ZAHEER S, et al. ose hypofractionated proton beam radiation therapy is safe and effective for central and peripheral early-stage non-small cell lung cancer: results of a 12-year experience at Loma Linda University Medical Center [J]. Int J Radiat Oncol Biol Phys, 2013, 86(5):964-968.

[8] CHANG J Y, KOMaki R, et al. Toxicity and patterns of failure of adaptive/ablative proton therapy for early-stage, medically inoperable non-small cell lung cancer [J]. Int J Radiat Oncol Biol Phys, 2011, 80(5):1350-1357.

[9] CHANG J Y, LI Q Q, et al. Stereotactic ablative radiation therapy for centrally located early stage or isolated parenchymal recurrences of non-small cell lung cancer: how to fly in a "no fly zone"[J]. Int J Radiat Oncol Biol Phys, 2014, 88(5):1120-1128.

[10] CHEN D, MENON H, VERMA V, et al. Results of a phase 1/2 trial of chemoradiotherapy with simultaneous integrated boost of radiotherapy dose in unresectable locally advanced esophageal cancer [J]. JAMA Oncol, 2019, 5(11):1597-1604.

[11] CHENG Y, SPIGEL D R, CHO B C, et al. Durvalumab after chemoradiotherapy in limited-stage small-cell lung cancer [J]. N Engl J Med, 2024, 391(14):1313-1327.

[12] CHI A, CHEN H, WEN S, et al. Comparison of particle beam therapy and stereotactic body radiotherapy for early stage non-small cell lung cancer: a systematic review and hypothesis-generating meta-analysis [J]. Radiother Oncol, 2017, 123(3):346-354.

[13] COHEN R B, DELORD J P, DOI T, et al. Pembrolizumab for the treatment of advanced salivary gland carcinoma: findings of the phase 1b KEYNOTE-028 study [J]. American J Clin Oncol, 2018, 41(11):1083-1088.

[14] COOPER J S, GUO M D, HERSKOVIC A, et al. Chemoradiotherapy of locally advanced

esophageal cancer: long-term follow-up of a prospective randomized trial (RTOG 85-01). Radiation Therapy Oncology Group [J]. JAMA, 1999, 281(17):1623-1627.

[15] DURANTI L, GRONCHI A, STACCHIOTTI S, et al. Localised thoracic sarcomas: outcome improvement over time at a single institution [J]. European J Cancer, 2013, 49(12):2689-2697.

[16] FAIVRE-FINN C, SNEE M, ASHCROFT L, et al. Concurrent once-daily versus twice-daily chemoradiotherapy in patients with limited-stage small-cell lung cancer (CONVERT): an open-label, phase 3, randomised, superiority trial [J]. Lancet Oncol, 2017, 18: 1116-1125.

[17] GJYSHI O, XU T, ELHAMMALI A, et al. Toxicity and survival after intensity-modulated proton therapy versus passive scattering proton therapy for NSCLC [J]. J Thorac Oncol, 2021, 16(2):269-277.

[18] GOMEZ D R, GILLIN M, et al. Phase 1 study of dose escalation in hypofractionated proton beam therapy for non-small cell lung cancer [J]. Int J Radiat Oncol Biol Phys, 2013, 86(4):665-670.

[19] GRØNBERG B H, KILLINGBERG K T, FLØTTEN Ø, et al. High-dose versus standard-dose twice-daily thoracic radiotherapy for patients with limited stage small-cell lung cancer: an open-label, randomised, phase 2 trial [J]. Lancet Oncol, 2021, 22:321-331.

[20] HAYASHI K, YAMAMOTO N, NAKAJIMA M, et al. Carbon-ion radiotherapy for octogenarians with locally advanced non-small-cell lung cancer [J]. Jpn J Radiol, 2021, 39: 703-709.

[21] HE J, SHEN J, HUANG J, et al. Prognosis of primary tracheal tumor: a population-based analysis [J]. J Surg Oncol, 2017, 115(8):1004-1010.

[22] HO A L, FOSTER N R, VASUDEVA S D, et al. A phase 2 study of MK-2206 in patients with incurable adenoid cystic carcinoma (Alliance A091104) [J]. Cancer, 2024, 130(5): 702-712.

[23] HOGERLE B A, LASITSCHKA F, MULEY T, et al. Primary adenoid cystic carcinoma of the trachea: clinical outcome of 38 patients after interdisciplinary treatment in a single institution [J]. Radiat Oncol, 2019, 14(1):117.

[24] HOPPE B S, NICHOLS R C, FLACMPOURI S, et al. Chemoradiation with hypofractionated proton therapy in stage II-III non-small cell lung cancer: a proton collaborative group phase 2 trial [J]. Int J Radiat Oncol Biol Phys, 2022, 113(4):732-741.

[25] HULSHOF M, GEIJSEN E D, ROZEMA T, et al. Randomized study on dose escalation in definitive chemoradiation for patients with locally advanced esophageal cancer (ARTDECO Study)[J]. J Clin Oncol, 2021, 39(25):2816-2824.

[26] ISOZAKI T, ISHIKAWA H, YAMADA S, et al. Outcomes of definitive carbon-ion radiotherapy for cT1bN0M0 esophageal squamous cell carcinoma [J]. Esophagus, 2024, 21(4):523-529.

[27] JE H U, KIM D K, KIM Y H, et al. A 10-year clinical outcome of radiotherapy as an adjuvant or definitive treatment for primary tracheal adenoid cystic carcinoma [J]. Radiat Oncol, 2017, 12.

[28] JENSEN A D, NIKOGHOSYAN A V, POULAKIS M, et al. Combined intensity-modulated radiotherapy plus raster-scanned carbon ion boost for advanced adenoid cystic carcinoma

of the head and neck results in superior locoregional control and overall survival [J]. Cancer, 2015, 121(17):3001-3009.

[29] KANEMATSU T, YOHENA T, UEHARA T, et al. Treatment outcome of resected and nonresected primary adenoid cystic carcinoma of the lung [J]. Annals of Thoracic and Cardiovascular Surgery, 2002, 8(2):74-77.

[30] KANEMOTO A, OKUMURA T, ISHIKAWA H, et al. Outcomes and prognostic factors for recurrence after high-dose proton beam therapy for centrally and peripherally located stage I non-small-cell lung cancer [J]. Clin Lung Cancer, 2014, 15(2):e7-e12.

[31] KEPKA L, DELANEY T F, SUIT H D, et al. Results of radiation therapy for unresected soft-tissue sarcomas [J]. Int J Radiat Oncol Biol Phys, 2005, 63(3):852-859.

[32] KUBO N, NODA S E, TAKAHASHI A, et al. Radiosensitizing effect of carboplatin and paclitaxel to carbon-ion beam irradiation in the non-small-cell lung cancer cell line H460 [J]. J Radiat Res, 2015, 56(2):229-238.

[33] LEE J H, JUNG E J, JEON K, et al. Treatment outcomes of patients with adenoid cystic carcinoma of the airway [J]. Lung Cancer, 2011, 72(2):244-249.

[34] LEVY A, OMEIRI A, FADEL E, et al. Radiotherapy for tracheal-bronchial cystic adenoid carcinomas [J]. Clin Oncol, 2018, 30(1):39-46.

[35] LI G, MA N, WANG W, et al. Dose-averaged linear energy transfer within the gross tumor volume of non-small-cell lung cancer affects the local control in carbon-ion radiotherapy [J]. Radiother Oncol, 2024, 201:110584.

[36] LI Y, FAN X, YU Q, et al. Proton and carbon ion radiation therapy decreased severe lymphopenia by reducing thoracic vertebra and aortic doses in non-small cell lung cancer versus intensity modulated radiation therapy [J]. Int J Radiat Oncol Biol Phys, 2023, 116(3):579-589.

[37] LIN S H, HOBBS B P, VERMA V, et al. Randomized phase IIB trial of proton beam therapy versus intensity-modulated radiation therapy for locally advanced esophageal cancer [J]. J Clin Oncol, 2020, 38(14):1569-1579.

[38] LING T C, SLATER J M, NOOKALA P, et al. Analysis of intensity-modulated radiation therapy (imrt), proton and 3D conformal radiotherapy (3D-CRT) for reducing perioperative cardiopulmonary complications in esophageal cancer patients [J]. Cancers (Basel), 2014, 6:2356-2368.

[39] LIU M, MA N, REN C, et al. Hypoxia predicts favorable response to carbon ion radiotherapy in non-small cell lung cancer (NSCLC) defined by (18)F-FMISO positron emission tomography/computed tomography (PET/CT) imaging [J]. Quant Imaging Med Surg, 2024, 14(5):3489-3500.

[40] LIU M, ZHAO K, CHEN Y, et al. Evaluation of the value of ENI in radiotherapy for cervical and upper thoracic esophageal cancer: a retrospective analysis [J]. Radiat Oncol, 2014, 9:232.

[41] MA N, MING X, CHEN J, et al. Dosimetric rationale and preliminary experience in proton plus carbon-ion radiotherapy for esophageal carcinoma: a retrospective analysis [J]. Radiat Oncol, 2023, 18(1):195.

[42] MERCADO C E, HARTSELL W F, SIMONE C B 2nd, et al. Proton therapy for thymic malignancies: multi-institutional patterns-of-care and early clinical outcomes from the proton

collaborative group and the university of Florida prospective registries [J]. Acta Oncol, 2019,58(7):1036-1040.

[43] MING X, MAO J, MA N, et al. Intensity-modulated proton and carbon-ion radiotherapy using a fixed-beam system for locally advanced lung cancer: dosimetric comparison with x-ray radiotherapy and normal tissue complication probability (NTCP) evaluation [J]. Phys Med Biol, 2024,69(1):015025.

[44] MINSKY B D, PAJAK T F, GINSBERG R J, et al. INT 0123 (Radiation Therapy Oncology Group 94-05) phase III trial of combined-modality therapy for esophageal cancer: high-dose versus standard-dose radiation therapy [J]. J Clin Oncol, 2002,20(5):1167-1174.

[45] MIYAMOTO T, BABA M, SUGANE T, et al. Carbon ion radiotherapy for stage I non-small cell lung cancer using a regimen of four fractions during 1 week [J]. J Thorac Oncol, 2007,2(10):916-926.

[46] MIYASAKA Y, KOMATSU S, ABE T, et al. Comparison of oncologic outcomes between carbon ion radiotherapy and stereotactic body radiotherapy for early-stage non-small cell lung cancer [J]. Cancers, 2021, 13(2):176.

[47] MOLINA J R, AUBRY M C, LEWIS J E, et al. Primary salivary gland-type lung cancer: spectrum of clinical presentation, histopathologic and prognostic factors [J]. Cancer, 2007, 110(10):2253-2259.

[48] NAKAJIMA K, OGURI M, IWATA H, et al. Long-term survival outcomes and quality of life of image-guided proton therapy for operable stage I non-small cell lung cancer: A phase 2 study [J]. Radiother Oncol, 2024,196:110276.

[49] ONO T, YAMAMOTO N, NOMOTO A, et al. Long term results of single-fraction carbon-ion radiotherapy for non-small cell lung cancer [J]. Cancers, 2020,13(1):112.

[50] PAGANELLI H. Relative biological effectiveness (RBE) values for proton beam therapy. variations as a function of biological endpoint, dose, and linear energy transfer [J]. Phys Med Biol, 2014,59(22):R419-472.

[51] PALMA D, VISSER O, LAGERWAARD F J, et al. Impact of introducing stereotactic lung radiotherapy for elderly patients with stage I non-small-cell lung cancer: a population-based time-trend analysis [J]. J Clin Oncol, 2010,28(35):5153-5159.

[52] PARK Y, KIM H J, CHANG A R. Predictors of chest wall toxicity after stereotactic ablative radiotherapy using real-time tumor tracking for lung tumors [J]. Radiat Oncol, 2017,12(1):66.

[53] PAZ AE, YAMAMOTO N, SAKAMA M, et al. Tumor control probability analysis for single-fraction carbon-ion radiation therapy of early-stage non-small cell lung cancer [J]. Int J Radiat Oncol Biol Phys. 2018;102(5):1551-1559.

[54] RIZZO A, ALBANO D, ELISEI F, et al. The potential role of psma-targeted PET in salivary gland malignancies: an updated systematic review [J]. Diagnostics, 2024,14(14).

[55] RWIGEMA J M, VERMA V, LIN L, et al. Prospective study of proton-beam radiation therapy for limited-stage small cell lung cancer [J]. Cancer, 2017,123:4244-51.

[56] SCHLAICH F, BRONS S, HABERER T, et al. Comparison of the effects of photon versus carbon ion irradiation when combined with chemotherapy in vitro [J]. Radiat Oncol, 2013, 8:260.

[57] TAKAKUSAGI Y, YOSHIDA D, KUSANO Y, et al. Dosimetric comparison between carbon-ion radiotherapy and photon radiotherapy for stage-I esophageal cancer [J]. In

Vivo, 2021, 35:447-452.

[58] VERMA V, LIN L, SIMONE C B 2nd. Proton beam therapy for bronchogenic adenoid cystic carcinoma: dosimetry, toxicities, and outcomes [J]. Int J Part Ther, 2018, 4(4):1-9.

[59] VOGEL J, BERMAN A T, LIN L, et al. Prospective study of proton beam radiation therapy for adjuvant and definitive treatment of thymoma and thymic carcinoma: early response and toxicity assessment [J]. Radiother Oncol, 2016, 118(3):504-509.

[60] WANG J, WU Y, ZHANG W, et al. Elective nodal irradiation versus involved-field irradiation for stage II-IV cervical esophageal squamous cell carcinoma patients undergoing definitive concurrent chemoradiotherapy: a retrospective propensity study with 8-year survival outcomes [J]. Radiat Oncol, 2023, 18(1):142.

[61] WANG Y, CAI S, GAO S, et al. Tracheobronchial adenoid cystic carcinoma: 50-year experience at the National Cancer Center, China [J]. The Annals of Thoracic Surgery, 2019, 108(3):873-882.

[62] XI M, XU C, LIAO Z, et al. Comparative outcomes after definitive chemoradiotherapy using proton beam therapy versus intensity modulated radiation therapy for esophageal cancer: a retrospective, single-institutional analysis [J]. Int J Radiat Oncol Biol Phys, 2017, 99(3):667-676.

[63] XU Y J, ZHU W G, LIAO Z X, et al. A multicenter randomized prospective study of concurrent chemoradiation with 60 Gy versus 50 Gy for inoperable esophageal squamous cell carcinoma [J]. Zhonghua Yi Xue Za Zhi, 2020, 100(23):1783-1788.

[64] YAMAMOTO N, MIYAMOTO T, NAKAJIMA M, et al. A dose escalation clinical trial of single-fraction carbon ion radiotherapy for peripheral stage i non-small cell lung cancer [J]. J Thorac Oncol, 2017, 12(4):673-680.

[65] YAMASHITA H, TAKENAKA R, OMORI M, et al. Involved-field radiotherapy (IFRT) versus elective nodal irradiation (ENI) in combination with concurrent chemotherapy for 239 esophageal cancers: a single institutional retrospective study [J]. Radiat Oncol, 2015, 10:171.

[66] YANG Y, RAN J, WANG Y, et al. Intensity modulated radiation therapy may improve survival for tracheal-bronchial adenoid cystic carcinoma: a retrospective study of 133 cases [J]. Lung Cancer, 2021, 157:116-123.

[67] YAO Y, LU J, QIN Z, et al. High-dose versus standard-dose radiotherapy in concurrent chemoradiotherapy for inoperable esophageal cancer: a systematic review and meta-analysis [J]. Radiother Oncol, 2023, 184:100700.

[68] ZHAO J, MAO J, WANG W, et al. Dosimetric comparison between carbon-based stereotactic body radiotherapy (SBRT) and photon-based SBRT for early stage, centrally located, non-small cell lung cancer [C]//Proceedings to the 58th annual conference of the Particle Therapy Cooperative Group (PTCOG58) 10-15 June 2019. Int J Particle Ther, 2020 Apr 28;6(4):270.

[69] ZHAO K L, SHI X H, JIANG G L, et al. Late-course accelerated hyperfractionated radiotherapy for localized esophageal carcinoma [J]. Int J Radiat Oncol Biol Phys, 2004, 60(1):123-129.

# 第 9 章
# 肝胆胰腺肿瘤的质子碳离子放疗

## 9.1 肝癌

### 9.1.1 概述

**（1）肝癌的流行病学**

原发性肝癌（下称肝癌）是我国的常见肿瘤。根据《2022 年中国恶性肿瘤流行情况调查分析》，2022 年全国肝癌发病人数 36.77 万，发病率为 15.29/10 万，位列癌症发病率第 4 位；2022 年因肝癌死亡人数为 31.65 万，列肿瘤死亡率第 2 位，所以肝癌是一个严重危害人民健康和生命的恶性肿瘤。肝癌主要包括肝细胞癌（hepatocellular carcinoma，HCC）、肝内胆管癌（intrahepatic cholangiocarcinoma，ICC）和混合型［肝细胞癌-胆管癌的混合（combined hepatocellular-cholangiocarcinoma，cHCC - CCA）］3 种不同病理学类型。HCC 占 75%～85%，ICC 占 10%～15%。HCC 是由乙型病毒肝炎或丙型病毒肝炎诱导的肝硬化基础上发生的，所以在我国的 HCC 患者中，90%左右都伴有长期的乙型或丙型肝炎病毒感染史和不同程度的肝硬化病史。

**（2）肝癌的治疗**

目前肝癌治疗的主流还是外科治疗，包括肝脏移植。外科切除目前是肝癌众多治疗方法中疗效最好的，能使患者获得长期生存。然而因临床症状就诊而确诊为肝癌的患者中，只有 25%左右的患者有手术的机会，其余的患者因为肿瘤邻近重要结构、肝硬化严重或伴发的严重内科疾病而不能手术。肝移植因为供体的有限而不可能广泛进行。在其他的治疗手段中，微波或者射频消融治疗对直径<3 cm 的肿瘤疗效比较好，但是对更大体积的病灶疗效不佳。肝脏动脉介入治疗，包括动脉灌注化疗和碘油肿瘤栓塞（transcatheter arterial chemoembolization，TACE）被广泛应用，但是对多数患者还是一种姑息治疗。近年来的生物靶向药物，如索拉非尼以及第三代的仑伐替尼等也有比较好的疗效，但是主要还是用于患者的姑息治疗和根治治疗后的辅助治疗。

**（3）肝癌 X 线放疗的历史**

HCC 被认为是对 X 线放射中度敏感的肿瘤，其放射敏感性和上皮源性肿瘤类似。

然而,放疗在过去相当长的时期内在肝癌临床治疗的应用非常有限,并没有被肝癌治疗界认可。最早的肝癌放疗始于1970年代,使用二维的$^{60}$Co和X线放疗,总体的治疗疗效比较差。其主要的原因在于正常肝组织的放射耐受剂量低,尤其是我国HCC患者中近90%伴乙型肝炎病毒感染及不同程度的肝硬化,故患者的肝脏放射耐受性很差。其次是肝癌的影像诊断技术比较落后,无法准确地定位肿瘤。如果给予比较高的放射剂量,会有较高比例的患者出现严重的放射诱导的肝病(radiation induced liver disease,RILD),这是一个几乎致死性的放射并发症。直到2000年代,新的放疗技术——三维适形放疗(3D-CRT)及调强放疗(IMRT)问世。这种新技术能使照射剂量集中于肿瘤,并降低了对正常肝组织的照射剂量,因此可提高肿瘤的放射剂量,同时把对正常肝脏的剂量限制在安全的范围内,使得肝癌患者能够耐受大剂量的放疗。同时,放射影像诊断技术的发展,使得肝癌的定位技术大大改善,对肝癌的定位诊断更准确。所以肝癌放疗的疗效有了显著改善。对早期HCC,常采用立体定向放疗(SBRT),用3~6次照射,每次5~15 Gy。对肿瘤直径在3~4 cm的HCC,1年肿瘤局控率(LC)在90%左右,1年总生存率(OS)在80%~90%。对无法手术的局部晚期HCC患者,使用3D-CRT或IMRT(联合或不联合TACE)治疗后的肿瘤局部控制率(LC)为40%~90%,中位生存期为10~25个月,3年的OS为30%左右。自2000年后,由于放疗疗效的提高,肝癌的放疗逐步被肝癌治疗界接受作为一种治疗技术推荐,主要用于不能手术、发生了大血管内瘤栓的局部晚期肝癌患者以及发生了远处转移患者的姑息治疗。

**(4) 质子和碳离子放疗**

在2000年后,更先进的粒子放疗(质子和碳离子)也被应用于肝癌的放疗,因为粒子放射线的物理剂量分布特点,能大大降低正常肝脏的照射剂量,所以能治疗比较大体积的肝癌,对伴发较严重肝硬化的HCC也有可能进行放疗,如肝功能分级为Child-Pugh B的患者。另外,碳离子射线的放射生物效应明显高于X线的光子放疗,相对生物效应(RBE)是X线的2~3倍,氧增强比率(OER)是2左右,所以对包含大比例乏氧细胞的大体积肝癌也有比较好的控制效应。质子放疗肝癌较大病例回顾性分析由Chiba等发表,共包括了162例早中期(Ⅰ~Ⅲ期)肝癌,其中6%的患者有肝血管受累的肝癌。照射的剂量是50~84 Gy(RBE)/10~24次,3年LC 90%,3年OS 45%。但是肝内播散发生率是85%。≥G3的急性毒性发生率9.7%,≥G2后期毒性发生率3.1%。日本筑波大学报告质子放疗266例HCC,局部LC 1年98%,3年87%,5年81%。OS 1年87%,3年61%,5年48%。日本兵库粒子放疗343例HCC,包括部分Child-Pugh B和C的患者。5年LC 90%以上,5年OS 36%~38%。到了2017年后,多数质子中心都使用了大分剂照射,剂量从66 Gy/10次到70 Gy/10次,治疗的肝癌患者仍是Ⅰ~Ⅲ期为主,主要是肝功能评级为Child-Pugh为A的患者,但是对肝功能评级差的Child-Pugh B和Child-Pugh C的患者也选择性的进行质子放疗。3年LC在90%左右,3年OS在79%~86%。肝内播散的发生率在70%左右,比2000年代报告的发生率下降,可能的原因是全身治疗药物(如素拉非尼等)的临床应用。此外,治疗的毒性也减少,几乎没有G≥3毒性的发生。

碳离子放疗肝癌最早的报告于 2004 年由日本 NIRS 发表,共治疗了 24 例,碳离子照射剂量 49.5~79.5Gy(RBE)/15 次,肝癌中位直径 5cm,3 年和 5 年 LC 都是 81%。3 年和 5 年 OS 分别是 50% 和 25%。急性和后期 G3 的毒性均为血液系统,可能与肝硬化导致脾脏肿大而产生脾功能亢进有关。最大的碳离子放疗肝癌的回顾性分析来自日本 J-CROS,包括了多个日本重离子中心的病例,共计 174 例,中位肿瘤直径 3cm,使用超大分割照射 48Gy(RBE)/2 次、52.8Gy(RBE)/4 次或 60Gy(RBE)/4 次。肝功能 Child-Pugh A 153 例,Child-Pugh B 20 例。3 年 LC 81%,3 年 OS 73%。急性毒性包括 G3 皮肤损伤 2 例,肝功能 AST 升高 1 例。后期 G3 毒性有肋骨骨折 3 例,G4 皮肤损伤 1 例和 G3 肌肉损伤。总体上讲碳离子放疗的 3 年 LC 在 80%~90%,3 年 OS 在 70% 左右。

SPHIC 的 Qi 等进行了一个 Meta 分析,比较质子重离子放疗和光子放疗肝癌的疗效,共纳入 70 个非对比性的观察性临床研究,计 73 组患者。Meta 分析结果显示:质子重离子放疗的 OS,无进展生存率(PFS)和 LC 均显著高于光子放疗,治疗的毒副作用更小。但是和 SBRT 相比,OS,PFS 和 LC 相类似。

#### (5) 肝癌的多学科综合治疗

肝癌治疗失败的主要原因包括:局部肿瘤控制失败、远处转移和肝脏内多原发性肝癌发生。对小体积的肝癌,如 $T_1$ 的肿瘤(AJCC 分期),肿瘤直径<2cm,不管使用哪种局部治疗手段,局部的肿瘤控制率很高,但是仍然存在肝脏内多原发性肝癌发生的风险。然而,对病期较晚的患者,目前建议多学科综合治疗,比如联合 TACE 治疗,其目的是提高肿瘤的局部控制率,特别是对肿瘤体积比较大的患者。其次,使用肝动脉化疗能够减少肿瘤的局部复发和在肝内播散的风险。除此之外,对在肝炎基础之上导致肝硬化、最终患癌的患者,强烈建议终身服用抗肝炎病毒的药物,以降低发生第二个原发或多个原发性肝癌的概率。

### 9.1.2 质子碳离子放疗肝癌的优势

#### (1) 质子碳离子放疗肝癌的物理学优势

质子和碳离子物理剂量分布的特征——Bragg 峰的存在,使 Bragg 峰的高剂量区集中到肿瘤,而肿瘤的浅面和深面只受到低剂量照射。SPHIC 的孙家耀等对 X 线(IMRT)、质子(PRT)和碳离子(CIRT)射线放疗肝癌的剂量学进行了比较。根据肿瘤的解剖位置,将患者分为两组:A 组(肿瘤离胃肠道的距离>1cm),B 组(肿瘤离某一胃肠道距离≤1cm)。从数据库中选择了 40 例肝癌患者,其中 A 组 20 例、B 组 20 例。为了进行精确的剂量比较,根据 Gandhi 等的研究将 40 例患者的肝脏分为的 4 个解剖部位:顶部(dome)、中央(central)、左侧(left)和尾侧(caudal)。靶区定义:肿瘤靶体积(GTV)为 CT 上显示的肿瘤。临床靶区体积(CTV)为 GTV 向外扩展 5mm。对于使用呼吸门控管理肝脏运动的患者,将"门控窗口"内的 CTV 融合生成内靶区体积(ITV)。计划靶区体积(PTV)为 CTV 或 ITV 向外扩展 3mm,但对于 B 组,在某些情况下 PTV 与部分胃肠道存在重叠,因此引入修正的计划靶体积(mPTV),即 PTV 减去胃肠道加 3mm 边缘的重叠部分。处方剂量:IMRT 的剂量以 Gy 表示,PRT 和 CIRT 的剂量以

Gy(RBE)表示。IMRT、PRT 和 CIRT 照射靶区的剂量相同：A 组为 60 Gy(RBE)/10 次；B 组为 67.5 Gy(RBE)/15 次。对于 A 组，分别生成 IMRT、PRT 和 CIRT 3 种计划，以达到规定的肿瘤剂量和靶区覆盖要求，并尽可能降低危及器官(OAR)剂量。对于 B 组，除了上述要求外，还需满足胃肠道剂量的限制。剂量学参数和统计方法：评估 PTV（或 mPTV）的参数包括 $V_{95}$，剂量均匀性指数(HI，最大剂量/处方剂量)和适形指数(CI，靶区内接受处方剂量的 90% 的体积/接受处方剂量的 90% 的体积)。评估 OAR 的参数包括正常肝(NL)的 $V_1$［正常肝体积接受≤1 Gy(RBE)］，正常肝脏平均剂量(MDTNL)，NL 和胃肠道的剂量体积直方图(DVHs)，肋骨的 $D_{1cm^3}$（至少 1 cm³ 肋骨接受的最大剂量），胸壁的 $V_{50}$［接受>50 Gy(RBE)的胸壁体积］，肾脏的平均剂量，胃肠道、心脏和脊髓的最大剂量。为了评估在肝脏剂量限制(MDTNL)内可照射的最大肿瘤直径，采用非线性回归的幂指数模型($y=a\times x^b$)对 40 例 HCC 患者进行拟合。由于 A 组和 B 组的剂量分割和 MDTNL 限制不同，MDTNL 按各自的处方剂量（prescribed dose，PD）标准化为 MDTNL/PD（A 组为 20/60=0.33，B 组为 24/67.5=0.36）。最后，MDTNL/PD 的 0.33 被用作回归模型中的阈值。正常组织并发症发生率(normal tissue complication probability, NTCP)评估方法是 Lyman-Kutcher-Burman 模型，用以预测发生 RILD 的概率。

研究的结果：IMRT、PRT 和 CIRT 的剂量学参数比较汇总如表 9-1 所示。在 A 组中，为保持相似的靶区覆盖，IMRT 计划中的正常肝脏平均剂量(MDTNL)显著高于 PRT 和 CIRT，CIRT 计划的 MDTNL 最低。此外，IMRT 计划中 8 例患者(40%)的 MDTNL 超过了肝脏限制的 20 Gy(RBE)，而 PRT 和 CIRT 计划中无一例超过。对于 B 组，所有 3 种计划均满足靶区剂量要求，并且具有相似的 HI 和 CI。同时，胃肠道的 DVHs 保持在其剂量限制内。然而，在 3 种计划中，IMRT 的 MDTNL 最高，PRT 居中，CIRT 最低，三者两两比较中，$P$ 值均小于 0.05。20 例 PRT 计划和 20 例 CIRT 计划中，无一例的 MDTNL 超过肝脏剂量限制［24 Gy(RBE)］，而 20 例 IMRT 计划中有 10 例(50%)的 MDTNL≥24 Gy。对肾脏的平均剂量和心脏、脊髓的最大剂量在 IMRT 中均高于 PRT 或 CIRT($P<0.05$)。IMRT 计划中的肋骨 $D_{1cm^3}$ 和胸壁 $V_{50}$ 低于 PRT 和 CIRT($P<0.05$)。IMRT 中 NL 的 $V_1$ 显著高于 PRT 和 CIRT。图 9-1 是一例典型肝癌患者使用 IMRT、PRT 和 CIRT 放疗的剂量分布图。

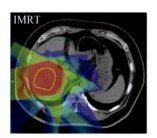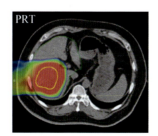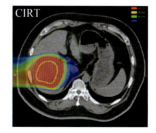

图 9-1 一例典型肝癌患者使用 X 线调强放疗(IMRT)、质子放疗(PRT)和碳离子放疗(CIRT)的剂量分布图

表 9-1 肝癌 A 组和 B 组患者的剂量学参数比较

| A 组 | X 线(IMRT) | 质子(PRT) | 碳离子(CIRT) | P 值 IMRT vs. PRT | P 值 IMRT vs. CIRT | P 值 PRT vs. CIRT |
|---|---|---|---|---|---|---|
| PTV V95(%) | 90.8±8.6 | 92.4±8.1 | 91.6±10.4 | 0.06 | 0.57 | 0.43 |
| HI | 1.07±0.02 | 1.13±0.04 | 1.09±0.04 | <0.05 | 0.18 | <0.05 |
| CI | 0.66±0.13 | 0.63±0.16 | 0.61±0.15 | 0.34 | 0.27 | 0.38 |
| MDTNL [Gy(RBE)] | 18.8±3.7 | 13.5±3.1 | 12.8±2.7 | <0.05 | <0.05 | <0.05 |
| MDTNL 超过限值的患者数/患者总数(百分比) | 8/20(40%) | 0/20(0%) | 0/20(0%) | <0.05 | <0.05 | N/A |
| NL 的 $V_1$(%) | 89.9±8.8 | 43.0±10.2 | 45.9±8.8 | <0.05 | <0.05 | 0.09 |
| 胃肠道 $D_{max}$[Gy(RBE)] | 18.8±3.7 | 8.16±11.5 | 10.2±10.7 | <0.05 | <0.05 | 0.08 |
| 肾脏平均剂量[Gy(RBE)] | 7.4±8.9 | 4.0±6.5 | 4.4±6.9 | <0.05 | <0.05 | 0.12 |
| 脊髓最大剂量($D_{max}$)[Gy(RBE)] | 19.5±8.2 | 2.4±4.6 | 4.5±6.0 | <0.05 | <0.05 | <0.05 |
| 肋骨 $D_{1cm^3}$[Gy(RBE)] | 54.4±7.8 | 57.2±4.8 | 57.4±4.5 | <0.05 | <0.05 | 0.95 |
| 胸壁 $V_{50}$(cm³) | 46.2±37.2 | 78.2±58.3 | 81.7±61.6 | <0.05 | <0.05 | 0.22 |
| 心脏最大剂量[Gy(RBE)] | 19.3±18.3 | 10.5±17.7 | 11.5±18.5 | <0.05 | <0.05 | 0.36 |

| B 组 | X 线(IMRT) | 质子(PRT) | 碳离子(CIRT) | P 值 IMRT vs. PRT | P 值 IMRT vs. CIRT | P 值 PRT vs. CIRT |
|---|---|---|---|---|---|---|
| mPTV $V_{95}$(%) | 94.3±4.5 | 94.5±4.2 | 94.9±4.4 | 0.89 | 0.71 | 0.08 |
| HI | 1.07±0.04 | 1.06±0.03 | 1.06±0.02 | 0.08 | 0.13 | 0.70 |
| CI | 0.75±0.05 | 0.75±0.07 | 0.73±0.08 | 0.95 | 0.56 | 0.16 |
| MDTNL [Gy(RBE)] | 24.9±7.1 | 18.2±3.7 | 17.5±3.7 | <0.05 | <0.05 | <0.05 |
| MDTNL 超过限值的患者数/患者总数(百分比) | 10/20(50%) | 0/20(0%) | 0/20(0%) | <0.05 | <0.05 | N/A |
| NL 的 $V_1$(%) | 93.7±10.6 | 51.3±9.7 | 53.9±12.7 | <0.05 | <0.05 | 0.18 |
| 是否满足胃肠道限值 | 是 | 是 | 是 | N/A | N/A | N/A |
| 肾脏平均剂量[Gy(RBE)] | 10.4±7.7 | 2.8±2.9 | 3.5±3.5 | <0.05 | <0.05 | 0.15 |
| 脊髓最大剂量[Gy(RBE)] | 25.1±3.4 | 0.6±1.1 | 7.1±5.5 | <0.05 | <0.05 | <0.05 |

续表

| B组 | X线(IMRT) | 质子(PRT) | 碳离子(CIRT) | P值 | | |
|---|---|---|---|---|---|---|
| | | | | IMRT vs. PRT | IMRT vs. CIRT | PRT vs. CIRT |
| 肋骨 $D_{1cm^3}$ [Gy(RBE)] | 54.8±15.0 | 58.6±11.8 | 59.4±12.6 | <0.05 | <0.05 | 0.09 |
| 胸壁 $V_{50}$ (cm³) | 83.6±92.7 | 102.2±109 | 109.1±111 | <0.05 | <0.05 | 0.39 |
| 心脏最大剂量[Gy(RBE)] | 23.9±27.0 | 19.0±23.3 | 18.7±22.8 | <0.05 | <0.05 | 0.86 |

注：$V_{95}$ 表示接受超过 95%处方剂量的体积；HI 表示均匀性指数；CI 表示适形指数；MDTNL 表示正常肝受到的平均剂量；NL 的 $V_1$ 表示正常肝受到超过 1Gy(RBE)的体积；肋骨 $D_{1cm^3}$ 表示至少 1cm³ 肋骨接受的最大剂量；胸壁 $V_{50}$ 表示胸壁受到超过 50 Gy (RBE)剂量的体积。

用 NTCP 模型预测发生严重的肝脏损伤（RILD）的概率是：IMRT 22.3%±30.0%，高于 PRT 的风险 2.3%±4.9%（$P<0.05$）。同时，PRT 的 RILD 风险高于 CIRT 的风险 1.2%±2.4%（$P<0.05$）。IMRT、PRT 和 CIRT 的 RILD 最大风险分别为 99.9%、23.3% 和 9.4%。在肿瘤靠近消化道的 B 组患者中，十二指肠、胃和肠道出血的概率在 IMRT 中分别为 7.3%±1.6%、5.3%±2.2% 和 5.7%±2.1%；在 PRT 中分别为 6.2%±0.6%、4.1%±1.5% 和 5.0%±1.1%；在 CIRT 中分别为 6.2%±0.8%、4.0%±1.4% 和 4.8%±1.0%。与 IMRT 相比，PRT 和 CIRT 均可将胃肠道出血概率降低约 1%（$P<0.05$）。在不超过 OAR 剂量限制的前提下，IMRT 能够照射肝癌的肿瘤最大直径是 7.9 cm。PRT 可以治疗更大的肿瘤，直径可达 13.2 cm，而 CIRT 可以治疗直径更大的肿瘤，最大可达 14.8 cm。但是肝癌的病灶位置处于肝脏的不同部位，不同放疗技术能治疗最大直径并不相同。肿瘤越表浅，能放疗的肿瘤直径越大（表 9-2）。

表 9-2 通过非线性回归的幂指数模型估算 IMRT、质子或碳离子放疗可治疗不同解剖位置肝癌的肿瘤直径

| 肿瘤位置 | GTV cm³[直径(cm)]* | | |
|---|---|---|---|
| | IMRT | PRT | CIRT |
| 中央 | 60 cm³(4.9 cm) | 530 cm³(10.0 cm) | 600 cm³(10.5 cm) |
| 顶部 | 160 cm³(6.7 cm) | 1 200 cm³(13.2 cm) | 1 700 cm³(14.8 cm) |
| 尾部 | 210 cm³(7.4 cm) | 850 cm³(11.8 cm) | 1 250 cm³(13.4 cm) |
| 左侧 | 260 cm³(7.9 cm) | 600 cm³(10.5 cm) | 650 cm³(10.7 cm) |

* 假设 GTV 为球体。

剂量比较研究的结论（在给予肝癌预定的肿瘤剂量时）：①质子和碳离子放疗对正常肝脏的放射剂量明显小于 IMRT，碳离子放射对肝脏的剂量比质子更低。②40 例肝癌患者中，如果使用 IMRT 放疗，在肝癌远离消化道的病例，有 40%的患者正常肝脏剂量超过了耐受剂量；在肝癌靠近消化道的病例，有 50%的患者正常肝脏剂量超过了剂量限

制。而质子和碳离子放疗都能给予预定的肿瘤剂量，同时把正常肝脏的剂量限制在安全的范围内。③用 NTCP 模型来预测发生严重肝脏并发症 RILD 的概率，质子和碳离子发生率明显低于 IMRT，碳离子比质子更低。④质子和碳离子放射对胃肠道的最大剂量、肾脏平均剂量、脊髓最大剂量、心脏最大剂量都小于 IMRT。⑤质子和碳离子放射对肋骨和胸壁的剂量高于 IMRT。⑥给予预定的肿瘤剂量，又保持肝脏剂量在安全的范围内，能治疗肝癌的最大直径是：IMRT 7.9 cm；质子 13.2 cm，碳离子 14.8 cm。

这个剂量对比研究的肝癌患者都为肝功能 Child-Pugh A 的患者，根据的是 Child-Pugh A 的肝脏放射耐受剂量。但是对于肝功能较差的患者，如 Child-Pugh B 的患者，需要更谨慎。

### （2）碳离子放射肝癌的生物学优势

肝癌细胞生物实验的结果表明：质子射线的放射生物效应比 X 线略强。RBE 是 1.1～1.2，即是 X 线的 1.1～1.2 倍。质子射线对 OER 没有明显影响。因而从放射生物效应角度而言，质子射线杀灭肝癌细胞的效应稍高于 X 线。当然质子射线对正常肝脏的照射剂量更低，因而可以提高肝癌的照射剂量，从而增加对肝癌的杀伤效应。然而，由于碳离子射线的线性能量传递(LET)明显大于 X 线和质子射线，它杀伤肝癌的效应更强。来自德国 HIT 的 Habermehl 选择了 4 例肝细胞肝癌进行了 X 线和碳离子射线的细胞生存曲线的实验(细胞克隆形成试验)，结果如表 9-3 所示。细胞生存曲线的 α 值表示生存曲线起始部分的斜率。α 值越大，致死性细胞杀灭的效应越强。4 株细胞生存曲线的 α 值在碳离子照射后都显著大于 X 线照射。而细胞生存曲线的 β 值是代表了曲线直线部分的斜率，即非致死性杀灭的效应。在 4 株细胞中，只有 Hep3B 的 β 值在碳离子照射后大于 X 线照射，在其余 3 株细胞株的 β 值都小于 X 线照射，提示碳离子照射后非致死性杀灭效应减小。总体而言，碳离子射线照射肝细胞癌的致死性杀灭效应强于 X 线。因而提示：碳离子杀灭肝癌细胞的效应可能明显强于 X 线，这是碳离子射线照射肝癌更有效的生物学证据。

表 9-3 4 株肝细胞肝癌细胞的克隆形成实验的细胞生存曲线的 α 值和 β 值

| 射线 | 参数 | 细胞系 | | | |
| --- | --- | --- | --- | --- | --- |
| | | HepG2 | Hep3B | HuH7 | PLC |
| X 线光子射线 | α | 0.148 2 | 0.396 6 | 0.297 3 | 0.381 7 |
| | β | 0.092 7 | 0.023 01 | 0.039 63 | 0.012 44 |
| 碳离子射线 | α | 1.733 | 0.865 9 | 1.892 | 1.531 |
| | β | −0.168 5 | 0.496 2 | −0.127 2 | −0.072 |

### 9.1.3 肝癌质子碳离子放疗的适应证和禁忌证

#### （1）肝癌质子碳离子放疗的适应证

1) 组织学或细胞学证实的肝癌。对拒绝活检、没有取得组织学和细胞学证实的患者,必须符合中国临床肿瘤学会等提出的原发性肝癌的临床诊断标准(链接9-1),或美国肝病研究协会(AASLD)提出的基于影像诊断的原发性肝癌临床诊断标准(链接9-2)。

> **链接** 9-1　原发性肝细胞癌的临床诊断标准
>
> 1. 我国《第八届全国肝癌学术会议》和中国临床肿瘤学会(CSCO)2018年《原发性肝癌治疗指南》提出的肝癌的临床诊断标准:
>
> 具备下列条件之一,可临床诊断为肝癌:
>
> 1) AFP大于400μg/L,上升1个月以上,能排除妊娠、生殖系胚胎源性肿瘤、活动性肝病及转移性肝癌,并能触及肿大、坚硬及有大结节状肿块的肝脏,或影像学检查有肝癌特征的占位性病变者。
>
> 2) AFP大于正常值(25 mg/L),但小于400μg/L,上升2个月以上,能排除妊娠、生殖系胚胎源性肿瘤、活动性肝病及转移性肝癌,并有两种影像学检查有肝癌特征的占位性病变,或有两种肝癌标志物(DCP、GGT、AFU及CAl9-9等)阳性及一种影像学检查有肝癌特征的占位性病变者。
>
> 3) 有肝癌的临床表现并有肯定的肝外转移病灶(包括肉眼可见的血性腹水或在其中发现癌细胞)并能排除转移性肝癌者。
>
> **链接** 9-2　美国肝病协会(American Society of Liver Disease)提出的基于影像学特征的肝癌临床诊断标准(ASLD Practice Guideline. Bruix J and Sherman M. Management of hepatocellular carcinoma: An update Hepatology 2011;53(3):1020-1022)
>
> 发现肝内直径1~2 cm结节,动态增强MRI、动态增强CT、超声造影及普美显动态增强MRI的4项检查中至少有2项显示有动脉期病灶明显强化、门脉或延迟期强化下降的"快进快出"的肝癌典型特征,则可做出肝癌的临床诊断;对于肝内直径>2 cm的结节,则上述4种影像学检查中只要有1项有典型的肝癌特征,即可临床诊断为肝癌。

2) 原发病灶局限于肝脏,即原发性肝癌按照AJCC分期第7版为$T_{1-4}N_{0-1}M_0$;或BCLC分期中:0期、A1、A2、A3、A4、B、C(血管侵犯者);未发现远处转移和腹膜后远处淋巴结转移;包括能进行手术,但因并发疾病,手术或麻醉有风险的无法手术患者,或者患者拒绝手术。

3) 肝癌术后放疗:窄切缘(<1 cm)和R1~2切除者。

4) 肝癌经全身和局部治疗后肝脏局部肿瘤残留或复发的肿瘤。残存病灶仅局限于肝内和(或)肝门淋巴结。局部治疗包括手术、肝动脉介入、射频消融、X线放疗和乙醇注射等。

5) 同时或异时的多原发性肝癌,病灶局限于肝脏,肝内病灶的照射能够保证正常肝脏剂量在耐受剂量的情况下。

6) 肝癌在放疗后肝脏局部复发,病灶局限,也可以再次放疗,但肝脏的放射剂量必须在能耐受的范围之内。

7) 肝功能评价为 Child-Pugh 分级(表 9-4)A,或肝功能评价为 Child-Pugh 分级 B 的患者,无腹水、肝性脑病或活动性肝炎。

表 9-4 肝功能的 Child-Pugh 评分标准

| 评分 | 1 | 2 | 3 |
| --- | --- | --- | --- |
| 肝性脑病(分级) | 无 | 1~2 | 3~4 |
| 腹水 | 无 | 少量 | 中量 |
| 白蛋白(g/L) | >35 | 28~35 | <28 |
| 凝血酶原时间延长(秒) | 1~4 | 4~6 | >6 |
| 胆红素(nmol/L) | <34 | 34~51 | >51 |

注:A 级,5~6 分;B 级,7~9 分;C 级 10~15 分。

8) 对患者的一般要求:总体健康状况良好,KPS≥70 或东部肿瘤协作组(Eastern Cooperative Oncology Group, ECOG)≤2;具有足够的主要脏器功能;若已接受了肝动脉介入治疗或其他局部治疗,需要治疗的毒副作用已经缓解和消除。

**(2) 肝癌质子碳离子放疗的禁忌证**

1) 本次治疗区域曾接受过≥2 次放射治疗(常规 X 线放疗、SBRT)。

2) 本次治疗区域曾接受过任何放射性粒子植入治疗。

3) OAR 的剂量限值无法达到预设安全剂量,尤其是正常肝脏和消化道的剂量超过耐受量。

4) 可能有受高能射线干扰正常功能或影响放射靶区剂量计算精确性的心脏起搏器或其他金属假体植入物。

5) 总体健康状况差,即 KPS≤70 或 ECOG≥2。

6) 肝功能差,Child-Push 分级为 C。

### 9.1.4 质子碳离子放疗技术

**(1) 放置肿瘤金属标记**

放置肿瘤标记的目的是进行图像引导下的放疗,若患者已接受了 TACE 且仍有碘油沉积于肿瘤内,则不必再放置标记。金属标记物应该被置于肿瘤周围,避开放射线的入射路径。如果患者不愿意放置标记,只要有能验证患者体位或肿瘤位置的其他参照物,也可以不放,例如肿瘤邻近某个正常解剖结构,而这个结构能在二维 X 线体位验证片上显示的,如肿瘤接近横膈顶。

**(2) 体位固定**

根据放射野设计的需要,制作个体化体位固定装置,一般为泡沫塑料模型或真空垫加热塑体模覆盖。

**（3）肿瘤运动的控制**

1）呼吸门控技术：Anzai 呼吸门控系统是目前最常用的控制肝癌随呼吸运动的技术，步骤如下。

A. 呼吸训练：①使患者保持平稳的呼吸频率和呼吸幅度，记录下患者的呼吸频率；②探测呼吸的压力感受器（腹带）放置在腹部合适的部位；③压力感受器要避免放置于射线经过的部位；④标记腹带的长度和腹带放置在腹部皮肤上的位置。

B. 呼吸门控射线出束"窗口"的确定：①4D-CT 按照 10 个呼吸时相获取 10 套呼吸时相的图像，吸气相和呼气相各分为 5 个时相。②首先勾画吸气末和呼气末两个时相的肿瘤 GTV，从而获得 GTV 在头脚方向的移动幅度。③"窗口"一般选择在呼气末。以在"窗口"中，GTV 在六维方向上的运动幅度＜5mm 为标准来确定"窗口"。一般从 20%的呼气相到 20%的吸气相，或从 25%的呼气相到 25%的吸气相。

2）深吸气后屏气技术：常用 ABC 技术，对深吸气后屏气时间在＞30 秒的患者可以使用 ABC 技术。要反复训练患者的呼吸，使其学会与 ABC 装置配合。患者吸气后屏气的时间设置在最大屏气时间的 80%～90%。

3）自由呼吸：对肿瘤随呼吸运动的幅度＜5mm 的患者，可在自由呼吸状态下进行放疗。

**（4）模拟机定位**

CT 扫描范围必须包括放射野经过的全部解剖结构，一般扫描范围从横膈顶上 3～4cm 到肾的下极。对使用呼吸门控患者，使用 4D-CT 扫描。对于使用 ABC 的患者，在深吸气后屏气状态下进行 CT 扫描，对自由呼吸患者则行常规 CT 扫描。

**（5）放疗计划设计**

1）靶区的勾画：要精确确定肝癌的 GTV，可联合其他诊断技术，包括 MRI、普美显造影的 MRI、增强 CT 扫描、PET 扫描($^{18}$FDG 或 $^{18}$F-乙酸）。

A. 呼吸门控技术：调出 4D-CT 中呼吸门控"窗口"的呼吸时相，使用 MIP（最大密度投影）勾画 GTV。然后用 MinIP（最小密度投影）勾画 GTV。再把上述两种勾画的 GTV 融合成 IGTV，在 IGTV 周围外加 5mm 成为 CTV，再在 CTV 周围外加 5mm 成为 PTV。

B. ABC 技术：直接在定位 CT 上勾画 GTV，外加 5mm 成为 CTV，再外加 5mm 成为 PTV。如果患者在深吸气后，若肿瘤的位置重复性差，则需要适当增加头脚方向的 PTV 距离，如在 CTV 的头脚方向加到 0.8cm，其他方向加 0.5cm。

2）正常器官的勾画：对于使用呼吸门控制技术的患者，在呼气末时相的 CT 图像上勾画正常器官，包括胃、十二指肠、大肠和小肠、肝脏、双侧肾脏、脊髓和肺。ABC 技术在定位 CT 上勾画正常器官。

3）放疗计划设计：

A. 放射野的布置：①选择离肿瘤最近的射野，以减少正常肝脏的放射剂量；②选择射线经过途径中不确定因素最小的射线入路，避开消化道中的气体，以及横膈随呼吸运动导致的肺和肝脏密度的动态变化（在呼吸门控窗口内）；③在射线前进方向的靶区深部没有关键的 OAR。

B. 减少射线扫描技术治疗运动靶区造成的剂量给予不确定性(interplay effect)：多野照射；选用大的射线线束(8~10mm)和小的射线间距(1.6~2mm)；尽可能不用调强放射技术，而使用单野优化技术(SBO)。

4) SPHIC 目前使用的碳离子照射肝癌的剂量(每周照射 5 次)：①肿瘤直径<3 cm，6 Gy(RBE)/次×10 次；≥3 cm，6.5 Gy(RBE)/次×10 次。②靠近肝门、肋骨、消化道的病灶，4.5 Gy(RBE)/次×15 次。

5) 正常器官和组织的剂量限制：目前 SPHIC 使用碳离子放射肝癌的正常器官的限制剂量如表 9-5 所示。

表 9-5 SPHIC 碳离子放射肝癌的正常器官限制剂量

| 结构 | 10 次照射方法 | 15 次照射方法 |
|---|---|---|
| 肝-GTV | $D_{mean}<20$ Gy | $D_{mean}<24$ Gy |
| 胃 | $D_{2cm^3}<43$ Gy | $D_{2cm^3}<50$ Gy |
|  | $D_{6cm^3}<28$ Gy | $D_{6cm^3}<32$ Gy |
| 十二指肠 | $D_{2cm^3}<43$ Gy | $D_{2cm^3}<50$ Gy |
|  | $D_{6cm^3}<28$ Gy | $D_{6cm^3}<32$ Gy |
| 肠 | $D_{2cm^3}<43$ Gy | $D_{2cm^3}<50$ Gy |
|  | $D_{6cm^3}<28$ Gy | $D_{6cm^3}<32$ Gy |
| 肾(右和左) | $D_{mean}<12$ Gy，$V_{14}<30\%$ | $D_{mean}<13$ Gy，$V_{15}<30\%$ |
| 脊髓 | $D_{max}<30$ Gy | $D_{max}<34$ Gy |

注：$D_{mean}$，平均剂量；$D_{2cm^3}$，$2 cm^3$ 的体积接受的剂量；$D_{6cm^3}$，$6 cm^3$ 的体积接受的剂量；$D_{max}$，最大剂量；$V_{14}$，接受 14 Gy(RBE)剂量的体积百分比；$V_{15}$，接受 15 Gy(RBE)剂量的体积百分比。

关于质子放疗肝癌的正常肝脏的放射耐受剂量，中国台湾省高雄质子中心和美国 M.D. Anderson 肿瘤中心发表了一个详细的研究。主要内容如下：

强制性条件：肝功能 Child-Pugh A 患者，未照射肝体积(ULV)/标准肝体积(SLV)需>50%(至少>30%)；肝功能 Child-Pugh B 患者，ULV/SLV 需>60%(至少>40%)。其中：ULV=全肝体积-GTV。ULV 的定义：<1 Gy 照射的肝体积；SLV=-794.41+1267.28×BSA(体表面积)。

同时满足以下条件为最佳：正常肝体积>700 mL，全肝平均剂量(减去 GTV)<18 Gy(RBE)；对无硬化的肝脏，全肝平均剂量(减去 GTV)<20 Gy(RBE)，≥700 mL 的正常肝脏<21 Gy(RBE)。

6) 碳离子放疗计划的验证：完成放疗计划设计后，在正式照射患者前必须进行患者个体化计划的验证。一般使用水箱的剂量验证，也可以使用 PET/CT 的验证。在质子或碳离子的照射后,会使体内的原子变成同位素,在这些同位素蜕变过程中,会释放正电子对,用 PET/CT 能够捕获这些射线而成像(参照第 5 章"核医学在质子碳离子放射治疗中的应用")。在患者用质子或者碳离子放疗后,即刻把患者转移到 PET/CT,用 PET 来探测质子或碳离子放射后即刻发生的放射性核素释放的正电子对,成像后来判断放射线照射的准确性。图 9-2 是碳离子 5.5 Gy(RBE)照射后的 PET/CT 图像。图 9-3 是质子 2 Gy(RBE)照射后的 PET/CT 图像。从 PET 图像放射性核素分布的范围来观察质子或碳离子照射后剂量在体内的分布情况是否与设计的剂量分布一致。这两例患者 PET/CT 的核素分布与计划照射的生物剂量分布完全一致。

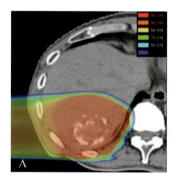 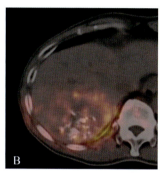

**图 9-2　一例肝癌碳离子照射后 PET/CT 扫描的典型病例**

注:A. 碳离子照射的生物剂量分布图,棕色区域为 55 Gy(RBE)/10 次。B. 碳离子 5.5 Gy(RBE)照射后,即刻进行 PET/CT 扫描后获得的图像。放射性分布的范围与计划的剂量分布基本保持一致。在肿瘤深部的椎体和脊髓没有显示放射性出现,表明碳离子的光束停止在椎体和脊髓浅部,它们没有受到任何碳离子射线的照射。

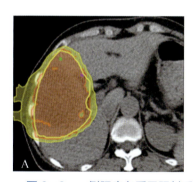 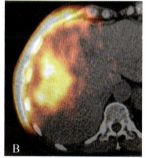

**图 9-3　一例肝癌在质子照射后 PET/CT 扫描的典型病例**

注:A. 质子照射的生物剂量分布图,棕色区域为 60 Gy(RBE)/30 次。B. 质子 2 Gy(RBE)照射后,即刻进行 PET/CT 扫描获得的图像。放射性分布的范围与计划的剂量分布基本保持一致。

7) 放疗中的质量控制和保证:①每次照射前患者的体位用二维的 X 线拍片校正,除了骨骼对准外,也要求对准横膈等。②每周进行在线 CT 复查,以观察肝癌病灶和周围正常器官的变化,并且把原始的放疗计划在每周复查的 CT 上进行重新计算,以确定放疗计划是否应该进行修改。图 9-4、9-5 显示了 2 例典型的病例。③保证患者在放疗过程中的呼吸平稳,特强调在治疗过程中的呼吸频率必须与 CT 模拟定位时的呼吸频率保持一致。

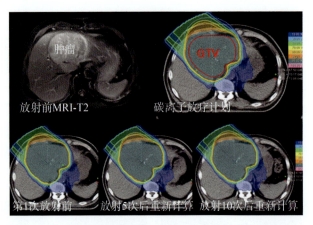

**图 9-4 肝癌放疗期间每周在线 CT 复查（典型病例 1）**

注：图为肝脏左叶巨大肿瘤，碳离子 4.5 Gy(RBE)/次，照射 15 次。在放疗的第 1 次前、照射 5 次和照射 10 次后进行在线 CT 扫描复查。用原始的放疗计划在每周的复查 CT 上进行剂量重新计算。该例重新计算后的结果显示：剂量分布与原来的计划没有明显的差别，不必进行计划修正。

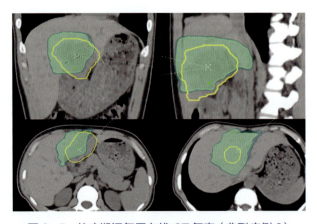

**图 9-5 放疗期间每周在线 CT 复查（典型病例 2）**

注：图为肝门区肝癌，碳离子计划 4.5 Gy(RBE)/次，照射 15 次。患者在碳离子照射后，肝区疼痛消失，食欲改善，体重增加 3 kg。放疗 2 周后，在线 CT 复查显示：肿瘤体积缩小，肿瘤的解剖位置发生改变。图中绿色的体积为碳离子放疗前的 PTV，黄色的是放疗 2 周后复查 CT 上的 PTV。两次 CT 比较表明：放疗 2 周后，如果用原始的放疗计划照射，会使得一部分肿瘤没有受到照射，而照射了更多的正常肝脏，并使十二指肠也受到照射。因此必须修改放疗计划。

### 9.1.5 SPHIC 肝癌碳离子放疗的临床资料

#### （1）肝癌碳离子放疗技术平台的建立

射线扫描技术是目前公认的质子重离子放疗的最佳放射剂量给予技术。但是用射线扫描技术来治疗运动的靶区时，射线扫描是在运动中的，靶区也是在运动中的，这会导致剂量给予的不确定。因此在质子碳离子放疗肝癌的技术中的关键技术难关是怎么克服剂量给予的不确定性。我们首先建立了放疗的技术平台，其次是确定碳离子放疗的合适剂量。日本 NIRS 使用碳离子放疗的剂量是 24 Gy(RBE)/次，2 次照射。日本已经有了丰富的碳离子放疗经验，又有反复扫描技术（re-scanning），能够克服剂量给予的不确定。由于我们没有这个技术，我们采取的策略是多次照射、多野照射，加上其他技术方面的措施来克服剂量给予的不确定性。首先进行了Ⅰ期临床试验,目的是建立肝癌使用射线扫描的技术平台,寻找肝癌合适的碳离子放疗剂量和肝脏的碳离子放疗耐受剂量。我们最终确立的技术核心是减少射线给予的不确定性,采取的措施和方法包括:①使用呼吸门控技术(Anzai 系统),在呼吸门控技术中,射线开放的门控"窗口"中,靶区运动的距离必须<5 mm;②射线进入的角度要选择到达靶区距离最短的入射角;③射线尽可能穿过均匀的组织,避免运动的正常器官,如消化道等;③扫描采用比较大的射线光斑直径(8~10 mm)和比较小的射线光斑间距(1.6~2 mm);④适当的优化方法,尽可能采用单野优化方法(SBO),而不是调强技术;⑤多射线角度和多次照射,10~15 次分割照射,以模拟"反复扫描技术",模糊射线给予的不确定性。我们进行了碳离子照射肝癌细胞(HCC)的剂量递增试验,剂量为 55 Gy(RBE)、60 Gy(RBE)、65 Gy(RBE)和 70 Gy(RBE),分 10 次照射,2 周内完成。最终 23 例 HCC 患者进入研究,他们的肿瘤最大直径 1.7~8.5 cm,中位值 4.3 cm。中位随访时间 56.1 个月(5.7~74.4 个月)。剂量递增到最高剂量 70 Gy 时,没有观察到剂量限制性毒性。所有患者完成碳离子照射后 6 个月内均未发生 RILD。碳离子放射后 1、3、5 年 OS 分别为 91.3%、81.9%和 67.1%。1、3、5 年 LC 分别为 100%、94.4%、94.4%,1、3、5 年无进展生存率分别为 73.6%、59.2%、37.0%。临床研究的结果表明:碳离子射线扫描技术可以用于肝癌的治疗。然而应谨慎行事,以减少剂量给予的不确定性。碳离子照射最大剂量是 70 Gy(RBE)/10 次照射,2 周是可以耐受的。我们建议的肝癌放射剂量是:肿瘤直径<3 cm:6 Gy(RBE)/次×10 次;≥3 cm:6.5 Gy(RBE)/次×10 次。上述剂量在 2 周内完成。但是对于肝癌病灶靠近肝门、肋骨、消化道的病灶建议是:4.5(RBE)/次×15 次,3 周完成(参见 9.1.5 的典型病例四、五)。

**(2) 90 例 HCC 碳离子放疗的疗效分析**

我们分析了在 2016 年 1 月—2021 年 10 月,在我院治疗的连续 90 例无远处转移的 HCC 患者治疗结果,他们都接受了碳离子放疗。其中 22 例(24%)为肝切除术或射频消融术后复发病例,30 例(33%)合并脉管癌栓。肝功能 Child-Pugh A 89 例(5 分 83 例,6 分 6 例),Child-Pugh B 1 例(7 分)。处方剂量为 50~70 Gy(RBE),分 10~15 次照射,2 周完成。全组中位随访 28.6 个月(5.7~74.6 个月)。2 年 OS 和 LC 分别为 83.3%和 96.4%,3 年 OS 和 LC 分别 75.4%和 93.1%(图 9-6)。与碳离子放疗前的基线相比,4 例(4%)患者放疗后肝功能 Child-Pugh 评分提高 1 分。43 例患者出现 G1~2 度的血液学异常和肝脏毒性增加。后期放射损伤有:胆管狭窄 2 例(2%),1 例需置入胆管支架解除黄疸。这 90 例肝癌碳离子大分割治疗的结果表明:碳离子大分割照射是安全、有效的。生存率和肿瘤控制率可以与手术治疗相媲美。

### 9.1.6 SPHIC 放疗肝癌的典型病例

典型病例一(图 9-7A~C):HCC,接受碳离子放疗 67.5 Gy(RBE)/15 次,3 周照射。已经无瘤生存 3.8 年。

典型病例二(图 9-7D~F):HCC,接受碳离子放疗 55 Gy/10 次,2 周照射。已经无瘤生存 4.3 年。

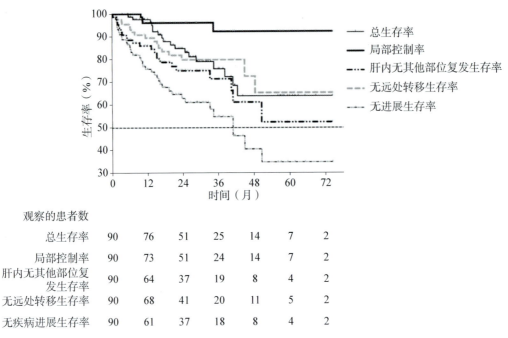

图 9-6　90 例 HCC 碳离子放疗的生存情况

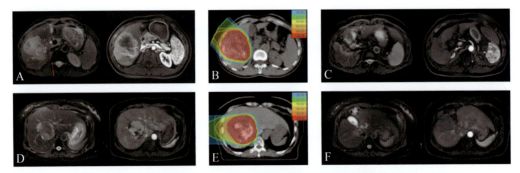

图 9-7　典型病例一和二：使用不同碳离子分割方案的 HCC

注：A. 病例一放疗前肿瘤的基线图像，MRI 的 $T_2$ 加权相和动脉造影图像；B. 碳离子放射的剂量分布图；C. 碳离子放疗后 3.8 年复查的 MRI，显示肝内肿瘤消失；D. 病例二放疗前的基线 MRI；E. 碳离子的剂量分布图；F. 碳离子照射后 4.3 年的 MRI，显示肿瘤消失。

典型病例三（图 9-8）：肝内胆管细胞癌（12 cm×10 cm×10 cm），2015 年 6 月接受质子放疗 50 Gy(RBE)/10 次，2 周。肝脏肿瘤得到控制。到 2019 年 8 月，肿瘤局部复发，再次进行碳离子放疗，60 Gy(RBE)/15 次，3 周。患者从接受质子放疗开始，已经生存了 9.1 年。该例提示：质子放疗后复发有可能进行第 2 次碳离子放疗。

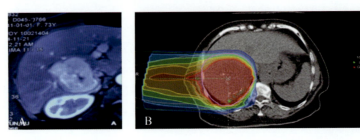

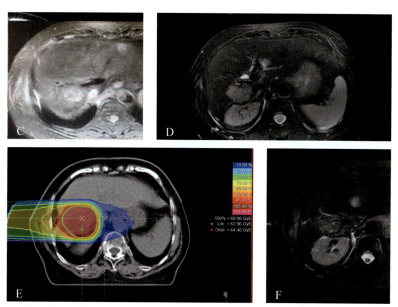

**图9-8　肝内胆管细胞癌质子放疗后4年肿瘤局部复发并再次碳离子放疗后肿瘤得到控制**

注：A. 质子放疗前MRI,肝门区肿瘤；B. 质子放疗的剂量分布；C. 质子放疗后2年10个月MRI,肿瘤控制；D. 肿瘤控制4年后,即2019年8月,肿瘤在原位复发,通过穿刺活检证实；E. 碳离子放疗的剂量分布；F. 碳离子放疗后4.2年MRI,显示肿瘤得到控制。

典型病例四（图9-9）：HCC,肝脏病灶紧靠胸壁。碳离子放疗,60 Gy(RBE)/10次,2周；胸壁皮肤的剂量：54 Gy(RBE)/10次,2周。患者出现照射区域内皮肤的放射损伤。到2024年6月,放疗后无瘤生存了7年8个月。本例出现的胸壁皮肤放射性损伤的原因是胸壁皮肤的放射剂量过高。从本例吸取了教训,对于靠近胸壁的肿瘤（以后扩展到靠近消化道、肝门的肿瘤）,碳离子放疗的剂量修改成4.5 Gy(RBE)/次,共照射15次,总剂量67.5 Gy(RBE),并且限制对这些组织和器官的剂量,以减少它们损伤的概率。

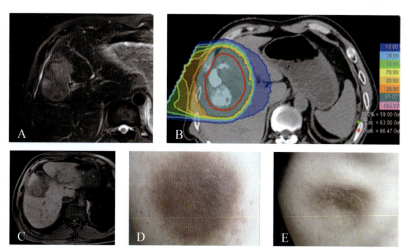

**图9-9　碳离子放疗肝癌后产生皮肤损伤**

注：A. 放疗前肿瘤的MRI,病灶7 cm×6 cm×5 cm,靠近胸壁；B. 碳离子放疗60 Gy(RBE)/10次,2周的剂量分布图；C. 放疗后1年的MRI(普美显)显示肿瘤控制；D. 放疗后9个月,胸壁皮肤仍然有色素沉着；E. 放疗后5年,胸壁皮肤发生后期损伤。

典型病例五（图9-10）：HCC，肝脏肿瘤位于肝脏尾状叶附近，放疗前甲胎蛋白（AFP）276 μg/L。碳离子放疗67.5 Gy(RBE)/15次照射，3周。放疗后AFP下降到2.2 μg/L。放疗后1.1年出现梗阻性黄疸，MRI显示肿瘤稳定，AFP 1.5 μg/L。MRI胆道造影（MRCP）显示肝脏左叶肝内胆管扩张，提示近段胆道狭窄导致的梗阻性黄疸。经皮胆汁外引流（PTCD），黄疸好转。到放疗后2年仍然生存。该例表明：大胆管在大剂量的碳离子放疗后发生了后期的放射损伤——胆管狭窄，导致了梗阻性黄疸。虽然使用了4.5 Gy(RBE)/次，共15次照射，但是仍然发生了胆管狭窄的后期放射损伤。对此类病例，应该考虑是否把分割照射的剂量进一步减小。

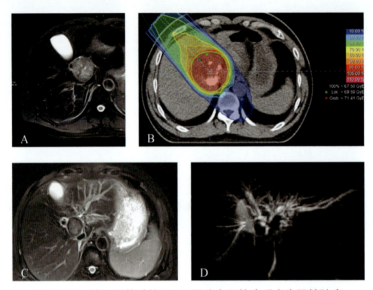

**图9-10　位于尾状叶的HCC用碳离子放疗后产生胆管狭窄**

注：A. 碳离子放疗前的肿瘤，位于肝脏的尾状叶；B. 碳离子放疗计划；C. 放疗后1.1年，肝脏肿瘤缩小，肝脏左叶的胆管扩张；D. 放疗后1.1年的胆管MRCP造影，显示肝脏左叶的胆管扩张。提示肝脏左叶胆管开口处狭窄。

（蒋国梁　王　征　孙家耀　王巍伟）

## 9.2　胰腺癌

### 9.2.1　概述

**（1）胰腺癌的流行病学**

胰腺导管腺癌是高度恶性的消化道肿瘤，其发病率在全球范围内呈持续上升趋势，其死亡率在国内外均位居恶性肿瘤的第七位，在部分地区预计将成为第二大癌症死因。手术切除被认为是目前唯一有可能治愈该肿瘤的治疗方法，但由于该肿瘤起病隐匿且初期症状不典型，在确诊为胰腺癌时仅有15%～20%的患者可行手术治疗，大部分患者已为局部晚期或伴有远处转移。尽管经多学科综合治疗，整体疗效有所提高，但患者总体的 5 年总生存率(OS)仍不到 10%。发病的风险因素包括吸烟、饮酒、慢性胰腺炎、肥胖和糖尿病等。另外，3.8%～9.7%的患者携带致病性胚系基因变异，主要发生于 DNA 损伤修复基因，包括 BRCA2、BRCA1、ATM 等。

### （2）胰腺癌的综合治疗

目前胰腺癌的治疗方法主要包括手术、化疗和放疗等。对于可切除胰腺癌，根治性手术后进行辅助化疗可显著延长生存期，是目前的标准治疗；对于临界可切除胰腺癌，推荐新辅助化疗±放疗后行根治性手术；对于局部晚期不可切除胰腺癌（locally advanced pancreatic carcinoma，LAPC），建议诱导化疗后进行同步放化疗；对于伴有远处转移的晚期胰腺癌，应以化疗为主。总体上，胰腺癌的治疗应遵循多学科综合治疗的原则，以腹腔镜手术和机器人手术为代表的外科技术创新、多药联合化疗以及高精度、高剂量放疗的应用有望进一步提高患者的生存率和改善患者生存质量。

### （3）胰腺癌放疗的历史

过去，放疗在胰腺癌中的应用大多为姑息治疗性质。原因有下述两点：第一，由于胰腺的解剖位置特殊，放疗时附近的胃、十二指肠和小肠不能被完全排除在照射野之外，而消化道的放射耐受性比较差，无法给予肿瘤高剂量照射；第二，通过术中对胰腺肿瘤和周围正常胰腺组织内氧分压的测定证实，发现胰腺癌是高度乏氧的，属于放射抵抗的肿瘤。临床数据显示，常规分割 X 线照射 45～54 Gy 放疗的肿瘤局部控制率较低，并不能有效延长患者生存期。尽管如此，对于 LAPC 患者行局部放疗存在一定理论依据：一方面，尸检结果提示约 30%的局部晚期患者死于肿瘤局部进展，而非远处转移；另一方面，新的高效联合化疗方案可显著延长患者生存期，提高了放疗局部控制肿瘤的价值。唯一的Ⅲ期随机对照 LAP 07 研究的结果显示，针对 LAPC 患者在诱导化疗后加入局部放疗，与单纯化疗相比，肿瘤局部控制率（LC）虽有提高，但生存期并未获益。该研究起始于 2008 年，当时采用 X 线常规分割的三维适形技术，照射剂量为 54 Gy，且并未进行呼吸运动管理。而当今的放疗技术已有了显著进步，立体定向放疗逐渐普及，部分中心已开展磁共振引导的放疗，配合呼吸运动管理和自适应技术，已可实现高精度、高剂量的放疗。近期，一项单中心研究显示，对不可手术胰腺癌采用中度大分割消融放疗的结果显示，中位生存期从放疗之日开始计算为 18.2 个月，从诊断开始计算达到了 26.8 个月，2 年局部区域进展的发生率为 32.8%。因此，放疗在胰腺癌治疗中的价值亟需进行重新评估。

### （4）质子和碳离子放疗

质子放疗 LAPC 的临床研究主要来自日本和韩国。日本兵库粒子线医疗中心开展了对 LAPC 行质子放疗同步吉西他滨化疗的临床Ⅰ/Ⅱ期研究，前期根据肿瘤与消化道的距离采用两种不同的放疗方案：肿瘤靠近消化道 5 例，50 Gy(RBE)/25 次；肿瘤远离消化道 5 例，70.2 Gy(RBE)/26 次。后期无论肿瘤与消化道的距离均采用同样的放疗方案：40 例，野中野技术，67.5 Gy(RBE)/25 次。研究结果显示，6 例（12%）患者由于急性血液学或消化道毒副作用未完成治疗计划，5 例（10%）出现 G3 及以上晚期胃溃疡和出血,全组 1 年局部无进展生存率(local progression-free survival,LPFS)为 81.7%,1 年总生存率(OS)为 76.8%。其后,为准确评估治疗相关上消化道毒副作用的发生率,该研究团队对 91 例患者在治疗前、后常规行消化内镜检查,结果显示,45 例 (49.4%)患者发生了急性 G1 胃和十二指肠的放射性溃疡,但未发现消化道出血和穿孔,3 例(3.3%)发生了晚期 G4~5 消化道出血或穿孔。尽管近半数患者在治疗后发现了消化道溃疡,但来自佛罗里达大学质子放疗中心的研究者指出,总剂量和分次剂量偏高、同步全量吉西他滨化疗以及区域淋巴引流区照射可能是该研究中毒副作用发生率较高的原因,而根据其已发表的剂量学和临床研究结果显示,与 X 线相比,质子放疗可显著减少消化道的毒副作用,有利于放疗剂量的提升。日本筑波大学质子医学研究中心对 42 例 LAPC 患者进行了回顾性分析,质子放疗 50~67.5 Gy(RBE)/25~33 次,全组未见 G3 及以上消化道毒副作用,1 年和 2 年 LC 为 83.3%和 78.9%,1 年和 2 年 OS 为 77.8%和 50.8%,增加总剂量可提高 LC 和 OS。韩国国立癌症中心附属医院质子放疗中心采用同步加量技术——加量至 45 Gy(RBE)/10 次来治疗局限期胰腺癌。结果显示,全组 37 例患者未见 G3 及以上毒副作用,1 年 LPFS 为 64.8%,中位生存期为 19.3 个月。此外,包括美国佛罗里达大学、梅奥诊所等在内的多个中心已开展 LAPC 的质子放疗,但报道的病例数均较少。

碳离子放疗 LAPC 的临床研究主要来自日本和德国。为了确立碳离子放疗 LAPC 的最大耐受剂量,日本国立放射医学研究所(NIRS)早期开展了一项临床 I 期剂量递增研究,对碳离子的照射剂量和同步吉西他滨化疗的用药剂量均进行了递增,72 例 LAPC 患者分别接受了 6 个碳离子放疗剂量层级:43.2—45.6—48.0—50.4—52.8—55.2 Gy (RBE)/12 次/3 周的,以及 3 个吉西他滨同步化疗剂量层级:400~1 000 mg/m$^2$/周。结果显示,虽有 3 例患者出现了剂量限制性毒性,但未获得最大耐受剂量,碳离子 55.2 Gy (RBE)/12 次/3 周,同步吉西他滨化疗 1 000 mg/m$^2$/周的治疗方案是安全可行的。全组 2 年 LC 为 83%。较高剂量组(≥45.6 Gy)的 2 年 OS 为 48%,初步结果令人鼓舞。该研究之后,日本各碳离子放疗中心均采用此方案治疗 LAPC。日本九州国际重粒子线癌症治疗中心(SAGA HIMAT)治疗了 58 例 LAPC 患者,详细报告了该治疗方案的毒副作用,结果显示,12 例患者(21%)出现 G1~3 胃溃疡,其中 G3 仅有 1 例,未见 G4~5 胃溃疡或十二指肠/小肠溃疡。与 X 线放疗比较,虽然肿瘤照射剂量大幅增加,但毒副作用却显著降低(X 线放疗的 G3~4 消化道毒副作用发生率为 20%~37%)。同时,该研究通过对剂量学参数的分析,推荐了碳离子放疗时的消化道剂量限值:$D_{2cm^3}$<46 Gy (RBE),$V_{30}$<6 cm$^3$,$V_{20}$<24 cm$^3$,$V_{10}$<102 cm$^3$。疗效方面,SAGA HIMAT 对 64 例 LAPC 患者的回顾性分析结果显示,2 年 LC 为 82%,2 年 OS 为 53%,中位生存期为 25.1 个月。全组仅 4 例患者发生急性 G3 毒副作用(其中 3 例为消化道毒副作用),未见 G3 及以上的晚期毒副作用。来自日本碳离子放射肿瘤学研究组(J-CROS)的一项多中心回顾性研究,通过汇总 3 家碳离子中心的治疗数据,验证了上述单中心碳离子放疗 LAPC 的疗效和安全性。结果显示,碳离子 55.2 Gy(RBE)/12 次/3 周(同步吉西他滨化疗)方案的 2 年 OS 为 60%,中位生存期达 26.2 个月。急性 G3 消化道毒副作用

发生率为3%，晚期仅为1%，未见晚期G4~5毒副作用。上述研究结果表明，碳离子放疗LAPC的中位生存期显著优于X线放疗(LAP07研究中放疗组为15.2个月)，疗效可与手术切除胰腺癌媲美。鉴于碳离子放疗的毒副作用小，使递增放疗剂量以进一步提高疗效成为可能。NIRS/QST近期发表的一项剂量学研究显示，当运用呼吸门控技术进行碳离子笔形束扫描治疗时，同步加量(SIB)照射可将肿瘤剂量从55.2 Gy(RBE)提升至67.2 Gy(RBE)/12次(剂量提升20%以上)，而肿瘤周围危及器官的剂量仅升高了约10%，且仍可达到剂量限值的要求。德国海德堡离子束治疗中心采用碳离子48 Gy(RBE)/12次方案治疗了21例LAPC患者，但是结果显示中位生存期为11.9个月，1年LC率为89%，疗效差于日本的报告，可能与其处方剂量偏低有关。

### 9.2.2 质子碳离子放疗胰腺癌的优势

#### (1) 质子碳离子放疗胰腺癌的物理学优势

最大限度提高肿瘤靶区剂量，并限制周围胃肠道等重要危及器官的受照体积和剂量是胰腺癌放疗中的关键问题。质子碳离子射线放疗是可能解决这一问题的方法。以质子为例，其坪区剂量较低而Bragg峰内剂量显著提高，峰后剂量几乎很快降低至零剂量。若将Bragg峰设置在肿瘤区域，而将坪区和尾部设置在危及器官区域，可最大限度提高靶区剂量，并降低危及器官剂量。图9-11是一例LAPC患者接受质子、碳离子和X线放疗的剂量分布对比图。3种射线患者靶区的剂量分布类似，而靶区外剂量，质子和碳离子放疗显著低于X线。而碳离子射线的侧向散射(半影)比质子射线更小(图9-11右下图)，所以碳离子放射比质子放疗更有利于保护靶区周围的胃肠道。

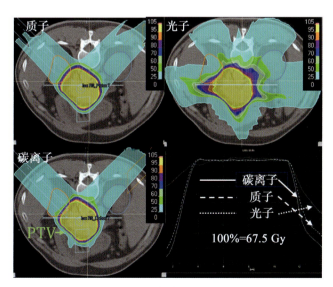

**图9-11 X线、质子和碳离子放疗局部晚期胰腺癌患者的剂量分布**
注：右下图为X线、质子和碳离子射线的侧向剂量(半影)分布。

### (2) 碳离子放疗胰腺癌的生物学优势

碳离子射线最大的放射生物学优势是其高线性能量传递(LET)特性,大约是质子LET 的 10 倍以上。高 LET 会带来两种优势:高相对生物效应(RBE)和低氧增强比(OER)。高 RBE 让患者接受相同生物剂量照射时,碳离子所需的吸收剂量更低。以 SPHIC 治疗的局部晚期胰腺癌为例,碳离子单次剂量 4.5 Gy(RBE)时,其吸收剂量仅为 1.75 Gy,对应的 RBE 为 2.58。较低的吸收剂量可进一步减少肿瘤附近危及器官的毒副作用发生率。同时,作为典型乏氧肿瘤,乏氧状态限制了 X 线放疗的疗效,且肿瘤乏氧状态越严重,控制肿瘤所需的剂量越高。高 LET 是克服肿瘤乏氧的有效手段,研究显示一定范围内 OER 会随着 LET 的增加而下降,碳离子作为高 LET 射线,对控制乏氧肿瘤更具优势。

### 9.2.3 胰腺癌质子碳离子放疗的适应证和相对禁忌证

1) 胰腺癌质子碳离子放疗的适应证:①病理(细胞学或组织学)证实的各病理类型的胰腺癌;②局限期胰腺癌,可伴区域和(或)腹膜后淋巴结转移,胰腺原发病灶和转移淋巴结可被一个放射体积所包括;③手术后肿瘤残留的患者(R1/R2 切除);④手术后局部肿瘤和(或)区域淋巴结复发的患者。

2) 胰腺癌质子碳离子放疗的相对禁忌证:①存在远处转移;②肿瘤侵犯消化道;③曾接受过腹部放疗,经评估风险不适合再程放疗的患者。

### 9.2.4 质子碳离子放疗技术

1) 体位固定:患者采取俯卧位,使用腹板(belly board)固定患者。
2) 模拟定位 CT 扫描:采用呼吸门控技术(图 9-12),具体步骤如下。

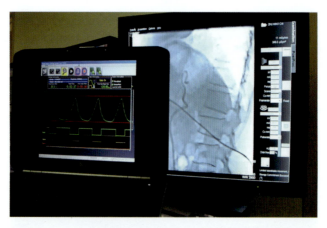

图 9-12 通过 Anzai 压力传感器探测呼吸信号以对应体内靶区运动,实现门控放疗

A. 呼吸训练:①使患者保持平稳的呼吸频率和呼吸幅度;②将探测呼吸的腹带放置在腹部合适的部位,并插入 Anzai 压力传感器,标记腹带的长度和腹带放置在腹部皮

肤上的位置。

B. 定位和放疗计划用的四维 CT 扫描：放疗前定位时，上消化道需处于空虚状态（至少禁食禁水 2 小时）。在体位固定装置下进行四维 CT 扫描，扫描的范围从胸廓入口至骨盆入口，包括全部肝脏，以及邻近的胃、十二指肠、小肠、结肠、双侧肾脏、肺和脊髓。四维 CT 扫描层厚在肿瘤部位为 3 mm，在其他部位为 5 mm，不使用静脉造影剂。四维 CT 扫描结束后保持相同体位，立即静脉注射造影剂，进行 CT 增强扫描，随后口服稀释造影剂，并于 15 分钟后相同体位进行 CT 平扫，后两次 CT 扫描范围同四维 CT 扫描，两套图像均用于靶区勾画参考。

3）呼吸门控"窗口"的确定：①四维 CT 按照 10 个呼吸时相获取 10 套呼吸时相的图像，吸气相和呼气相各分为 5 个时相。②将治疗体位的静脉增强和口服造影剂的两套 CT 导入计划系统与定位四维 CT 融合，勾画吸气末和呼气末两个时相的肿瘤靶体积（GTV），从而获得 GTV 在头脚方向的移动幅度。③门控"窗口"一般选择在呼气末。在门控"窗口"中，以 GTV 在头脚方向的运动幅度＜5 mm 为标准（假设头脚方向的运动幅度大于前后和左右方向）。从呼吸曲线中，获得门控"窗口"的大小，如从 40%的呼气相到 40%的吸气相。确定"窗口"时，同时要考虑在此"窗口"中尽可能有较长的射线给予时间。④在 40%的呼气相、0%的呼气相末以及 40%的吸气相的 CT 影像上分别勾画 GTV，共产生 3 个 GTV，复测靶区的运动幅度，如果幅度＜5 mm，则确定"窗口"为从 40%的呼气相到 40%的吸气相。如果幅度≥5 mm，再改为从 20%的呼气相到 20%的吸气相的"窗口"，直到确定满足条件的"窗口"。

4）放疗计划设计：由放疗医师和物理师配合完成。

A. 勾画 GTV：确定呼吸门控"窗口"后，由放疗医师在定位四维 CT 上勾画 GTV，并将"窗口"内各时相上勾画的 GTV 融合成 IGTV。

B. 勾画临床靶区（CTV）：在 IGTV 的基础上各向外扩 5 mm，并向后方包括腹膜后高危复发区域（腹腔干和肠系膜上动脉周围区域），但当 CTV 和消化道（胃、十二指肠或小肠）产生重叠时，CTV 需相应退回，从而完全避开消化道。

C. 勾画邻近的危及器官：包括胃、十二指肠、小肠、双侧肾脏、脊髓和肝脏等，并将胃、十二指肠和小肠外扩 3 mm，形成胃肠道 计划危及器官体积（GI PRV）。

D. 勾画计划靶体积（PTV）：在 CTV 的基础上各向外扩 3 mm，同时应在射线路径方向上使用更大的外扩边界。如果 PTV 与 GI‑PRV 重叠，则减少 PTV 的边界以完全排除 GI‑PRV，从而得到修正的计划靶体积（mPTV）。

E. 放疗计划的射野设置方法：根据胰腺肿瘤和邻近危及器官的具体位置及互相关系，通常采用 45°射束，背向 3 个照射野的设计，目的是确保肿瘤受到足够照射剂量而正常组织在耐受剂量以内，并且最大程度地保证放疗计划的鲁棒性（图 9‑13）。

F. SPHIC 目前使用的碳离子放疗 LAPC 的剂量方案：67.5 Gy（RBE）/15 次。

G. 正常器官和组织的限制剂量：SPHIC 目前使用的碳离子放疗胰腺癌的正常器官限制剂量见表 9‑6。

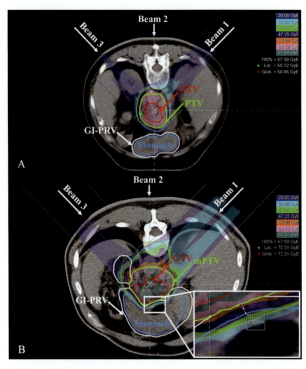

**图 9-13 两个典型病例的剂量分布**

注：A. 当肿瘤距离胃肠道较远，胃肠道（GI）受到放射损伤的风险较小；B. 当肿瘤紧贴胃壁，需要应用修正的计划靶体积（mPTV），该体积完全排除了胃肠道-计划危及器官体积（GI-PRV）。这种修正可降低放射性胃肠道毒副作用的风险。

**表 9-6　SPHIC 碳离子放疗胰腺癌的正常器官限制剂量**

| 器官 | 限制剂量 |
| --- | --- |
| 胃、十二指肠、小肠 | $V_{50}<2\,mL$<br>$V_{32}<6\,mL$<br>$V_{21}<24\,mL$<br>$V_{10}<102\,mL$ |
| 肾脏（左和右） | 平均剂量$<13\,Gy(RBE)$<br>$V_{15}<30\%$ |
| 脊髓 | 最大剂量$<34\,Gy(RBE)$ |
| 肝脏 | 平均剂量$<24\,Gy(RBE)$ |

H. 碳离子放疗计划的验证：放疗前需进行每个患者特定的质量保证，即针对患者治疗计划的每个照射野在三维水体模中进行剂量验证。治疗结束后立即进行 PET/CT 扫描，以进行体内射程验证，从而检查照射的精准度。图 9-14 是一例 LAPC 患者在质子 1.8 Gy（RBE）照射后即刻（照射结束后 15 分钟内）的 PET/CT 图像，显示放射性分布的范围和计划的剂量分布基本保持一致。

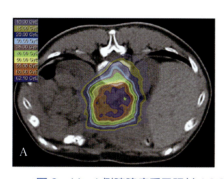
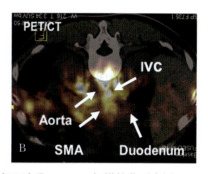

图9-14 1例胰腺癌质子照射1.8Gy(RBE)后PET/CT扫描的典型病例

注:A.质子放疗的剂量分布图。B.质子2Gy(RBE)照射后,即刻进行PET/CT扫描获得的图像。Aorta:腹主动脉;IVC:下腔静脉;SMA:肠系膜上动脉;Duodenum:十二指肠。

l. 放疗中的质量控制和保证:①每次照射前,采用正侧位的两维千伏级X线片进行患者体位校正,针对腰椎进行骨匹配。②每周进行至少1次CT重扫描,并将原始治疗计划在每周复查CT上进行重计算,以评估是否需要适时进行重计划。图9-15显示了一例典型病例。③保证患者在放疗过程中呼吸幅度和频率的稳定,并需与CT模拟定位时保持一致。

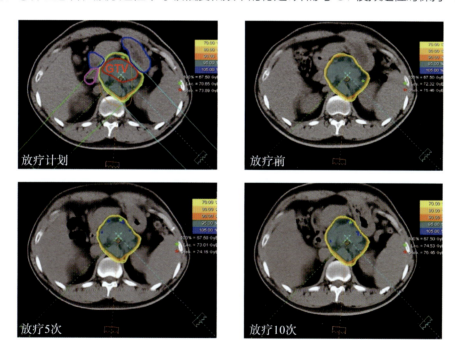

图9-15 1例LAPC在放疗期间每周CT重扫描和重计划

注:图为LAPC,碳离子4.5Gy(RBE)/次,照射15次。在放疗第1次前、第5次和第10次后进行CT重扫描和重计算。该例重计算后的结果显示,剂量分布和初始计划无明显差异,不必进行计划修正。

### 9.2.5 SPHIC LAPC碳离子放疗的临床资料

#### (1) LAPC碳离子放疗技术平台的建立

由于日本采用的剂量给予技术是被动散射,并且使用的生物物理模型为MKM模型,而我院为笔形束扫描计算,使用LEM模型,因此需要建立基于这两者差别的放疗技术流程和剂量分割方案。为了减轻笔形束治疗运动肿瘤带来的相互作用效应,采取了以下策略:①通过呼吸门控技术将靶区运动限制在 5 mm 以内;②使用 8 mm 的扫描光斑,光斑间距为 1.6 mm;③在计划时优先考虑单束优化方式;④选择尽可能穿过均质组织的射线路径,同时避免穿过如胃肠道等易变化组织;⑤确保患者胃肠道状况的重复性,为此要求患者在 CT 模拟定位和每次放疗前禁食至少 2 h,并避免食用产气食物。早期阶段,鉴于安全性考虑,并未直接使用单纯碳离子放疗,而是开展了两项基于混合射线的剂量递增研究。第一项为质子联合碳离子放疗,在 PTV 质子 50.4 Gy(RBE)/28 次的基础上,给予 GTV 序贯碳离子加量剂量递增 12—15—18 Gy(RBE)/4—5—6 次,总剂量为 62.4—65.4—68.4 Gy(RBE)。在 2015 年 5 月—2016 年 7 月期间,共纳入 10 例 LAPC 患者,其中 9 例接受了诱导化疗,6 例接受了同步口服化疗。所有患者均完成了放疗,全组未观察到剂量限制性毒性,剂量递增至最高剂量层级且并未达到最大耐受剂量。全组急性 1~2 级胃肠道和肝脏毒性发生率为 40%,晚期 1 级胃肠道毒性发生率为 30%。中位随访时间为 17.4 个月,中位生存期为 17.3 个月,1 年 LPFS 和 OS 分别为 66.7% 和 80%。第二项为 X 线联合碳离子放疗,第一剂量层级为 X 线 16.2 Gy/9 次加碳离子 30 Gy(RBE)/10 次,随后逐渐减少 X 线的比重,增加碳离子比重,直至单纯碳离子放疗,最高剂量层级为单纯碳离子 60 Gy(RBE)/20 次。2016 年 12 月—2019 年 4 月期间,共纳入 12 例 LAPC 患者。所有患者均完成了放疗,全组未观察到剂量限制性毒性,剂量递增至最高剂量层级且并未达到最大耐受剂量。中位生存期为 18.2 个月,1 年 LPFS 和 OS 分别为 64.2% 和 91.7%。上述两个剂量递增研究中的放疗方案虽然显示了足够的安全性,但初步疗效较 X 线放疗并未有显著优势,原因可能与碳离子比重较低及单次剂量较小有关,因此在随后的临床实践中开始应用单纯碳离子放疗 LAPC,固定照射次数为 15 次,并逐渐增加单次照射剂量。

**(2)碳离子放疗 LAPC 的前瞻性 Ⅱ 期临床研究结果**

2018 年 12 月—2022 年 6 月,我们按计划成功招募了 49 名患者。至 2024 年 2 月随访结束,所有患者均完成随访。末次随访结果显示,40 例患者已死亡,9 例仍存活。从确诊到随访结束的中位时间为 35.7 个月(10.0~52.7 个月),从碳离子放疗开始至随访结束的中位时间为 29.1 个月(5.2~43.9 个月)。全组患者中位年龄 62 岁(30~83 岁),均经组织或细胞病理学被确诊为胰腺癌,并经多学科讨论判定为局部晚期不可切除(AJCC $cT_4N_{0-2}M_0$)。肿瘤位于胰腺头颈部 34 例,位于体尾部 15 例。肿瘤中位最长径为 36 mm(18~79 mm)。肿瘤与胃肠道间的中位距离为 5 mm(0~31 mm),其中 15 例(31%)的距离不足 1 mm。所有患者均接受了诱导化疗,中位为 6 个周期(1~11 个周期)。在完成碳离子放疗后,63% 的患者(31 例)继续进行了辅助化疗,但具体化疗周期数记录不详。

所有患者均顺利完成了既定的碳离子放疗,即在 3 周内接受了 67.5 Gy(RBE)/15 次的照射。治疗期间,无患者因治疗相关毒副作用而中断碳离子放疗。共计 33 例(占 67%)患者出现了 1~2 级急性毒副作用,累计发生 49 例次。另有 2 例(占 4%)患者出现了晚期毒副作用,分别是 1 例 2 级胆管狭窄和 1 例 2 级十二指肠狭窄。全组患者未出现 ≥3 级的急性或晚期毒副作用。

从诊断开始计算,患者的中位生存期为 24.1 个月(95% CI:19.8～28.0 个月)。而从碳离子放疗开始计算,中位生存期为 19.6 个月(95% CI:13.6～22.7 个月)。从诊断开始计算,1 年和 2 年的 OS 分别为 92%(95% CI:84.4%～99.6%)和 51%(95% CI:37.1%～64.9%)。而从碳离子放疗开始计算,1 年和 2 年的 OS 分别为 74%(95% CI:61.7%～86.3%)和 33%(95% CI:19.9%～46.1%)。相关生存曲线如图 9-16 所示。此外,1 年和 2 年的 LC 分别为 88%(95% CI:78.0%～98.0%)和 73%(95% CI:56.9%～89.1%);1 年和 2 年的无远处转移生存率分别为 43.8%(95% CI:29.3%～58.3%)和 28.0%(95% CI:14.1%～41.9%);1 年和 2 年的无进展生存率分别为 37.6%(95% CI:23.5%～51.7%)和 18.9%(95% CI:6.6%～31.2%)。相关生存曲线参见图 9-17。

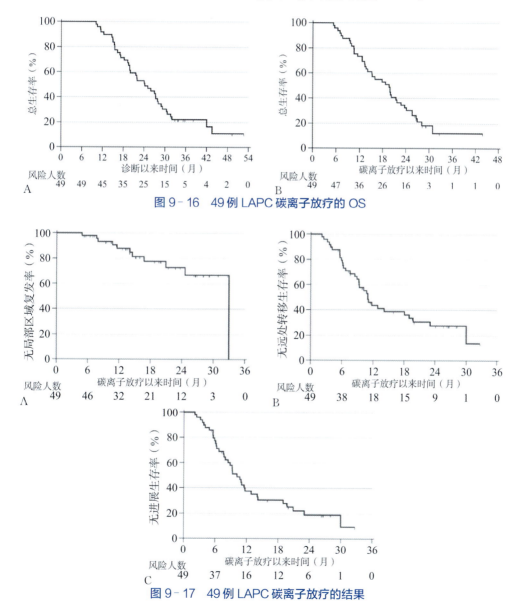

图 9-16　49 例 LAPC 碳离子放疗的 OS

图 9-17　49 例 LAPC 碳离子放疗的结果

上述结果表明,高剂量中度低分割笔形束碳离子放疗是可行、安全且有效的,与化疗联合可显著提高局部晚期不可切除胰腺癌的局部控制率和生存期。

### 9.2.6 SPHIC LAPC 碳离子放疗的典型病例

典型病例:患者 55 岁,女性,LAPC,$cT_4N_0M_0$,胰腺体部肿瘤包绕腹腔干及其分支,大小约 39 mm×26 mm,无法手术切除。治疗方案:吉西他滨+白蛋白紫杉醇化疗联合碳离子放疗 75 Gy(RBE)/15 次。碳离子放疗后胰腺肿瘤逐渐缩小,至今局部肿瘤控制达 42 个月(图 9-18)。

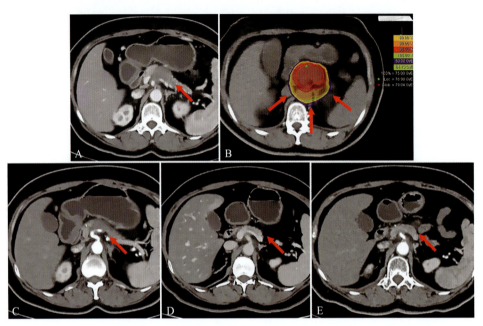

**图 9-18　1 例局部晚期不可切除胰腺癌,碳离子 75 Gy(RBE)/15 次放疗后**
A. 放疗前肿瘤的基线 CT 增强图像;B. 碳离子放疗的剂量分布图;C. 放疗后 2 个月的 CT 增强图像;D. 放疗后 24 个月的 CT 增强图像;E. 放疗后 42 个月的 CT 增强图像,显示局部肿瘤长期控制。

(王　征　蒋国梁　王巍伟)

---

### 参考文献

[1] 王巍伟,孙家耀,王征,等.质子重离子治疗靠近消化道肝癌的剂量学研究[J].中华放射肿瘤学杂志,2018,27(11):999-1003.

[2] 郑荣寿,陈茹,韩冰峰,等.2022 年中国恶性肿瘤流行情况分析[J].中华肿瘤杂志,2024,46(3):221-231.

[3] GKIKA E, SCHULTHEISS M, BETTINGER D, et al. Excellent local control and tolerance profile after stereotactic body radiotherapy of advanced hepatocellular carcinoma [J]. Radiation Oncology, 2017, 12:116.

[4] HABERMEHL D, ILICIC K, DEHNE S, et al. D. α- and β-values from colony formation

[5] HAGIWARA Y, BHATTACHARYYA T, MATSUFUJI N, et al. Influence of dose-averaged linear energy transfer on tumour control after carbon-ion radiation therapy for pancreatic cancer [J]. Clin Transl Radiat Oncol, 2019, 21:19-24.

[6] HAMMEL P, HUGUET F, VAN LAETHEM J L, et al. Effect of chemoradiotherapy vs chemotherapy on survival in patients with locally advanced pancreatic cancer controlled after 4 months of gemcitabine with or without erlotinib: the LAP07 randomized clinical trial [J]. JAMA, 2016, 315(17):1844-1853.

[7] HONG Z, ZHANG W, CAI X, et al. Carbon ion radiotherapy with pencil beam scanning for hepatocellular carcinoma: Long-term outcomes from a phase I trial [J]. Cancer Sci, 2022, 00:1-8.

[8] HSIEH C E, VENKATESULU B P, LEE C H, et al. Predictors of radiation-induced liver disease in eastern and western patients with hepatocellular carcinoma undergoing proton beam therapy [J]. Int J Radiat Oncol Biol Phys, 2019, 105(1):73-86.

[9] KAWASHIRO S, MORI S, YAMADA S, et al. Dose escalation study with respiratory-gated carbon-ion scanning radiotherapy using a simultaneous integrated boost for pancreatic cancer: simulation with four-dimensional computed tomography [J]. Br J Radiol, 2017, 90 (1072):20160790.

[10] KAWASHIRO S, YAMADA S, OKAMOTO M, et al. Multi-institutional study of carbon-ion radiotherapy for locally advanced pancreatic cancer: Japan Carbon-ion Radiation Oncology Study Group (J-CROS) study 1403 pancreas [J]. Int J Radiat Oncol Biol Phys, 2018, 101(5):1212-1221.

[11] KOMATSU S, FUKUMOTO T, DEMIZU Y, et al. Clinical results and risk factors of proton and carbon ion therapy for hepatocellular carcinoma [J]. Cancer, 2011, 117:4890-904.

[12] KOONG A C, MEHTA V K, LE Q T, et al. Pancreatic tumors show high levels of hypoxia [J]. Int J Radiat Oncol Biol Phys, 2000, 48(4):919-922.

[13] MIZUMOTO M, OKUMURA T, Hashimoto T, et al. Proton beam therapy for hepatocellular carcinoma: a comparison of three treatment protocols [J]. Int J Radiat Oncol Biol Phys, 2011, 81(4):1039-45.

[14] MURRAY L J, DAWSON L A. Advances in stereotactic body radiation therapy for hepatocellular carcinoma [J]. Seminar in Radiation Oncology, 2017, 27:247-55.

[15] QI W Q, FU S, ZHANG Q, et al. Charged particle therapy versus photon therapy for patients with hepatocellular carcinoma: a systematic review and meta-analysis [J]. Radiother Oncol, 2015, 114:289-95.

[16] REYNGOLD M, O'REILLY E M, VARGHESE A M, et al. Association of ablative radiation therapy with survival among patients with inoperable pancreatic cancer [J]. JAMA Oncol, 2022, 7(5):735-738.

[17] SHINOTO M, YAMADA S, TERASHIMA K, et al. Carbon ion radiation therapy with concurrent gemcitabine for patients with locally advanced pancreatic cancer [J]. Int J Radiat Oncol Biol Phys, 2016, 95(1):498-504.

[18] SUN J, WANG Z, SHENYIN X, et al. Indications of IMRT, PRT and CIRT for HCC from comparisons of dosimetry and normal tissue complication possibility [J]. Strahlenther Onkol, 2022, 198(4):361-369.

[19] WANG W W, SUN J Y, ZHAO J F, et al. Up modulation of dose-averaged linear energy transfer by simultaneous integrated boost in carbon-ion radiotherapy for pancreatic carcinoma [J]. J Appl Clin Med Phys, 2024, 25(6): e14279.

[20] WANG Z, REN Z G, MA N Y, et al. Intensity modulated radiotherapy for locally advanced and metastatic pancreatic cancer: a mono-institutional retrospective analysis [J]. Radiat Oncol, 2015, 10(1):14.

[21] YU Z, HONG Z S, ZHANG Q, et al. Proton and carbon ion radiation therapy for locally advanced pancreatic cancer: a phase I dose escalation study [J]. Pancreatology, 2020, 20(3):470-476.

[22] ZHANG W, CAI X, SUN J, et al. Pencil beam scanning carbon ion radiotherapy for hepatocellular carcinoma [J]. J Hepatocellular Carcinoma, 2023, 10:2397-2409.

# 第 10 章
# 腹部盆腔肿瘤及乳腺癌的质子碳离子放疗

## 10.1 前列腺癌

### 10.1.1 概述

**（1）流行病学**

前列腺癌是最常见的男性恶性肿瘤之一，2022 年全球新增前列腺癌 146.7 万例，占所有恶性肿瘤发病率的第四位，死亡率的第八位。前列腺癌好发于老年男性，平均发病年龄为 67 岁。近年来，我国前列腺癌发病率呈逐年上升趋势，2022 年我国前列腺癌新发病例数为 13.4 万，位居男性恶性肿瘤发病第六位。

**（2）前列腺癌的治疗**

根据美国 SEER 的数据，前列腺癌的总体 5 年生存率为 97.5%。其中，局限期前列腺癌的 5 年存活率高达 100%，而伴有远处转移前列腺癌的 5 年生存率约为 36.6%。局限期前列腺癌的治疗应该根据危险度分级选择主动监测、根治性手术或放疗（部分中高危患者需联合内分泌治疗）。对于伴有区域淋巴结转移的患者，建议选择根治性放疗或根治性手术联合内分泌等药物治疗。转移性前列腺癌的治疗以内分泌治疗为基础，推荐采用雄激素剥夺治疗（androgen deprivation therapy，ADT）联合新型内分泌药物或全身化疗；依据 CHAARTED 和 STAMPEDE 研究，将转移性前列腺癌分为低瘤负荷和高瘤负荷，低瘤负荷前列腺癌建议在全身药物治疗基础上联合以原发灶为基础的局部积极放疗，以提高生存率。

**（3）前列腺癌的放疗历史**

放射治疗是局限期和局限进展期前列腺癌的主要根治性或辅助治疗手段，能够达到与手术相似的疗效。在转移性前列腺癌的治疗中，放疗则作为局部积极或姑息治疗手段。早在 20 世纪初，放疗在前列腺癌中的应用被首次报道，当时使用镭进行近距离照射，作为手术的姑息替代方法。直到 20 世纪 70 年代，Willet Whitmore 首次报道了放射性同位素 $^{125}$I 的植入技术，真正引发了人们对前列腺癌近距离放疗的关注。

随着 20 世纪 50 年代钴 60（$^{60}$Co）的问世，深部肿瘤外照射放疗逐渐受到重视，使得前列腺癌外照射治疗成为可能。1965 年，George 首次报道了使用 $^{60}$Co 治疗无法手术切除的前列腺癌，不久后，Juan Del Regato 也报道了少数前列腺癌患者在接受 $^{60}$Co 治疗后获得治愈的案例，标志着放射治疗在治愈前列腺癌方面的潜力开始被逐渐认识。

在接下来的几十年中，随着高能加速器的开发和影像技术的进步，前列腺癌的三维适形放疗（3D-CRT）和调强放疗（IMRT）得以广泛开展，尤其是图像引导的放射治疗技术（IGRT）的应用，显著提高了照射精度。这些技术不仅允许针对前列腺采用更高的照射剂量，同时也减少了对周围正常组织的辐射，提高了靶区的适形性，进一步提升了肿瘤控制率，降低了放疗相关毒副作用。

**（4）前列腺癌的质子碳离子放疗**

现代放射治疗技术的进步，为前列腺癌的治疗提供了更为安全有效的选择。前列腺癌的放射治疗效果通常呈剂量依赖性，随着照射剂量的增加，肿瘤控制率也随之提高。以 RTOG 0126 研究为例，低中危前列腺癌，接受 70.2 Gy 治疗的患者，其 8 年无生化复发率（biochemical recurrence-free survival，bRFS）为 65%，而接受 79.2 Gy 治疗的患者，8 年 bRFS 显著提升至 80%；然而，照射剂量的提高也带来了毒副作用的增加，12%～21% 的患者出现了≥2 级晚期泌尿生殖（genitourinary，GU）或胃肠（gastrointestinal，GI）系统毒副作用。

质子放疗因其靶区末端剂量迅速下降和入射区较低的剂量特性，能够有效降低前列腺靶区周围危及器官（如膀胱和直肠）的辐射剂量。相比之下，碳离子放疗具备更优的侧向散射剂量分布以及更高的相对生物效应（RBE），能更有效地破坏肿瘤细胞的 DNA，从而增强对肿瘤细胞的杀伤效果。因此，质子和碳离子放疗在降低前列腺癌放疗相关毒副作用发生率及增强肿瘤的杀伤效能方面具有进一步潜力。

在 20 世纪 90 年代初期，前列腺癌的质子放疗主要采用质子与 X 线联合应用的方式，通常采用 X 线进行全盆腔预防照射，而前列腺局部则采用质子进行加量治疗。麻省总医院癌症中心首次开展了 X 线联合质子放疗前列腺癌的随机对照研究，结果表明，质子加量治疗能够提高肿瘤控制率：标准治疗组接受 50.4 Gy 的全盆腔 X 线照射，再序贯 16.8 Gy 的前列腺局部 X 线加量照射，总剂量为 67.2 Gy；而质子放疗组则在 50.4 Gy 的全盆腔 X 线照射后序贯接受 25.2 Gy 的前列腺局部质子加量照射，总剂量为 75.6 Gy；质子放疗组的 8 年肿瘤控制率为 73%，而标准治疗组为 59%。

进入 2000 年后，单纯质子放疗逐渐运用于临床。洛马林达大学的研究报告显示，911 例前列腺癌接受单纯质子放疗，5 年 bRFS 为 82%，未观察到晚期 3 级毒副作用，2 级晚期 GU 和 GI 毒副作用发生率分别为 5.4% 和 3.5%。2016 年，美国佛罗里达质子放疗中心进一步报道了 1327 例前列腺癌的质子放疗结果：低危、中危和高危前列腺癌的 5 年 bRFS 分别为 99%、94% 和 74%，≥3 级的晚期 GI 和 GU 毒副作用发生率分别为 0.6% 和 2.9%。近期一项涵盖 160 项研究的 Meta 分析结果表明，与常规放疗相比，质子放疗显著降低了≥2 级的急性 GI 毒副作用，且提高了 5 年无生化复发生存率；在中等大分割放疗组，质子放疗的 5 年无生化复发生存率优势尤其显著。

日本自 1995 年开始应用碳离子放疗局限期前列腺癌，并开展了一系列剂量递增的大分割碳离子放疗临床研究,显示了碳离子放疗相较于 X 线治疗对于高危前列腺癌在疗效上更具有优势,且治疗相关晚期 GI 和 GU 毒副作用发生率略低于 X 线和质子放疗,但目前仍缺乏碳离子和 X 线的对比研究,特别是前瞻性研究结果。一项包含 2 157 例局限期前列腺癌的多中心回顾性研究显示:碳离子放疗后低危、中危和高危前列腺癌的 5 年 bRFS 分别为 92%、89%和 92%;≥2 级的晚期 GI 和 GU 毒副作用发生率分别为 0.4%和 4.6%,且未观察到≥3 级的晚期毒性。SPHIC 自 2015 年开始使用碳离子放疗前列腺癌,最初采用 23～24 次照射,随后我们相继完成了碳离子 16 次大分割剂量递增研究,回顾性分析 SPHIC 接受 16 次碳离子照射的 118 例局限期前列腺癌,2 年 bRFS 为 100%,晚期 2 级 GU 和 GI 毒副作用发生率分别为 1.7%和 0%,未观察到 3 级毒副作用。

（5）前列腺癌的综合治疗

局限期前列腺癌在接受根治性放疗时,需根据患者的复发风险分级选择是否联合内分泌治疗。低危患者无须内分泌治疗,对于危患者建议配合 4～6 个月的短期内分泌治疗,而高危及极高危患者则推荐 2～3 年的长程内分泌治疗。对于存在盆腔淋巴结转移的前列腺癌,建议采用质子碳离子放疗联合 3 年长程内分泌治疗。对于接受根治性手术的前列腺癌,则需要依据术后病理结果判断是否需进一步随访、联合术后放疗或内分泌治疗,以降低复发和转移的风险。

对于伴有远处转移的前列腺癌,以 ADT 治疗为基础,可结合新型抗雄药物和(或)化疗。针对低肿瘤负荷的转移性前列腺癌,可选择以前列腺局部为基础的积极放射治疗。此外,手术、靶向治疗、免疫治疗及同位素治疗的适应证也在不断拓展。

### 10.1.2 质子碳离子放疗前列腺癌的优势

（1）质子碳离子放疗前列腺癌的物理学优势

放射治疗中,X 线在通过人体组织时,其能量沉积呈指数性衰减,导致正常组织内剂量分布较广。相比之下,质子和碳离子射线具有独特的 Bragg 峰效应,使其几乎能将所有能量集中在靶区内,而在靶区前后对周围组织造成辐射损伤较小,从而有效保护正常组织。

多项研究已证实质子放疗与 X 线治疗在前列腺癌剂量分布方面的差异。Trofimov 等比较了质子与 X 线 IMRT 方案,结果显示在超过 60 Gy 的剂量范围内,IMRT 对膀胱保护明显优于质子放疗,而在直肠保护方面两者效果相当;值得注意的是,在低于 50% 处方剂量(PD)的区域,质子放疗显著减少了直肠和膀胱的辐射剂量。Schwarz 等进一步比较了质子调强治疗(IMPT)与 X 线螺旋断层放射治疗(HT)的治疗计划,发现两者的靶区剂量分布相似;在 65 Gy 以上的高剂量区域,HT 和 IMPT 对直肠的剂量分布几乎相同,但 IMPT 在 0～70 Gy 范围内对膀胱和阴茎球体的保护效果更为显著;此外,在 0～60 Gy 范围内显著降低了所有危及器官(OAR)的辐射剂量;尽管在 25～35 Gy 范围内,HT 在股骨头保护上优于 IMPT,但总体上,质子放疗在降低膀胱和直肠的低剂量照射方面表现出明显优势。与传统 X 线外照射治疗相比,质子放疗技术的进步显著改善了剂量分布,有效减少了急性和晚期并发症的风险,并降低了第二原发性肿瘤的发生率。

Georg 等进一步对 10 例局限性前列腺癌的 X 线治疗、质子放疗、碳离子放疗及近距离放射治疗计划进行了剂量学比较,结果显示:碳离子放疗和近距离放射治疗在直肠壁 30~70 Gy 范围内的辐射剂量低于 X 线体积调制弧形放疗(volumetric modulated arc therapy, VMAT)和质子放疗;质子放疗在膀胱壁 50 Gy 以上的高剂量区域与 X 线 VMAT 相似,而碳离子和近距离照射的高剂量区域则显著降低;尿道方面,X 线、质子和碳离子放疗的平均剂量均为 74 Gy,但低剂量率近距离放射治疗(low-dose rate brachytherapy, LDR-BT)的尿道平均剂量则达到 107 Gy;在股骨头保护方面,近距离放射治疗表现最佳。

**(2) 质子碳离子放疗前列腺癌的生物学优势**

与 X 线及质子相比,碳离子具有更高的线性能量传递(LET)和相对生物效应(RBE),碳离子可以直接损伤 DNA 分子,导致成簇的 DNA 双链损伤;同时,文献显示,碳离子的氧增益比(OER)通常在 1~2.5 之间,而 X 线和质子的 OER 通常为 3,这意味着碳离子照射在降低乏氧引起的放射抵抗方面,尤其在相对乏氧的前列腺癌中,具有较大潜力。

在临床应用碳离子放疗时,需考虑不同生物模型对生物剂量计算的影响。德国海德堡大学离子束治疗中心(HIT)进行了一项前列腺癌用质子和碳离子放疗的随机对照研究。HIT 用 LEM 1 模型,选择 $\alpha/\beta = 2$ Gy 来计算碳离子生物剂量(RBE 加权剂量)。试验结果显示:碳离子放疗的疗效显著差于质子放疗,提示 LEM 1 模型可能高估了前列腺癌碳离子放疗的生物效应。因此,HIT 建议在前列腺癌碳离子放疗中使用 LEM 1 模型下的 $\alpha/\beta = 4$ Gy 来调整生物剂量计算,以提高碳离子的放射生物效应,但是还没有获得临床实践的结果来证实把 $\alpha/\beta$ 提高到 4 Gy 能够改善疗效。比较可行的方法是借鉴日本 NIRS 前列腺癌碳离子放疗的临床经验:使用 MKM 生物物理模型的分割剂量和总剂量,通过比较 MKM 模型和 LEM 1 模型的差别,获得使用 LEM 1 模型所需要的碳离子放疗方案(参考本书 6.3 "碳离子放射治疗中的生物物理模型")。

### 10.1.3 前列腺癌质子碳离子放疗的适应证和禁忌证

1) 前列腺癌质子碳离子放疗的适应证:①细胞学或组织学确诊的原发性前列腺恶性肿瘤;②临床分期为 $T_{1-4}N_0M_0$(AJCC 第 8 版分期)的局限期前列腺癌;③临床分期为 $T_{1-4}N_1M_0$(AJCC 第 8 版分期)的区域淋巴转移性前列腺癌;④初诊临床分期为 $T_{1-4}N_{0-1}M_1$ 的低瘤负荷转移性前列腺癌(参考 CHAARTED 和 STAMPEDE 研究标准);⑤对于已接受放疗后复发的局限期前列腺癌,需经前列腺穿刺明确复发诊断,且距离上次放射治疗超过 2 年;⑥已行前列腺癌根治手术的高复发风险患者及根治术后复发(生化/局部复发)患者,进行质子重离子辅助/挽救放疗。

前列腺癌质子碳离子放疗的禁忌证:①未取得组织学或细胞学诊断的前列腺癌;②已接受≥2 次盆腔外照射治疗的患者;③本次治疗区域曾接受过任何放射性粒子植入

治疗的患者;④危及器官的剂量限值无法达到预设的安全剂量的患者;⑤射野路径上存在可能影响放射靶区剂量计算精确性的金属植入物。

### 10.1.4 质子碳离子放疗技术

#### （1）膀胱和肠道的准备工作

为了更好地保持治疗靶区位置的稳定性和可重复性，定位及治疗前应对患者进行肠道及膀胱准备。以下是我院的具体建议。

膀胱准备：为了保持定位及每次治疗时膀胱充盈的相对稳定，建议患者养成规律的饮水习惯，确保每天的饮水量保持恒定。在定位/治疗前定时定量喝水，并进行床旁 B 超检测膀胱尿量，通常建议膀胱充盈达到 200～300 mL，且治疗时的膀胱容量与定位 CT 保持相对一致。

肠道准备：为了尽量减少肠道积气对靶区位置及剂量分布的影响，建议患者在模拟定位前和治疗期间调整饮食，减少产气食品（如牛奶、豆类、萝卜和碳酸饮料等）的摄入，并养成每天按时排便的习惯。可预防性使用排气药物，如西甲硅油，帮助减少肠道气体并促进气体排空。在模拟定位和治疗前，可以使用开塞露或甘油灌肠剂辅助排气通便，以尽可能保持直肠位置的相对稳定，减少肠道内容物或气体变化对靶区和正常组织的影响。

#### （2）制膜及 CT 模拟定位

前列腺癌质子碳离子放射治疗通常选择仰卧位以提高患者的舒适度和耐受性。为确保定位的准确性，需要使用真空垫固定足部和膝盖（确保真空垫远离照射范围），或采用足膝关节固定装置以限制髋关节的旋转。患者双手可以上举，抱肘于额前或环抱于胸前。同时，应使用热塑膜固定腹部和盆腔。尽量减少在质子或碳离子束路径上使用过多的体位固定装置，并评估所用固定装置对质子或碳离子的阻止本领（stopping power）。

建议在具备三维影像引导条件下进行前列腺癌的质子或碳离子放疗。如果没有三维影像引导设备，建议定位前在前列腺内植入 3～4 枚可在 Kv 成像上显影的标记物。建议优选使用最低密度材质的标记物，这样既可在每日治疗前进行正侧位片验证，又能尽量减少植入的标记物对质子或碳离子射线剂量分布的影响。建议在膀胱充盈、直肠充分排空的情况下进行定位 CT 扫描，膀胱充盈大小根据照射范围调整，扫描范围应从第二腰椎延伸至大腿上段或坐骨结节下 5 cm，并在平扫 CT 下勾画靶区及正常组织。

对于符合条件的患者，可以考虑在直肠和前列腺之间放置水凝胶，以增加两者之间的距离，这种方法可以进一步降低直肠的照射剂量，同时提高前列腺的局部剂量。

除非存在 MRI 扫描禁忌证，否则建议所有患者在相同的定位条件下接受前列腺癌多参数 MRI 定位（multi-parameter magnetic resonance imaging，mpMRI），并将 MRI 图像与定位 CT 图像进行融合。mpMRI 有助于前列腺癌 GTV 的勾画，便于局部可见肿瘤的同步加量照射（SIB）。如需针对全盆腔淋巴引流区进行照射，建议在定位

CT 后立即进行增强 CT 扫描。

（3）放疗计划设计

1）靶区勾画：前列腺癌根治放疗及术后辅助放疗的质子或碳离子靶区勾画与 X 线放疗靶区勾画基本一致。

A. GTV：GTV 的确定应结合 MRI 和前列腺特异膜抗原-正电子发射断层显像/计算机断层扫描（prostate specific membrane antigen-positron emission tomography/computed tomography，PSMA - PET/CT）图像勾画，包括前列腺内原发/复发可见肿瘤和淋巴结。需要注意的是，内分泌治疗会影响可见肿瘤的显示和淋巴结的大小。

B. CTV：根治性放疗的前列腺临床靶区（CTVp）涵盖自前列腺底部至前列腺尖部的所有前列腺组织。精囊腺临床靶区（CTVsv）需依据前列腺癌复发危险分级及肿瘤侵犯程度来确定勾画范围：对于低危前列腺癌，无须勾画精囊腺；对于中危前列腺癌，需勾画前列腺近端 1~1.5 cm 的精囊腺；对于高危及极高危前列腺癌，需勾画前列腺近端 2~2.5 cm 的精囊腺；如肿瘤侵犯精囊腺，则需勾画全部精囊腺组织。全盆腔淋巴引流区的临床靶区（CTVln）可参考 NRG 共识，包括闭孔、骶前、髂内、髂外以及髂总淋巴引流区。阳性淋巴结的临床靶区（CTVnd）为阳性淋巴结靶区（GTVnd）向外扩 5 mm 边界。

术后前列腺床临床靶区（CTVpb）勾画可参考术前影像资料，并需包括术中手术标记，勾画范围详见表 10 - 1。

表 10 - 1 SPHIC 前列腺癌的质子碳离子照射靶区

| 靶区 | 前列腺及精囊腺定义和描述 |
| --- | --- |
| 可见肿瘤 GTVg | 参考 MRI 和（或）PSMA - PET/CT 影像学检查所显示的原发性肿瘤病灶或复发病灶 |
| 前列腺临床靶区 CTVp | 包括整个前列腺结构；前列腺靶区勾画自前列腺底至前列腺尖的全部前列腺组织，如果前列腺存在钙化，需将全部钙化区域包全。如果肿瘤侵犯或突破前列腺包膜，局部 CTV 可适当外扩 3~5 mm |
| 精囊腺临床靶区 CTVsv | 根据局限期前列腺癌复发危险分级勾画精囊腺；<br>低危：无须勾画精囊腺；<br>中危：前列腺近端 1~1.5 cm 的精囊腺；<br>高危及极高危：前列腺近端 2~2.5 cm 的精囊腺；<br>如果肿瘤侵犯精囊腺，则需要勾画全部精囊腺组织 |
| 可见肿瘤临床靶区 CTVg | GTVg 外放 5 mm |
| 靶区 | 区域淋巴结定义和描述 |
| 阳性淋巴结 GTVnd | 参考 MRI 和（或）PSMA - PET/CT 影像学检查所显示的阳性淋巴结 |
| 阳性淋巴结临床靶区 CTVnd | GTVnd+5 mm |

续表

| 靶区 | 区域淋巴结定义和描述 |
|---|---|
| 盆腔淋巴引流临床靶区 CTVln | 全盆腔淋巴引流区包括髂总分叉、髂内、髂外、骶前、闭孔淋巴结区域。当腹主动脉旁淋巴结存在转移时,需要包括腹主动脉旁淋巴引流区 |

| 靶区 | 前列腺癌术后靶区定义和描述 |
|---|---|
| 前列腺床临床靶区 CTVpb | 参考术前盆腔 CT/MRI 进行前列腺床和精囊腺床的勾画,如果无影像学资料,可参考以下内容进行勾画,并尽量包括所有的手术夹:<br>1) 下界:以尿道球部上方为解剖标记,在其下方 8~12 mm 勾画,尿道球部定义为最后可见尿液的层面的下一层;如果尿道球部不明显,可以阴茎球作为标记,勾画至阴茎球上方层面<br>2) 上界:包括双侧精囊腺区域并带有 3~5mm 的"连接带"。如果没有精囊腺侵犯,包括精囊腺床的底部(下 1/3)(即输精管切断端的水平);如果存在精囊腺侵犯,包括整个精囊腺床<br>3) 前界:在头侧,应覆盖膀胱后壁 1~2cm,或止于膀胱壁后缘。在尾侧,止于耻骨后缘直至耻骨联合的 1/2~2/3 处<br>4) 后界:勾画至直肠前壁。在头侧,勾画至直肠系膜筋膜,包括直肠前外侧角和手术夹<br>5) 外侧界:勾画至闭孔内肌的内侧边缘。临床靶区不应向外侧前方朝闭孔淋巴结区域延伸。在更尾侧,外侧边界为闭孔内肌的内侧边缘或肛提肌的内侧边界 |

SPHIC 针对低瘤负荷转移性前列腺癌原发灶及骨转移病灶行碳离子±质子放疗,前列腺靶区勾画原则与局限期前列腺癌靶区勾画要求一致;如伴有盆腔/腹主动脉旁淋巴结转移,则需照射盆腔淋巴引流区±腹主动脉旁淋巴引流区,阳性淋巴结可采用质子 SIB 照射或碳离子序贯加量治疗。

C. PTV:PTV 的范围需综合考量膀胱和直肠的充盈变化、器官生理变化以及摆位误差等因素,此外,质子和碳离子放疗的 PTV 外扩还需顾及射线射程的不确定性。根据是否采用图像引导来确定 PTV 外扩的范围,SPHIC 前列腺癌的质子碳离子放疗采用室内 CT 图像引导;一般而言,在淋巴引流区,PTV 在 CTVln 的基础上前后及上下外扩 5mm,左右外扩 7~10mm;前列腺原发病灶的 PTV 通常在 CTVp 的左右侧外扩 8~10mm,前侧外扩 4mm,后侧及上下侧外扩 3mm。我们推荐针对 CTV 进行鲁棒性计划优化,以评估 CTV 的覆盖状况。

2) 正常器官勾画:参考 RTOG 男性盆腔正常组织勾画,在平扫定位 CT 上勾画的危及器官(OAR)包括小肠、结肠、直肠、膀胱、盆腔骨髓(包括下骨盆、髂骨和腰骶脊柱的骨髓)、肾脏和股骨头。小肠和大肠要勾画照射野内及照射野上 2cm 的范围。

3) 放射计划设计:

A. 放射野的布置:SPHIC 前列腺癌碳离子放疗计划的设野一般选择两侧水平野。对于前列腺癌质子全盆腔野设野角度的选择,原则上设野路径需要尽量避开肠道,减少解剖结构影响产生的不确定性,因此,一般采用两侧水平设野(图 10-1);但是两侧水平设野对于腹主动脉旁淋巴结的照射可能不是最合适的,因为这个部位水平设野可能会有较多的肠道在设野路径之上;在临床上可以根据不同的照射靶区,选择 2~4 个水平野(当靶区范围较大时,需要采用 3~4 个野,注意接野部分的处理)。

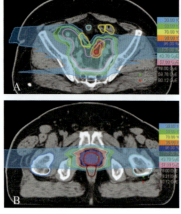
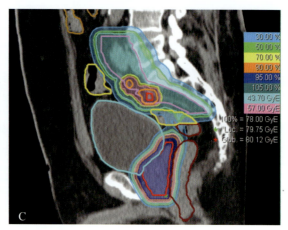

图 10-1  SPHIC1 例盆腔淋巴结转移性前列腺癌质子碳离子放疗计划

注:采用 2 个水平野进行盆腔淋巴引流区及前列腺的照射。治疗计划为:盆腔淋巴引流区:质子,46 Gy(RBE)/23 次;盆腔转移淋巴结质子 SIB 加量至 60 Gy(RBE);前列腺及精囊腺:质子,46 Gy(RBE)/23 次,序贯碳离子,32 Gy(RBE)/8 次,总剂量为 78 Gy(RBE)。A 为盆腔淋巴结引流区层面横断位图[转移淋巴结质子 SIB 加量至 60 Gy(RBE)]。B 为前列腺层面横断位图,C 为矢状位图。深蓝色区域是前列腺部位 95% 的等剂量线,粉色区域是 SIB 阳性淋巴结 95% 的等剂量线[57 Gy(RBE)],海蓝色区域为全盆腔野 95% 的等剂量线[43.7 Gy(RBE)]。

B. 照射剂量:

a. 局限期前列腺癌:局限期前列腺癌的质子放疗可以采用常规分割或大分割治疗。常规分割的单次剂量通常为 1.8~2 Gy(RBE),总照射剂量可达 78 Gy(RBE)/39 次,甚至更高。大分割治疗常用剂量为 60~66 Gy(RBE)/(20~22)次或 70 Gy(RBE)/25 次。目前,关于前列腺癌超大分割质子放疗的研究也在进行中,常用剂量包括 36.25 Gy(RBE)/5 次或 38 Gy(RBE)/5 次。

鉴于碳离子射线独特的物理和生物学优势,SPHIC 对局限期前列腺癌采用单纯碳离子放疗,经过了剂量递增试验,获得了最佳的照射剂量:65.6 Gy(RBE)/16 次,3.2 周(图 10-2)。对于 mpMRI 或 PSMA-PET/CT 显示的可见病灶,对内分泌治疗前可见的肿瘤部位同步加量至 72 Gy(RBE)/16 次(表 10-2)。

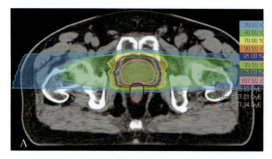
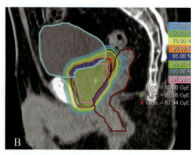

图 10-2  上海市质子重离子医院两例局限期前列腺癌碳离子放疗计划

注:A 和 B 为局限期前列腺癌 16 次的碳离子放疗计划,总剂量为 65.6 Gy(RBE)。浅绿色区域为 99% 等剂量线,深蓝色区域是 95% 等剂量线。

表 10-2　SPHIC 局限期前列腺癌碳离子放疗剂量

| 治疗方案 | 碳　离　子 |
|---|---|
| 照射范围 | CTVp±CTVsv |
| 处方剂量 | 65.6 Gy(RBE)/16 次<br>对于可见肿瘤，可考虑 SIB 加至 72 Gy(RBE) |

b. 区域淋巴结转移性前列腺癌：对盆腔淋巴结转移性前列腺癌，SPHIC 采用质子联合碳离子放疗。方案为使用质子常规分割方案进行全盆腔淋巴引流区照射，考虑到治疗相关毒副作用而不采用中等分割或大分割方案进行预防照射。全盆腔淋巴引流区照射的剂量为质子 46 Gy(RBE)/23 次。对于阳性淋巴结，采用 SIB 技术进行局部加量至 60～62.1 Gy(RBE)，具体剂量将根据邻近器官的耐受剂量进行调整（图 10-1）。如果阳性淋巴结 SIB 计划与后续碳离子加量照射区域存在重叠，为避免剂量叠加可能导致的热点，将采用后程碳离子加量技术。前列腺及精囊腺，与全盆腔淋巴引流区同步完成质子 46 Gy(RBE)/23 次的照射，序贯前列腺碳离子 32 Gy(RBE)/8 次，总剂量为 78 Gy(RBE)/31 次（图 10-1、表 10-3）。

表 10-3　SPHIC 盆腔淋巴结转移性前列腺癌质子碳离子放疗剂量

| 治疗步骤 | 第一程计划 | 第二程计划 |
|---|---|---|
| 照射范围 | CTVln+CTVp+CTVsv | CTVp+CTVsv |
| 处方剂量 | 质子：46 Gy(RBE)/23 次<br>阳性淋巴结：SIB 60～62.1 Gy(RBE)；如 SIB 计划与后续碳离子加量照射野存在重叠，为避免计划出现高量，后程碳离子加量 16 Gy(RBE)/4 次 | 碳离子：32 Gy(RBE)/8 次 |
| | 前列腺总剂量：质子＋碳离子 78 Gy(RBE)/31 次 | |

c. 前列腺癌根治术后：前列腺癌根治术后，根据患者高复发风险因素确定是否照射全盆腔淋巴引流区，淋巴引流区的照射剂量为质子 46 Gy(RBE)/23 次（阳性淋巴结处理原则同盆腔淋巴结转移性前列腺癌）。前列腺床的照射剂量为 60 Gy(RBE)/30 次，序贯碳离子加量 9 Gy(RBE)/3 次。若局部存在影像可见病灶，则可见病灶在前列腺床加量基础上采用碳离子同步加量至 12 Gy(RBE)/3 次（图 10-3、表 10-4）。

C. 剂量限制：前列腺癌质子碳离子放疗的剂量限制需要根据分割剂量的不同而有所不同。前列腺癌局部碳离子放疗的剂量限制依据 SPHIC 前期前列腺癌 LEM 和 MKM 模型碳离子计划剂量比对研究以及临床剂量递增研究得出，目前 SPHIC 局限期前列腺癌碳离子放疗剂量限制如表 10-5 所示。

D. 放疗计划评估及验证：质子和碳离子计划一般采用 95% PD 覆盖≥95%（90% PTV 覆盖也可接受）的 PTV 进行计划评估，碳离子计划采用 99% PD 覆盖≥95% 的 PTV 进行计划评估，避免计划内出现高量，$D_{max}$≤110% 的处方剂量，或者 $D_{0.03cc}$≤110%

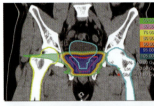
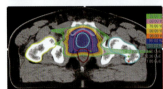
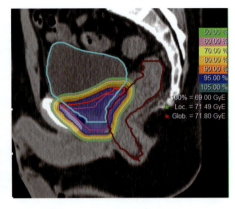

**图 10-3　SPHIC1 例前列腺癌根治术后辅助放疗计划**

注：前列腺及精囊腺床质子+碳离子放疗，质子 60 Gy(RBE)/30 次+碳离子 9 Gy(RBE)/3 次。深蓝色区域为 95%等剂量线，黄色区域为 70%等剂量线，绿色区域为 50%等剂量线。

**表 10-4　SPHIC 前列腺癌根治术后质子碳离子放疗剂量**

| 治疗步骤 | 第一程计划 | 第二程计划 | 第三程计划 |
| --- | --- | --- | --- |
| 照射范围 | CTVln+CTVpb | CTVpb | CTVpb |
| 盆腔淋巴引流区+前列腺床 | 质子：46 Gy(RBE)/23 次；阳性淋巴结：SIB 60～62.1 Gy(RBE) | 质子：14 Gy(RBE)/7 次 | 碳离子：9 Gy(RBE)/3 次；如存在可见复发病灶 SIB 加量至 12 Gy(RBE) |
| 前列腺床 | — | 质子：60 Gy(RBE)/30 次 | 碳离子：9 Gy(RBE)/3 次；若存在可见复发病灶 SIB 加量至 12 Gy(RBE) |

**表 10-5　SPHIC 局限期前列腺癌碳离子剂量限制**

| 器官或组织 | 16 次碳离子放疗 |
| --- | --- |
| 结肠 | $D_{max} \leqslant 55$ Gy(RBE) |
| 直肠 | $D_{max} \leqslant 105\%$ PD |
|  | $D_{3cc} \leqslant 60$ Gy(RBE) |
|  | $D_{7cc} \leqslant 55$ Gy(RBE) |
|  | $D_{10cc} \leqslant 50$ Gy(RBE) |
|  | $V_{30} \leqslant 30\%$ |
| 膀胱 | $D_{max} \leqslant 105\%$ PD |
|  | $V_{30} < 30\%$ |
|  | $V_{60} < 10\%$ |
|  | $V_{65} < 5\%$ |

的 PD。鲁棒性评估需从计划的各个方向进行位置射程偏移考量，射程不确定性设置需要根据机构标准值进行考量（比如 3%～5%）。完成放疗计划设计后，在正式照射患者前必须进行患者个体化计划的验证，一般使用水箱的剂量验证。

E. 放疗实施及质量控制：至少需要有正交 X 射线验证片确认治疗位置。但正交 X 射线拍片仅仅核对骨性结构，目前认为对于前列腺癌治疗配准是不够的。因此，强烈建议在锥形束 CT（CBCT）或室内 CT 等影像引导下进行前列腺癌的质子碳离子放疗。

建议在治疗前复位，同时在最新的复位 CT 进行重新计算计划（re-calculation）评估，如果发现摆位存在较大误差、器官解剖结构发生显著变化、设野路径上组织密度发生改变等，导致靶区覆盖不足、热点增加或者 OAR 剂量不可接受，则需要增加计划 PTV 的边界，或者在新的 CT 上重新计划。

### 10.1.5　SPHIC 前列腺癌碳离子放疗的临床资料

#### （1）SPHIC 前列腺癌碳离子放疗技术平台的建立

SPHIC 局限期前列腺癌碳离子放疗技术采用水平两野对穿的方法，旨在尽量减少设野路径上直肠和膀胱的受照射范围；在照射剂量方面，基于日本具有前列腺癌碳离子放疗的长期临床经验及成熟的随访数据，考虑到与日本目前正在使用的碳离子放疗计划系统存在生物学模型之间的差异，SPHIC 前期开展了 LEM 1 生物模型和日本 MKM 生物模型的剂量比对研究。

该研究收集了 SPHIC 的 10 例前列腺癌碳离子放射治疗计划，在 Raystation 系统生成 MKM 模型计划，将 MKM 的物理剂量重新计算为 LEM 的剂量，重新生成 LEM 计划，绘制 RBE 加权的 MKM 和 LEM 转化曲线，将日本国立放射医学研究所（NIRS）的 MKM 计划直肠的剂量体积直方图（DVH）转化为 LEM 的 DVH，以此建立了 SPHIC 前列腺癌直肠剂量限制的参考 DVH，以及 LEM 模型和 MKM 模型之间的 RBE 加权剂量的转化因子。

自 2016 年初，SPHIC 开始启动了前列腺癌 16 次大分割的 I/II 期剂量递增临床研究，照射剂量从 3.7 Gy(RBE)×16 次递增至 4.1 Gy(RBE)×16 次，每个剂量梯度单次剂量增加 0.1 Gy(RBE)。我们分析了 2016 年 1 月—2020 年 12 月在 SPHIC 治疗的 118 例局限期前列腺癌，均采用 16 次碳离子照射，中位随访 30.2 个月，晚期 1 级和 2 级 GU 毒副作用发生率分别为 4.2% 和 1.7%，未观察到晚期 GI 毒副作用；2 年 bRFS、前列腺癌特异生存率（prostate cancer-specific survival，PCSS）和总生存率（OS）分别为 100%、100% 和 98.8%，这些结果证明了基于 LEM 1 模型的前列腺癌 16 次大分割照射方案的安全性和可行性，建议碳离子放疗方案是：4.1 Gy(RBE)/次，每周照射 5 次，共照射 16 次，总剂量 65.6 Gy(RBE)。

此外，我们采用扩展前列腺癌综合指数（EPIC-26）评估了 64 例局限期前列腺癌碳离子放疗后的生活质量。在碳离子放射治疗结束时，尿路刺激或梗阻症状暂时减轻。患者尿失禁、肠道和性生活方面的生活质量在 2 年随访时评分保持稳定。我们的研究发现，前列腺癌患者在碳离子放射治疗后的生活质量良好。

### (2) SPHIC 典型病例

典型病例一：局限期前列腺癌，中危，在 SPHIC 接受单纯碳离子根治性放疗，结合内分泌药物治疗 6 个月。前列腺及部分精囊腺，碳离子 65.6 Gy(RBE)/16 次，mpMRI 及 PSMA PET/CT 显示的可见病灶局部同步加量至 72 Gy(RBE)（图 10‑4）。治疗过程顺利，未观察到放疗相关急性及晚期 GI 及 GU 毒副作用，目前无生化复发生存 3.9 年。

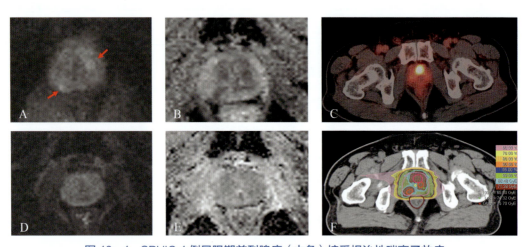

**图 10‑4　SPHIC 1 例局限期前列腺癌（中危）接受根治性碳离子放疗**

注：A 为治疗前 mpMRI 的 DWI 图（红色箭头为病灶位置）；B 为治疗前 mpMRI 的 ADC 图；C 为治疗前 PSMA PET/CT 图；D 为治疗后 3 个月 mpMRI 的 DWI 图；E 为治疗后 3 个月 mpMRI 的 ADC 图；F 为患者治疗计划，前列腺及部分精囊腺剂量为 65.6 Gy(RBE)/16 次，mpMRI 及 PSMA PET/CT 所示肿瘤病灶局部加量至 72 Gy(RBE)。

典型病例二：低瘤负荷转移性前列腺癌（左侧髂骨转移），在 SPHIC 接受碳离子积极放疗：前列腺及精囊腺，碳离子 65.6 Gy(RBE)/16 次；左侧髂骨转移病灶，碳离子 54 Gy(RBE)/12 次（图 10‑5），同时给予长程内分泌药物治疗。治疗过程顺利，未观察到放疗相关急性及晚期 GI 及 GU 毒副作用，目前无疾病进展生存 4.9 年。

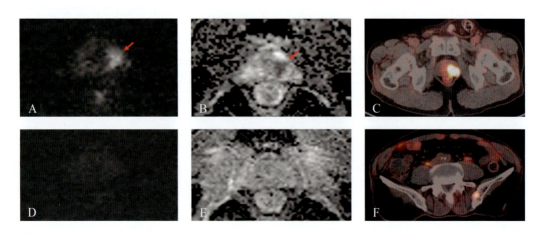

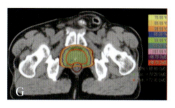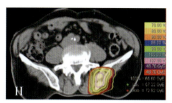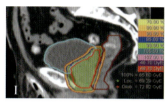

图 10-5 SPHIC 1 例低瘤负荷转移性前列腺癌（左侧髂骨转移）接受碳离子放疗

注：A 为治疗前 mpMRI 的 DWI 图（红色箭头为病灶位置）；B 为治疗前 mpMRI 的 ADC 图（红色箭头为病灶位置）；C 和 F 为治疗前 PSMA PET/CT 图（C 为前列腺原发病灶层面，F 为骨转移病灶层面）；D 为治疗后 2 年 mpMRI 的 DWI 图；E 为治疗后 2 年 mpMRI 的 ADC 图，未见明显肿瘤病灶；G 和 H 为患者治疗计划横断位图，前列腺及部分精囊腺剂量为 65.6 Gy(RBE)/16 次，左侧髂骨骨转移病灶碳离子照射 54 Gy(RBE)/12 次；I 为患者治疗计划矢状位图。

（李 萍 章 青）

## 10.2 宫颈癌

### 10.2.1 概述

**（1）流行病学**

宫颈癌是最常见的妇科恶性肿瘤之一。2022 年全球新诊断的宫颈癌病例数约为 661 021 例。在我国，过去 20 年妇科肿瘤的发病率和死亡率持续上升，2022 年新发宫颈癌病例数达到 150 700 例，位居女性恶性肿瘤第 5 位，成为我国女性最常见的妇科肿瘤。

**（2）宫颈癌的治疗**

宫颈癌发病年龄平均为 50 岁。根据美国 SEER 数据，宫颈癌总体 5 年相对生存率为 67.4%；其中，早期宫颈癌 5 年生存率高达 91.1%，而伴有远处转移的宫颈癌，其 5 年生存率仅约为 19.4%。因此，早期宫颈癌是一类有望治愈的恶性肿瘤；即使是晚期宫颈癌，在接受积极治疗后，仍能显著延长患者的预期寿命。

早期宫颈癌通常指临床分期为ⅠA 期、ⅠB1 期和ⅠB2 期（FIGO 2018 分期）的病例，推荐采用根治性手术治疗；对于因内科原因无法手术或拒绝手术的患者，可以选择根治性同步放化疗。宫颈癌根治术后，如伴有中高危复发危险因素，仍需接受辅助放化疗。对于局部晚期宫颈癌（ⅠB3～ⅣA 期）（FIGO 2018 分期），主要治疗手段为含铂方案的同步放化疗。

**（3）宫颈癌的放疗历史**

放射治疗是宫颈癌主要的根治性和辅助性治疗手段之一。宫颈癌的放疗历史可以追溯到 20 世纪初。1904 年，美国外科医生 Robert Abbe 首次使用镭治疗宫颈癌。到 1916 年，伦琴射线（X 线）被认为能够有效针对深部肿瘤进行大剂量照射，因而开始单独使用或与镭结合使用进行宫颈癌治疗。1950—1960 年间，基于多项随机临床研究结果,进一步确立了宫颈癌放疗的基本原则:对于早期宫颈癌,推荐采用单独的镭插植治疗;对于局部晚期宫颈癌,应将 X 线治疗与镭插植治疗联合使用;而对于Ⅳ期宫颈癌,则建议采用盆腔大野 X 线治疗,并辅以低剂量镭或单次姑息性镭插植治疗。

20 世纪末至 21 世纪初,计算机技术的发展促进了放射治疗技术的进步,随着调强放疗技术(IMRT)和图像引导放疗技术(IGRT)的广泛应用,显著降低了正常组织的照射剂量,减少了放射治疗相关的毒副作用。RTOG 1203 和 PARCER 随机对照研究结果均表明,采用 IMRT 和 IGRT 治疗宫颈癌能显著降低泌尿系统和消化道毒副作用发生率。

**(4)宫颈癌的质子碳离子放疗**

宫颈癌的放射治疗通常需要联合同期化疗。尽管 IMRT 技术能够降低肠道、膀胱和骨髓等正常组织的照射剂量,但由于化疗药物的毒性叠加效应,患者在治疗期间仍可能出现消化系统、泌尿系统和血液系统等方面的毒副作用。这些毒副作用可能导致放射治疗中断或延迟,从而影响患者的治疗效果。质子治疗凭借其优越的剂量分布(靶区末端剂量迅速下降和入射区剂量较低)优势,能够有效地减少靶区周围关键器官(如小肠、结肠和骨髓等)的照射剂量。相较于传统光子和质子放疗,碳离子放疗具有更高的相对生物效应,能够更有效地破坏肿瘤细胞的 DNA,尤其针对存在乏氧的宫颈癌细胞,碳离子治疗更具有潜在增加放射敏感性的优势。因此在理论上,质子和碳离子治疗具有进一步降低宫颈癌放疗相关毒副作用、提高肿瘤杀伤效应的潜力。

目前,针对宫颈癌单纯质子放疗的临床研究相对较少,质子放疗主要用于术后辅助治疗(表 10-6)。近期,德国海德堡离子束治疗中心(HIT)开展了一项针对宫颈癌和子宫内膜癌术后辅助质子放疗的Ⅱ期临床研究(APROVE):该研究共纳入 25 例患者,其中 8 例为宫颈癌,17 例为子宫内膜癌,所有患者均采用调强质子放疗(IMPT),中位随访 25.1 个月,患者的耐受性良好,未发生≥3 级的急性及晚期 GI 和 GU 毒副作用。美国宾夕法尼亚大学的一项回顾性研究,分析了 23 例接受质子术后辅助放疗的妇科肿瘤病例,结果显示质子治疗的局部控制率良好,放射治疗相关的 GI 和 GU 毒副作用轻微。其他正在开展的临床研究包括针对腹主动脉旁淋巴结的延伸野照射、盆腔局部复发(尤其是放疗后复发病灶的治疗)以及近距离治疗的质子替代方案等。

表 10-6 宫颈癌质子术后辅助放疗的疗效及并发症

| 作者 | 患者数 | 患者特征 | 照射方式 | 疗效 | 并发症 |
| --- | --- | --- | --- | --- | --- |
| Arians,2023 | 25 | 宫颈癌和子宫内膜癌术后放疗 | IMPT 45~50.4 Gy(RBE) | 平均 PFS:39.9 个月 | 没有＞G2 的急性或慢性 GI 和 GU 毒性;1 例 G3 盆骨水肿、疼痛 |
| Berlin,2023 | 23 | 宫颈癌和子宫内膜癌术后放疗 | IMPT 45~50.4 Gy(RBE)±后装放疗 | 5 年 LC 95.2%;5 年 PFS 71.2%;5 年 OS 91.3% | 急性:8.7% G2 GU,26.1% G2~3 GI;晚期:13% G2 GU,4.3% G2 GI |

续表

| 作者 | 患者数 | 患者特征 | 照射方式 | 疗效 | 并发症 |
|------|--------|----------|----------|------|--------|
| Lin,2016 | 11 | 宫颈癌、子宫内膜癌和阴道癌术后辅助放疗 | IMPT 45~50.4 Gy(RBE)±后装放疗(45%) | NA | 18.2% G2+GI,0% G2+GU |

注：LC，局部控制率；PFS，无进展生存率；OS，总生存率；NA，无数据。

碳离子治疗宫颈癌的临床结果主要来自日本粒子治疗机构的报道，相关前瞻性和回顾性临床研究结果如表 10-7 所示。1995 年，为了探索碳离子盆腔大野照射的最佳分割剂量，日本 NIRS 首次启动了碳离子治疗宫颈癌的临床研究（Protocol 9403 和 7902）。通过盆腔大野的剂量递增研究，初步确定了采用 2.8~3.0 Gy(RBE)的单次分割剂量进行盆腔大野照射的碳离子治疗方案，并初步摸索出了小肠的最大耐受剂量为 60 Gy(RBE)。随后，两项针对局部晚期宫颈癌原发病灶的碳离子加量剂量递增研究（Protocol 9704 和 9902）进一步探索了碳离子治疗的疗效和安全性。长期随访结果显示，肿瘤局部控制率与照射剂量显著相关：当照射总剂量为 72~72.8 Gy(RBE)时，10 年肿瘤局部控制率(LC)可达 92%；而当照射总剂量为 64~68.8 Gy(RBE)时，10 年肿瘤局部控制率仅为 61%。基于上述系列剂量递增研究，局部晚期宫颈癌的碳离子治疗方案初步确定为三程计划：第一程进行碳离子盆腔大野照射 39 Gy(RBE)/13 次，第二程缩小照射范围，针对宫颈、宫旁、子宫及部分阴道等照射 15 Gy(RBE)/5 次；最后一程计划针对宫颈原发病灶进行碳离子照射 18 Gy(RBE)/2 次，总剂量为 72 Gy(RBE)。

表 10-7 宫颈癌碳离子治疗的主要临床研究

| 临床研究 | 病例数（分期） | 照射剂量 Gy(RBE) | 中位随访时间（月） | 疗效 | 副作用 |
|----------|----------------|------------------|--------------------|------|--------|
| Protocol 9403 和 9702 | 44（ⅢB~ⅣA） | 52.8~72 | 24.7 | 5y LC 79%；5y OS 40% | ≥2 级晚期 GI：25%；≥2 级晚期 GU：9% |
| Protocol 9704 | 58（ⅡB~ⅣA） | 62.4~74.4 | 38 | 5y LC 54%；5y OS 38% | ≥2 级晚期 GI：5%；≥2 级晚期 GU：9% |
| Protocol 9902 | 22（ⅡB~ⅣA） | 64~72 | 47.3 | 5y LC 68%；5y OS 50% | ≥2 级晚期 GI：5%；≥2 级晚期 GU：14% |
| Protocol 0508 | 26（ⅡB~ⅣA） | 72 | 38 | 5y LC 84%；5y OS 68% | ≥3 级晚期 GI 和 GU：0% |
| Protocol 1001 | 33（ⅡB~ⅣA）腺癌 | 68~74.4 | 30 | 2y LC 74%；5y OS 84% | ≥2 级晚期 GI：19%；≥2 级晚期 GU：13% |
| Protocol 1302 | 22（ⅡB~ⅣA）鳞癌 | 72 | 32 | 2y LC 67%；2y OS 82% | ≥2 级晚期 GI：23%；≥2 级晚期 GU：5% |

尽管早期研究结果显示碳离子治疗宫颈癌具有较好的局部控制效果，但患者的远处转移及总体生存情况并不令人满意。尽管随后的 Protocol 0508 研究采用了盆腔淋巴引流区延伸野照射技术，5 年局部控制率达 84%，但 5 年总生存率仍然不尽如人意，其中有 7 例（26.9%）患者发生了腹主动脉旁淋巴结以外的远处转移，1 例发生了腹主动脉旁淋巴结转移。为进一步降低远处转移发生率，有两项碳离子联合顺铂同步化疗的前瞻性临床研究启动了，Protocol 1001 针对宫颈腺癌，而 Protocol 1302 则针对宫颈鳞癌（尤其是大肿瘤）。研究结果表明，碳离子联合顺铂同步化疗能够提高患者的总体生存率。目前，SPHIC 采用质子联合碳离子与铂类药物的同步放化疗方案，治疗局部晚期宫颈癌或进行宫颈癌术后辅助放疗。

将碳离子射线与其他放射线或免疫药物联合使用是未来宫颈癌碳离子治疗的重要发展方向之一。例如针对宫颈腺癌的临床研究显示，碳离子联合图像引导的后装插植，以及顺铂同步化疗的 2 年局部控制率和生存率分别为 85% 和 92%。此外，碳离子联合免疫药物治疗局部晚期宫颈癌的临床研究也显示了较好的局部控制效果，远期结果有待进一步验证。

宫颈癌放疗后复发的再程放疗通常预后不佳。再程照射需要考虑辐射相关毒副作用带来的风险，尤其是肿瘤周围危及器官会随着受照射剂量的增加而增加并发症发生的概率。质子和碳离子治疗对周围正常组织的照射剂量较光子照射更低，尤其是碳离子治疗有望克服放疗后复发肿瘤本身的放射抵抗性，因此质子碳离子放疗可作为复发宫颈癌再程照射的选择。但考虑到复发和正常器官继发其他问题的持续风险，任何再程照射都必须在患者知情同意的情况下权衡利弊后进行。

### 10.2.2 质子碳离子放疗宫颈癌的优势

#### （1）质子碳离子放疗宫颈癌的物理学优势

对于宫颈癌的质子放疗，目前尚缺乏高级别临床研究的循证依据。既往的剂量比对研究结果表明，在进行盆腔大野照射或包括腹主动脉旁淋巴结的延伸野照射时，质子治疗相较于光子治疗能够显著降低小肠、结肠、肾脏及股骨头等正常组织的照射剂量。Marnitz 等比较了局部晚期宫颈癌的 IMRT 与 IMPT 计划，结果显示质子治疗显著降低了小肠、直肠及膀胱的照射剂量，尤其是在低剂量照射区域。这些剂量优势有望降低妇科肿瘤放射治疗相关的泌尿系统和消化系统毒副作用发生率。总体而言，现有剂量比对研究结果显示质子治疗技术在直肠、膀胱、骨髓、大肠及小肠的低剂量区具有明显的剂量学优势。

当 3 个或 3 个以上的盆腔淋巴结或髂总淋巴结受累时，腹主动脉旁淋巴结受累的风险会增加。对于这部分患者，通常建议进行包含腹主动脉旁引流区的延伸野照射。然而，考虑到肠、肾、脊柱和其他危及器官的放射暴露，这些淋巴引流区域的治疗具有一定的挑战性。通常认为，使用质子进行腹主动脉旁区域的延伸野照射是降低正常组织毒性的一个重要机会，与光子放射治疗相比，质子治疗可减少急性胃肠道毒副作用。

尽管现有的剂量学研究显示质子治疗在降低正常组织照射剂量方面的优势，但仍需认识到射线路径上不同组织密度(如肠道内气体和肠道充盈程度的变化)以及质子射线末端 RBE 不确定性的存在,这些因素会影响质子剂量的计算和照射效果。因此,需通过鲁棒性优化等方式来减少质子射程的不确定性对患者剂量分布的影响。中国科学院上海应用物理研究所等针对 IMPT 和容积调强放疗(tomotherapy, TOMO)放疗在宫颈癌放疗中的剂量学研究,对比了两者在计划质量和计划鲁棒性方面的差异,证明调强质子治疗的鲁棒性优化可以更好地保护危及器官,特别是膀胱、直肠、小肠和乙状结肠等器官。然而,由于盆腔内危及器官的解剖位置会随时间推移而变化,加上膀胱和直肠充盈状态的变化对靶区位置和形状的影响,传统的鲁棒性优化或评估仍存在不足之处。因此,需要开发更好的鲁棒性优化算法来处理这些不确定性,以充分发挥调强质子治疗在保护正常组织方面的优势。

**(2) 质子碳离子放疗宫颈癌的生物学优势**

宫颈癌,尤其是体积较大的肿瘤及腺癌,往往存在广泛的乏氧现象,而细胞乏氧与肿瘤对放化疗的抵抗性密切相关。基础研究比较了光子和碳离子射线在不同乏氧条件下对宫颈腺癌细胞的影响,结果显示,光子射线在二维(培养皿)培养中呈剂量依赖性降低细胞活力,而在三维(类球培养)中,其效果则减弱。相反,碳离子在类球培养中的抗肿瘤效果与培养相似,这提示了类球肿瘤的内部缺氧细胞的存在减弱了光子射线和抗癌药物的效果。碳离子放疗则不受缺氧的影响,这为碳离子射线克服宫颈恶性肿瘤内乏氧导致的放射抵抗、提高肿瘤杀伤效应提供了有力依据。

### 10.2.3 宫颈癌质子碳离子放疗的适应证和禁忌证

1)宫颈癌质子碳离子放疗的适应证:①细胞学或组织学证实的宫颈鳞癌或腺癌;②存在手术禁忌或不愿接受手术治疗的早期宫颈癌,以及 FIGO 2018 ⅠB3~ⅣA 期的局部晚期宫颈癌,行根治性放疗;③术后伴有中高复发风险危险因素,需要行术后辅助放疗的宫颈癌;④局部复发宫颈癌;⑤ⅣB 期宫颈癌,伴有明显局部症状者(出血、疼痛),可行局部病灶积极治疗。

2)宫颈癌质子碳离子放疗的禁忌证:①既往已行≥2 次盆腔外照射或宫颈后装放射治疗;②本次治疗区域曾接受过任何放射性粒子植入治疗;③危及器官的剂量限值无法达到预设安全剂量;④射野路径上存在可能影响放疗剂量计算精确性的金属植入物。

### 10.2.4 质子碳离子放疗技术

**(1) 膀胱和肠道的准备工作**

为了更好地保持治疗靶区位置的稳定性和可重复性,在定位及治疗前,需对患者进行肠道及膀胱准备。我院的膀胱和肠道准备建议如下。

膀胱准备:为了保持定位及每次治疗时膀胱充盈的相对稳定,建议患者养成规律的饮水习惯,确保每天的饮水量保持恒定。在定位/治疗前定时定量喝水,并进行床旁 B 超检测膀胱尿量,通常建议膀胱充盈达到 200~300 mL,且治疗时的膀胱容量与定位 CT 保持相对一致。

肠道准备:为了尽量减少肠道积气对靶区位置及剂量分布的影响,建议患者在模拟定位前和治疗期间调整饮食,减少产气食品(如牛奶、豆类、萝卜和碳酸饮料等)的摄入,并养成每天按时排便的习惯。可预防性使用排气药物,如西甲硅油,帮助减少肠道气体并促进气体排空。在模拟定位和治疗前,可以使用开塞露或甘油灌肠剂辅助排气通便,以尽可能保持直肠位置的相对稳定,减少肠道内容物或气体变化对靶区和正常组织的影响。

### (2) 放疗体位固定及 CT 模拟定位

采用仰卧位或俯卧位,用真空垫固定足部及膝盖,或用足膝关节固定装置以限制髋关节旋转。采用热塑膜固定腹部及盆腔。如采用俯卧位,建议用能保持腹部凹陷以使肠道下垂远离照射区域的体位固定装置。应尽量减少在质子碳离子束路径上放置过多体位固定装置,评估设野路径上所用固定装置的质子或碳离子的阻止本领。

扫描区域应从第一腰椎延伸至大腿中部或从隆突延伸至大腿中部(当累及腹主动脉旁淋巴结时)。需采用平扫 CT 进行靶区勾画及计划计算。建议同时采集膀胱充盈(膀胱容积 200~300 mL 为佳)和膀胱排空两套定位 CT。在膀胱充盈的 CT 上勾画靶区制订计划,膀胱排空的 CT 图像用于辅助勾画 ITV。增强 CT 扫描图像可以在平扫 CT 后获得,并与初次治疗计划 CT 扫描图像融合,以便于淋巴引流区的勾画。口服造影剂也可以在随后的扫描中给予,以帮助勾画大肠和小肠。

对于根治术后需要行盆腔辅助放疗的患者,建议模拟定位前放置金属标记物于阴道残端顶部,以更好地确定阴道残端,便于靶区勾画。

### (3) 放疗计划设计

1) 靶区勾画:宫颈癌根治放疗及术后辅助放疗的质子或碳离子靶区勾画与光子放疗靶区勾画一致,建议参考 RTOG 靶区勾画指南。

A. GTV:根据临床分期,结合 MRI 和 PET/CT 图像以确定大体肿瘤病灶及其侵犯范围和阳性淋巴结。建议采用治疗体位进行 MRI 和 PET/CT 扫描,以便于诊断图像与定位 CT 平扫图像融合进行精准靶区勾画。

B. CTV:根治性放疗的 CTV 包括影像可见肿瘤、子宫、宫颈、宫旁、附件、阴道以及闭孔、骶前、髂内、髂外和髂总淋巴引流区(表 10 - 8)。术后辅助放疗的 CTV 包括阴道残端、闭孔、骶前、髂内、髂外和髂总淋巴引流区,需要勾画宫旁及阴道旁组织以及 3.5~4 cm 的阴道残端(表 10 - 9)。当影像或者病理提示腹主动脉旁淋巴结转移或者临床评估存在腹主动脉旁淋巴结转移风险时,需要采用包括腹主动脉旁淋巴引流区的延伸野照射;通常情况下,宫颈癌腹主动脉旁淋巴引流区延伸野上界位于左肾静脉水平。

**表 10 - 8 SPHIC 宫颈癌根治性放疗靶区**

| 靶区 | 定义和描述 |
|---|---|
| GTV | 基于 MRI、PET/CT 影像学检查所显示的原发性肿瘤 |
| CTV1 | 包括髂总、髂内、髂外淋巴引流区及骶前淋巴引流区域,以及所有可疑淋巴结(对于 FIGO ⅠA1 宫颈癌根治性放疗可不包括 CTV1);<br>存在高危或者可疑腹主动脉旁淋巴结转移,需要勾画腹主动脉旁淋巴引流区 |

续表

| 靶区 | 定义和描述 |
|---|---|
| CTV2 | 宫体+宫颈；<br>宫旁/阴道旁组织、宫旁脂肪、卵巢和近端阴道；<br>如肿瘤未侵及阴道或仅极少部分阴道受累，则包括上1/2阴道；<br>如上端阴道受侵，包括近端2/3阴道中；<br>如阴道侵犯超过上端阴道，包括整个阴道；<br>包括闭孔内肌/坐骨支内侧边缘的软组织 |
| CTV3 | GTV外放5mm |

表10-9 SPHIC宫颈癌术后辅助放疗靶区

| 靶区 | 定义和描述 |
|---|---|
| GTV | — |
| CTV1 | 包括髂总，髂外和髂内淋巴引流区域；<br>包括骶前区域，即S1～S2骶骨前缘至少1cm软组织；<br>髂总、髂内和髂外淋巴引流区定义为盆腔血管及周围7mm区域（包括骨、肌肉和小肠），以及所有可疑淋巴结、淋巴囊肿和手术银夹；<br>包括盆壁沿线的髂内和髂外血管间的软组织；<br>存在高危或者可疑腹主动脉旁淋巴结转移时，需要勾画腹主动脉旁淋巴引流区 |
| CTV2 | 阴道旁/宫旁组织，近端阴道 |
| CTV3 | 阴道残端；<br>包括膀胱和直肠间阴道残端前后的脂肪和软组织 |

C. PTV：PTV的范围需要考虑膀胱和直肠的充盈变化、器官的生理变化以及摆位误差等因素。同时质子和碳离子治疗的PTV外扩还需考虑射线射程的不确定性。根据是否使用IGRT，确定PTV外扩的具体范围。通常情况下，对于淋巴引流区，PTV应在CTV的基础上外扩5～7mm。建议在膀胱充盈和排空两种状态下进行模拟CT扫描，分别在两套CT图像上勾画肿瘤、宫颈和子宫，并融合生成ITV。原发病灶或阴道残端的PTV可参考ITV进行外扩。

SPHIC推荐针对CTV进行鲁棒性计划优化，以评估CTV的覆盖情况。如果具备在线CT等影像引导下的质子或碳离子放疗条件，则可以不勾画ITV，此时PTV可适当缩小，以减少正常组织的照射剂量。

2）正常器官勾画：参考RTOG女性盆腔正常组织勾画，在平扫定位CT上勾画的危及器官包括小肠、结肠、直肠、膀胱、盆腔骨髓（包括下骨盆、髂骨和腰骶脊柱的骨髓）、肾脏和股骨头。小肠和大肠要勾画照射野内及照射野上方2cm的范围。

3）放射计划设计：

A. 放射野的布置：盆腔大野设野角度的选择，应尽量避免设野路径经过肠道，通常不建议采用前后设野。SPHIC一般采用左右两侧的水平野（图10-6）。然而，对于需要照射腹主动脉旁淋巴引流区的病例,水平设野可能并不理想,因为该部位在水平设野路径上可能包含较多肠道。

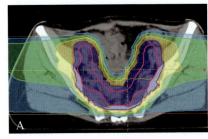
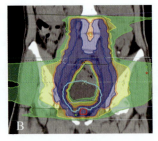
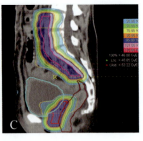

图 10-6　SPHIC1 例宫颈癌术后辅助质子治疗计划

注:采用 2 个水平野进行盆腔淋巴引流区照射,A 图为横断位,B 图为冠状位,C 图为矢状位。蓝色区域是 95% 等剂量线,黄色区域为 70% 等剂量线,绿色区域为 50% 等剂量线。

有文献报道,采用后斜设野进行盆腔淋巴引流区照射(图 10-7),能够最大程度避免肠道干扰及腹部肌肉、软组织变化带来的不确定性。然而,这可能会增加骨水肿或不全骨折的风险(风险高达 32%)。因此,临床上建议根据不同照射部位及周围正常器官的位置,综合评估后选择 2~4 个水平设野以及两个后斜设野的组合方式。这种多野组合设置的优化方案能进一步提高计划的鲁棒性。

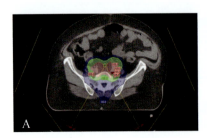
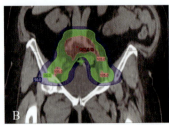
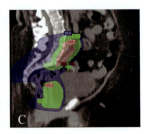

图 10-7　Berlin 等报道的盆腔大野质子治疗计划

注:采用 2 个后斜野进行盆腔淋巴引流区照射。A 图为横断位,B 图为冠状位,C 图为矢状位。粉色区域是 105% 等剂量线,绿色区域是 95% 等剂量线。

对于原发性肿瘤或者阴道残端局部加量照射,SPHIC 采用碳离子序贯局部加量的方式,一般也选择左右两侧水平野,以尽量避免射线路径经过肠道和膀胱。

B. 照射剂量:SPHIC 宫颈癌根治性照射与术后辅助照射,均用质子联合碳离子序贯照射方式。对全盆腔淋巴引流区,采用质子线照射,剂量为 46 Gy(RBE)/23 次;若存在阳性淋巴结,运用同步加量(SIB)技术,将阳性淋巴结局部剂量提升至 60~62.1 Gy(RBE)/23 次,剂量应该依据周围危及器官(OAR)的情况进行调整(图 10-8)。若阳性淋巴结的部位与后续碳离子加量区存在重叠,为防止总治疗计划中出现热点,将采用碳离子序贯加量技术照射阳性淋巴结。

对于术后放疗,在完成全盆腔淋巴引流区质子预防性照射后,根据手术切缘的具体情况可考虑,对阴道残端碳离子序贯加量治疗,剂量为 15~20 Gy(RBE)/(5~6)次。

对于根治性放疗,SPHIC 目前采用三阶段的治疗方案。在完成第一阶段全盆腔淋

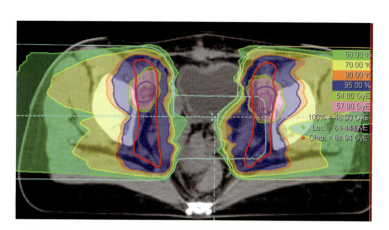

**图 10-8　1 例宫颈癌术后髂血管旁淋巴结转移患者的质子治疗计划（横断位）**

注：采用笔形束扫描及淋巴结同步加量技术，局部加量至 60 Gy(RBE)/23 次。

巴引流区质子预防性照射后，采用碳离子加量方式，缩小照射范围至子宫、宫颈、宫旁、附件部分阴道组织及宫颈病灶。子宫、宫颈、宫旁、附件及部分阴道组织碳离子照射剂量为 15 Gy(RBE)/5 次。宫颈病灶碳离子照射剂量为 39.6～44 Gy(RBE)/(9～10)次（图 10-9）。阳性淋巴结照射方式根据可见肿瘤部位调整。

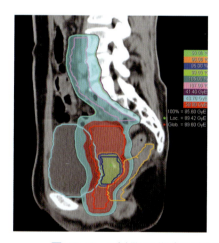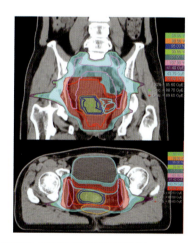

**图 10-9　1 例ⅢC1 期宫颈癌接受质子+碳离子根治治疗计划**

注：盆腔淋巴引流区，质子照射 46 Gy(RBE)/23 次；子宫、宫旁、附件、宫颈、阴道及盆腔阳性淋巴结，质子照射 46 Gy(RBE)/23 次序贯碳离子 15 Gy(RBE)/5 次；宫颈可见肿瘤，质子 46 Gy(RBE)/23 次序贯碳离子 39.6 Gy(RBE)/9 次。

在国际上，针对全盆腔淋巴引流区照射，存在质子线或碳离子线两种照射方式。例如，日本碳离子中心在治疗宫颈癌时，使用三阶段纯碳离子治疗方案：第一阶段为全盆腔淋巴引流区野预防性照射，剂量为 39 Gy(RBE)/13 次；第二阶段对子宫、宫颈、宫旁、附件及部分阴道组织进行碳离子加量，剂量为 15 Gy(RBE)/5 次；第三阶段则对局部肿瘤进行碳离子加量，剂量为 18 Gy(RBE)/2 次，总剂量为 72 Gy(RBE)。德国海德堡大学粒子治疗中心（APROVE 研究）及美国宾夕法尼亚大学佩雷尔曼医学院采用质子线进行子宫内膜癌和宫颈癌术后辅助放疗，全盆腔淋巴引流区照射剂量为 45～50.4 Gy (RBE)/(25～28) 次。PROTECT 研究采用质子结合后装治疗原发性宫颈癌，质子全盆腔淋巴引流区照射的剂量为 45 Gy(RBE)/25 次，序贯后装放疗的剂量为 21～28 Gy/(3～4) 次。

C. 危及器官的剂量限制：文献中报道的质子常规分割放疗对危及器官的剂量限制基本与 X 线放疗的要求一致。对于术后辅助单纯质子治疗的计划评估相对简单；但如果涉及后装加量照射，则需要进行剂量叠加的评估。同样，在采用质子和碳离子混合线束治疗时，需分别评估质子和碳离子的放疗计划，并尽量避免两者叠加时出现剂量热点。对于正常组织的剂量限制，应参考分割剂量进行相应调整。

SPHIC 质子＋碳离子治疗宫颈癌的辅助放疗和根治性放疗正常组织剂量限制详见表 10-10 和表 10-11。

表 10-10　宫颈癌质子术后辅助放疗 OAR 剂量限制

| 器官或组织 | 剂量学参数 | 理想剂量限制 | 可接受剂量限制 |
|---|---|---|---|
| 小肠 | $D_{0.03cc}$ | ≤59.4 Gy(RBE) | ≤62.1 Gy(RBE) |
|  | $D_{30\%}$ | ≤40 Gy(RBE) | ≤50 Gy(RBE) |
| 直肠 | $D_{0.03cc}$ | ≤50 Gy(RBE) | ≤55 Gy(RBE) |
|  | $D_{50\%}$ | ≤45 Gy(RBE) | ≤54 Gy(RBE) |
| 膀胱 | $D_{0.03cc}$ | ≤55 Gy(RBE) | ≤57.5 Gy(RBE) |
|  | $D_{50\%}$ | ≤45 Gy(RBE) | ≤54 Gy(RBE) |
| 股骨头 | $D_{15\%}$ | ≤30 Gy(RBE) | ≤50 Gy(RBE) |
|  | $D_{0.03cc}$ | ≤50 Gy(RBE) | ≤55 Gy(RBE) |
| 骨髓 | $D_{mean}$ | ≤27 Gy(RBE) | ≤29 Gy(RBE) |
|  | $V_{10}$ | ≤85.5% | ≤90% |

注：参考 NRG/RTOG。

表 10-11　SPHIC 宫颈癌根治放疗 OAR 剂量限制

| 器官或组织 | 剂量学参数 | 剂量限制 |
|---|---|---|
| 小肠 | $D_{max}$ | ≤60 Gy(RBE) |
|  | $V_{40}$ | <100 cc |
| 结肠 | $D_{max}$ | ≤60 Gy(RBE) |

续表

| 器官或组织 | 剂量学参数 | 剂量限制 |
|---|---|---|
| 结肠 | $V_{40}$ | <100 cc |
| 直肠 | $D_{max}$ | ≤105%PD |
| | $V_{40}$ | <30% |
| | $V_{60}$ | <20% |
| | $V_{65}$ | <15% |
| | $V_{70}$ | <5% |
| 膀胱 | $D_{max}$ | ≤105%PD |
| | $V_{40}$ | <30% |
| | $V_{60}$ | <20% |
| | $V_{65}$ | <15% |
| | $V_{70}$ | <10% |

D. 放疗计划评估及验证：在质子和碳离子治疗计划的评估中，通常要求 95% 的处方剂量覆盖≥95% 的临床靶体积（CTV），90% 的处方剂量覆盖≥90% 的计划靶体积（PTV）。对于碳离子治疗计划，可以要求 99% 的处方剂量覆盖≥95% 的 CTV。此外，最大剂量（$D_{max}$）应≤110% 的处方剂量，或体积为 0.03 cc 的剂量（$D_{0.03cc}$）应≤110% 的处方剂量。鲁棒性评估需从计划的每个方向考虑位置和射程的偏移，射程不确定性应依据机构的标准值进行设置（如 3%～5%）。在完成放疗计划设计后、启动治疗前，必须针对每个个体化的治疗计划进行验证，通常采用水箱来开展剂量验证工作。

E. 放疗实施及质量控制：质子碳离子放疗推荐在影像引导下进行，至少需使用正交 X 射线验证片来确认治疗位置。建议在首次放疗前再次进行 CT 扫描，重新评估放疗计划。

在质子放疗过程中，建议每周至少进行 1～2 次 CT 扫描。对于碳离子行可见肿瘤治疗时，建议治疗前每日在线 CT 评估肿瘤位置的精准性，以避免由于肿瘤体积变化及器官（如子宫体）位置变化对治疗计划的影响。若有必要，应及时调整治疗计划，以最大限度减少治疗误差。

## 10.2.5 SPHIC 放疗宫颈癌的典型病例

典型病例一：宫颈癌ⅢC1 期，在 SPHIC 接受质子碳离子根治性放疗。可见肿瘤照射剂量为质子 46 Gy(RBE)/23 次＋碳离子 36 Gy(RBE)/9 次（图 10-10），同期顺铂单药化疗。治疗过程顺利，出现Ⅰ度中性粒细胞减少，对症处理后好转。目前已经无瘤生存 6.4 年。

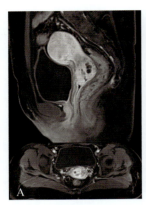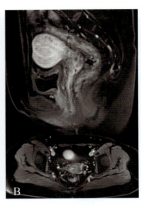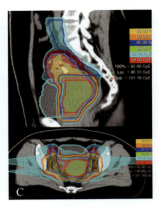

图 10-10　典型病例一：宫颈癌ⅢC1期接受质子+碳离子根治放疗

注：A 为治疗前的基线 MRI；B 为治疗后 3 个月 MRI；C 为质子碳离子计划的剂量分布图。

典型病例二：宫颈癌ⅢC1p 期术后，在 SPHIC 接受质子碳离子辅助放疗。盆腔淋巴引流区质子 46 Gy(RBE)/23 次，阴道残端质子 46 Gy(RBE)/23 次＋碳离子 18 Gy(RBE)/6 次（图 10-11），同期顺铂单药化疗。治疗过程顺利，出现Ⅰ度中性粒细胞减少，对症处理后好转。目前已经无瘤生存 6.9 年。

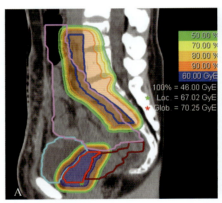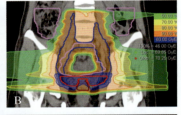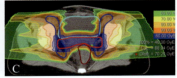

图 10-11　典型病例二：宫颈癌ⅢC1p 期术后接受质子+碳离子辅助放疗

注：A 为矢状位剂量分布图，B 为冠状位计量分布图，C 为横断位剂量分布图。

（李　萍　章　青）

## 10.3　腹膜后软组织肿瘤

### 10.3.1　概述

（1）腹膜后软组织肿瘤的流行病学

软组织肿瘤是一类罕见且高度异质性的肿瘤，其包含了 100 多种不同的组织学类型和分子亚型，每一种亚型在临床上都呈现出不同的特征和行为。腹膜后软组织肿瘤约占所有软组织肿瘤的15%，主要组织学类型为脂肪肉瘤或平滑肌肉瘤，其中约60%为高级别肿瘤。

#### （2）腹膜后软组织肿瘤的多学科综合治疗

目前，手术是腹膜后软组织肿瘤的主要治疗方法。然而，由于腹膜后解剖结构的复杂性，肿瘤靠近腹腔内重要器官，限制了足够的手术安全切缘，据报道目前约45%的肿瘤术后切缘呈阳性（R1/R2）。即使成功实现肿瘤的完整切除，仍有45%~86%的患者会出现局部复发。腹膜后肉瘤的远处转移风险相对较低，患者的主要死亡原因仍是局部肿瘤复发，因此如何改善病灶的局部控制至关重要。由于多数软组织肉瘤存在着一定的X线放射抵抗性，常规X线放射治疗在腹膜后肉瘤综合治疗中的地位仍存在争议，缺乏高级别循证医学证据的支持，虽已有多回顾性研究，但结论并不一致。

#### （3）腹膜后软组织肿瘤放疗的历史

目前，放疗在四肢软组织肉瘤中的作用已得到证实，并为放疗在其他部位肉瘤中的应用提供了重要参考。然而，由于解剖部位的复杂性以及周围正常器官的限制，放射治疗在腹膜后肉瘤治疗中的地位仍存在争议。一般来说，对于体积较大的肿瘤，放疗所引起的局部区域损伤有可能更严重。与四肢软组织肿瘤相比，腹膜后肉瘤的放疗技术面临更加复杂的局面，大多数软组织肿瘤需较高的放射剂量，但是病灶周围存在放射敏感的正常器官（小肠、肾脏、脊髓）需要保护，所以不可能给予肿瘤比较高的根治放射剂量。

一些小样本量的回顾性分析显示：术前放疗似乎能够降低腹膜后肉瘤的局部复发风险，且术前放疗的毒副作用显著低于术后放疗，因此建议优先选择术前放疗。术前放疗具有以下潜在优势：①肿瘤将小肠与腹后壁隔开，从而减少毒副作用；②更容易勾画肿瘤靶区；③能给予肿瘤内部更高剂量；④降低术中肿瘤腹膜播散的风险；⑤术前放疗可能具有更高的生物学效应。

目前关于软组织肿瘤术前放疗的随机对照研究较少，目前唯一完成的是STRASS（EORTC62092）研究。STRASS试验是首个评估腹膜后肉瘤新辅助放疗（50.4 Gy/28次）的Ⅲ期随机临床试验，共有266名患者被纳入研究，并按1∶1随机分配到手术组或术前放疗联合手术组。研究结果显示，术前放疗并未显著提高3年腹部无复发生存率。但进一步分析发现，术前放疗可改善高分化脂肪肉瘤和低级别去分化脂肪肉瘤患者的3年腹部无复发生存率。STREXIT队列及联合STRASS研究数据的汇总分析进一步证实，术前放疗联合手术较单纯手术可改善脂肪肉瘤的腹部无复发生存。

#### （4）腹膜后软组织肿瘤的质子和碳离子放疗

碳离子放疗已在无法手术治疗的各种组织学类型腹膜后肉瘤中进行了较多的研究，包括恶性纤维组织细胞瘤、脂肪肉瘤、恶性周围神经鞘瘤和尤文肉瘤，5年局部控制率达到50%，而且没有发生2级以上的毒副作用。使用的总剂量和分割剂量较高：52.8~73.6 Gy(RBE)/16次，每周照射4~5次。因此，从理论上对于腹膜后软组织肿瘤的患者，术前碳离子新辅助放疗可以在降低毒副作用的同时提高肿瘤的局部控制，并可能延长患者的生存期。

## 10.3.2 质子碳离子放疗在腹膜后软组织肿瘤中的优势

### （1）质子碳离子放疗的物理学优势

质子及重离子放疗技术的优势可以减少对周边危及器官毒副作用的风险。粒子放疗的优势在于粒子射线进入组织时，由于其特有的 Bragg 峰，使得粒子放疗能够在提高肿瘤剂量及剂量分布的同时，满足对 OAR 的剂量限制需求。以往有多项剂量学对比研究探讨了新辅助质子和光子放疗的差异，质子对邻近 OAR 的整体剂量较低，胃肠道和泌尿系统毒副作用发生率较低。一项Ⅰ期临床试验数据显示，新辅助质子放疗在治疗腹膜后肉瘤时仅显示轻度毒性。由此可见，术前质子放疗时肠道远离肿瘤放疗靶区，从而不易引起严重毒副作用。

### （2）碳离子放射的生物学优势

碳离子是高 LET 射线，产生的 DNA 损伤 70% 为集簇状、复杂的双链断裂，这种损伤难以修复，其相对生物效应是 X 线和质子的 2~3 倍。乏氧状态是放疗抵抗的重要原因，碳离子射线因其较低的氧增强比，能够更有效地杀灭乏氧肿瘤。此外，碳离子射线不依赖于细胞周期，能够减少血管生成，抑制肿瘤迁移与转移，并增强免疫反应，这些生物学特性使其在治疗上能够优于常规 X 线放疗，但由于临床实际碳离子放疗的病例数仍有限，上述理论上的优势有待临床实践的进一步证实。

## 10.3.3 腹膜后软组织肿瘤质子碳离子放疗的适应证

在病理诊断明确的腹膜后肉瘤的综合治疗中，需要外照射放疗技术的情况，可采用质子或碳离子放疗。

### （1）术前放疗

对于腹膜后软组织肉瘤、病灶较大或难以切除的病灶，可考虑术前行新辅助放疗。需在多学科平台下与外科医生甚至肿瘤内科医生共同协作。

### （2）术后辅助放疗

对于大病灶及有较高复发高危因素的腹膜后肉瘤术后患者，可根据瘤床(tumor bed, TB)实际情况考虑术后辅助治疗。相对于四肢的软组织肿瘤，腹膜后软组织肿瘤因为其解剖位置特殊，往往会发生术后消化道回填肿瘤的手术床，以及重要脏器安全性剂量限制等，术后辅助放疗的使用受限制较大。手术中在手术床和消化道之间放置生物补片以扩大手术床和消化道之间的间隔等技术，可能为术后辅助放疗提供更好的条件。

### （3）积极碳离子治疗

对不可切除的腹膜后软组织肿瘤或患者无法耐受手术，或手术后复发的患者，可考虑碳离子的积极放疗。

## 10.3.4 腹膜后软组织肿瘤的质子碳离子放疗技术

### （1）消化道及膀胱准备

1) 肠道准备：对于上腹部腹膜后肉瘤的患者，提前 3~5 天开始采用减少产气的食谱,并注意饮食习惯,减少空气吞入,同时可使用西甲硅油减少胃、十二指肠、小肠及邻近结肠的气体。建议患者定位及治疗前 2~3 小时禁食禁水,以尽可能减少肠道体积,并保持治疗时肠道的一致性。

对于下腹部及盆腔的腹膜后肉瘤,定位前尽量排空直肠及射线入路可能经过的肠管,尽可能减少射线入路肠管内容物变化导致的不确定性,必要时可以使用缓泻药或甘油灌肠。同时积极建议患者治疗前及治疗期间减少产气食物的摄入,调整饮食结构,养成每天排便的习惯。西甲硅油等促进排气的药物也可酌情使用,从而减少肠道内气体和内容物的变化对重复性的影响。

2) 膀胱准备:对于盆腔的腹膜后肉瘤患者,一般建议俯卧位排空膀胱,减少可能的膀胱受照射体积。

**(2) 体位固定**

腹膜后肉瘤一般采用俯卧位固定。俯卧位在重力作用下可以使消化道下降,远离背侧,从而远离上腹部或盆腔的腹膜后病灶照射区域。双手固定于固定装置前方。对位于盆腔的腹膜后肉瘤的治疗,双腿的固定装置必须超过膝盖,并固定足部,以减少膝关节弯曲以及髋关节旋转带来的臀部肌肉及骨性结构位置的变化。通过热塑膜的覆盖使用,减少肌肉和脂肪的变化引起的不同,同时需嘱咐患者保持体重相对稳定。

**(3) 模拟机定位**

采用平扫 CT 进行模拟定位,后续应用增强 CT 扫描可便于血管及周边淋巴结的分辨。若部分消化道与病灶靠近,可以考虑口服造影剂,以帮助勾画消化道尤其是十二指肠以及小肠。

CT 扫描范围为肿瘤上下外放至少 5 cm,包全邻近重要脏器,若为术后辅助治疗,必须包全手术瘢痕;所有受照射组织必须包括在 CT 扫描范围内。条件允许的中心可行带定位装置行 MRI 或 PET/CT 检查,保持和 CT 扫描相同的体位,并进行图像融合,为勾画做参考。

**(4) 放疗计划设计**

1) 靶区的勾画:

A. 肿瘤靶体积(GTV):通过影像和临床检查可见的肿瘤(包括体检、内窥镜、CT、MRI 和 PET)。

B. 临床靶体积(CTV):GTV(或瘤床)+15~20 mm(根据临床情况及病灶所在的位置,考虑亚临床病灶的范围),尽可能包括受累的整块肌肉,同时避开重要的 OAR。

C. 计划靶体积(PTV):PTV 的外放需要根据各个中心患者实际的摆位误差并考虑生理运动所需增加的外放范围来确定。一般需在 CTV 的基础上外放 5~8mm。

2) 正常器官的勾画:需要勾画的对应解剖部位的 OAR 包括上腹部的胃、肝、双肾、肠管(含小肠及结肠)、盆腔中的肠道、膀胱、股骨头、脊髓等。在治疗范围内的每一层定位 CT 上勾画正常组织,消化道、膀胱等空腔脏器需要完整勾画,消化道至少需要勾画至治疗范围上方 2~3 cm。

3) 放疗计划设计:根据肿瘤或瘤床部位及周围 OAR 来确定,原则上保证肿瘤受到足量放射而正常组织在耐受量之下。当放射靶区靠近皮肤且体积较大时，应设计多野放射以减少皮肤剂量。当治疗区域靠近消化道等重要 OAR 时，必要时采用缩野加量或妥协部分邻近 OAR 的剂量强度。

4）SPHIC 目前使用的质子和碳离子治疗腹膜后软组织肿瘤的剂量：①对于术后辅助治疗，质子 50 Gy(RBE)/25 次/5 周，瘤床可加量，碳离子 18 Gy(RBE)/6 次/1.2 周。②对于不可切除的局部可见病灶（含手术后局部复发），碳离子 72 Gy(RBE)/18 次/3.6 周（表 10-12）。

表 10-12 SPHIC 腹膜后软组织肿瘤质子碳离子放疗的靶区定义和剂量

| 软组织肿瘤 | 靶区 | 质子加碳离子 | 碳离子 |
|---|---|---|---|
| 腹膜后软组织肿瘤原发或复发术后 | CTV | 术后瘤床＋周边高危区域：质子 50 Gy (RBE)/25 次 | — |
|  | CTVboost 加量 | 瘤床：质子 50 Gy (RBE)/25 次 | 18 Gy (RBE)/6 次 |
| 不可切除的原发病灶/复发病灶 | CTV | — | 可见肿瘤病灶＋周边高危区域：72 Gy(RBE)/18 次 |

5）正常器官和组织的剂量限制：目前 SPHIC 使用质子＋碳离子放疗腹膜后软组织肿瘤行术后辅助放疗的 OAR 限制剂量如表 10-13 所示。

表 10-13 SPHIC 放疗腹膜后软组织肿瘤行质子加碳离子术后放疗 OAR 的限制剂量

| 部位 | 参数 | 限制剂量 |
|---|---|---|
| 小肠 | $D_{max}$ | ≤60 Gy (RBE) |
|  | >45 Gy(RBE) | <100 cc |
| 结肠 | $D_{max}$ | ≤60 Gy (RBE) |
|  | >45 Gy(RBE) | <100 cc |
| 直肠 | $D_{max}$ | ≤95% 处方剂量 |
|  | $V_{40}$ | <30% |
|  | $V_{60}$ | <20% |
|  | $V_{65}$ | <15% |
|  | $V_{70}$ | <5% |
| 膀胱 | $D_{max}$ | ≤95% 处方剂量 |
|  | $V_{40}$ | <30% |
|  | $V_{60}$ | <20% |
|  | $V_{65}$ | <15% |
|  | $V_{70}$ | <10% |

注：$V_{40}$，接受 40 Gy(RBE)剂量的体积；$V_{60}$，接受 60 Gy(RBE)剂量的体积；$V_{65}$，接受 65 Gy(RBE)剂量的体积；$V_{70}$，接受 70 Gy(RBE)剂量的体积。

目前 SPHIC 使用碳离子放疗腹膜后软组织肿瘤行积极放疗的 OAR 的限制剂量如表 10-14 所示。

表 10-14 SPHIC 碳离子放疗腹膜后软组织肿瘤行积极放疗的 OAR 限制剂量

| 部位 | 参数 | 限制剂量 |
| --- | --- | --- |
| 小肠 | $D_{max}$ | <55 Gy(RBE) |
| 结肠 | $D_{max}$ | <55 Gy(RBE) |
| 直肠 | $D_{max}$ | ≤105%处方剂量 |
|  | $D_{3cc}$ | <60 Gy(RBE) |
|  | $D_{7cc}$ | <55 Gy(RBE) |
|  | $D_{10cc}$ | <50 Gy(RBE) |
| 膀胱 | $D_{max}$ | ≤105%处方剂量 |
|  | $V_{40}$ | <33% |

注：$V_{40}$，接受 40 Gy(RBE)剂量的体积。

6) 放疗中的质量控制和保证：①每次照射前患者的体位用二维的 X 线扫片校正，骨骼对准；②每周或每 5 次治疗后进行在线 CT 复查，以观察病灶和周围正常器官的变化，并且把原始的放疗计划在每周复查的 CT 上进行重新计算，以确定放疗计划是否应该进行修改。③观察患者治疗区域消化道及膀胱排空情况，及时给予患者提醒和建议。

### 10.3.5 SPHIC 腹膜后软组织肿瘤碳离子放疗的临床资料

回顾性分析了 2015 年 6 月—2022 年 8 月，48 例接受笔形束扫描碳离子放疗的不可切除或复发软组织肉瘤(肢体软组织肉瘤 2 例，腹膜后及躯干软组织肿瘤 46 例)的资料，中位年龄 55 岁，中位随访 47.1(3.9～90.1)个月，肿瘤体积中位值 159(5.5～2957.2)cm³，3 年无局部复发生存率、总生存率、无远处转移生存率和无进展生存率分别为 66.3%、67.2%、51.0% 和 39.4%；4 年无局部复发生存率、总生存率、无远处转移生存率和无进展生存率分别为 59.7%、57.7%、45.9% 和 34.5%。2 例患者出现 3 级急性皮肤反应，未观察到其他 2 级及以上急性和晚期毒副作用。研究结果表明：笔形束扫描碳离子放射治疗不可切除或复发软组织肉瘤是安全有效的，可作为腹膜后软组织患者新的局部治疗选择。

### 10.3.6 SPHIC 放疗覆膜后软组织肉瘤的典型病例

典型病例一：女性，51 岁，腹膜后脂肪肉瘤。患者腹膜后脂肪肉瘤术后复发多次。来 SPHIC 接受术后放疗前，该部位已接受 4 次手术。在第 4 次手术中切除了肿瘤，在手术床的上面覆盖了生物补片，用来增加手术床(手术后照射的靶区)和消化道的距离，以减少术后放疗对消化道的剂量。术后质子照射 40 Gy(RBE)/20 次加碳离子 21 Gy

(RBE)/7次,共6周照射。放疗39个月后,患者对侧腹膜后出现病灶,行手术切除,截至末次随访,治疗区域62个月后,覆膜后仍未再有肿瘤复发(图10-12)。

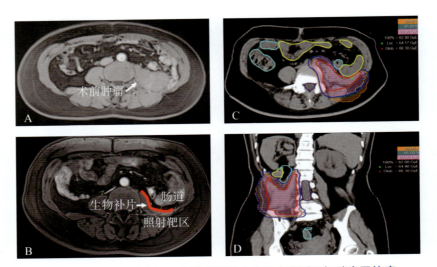

图10-12 典型病例一:腹膜后脂肪肉瘤手术后质子加碳离子放疗

注:A. 术前MRI显示肿瘤病灶;B. 第4次手术后MRI显示在手术床上面覆盖的生物补片(红色),间隔了手术床与邻近消化道,增加了两者之间的距离;C~D. 术后质子加重离子放疗的剂量分布。

典型病例二:男性,50岁,腹膜后去分化脂肪肉瘤2次术后复发。放疗前病灶大小为12.8 cm×10.1 cm×10.4 cm。用碳离子照射72 Gy(RBE)/18次/4周治疗,皮肤出现2级皮肤损伤。放疗后3个月复查MRI,评估为肿瘤部分缓解,肿瘤大小为7.6 cm×6.1 cm×6.0 cm(图10-13)。放疗后1年,患者再次接受手术,切除了可见肿块。术后病理检查显示:放疗后改变,没有见到肿瘤细胞。

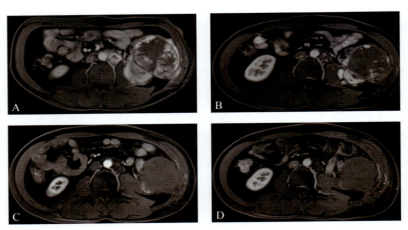

图10-13 典型病例二:腹膜后去分化脂肪肉瘤术后复发[碳离子放疗72 Gy(RBE)/18次/4周]

注:A. 放疗前显示巨大肿瘤的MRI;B~D. 放疗后、放疗后2个月和3个月时的MRI。

(蔡 昕 王 征 蒋国梁)

## 10.4 肢体软组织肿瘤

### 10.4.1 概述

#### （1）肢体软组织肿瘤的流行病学

软组织肉瘤来源于间叶组织，是一类发病率低但具有显著异质性的肿瘤，约占成人恶性肿瘤的1%和儿童恶性肿瘤的15%。不同解剖位置软组织肉瘤的发病率存在差异，肢体软组织肉瘤约占所有软组织肉瘤发病的43%，而下肢软组织肉瘤的发生率又是上肢的3倍。目前认为，软组织肉瘤具有50多种组织病理学亚型，肢体软组织肉瘤以未分化多形性肉瘤、脂肪肉瘤、平滑肌肉瘤、黏液纤维肉瘤和滑膜肉瘤多见。不同组织学亚型的软组织肉瘤与预后密切相关（例如：黏液纤维肉瘤有更高的局部复发倾向，滑膜肉瘤、血管肉瘤及平滑肌肉瘤转移风险高），需要基于各类组织学亚型的生物学行为来确定综合治疗策略。

#### （2）肢体软组织肿瘤的治疗

软组织肉瘤的治疗需要基于其组织病理学亚型、临床分期、病变部位、基因变异状态、患者体能和治疗意愿等多种因素综合决定。手术仍是肢体软组织肉瘤最基本的治疗手段，标准的手术方式为可获得安全边界的扩大切除术。对于可手术患者，术后还需要根据肿瘤复发风险和对放化疗的敏感性选择辅助放/化疗或放化疗结合的治疗方式，以降低肉瘤术后复发率，提高总生存率。术后化疗常用于肿瘤转移风险高且对化疗敏感的肿瘤（如非多形性横纹肌肉瘤、尤因肉瘤等）。术后放疗则主要用于术后局部复发风险高且对放疗敏感的肉瘤（如黏液脂肪肉瘤等）。对于预计无法达到满意手术边界或扩大切除可能造成肢体功能残障及器官损失的病例，建议根据不同病理类型软组织肉瘤对放化疗的敏感性选择术前新辅助放/化疗。对于无法手术切除或拒绝手术的患者，放疗是主要的根治性治疗手段。针对肿瘤转移的患者，建议系统治疗（化疗、靶向治疗、免疫治疗等），并根据肿瘤病理亚型及患者全身情况选择个体化治疗方案。手术、放疗、介入治疗等局部治疗手段也可作为晚期患者的姑息治疗方法以用于缓解疼痛和（或）减轻压迫症状。由于肉瘤常规药物治疗作用的局限性，基因检测可指导部分进展期患者寻找到可能获益的靶向药物。该方式正逐步成为临床常规治疗失败后的治疗选择。

肉瘤患者获得有效的初程治疗至关重要。不规范或非计划的手术切除、不合理使用药物，不仅使患者承受不必要的心理和经济负担，甚至可能耽误患者的病情，使其丧失最佳治疗机会。因此，建议初诊患者治疗前先行多学科讨论，并在有经验的骨与软组织肿瘤中心进行规范诊疗。

#### （3）肢体软组织肿瘤放疗的历史

1980年前，截肢手术曾是肢体软组织肉瘤治疗的标准方法，随着患者对生活质量需求的提高和医疗技术的进步，肢体功能的保留越来越受到重视。1982年一项随机对照研究奠定了放疗在保肢手术中的地位。该研究共纳入43例接受手术治疗的局限期肢体软组织肉瘤，其中27例接受保肢手术联合术后辅助放疗，结果显示，保肢手术联合放疗组患者的肿瘤局部控制率、总生存率及无进展生存率与截肢手术组相似。重建手术技术的长足进步以及术前放/化疗和局部肢体灌注等治疗方法的开展明显降低了肿瘤的阳性切缘率，如今90%以上的患者可通过外科手术结合辅助治疗保留肢体功能，提高生活质量。20世纪90年代，两项前瞻性、随机、对照、Ⅲ期临床研究进一步证实，辅助放疗可降低接受保留肢体的软组织肉瘤患者的局部复发风险。由于术后放疗远期毒副作用不可逆，可长期影响患者肢体功能及生活质量，加拿大国家癌症研究所开展了一项SR.2前瞻性临床研究，对比了术前新辅助放疗和术后辅助放疗的风险获益，研究纳入94例术前和96例术后辅助放疗患者，结果显示术前放疗虽然伤口并发症发生率高于术后放疗（35% vs. 17%），但远期毒副作用发生率有所降低（纤维化31.5% vs. 48.2%；关节僵硬17.8% vs. 23.2%；水肿15.1% vs. 23.2%），该研究组在2014年ASCO会议更新了长期随访结果，显示术前及术后放疗患者5年局部控制率为93%和95%。虽然SR.2研究结果显示术前放疗及术后放疗疗效相似，但术前放疗具有处方剂量相对较低、治疗疗程较短、照射靶区较小、远期毒副作用更轻的优势，随着放疗技术及放射诊断水平等的进步，术前放疗靶区边界的确定及有效降低皮肤受照射剂量成为了可能，这有望降低术前放疗患者术后伤口并发症发生率。因此，现阶段美国NCCN、美国ASTRO和欧洲ESMO的诊疗指南更倾向推荐术前放疗。

对于放疗分割剂量，传统放疗使用常规分割（1.8～2.0 Gy/次）模式，治疗周期长，需5～6周完成治疗。软组织肉瘤的 $\alpha/\beta$ 值小于5，理论上适合使用大分割放疗。近年来，多项研究证实肢体软组织肉瘤可采用大分割放疗模式，可使治疗时间缩短至1～3周。一项Meta分析纳入了7个临床研究、208例肢体软组织肉瘤，2年局部控制率为96.9%，伤口并发症发生率为30.6%，与常规分割放疗历史对照结果类似，HYPORT-STS前瞻性研究也进一步证实了大分割治疗软组织肉瘤的安全性及有效性，期待随机对照研究验证结果。

总之，NCCN指南推荐根据肿瘤病理分级、大小及切缘等复发风险因素确定肢体软组织肉瘤的术后放疗指征：①对于中-高级别肉瘤以及肿瘤最大直径超过5cm的低级别肉瘤建议均行术后辅助放疗；②对于一些表浅及较小的肿瘤，经过谨慎评估，可仅单纯接受具有足够安全切缘的手术治疗；③对于黏液纤维肉瘤、黏液性脂肪肉瘤及恶性周围神经鞘肿瘤，需要进行个体化评估以制订放疗计划，例如黏液性脂肪肉瘤对放射线较为敏感，术前放疗可达到降期目的。

**（4）肢体软组织肿瘤质子和碳离子放疗**

传统X线放疗采用三维适形放疗技术或调强放疗技术，虽然较过去的二维放疗减少了靶区周围危及器官（OAR）的照射剂量，然而，由于X线本身的射线特点，放疗时靶区周围累积剂量（integral dose）仍较高。质子射线因其物理学上的优势，通过调节能量控制剂量沉积深度，在靶区受到处方剂量照射时，周围的OAR受照剂量极低，相较于X线放疗，质子线有望通过限制OAR（如骨、邻近关节、未累及的筋膜间室等）受照剂量,降低急性及远期放疗相关毒副作用。Laughlin 等报道了 20 例肢体软组织肉瘤质子放疗(18 例接受术前放疗,2 例接受术后放疗)的结果,中位随访 13.7 个月,未观察到肿瘤局部复发,55%患者出现了 2～3 级的皮炎,2 级及以上疼痛、外周感觉神经病变、纤维化和水肿发生率分别为 26%、16%、5% 和 5%,未观察到 4～5 级毒副作用。Guttmann D.M.等通过前瞻性临床研究评估放疗复发及第二原发性软组织肉瘤质子治疗的疗效及毒副作用,共纳入 23 例患者(其中 10 例部位为肢体),中位随访 40.7 个月,3 年局部控制率为 41%,70%的肢体肉瘤患者获得了保肢,伤口并发症、淋巴水肿及皮肤纤维化发生率分别为 5%、10%和 5%,未观察到 4 级及 5 级毒副作用。与常规光子放疗历史数据比较,质子放疗有望降低肢体软组织肿瘤患者放疗相关毒副作用发生率。质子线的剂量学研究进一步提示,质子较 X 线具有降低皮肤受照剂量的潜在优势,有望较光子放疗更进一步降低术后伤口并发症的发生率。一项评估肢体软组织肉瘤术前大分割质子放疗伤口并发症的前瞻性 II 期研究(NCT05917301)正在开展中。

碳离子射线属于高传能线密度射线,具有物理学与生物学双重优势,且侧向半影小于质子射线,理论上可进一步提高肿瘤局部控制率。Shinji Sugahara 等报道了单纯碳离子放疗局限期肢体软组织肉瘤 I/II 期研究结果,17 例患者接受了 52.8～70.4 Gy(RBE)/16 次的照射剂量,中位随访 37(11～97)个月,5 年局部控制率 76%,5 年总生存率 68%,仅 1 例患者出现 3 级股骨骨折,未观察到其他 3 级及以上碳离子治疗相关毒副作用。Yosuke Takakusagi 等报道了单纯碳离子放疗肢体软组织肉瘤的临床结果,13 例患者(11 例肿瘤位于下肢)接受了 67.2～70.4 Gy(RBE)/16 次照射,中位随访 31.8(7.4～56.4)个月,3 年局部控制率和总生存率分别为 79.1%和 61.5%,未观察到 3 级及以上急性毒副作用,3 级远期毒副作用有 2 例(1 例外周神经麻痹和 1 例运动功能障碍),未观察到 4 级及以上毒副作用,研究结果优于既往不可手术软组织肉瘤(74.2%患者肿瘤位于躯干或肢体)常规 X 线放疗数据(3 年局部控制率 56.8%、3 年总生存率 66%)。随着笔形束扫描质子碳离子放疗技术的应用,相较于被动散射技术,碳离子治疗可进一步降低皮肤受照剂量,有望明显降低伤口并发症的发生率。

针对质子碳离子治疗如何与手术有效结合治疗肢体软组织肉瘤的临床数据有限,一项肢体软组织肉瘤术前大分割粒子(质子或碳离子)放疗的前瞻性 II 期研究(NCT04946357)正在开展中,以期进一步证明术前大分割质子/碳离子放疗的安全性和有效性。SPHIC 目前开展了一项前瞻性 II 期临床研究(ChiCTR2400086136),探索肢体软组织肉瘤术后质子+碳离子辅助放疗的安全性和有效性,将进一步提供质子碳离子治疗肢体软组织肉瘤术后放疗价值的循证依据。

(5) 肢体软组织肿瘤的多学科综合治疗

所有软组织肉瘤确诊后均建议至有经验的骨与软组织肿瘤诊治中心就诊,通过多学科评估,制定最佳的治疗决策。近 30 年来,随着多学科治疗方法的进步和保肢手术的应用,软组织肉瘤患者的生活质量和预后有了明显改善。通过多学科治疗,肢体软组织肉瘤的 5 年局部控制率高于 90%,5 年总生存率超过 70%。

计划手术前,需要充分评估患者局部复发风险(复发高危因素包括手术切缘、肿瘤分级、肿瘤大小、肿瘤的解剖位置和组织病理学亚型），其中手术切缘为 R1、R2 切除是肿瘤局部复发的最主要因素。对于术后局部复发低风险（肿瘤大小＜5 cm、低级别肿瘤、肿瘤表浅且获得足够切缘）的患者，尚缺乏放疗获益的循证医学证据；其余患者均推荐结合放疗。

局限期肢体软组织肉瘤化疗降低远处复发和改善生存的作用仍然存在争议，缺乏对于可手术局限期肢体肉瘤最优化疗方案共识，有待更多的循证医学证据支持。指南建议，对于初治伴有高危复发风险（肿瘤大小≥5 cm，分级为 3 级）的肢体软组织肉瘤可以考虑化疗。

对于不可手术病例，根治性放疗为主要治疗手段，放疗剂量与局部控制率密切相关，若正常组织可耐受，放疗剂量建议 70～80 Gy。对于发生远处转移的患者，系统治疗（化疗、靶向治疗、免疫治疗等）则是主要的治疗手段。近年来，免疫治疗的研究越来越多，未分化多形性肉瘤和去分化脂肪肉瘤可能从免疫治疗获益。基于基因检测指导药物治疗正逐步成为临床常规治疗失败后的选择，多靶点酪氨酸激酶抑制剂（帕唑帕尼）联合术前放化疗具有提高术后病理缓解率潜能，可能作为肉瘤患者潜在的治疗药物。

### 10.4.2 质子碳离子放疗肢体软组织肿瘤的优势

#### （1）质子放疗肢体软组织肿瘤的物理学优势

现代的 X 线三维适形放射治疗、调强放射治疗（IMRT）、容积调强放射治疗（VMAT）和图像引导放射治疗等较传统二维放疗明显降低了周围正常组织照射剂量，放疗相关毒副作用明显减少。由于肢体肉瘤大多发生于下肢，发现时肿瘤往往体积较大，且位于肢体深部，侵犯大部分环周组织，对其进行常规放疗具有极大挑战。质子放疗在表面释放能量较低，进入人体深处沉积最大能量，扩展的 Bragg 峰可精准覆盖肿瘤靶区，提高靶区适形性，且质子侧向半影明显小于 X 线放疗，可显著降低周围正常组织累积剂量，如降低肿瘤周围软组织和骨的受照射剂量以及降低淋巴管受照射剂量，降低因为放射导致的淋巴管闭塞而引起肢体淋巴水肿的概率。图 10-14 是 X 线 VMAT、IMRT 和调强质子放疗（IMPT）的剂量分布图，显示 VMAT、IMRT 照射在给予靶区 50 Gy 剂量照射时，前臂腹侧的正常软组织受到的平均剂量分别为 27.84 Gy 和 23.53 Gy，而质子照射能在保证靶区相同的照射剂量时，显著降低前臂腹侧正常软组织受照剂量，平均剂量仅为 6.04 Gy(RBE)。Ladral M. M.等报道了质子放疗与 IMRT 放疗小儿横纹肌肉瘤的剂量对比分析结果，发现质子放疗较 X 线可降低肢体肉瘤周围组织两倍的累积剂量。Laughlin 等对比分析了 14 例肢体肉瘤笔形束扫描质子放疗与常规 X 线放疗（IMRT 和三维适形放疗）的剂量分布及体积参数，发现质子放疗靶区更加适形，质子放疗、IMRT 和三维适形放疗肿瘤周围正常软组织的平均剂量分别为 2 Gy、11 Gy 和 13 Gy，邻近骨平均受照射剂量分别为 15 Gy、26 Gy 和 28 Gy。同时，质子放疗相较 X 线放疗，第二原发性恶性肿瘤的发生率可降低 48%。

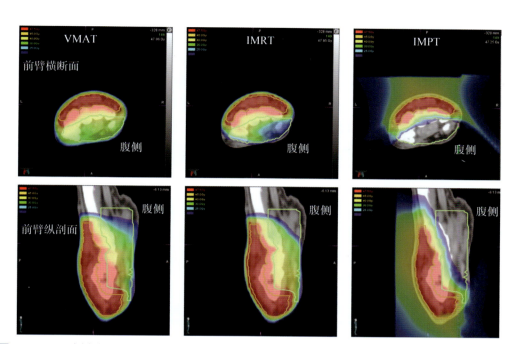

图 10-14　1 例右前臂多形性未分化肉瘤复发 R0 切除术后患者的 VMAT、IMRT 和 IMPT 剂量分布对比图

注：VMAT，X 线容积旋转调强放疗；IMRT，X 线调强放射治疗；IMPT，质子调强放疗。

**（2）碳离子放射肢体软组织肿瘤的物理学及生物学优势**

碳离子射线在物理学上与质子射线类似，相较于常规 X 线放疗，可降低 50%～60% 的肿瘤周围正常组织累积剂量。作为高传能线密度射线，碳离子射线在生物学上较质子和 X 线放疗具有更强的肿瘤杀伤能力，同时具有较低的氧增强比等。软组织肉瘤为 X 线放疗抵抗肿瘤，碳离子放疗有助于在保护正常组织的前提下进一步改善其局部控制率。一项比较碳离子放疗与 X 线、质子放疗不可手术或 R2 切除术后放射抵抗肿瘤（包括骨与软组织肉瘤、腺样囊性癌）的前瞻性多中心随机对照Ⅲ期研究（NCT02838602）正在入组中，以证明碳离子放疗的生物学优势是否能转化为临床获益。

### 10.4.3　肢体软组织肿瘤质子碳离子放疗的适应证和禁忌证

1) 适应证：①细胞学或组织学证实的软组织肉瘤；排除远处转移；②无法（或拒绝）手术的原发和复发软组织肉瘤；具有高危因素的 R0 切除术后软组织肉瘤；③R1 或 R2 切除术后软组织肉瘤。

2) 禁忌证：①照射区域既往已行≥2 次局部照射或后装放射治疗；②OAR 的剂量限值无法达到预设安全剂量；③照射野内或射野路径上存在可能影响放疗剂量计算精准性的金属植入物。

### 10.4.4 质子碳离子放疗技术

**（1）放疗体位固定及 CT 模拟定位**

根据肿瘤生长部位，确定治疗体位，设计放疗射野，制作个体化体位固定装置。术后患者需获得两套 CT 扫描图像：一套为平扫 CT，另一套体表标记手术瘢痕及皮瓣（如有）。所有受照射组织必须包括在 CT 扫描范围内，扫描范围包括肿瘤或瘤床上下界外至少 5 cm，术后放疗需要包括手术瘢痕及其上下至少 5 cm 范围，层厚 2~3 mm。建议同时采用治疗体位及定位装置行 MRI 扫描，以便于 CT/MRI 图像融合勾画靶区。

**（2）放疗计划设计**

1) 靶区的勾画：根据肿瘤分期和病理类型，参考手术范围及手术方式，结合 MRI 图像精确确定 GTV/CTV。建议治疗体位下行增强 MRI（包含 $T_2$ 序列及增强序列）扫描，并与定位 CT 融合，由临床医生在每一层定位 CT 上勾画 GTV 和 CTV，目前 SPHIC 典型的靶区设定及治疗剂量如表 10-15 所示。

表 10-15  SPHIC 肢体软组织肉瘤的放疗靶区

| 放疗类别 | 靶区 | 定义和描述 |
| --- | --- | --- |
| 原发性或复发性软组织肉瘤积极放疗；R2 切除术后积极放疗 | GTV | 影像学检查所见的肿瘤 |
| | CTV1 | 基于组织病理报告与 MRI 图像所提示的亚临床病灶范围。纵向包括 GTV+3~5 cm，尽可能包括累及的整块肌肉，可终止于肌肉两端（包含）；横向 GTV+1.5 cm，不受限于肌肉间筋膜的限制，包括邻近骨膜、瘤周水肿和活检通道（R2 后包括手术瘢痕） |
| | CTV2 | GTV+0.5~1.5 cm，同时避开重要 OARs |
| R0/R1 术后辅助放疗 | CTV1 | 基于手术及组织病理报告、银夹与 MRI 图像所提示的亚临床病灶范围。纵向包括瘤床+3~5 cm，尽可能包括累及的整块肌肉，可终止于肌肉两端（包含）；横向瘤床+1.5 cm，不受限于肌肉间筋膜的限制，包括手术野、手术瘢痕 |
| | CTV2 | 瘤床+0.5~1.5 cm，避开重要 OARs |

注：肿瘤的靶区勾画参照融合的 CT 和 MRI 图像。

2) 正常组织勾画：参考 RTOG 正常组织勾画，在平扫定位 CT 上勾画的危及器官包括股/肱骨头、股/肱骨颈、骨、关节、皮肤等。

3) 放射治疗计划设计：

A. 放射治疗野的设置：根据肿瘤部位及周围 OARs，设计单野、两个野或多野放射。设野的基本原则：不要照射肢体的全周径，应保护一条正常组织（至少 2~3 cm 条形区，位于靶区对侧）不受照射，保证留出足够的淋巴引流区以便淋巴回流；承重骨至少要保护横断面的一半；避免全关节腔照射；避免照射大肌腱；保证留出植皮部位的血供；当放射靶区靠近皮肤时应该注意皮肤剂量不要过量。应在保证同等质量放射剂量分布的情况下设计最少的放射野。

B. 照射剂量：SPHIC 原发性或复发性软组织肉瘤及 R2 切除术后积极放疗目前采用单纯碳离子照射，剂量方案为碳离子 72 Gy(RBE)/18 次。R0/R1 术后辅助放疗目前采用质子＋碳离子照射，剂量方案为质子 50 Gy(RBE)/25 次序贯碳离子 18 Gy(R3E)/6 次。

C. 危及器官（OAR）的剂量限制：正常组织耐受剂量如表 10-16 所示，积极放疗参考 NIRS 的经验，术后辅助放疗参考 ASTRO 临床实践指南。

表 10-16 SPHIC 的 OAR 剂量限制

| 正常器官 | 剂量参数 | 剂量限制 | |
| --- | --- | --- | --- |
| | | 积极放疗 | 术后放疗 |
| 股/肱骨头、颈 | $D_{max}$ | <52 Gy(RBE) | <59 Gy(RBE) |
| | $D_{mean}$ | <40 Gy(RBE) | <37 Gy(RBE) |
| | $V_{40 Gy(RBE)}$ | <10 mm$^3$ | <64% |
| 骨 | $D_{max}$ | <PD | <PD |
| | $D_{mean}$ | <40 Gy(RBE) | <37 Gy(RBE) |
| | $V_{40 Gy(RBE)}$ | <40% | <64% |
| | $V_{50 Gy(RBE)}$ | NA | <50% |
| 骨关节 | $D_{max}$ | <52 Gy(RBE) | <59 Gy(RBE) |
| | $D_{mean}$ | <40 Gy(RBE) | <37 Gy(RBE) |
| | $V_{40 Gy(RBE)}$ | NA | <64% |
| | $V_{50 Gy(RBE)}$ | NA | <50% |
| 皮肤 | $S_{60 Gy(RBE)}$ | <20 cm$^2$ | <20 cm$^2$ |

注：如果上述 OAR 受肿瘤侵犯，剂量限制应个体化评估。再程放疗的 OAR 耐受剂量最大值以本表的 70% 为上限，具体根据之前放疗的情况调整。PD，处方剂量。

D. 放疗计划评估和验证：在质子和碳离子治疗计划的评估中，通常要求 95% 的处方剂量覆盖≥95% 的临床靶体积（CTV），90% 的处方剂量覆盖≥90% 的计划靶体积（PTV）。对于碳离子治疗计划，可以要求 99% 的处方剂量覆盖≥95% 的 CTV。此外，最大剂量（$D_{max}$）应≤110% 的处方剂量，或体积为 0.03 cc 的剂量（$D_{0.03cc}$）应≤110% 的处方剂量。鲁棒性评估需从计划的每个方向考虑位置和射程的偏移，射程不确定性应依据机构的标准值进行设置（如 3%～5%）。在完成放疗计划设计后、启动治疗前，必须针对每个个体化的治疗计划进行验证，通常采用水箱来开展剂量验证工作。

E. 放疗实施及质量控制：质子碳离子放疗推荐在影像引导下进行，至少需使用正交 X 射线验证片来确认治疗位置。建议在首次放疗前再次进行 CT 扫描，重新评估放疗计划。在质子放疗过程中，建议每周至少进行 1～2 次 CT 扫描。可见肿瘤治疗时，建议治疗前每天在线 CT 评估肿瘤位置的精准性，以避免由于肿瘤体积变化及位置变化对治疗计划产生影响。若有必要，应及时调整治疗计划，以最大限度减少治疗误差。

### 10.4.5 SPHIC 肢体软组织肿瘤放疗的临床资料

我们回顾性分析了 2015 年 6 月—2022 年 8 月，48 例接受笔形束扫描碳离子放疗的不可切除或复发软组织肉瘤（其中肢体软组织肉瘤 2 例）患者的资料，中位年龄 55 岁，中位随访 47.1（3.9～90.1）个月，肿瘤体积中位值 159（6～2 957）cm³，3 年无局部复发生存率、总生存率、无远处转移生存率和无进展生存率分别为 66.3%、67.2%、51.0% 和 39.4%；4 年无局部复发生存率、总生存率、无远处转移生存率和无进展生存率分别为 59.7%、57.7%、45.9% 和 34.5%。2 例患者出现 3 级急性皮肤反应，未观察到其他 2 级及以上急性和晚期毒副作用。

### 10.4.6 SPHIC 放疗肢体软组织肉瘤的典型病例

典型病例一：女性，67 岁，右前臂黏液纤维肉瘤 2 次术后复发，皮下多发结节（7 枚），外科建议截肢。2017 年 8 月至 SPHIC 接受了碳离子积极放疗：80.8 Gy(RBE)/22 次（图 10-15），放疗后肿瘤明显退缩（nCR），肿瘤局部控制近 6 年，放疗后 3 级皮肤反应于治疗后半年恢复。［注：SPHIC 现使用的碳离子积极放疗剂量方案为 72 Gy(RBE)/18 次。］

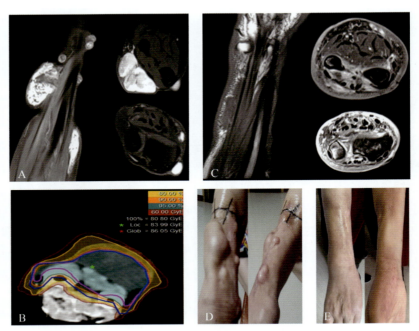

图 10-15 典型病例一：用碳离子放疗复发右前臂黏液纤维肉瘤

注：A. 碳离子放疗前的基线 MRI；B. 碳离子放疗计划的剂量分布图；C. 碳离子放疗后 14 个月的 MRI 图像，显示肿瘤明显退缩；D. 碳离子放疗前的右前臂情况；E. 碳离子放疗后 14 个月的右前臂情况。

典型病例二：女性，31 岁，右肘透明细胞肉瘤 4 次术后，右前臂近肘部复发。2022

年 7 月用碳离子积极放疗：72 Gy(RBE)/18 次（图 10-16），治疗后复查肿瘤明显退缩（nCR）。

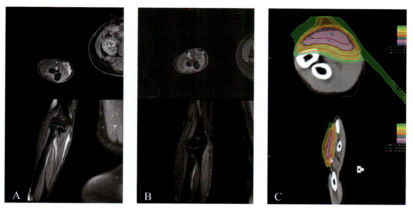

图 10-16　典型病例二：用碳离子放疗复发右肘透明细胞肉瘤

注：A. 放疗前的基线 MRI；B. 碳离子放疗后 6 个月的 MRI 图像，显示肿瘤明显退缩；C. 碳离子放疗计划的剂量分布图。

典型病例三：男性，57 岁，右前臂多形性未分化肉瘤（$G_3$）2 次手术后复发，再行第 3 次手术，R0 切除，并行自体皮瓣移植术以修复创面。2017 年 6 月于 SPHIC 行质子重离子术后辅助放疗：质子 50 Gy(RBE)/25 次/5 周＋碳离子 18 Gy(RBE)/6 次/1.2 周（图 10-17），1 级急性皮肤反应。至 2024 年 9 月仍无瘤生存，患肢功能良好，无肿胀，未观察到放疗相关晚期毒副作用。

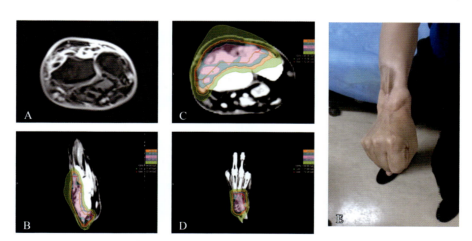

图 10-17　典型病例三：右前臂多形性未分化肉瘤 2 次术后复发

注：A. 放疗前的基线 MRI；B～D. 质子碳离子计划的剂量分布图；E. 放疗后 4 年患者前臂情况，功能良好，移植皮瓣存活。

（包慈航　章　青）

## 10.5 骶尾部脊索瘤

### 10.5.1 概述

#### （1）骶尾部脊索瘤的流行病学

脊索瘤（chordoma）起源于胚胎残留脊索或异位脊索，属于具有侵袭性但生长缓慢的肿瘤，其发病率约为 8.4/1 000 万，约占脊柱恶性肿瘤的 5%。骶尾部脊索瘤（sacrococcygeal chordoma）约占所有脊索瘤发病的 50%～60%，男女发病率比为 1.4:1～2.4:1。世界卫生组织（WHO）第 5 版骨肿瘤分类将脊索瘤分为 4 种组织学亚型：经典型、软骨样型、低分化型及去分化型。其中，儿童低分化型的脊索瘤较经典型及软骨样型脊索瘤预后差；女性相较于男性预后更差。

#### （2）骶尾部脊索瘤的治疗

骶尾部脊索瘤首选肿瘤扩大切除术，但由于骶尾部-骨盆区域解剖结构复杂，加之脊索瘤生长位置隐匿，早期诊断困难，发现时往往肿瘤巨大，严重者已侵犯周围组织结构，手术获得阴性切缘的难度极大，这使局部复发成为初治患者术后面临的主要问题。目前认为，肿瘤大小、手术切除的完整性和手术切缘情况是影响骶尾部脊索瘤局部控制的主要预后因素，尤其对于经典型和软骨样型脊索瘤，R0 切除术后 5 年总生存率（OS）可达 85%～100%，5 年局部复发率为 5%～36%，但仅有约 50% 的患者手术可获得 R0 切除；R1 切除术后患者 5 年 OS 为 25%～95%，5 年局部复发率为 38%～100%。对于术后切缘阳性（R1 切除）或有临床肿瘤残留（R2 切除）及肿瘤侵犯间室外的患者，术后放疗是延缓肿瘤进展及复发的有效方法。此外，对于因医学或技术的原因不可手术的患者，放疗亦是主要的治疗手段。由于去分化型和低分化型的脊索瘤患者预后较差，且去分化型脊索瘤组织病理学上表现有高级别肉瘤特征，美国国立综合癌症网络（NCCN）指南建议治疗方案参考软组织肉瘤治疗指南。

关于细胞毒性药物治疗脊索瘤的临床数据有限，除了高级别去分化型脊索瘤，临床研究并未显示细胞毒性药物的临床治疗优势。靶向治疗的作用亦在探索中，鉴于血小板衍生生长因子受体（platelet-derived growth factor receptor，PDGF）、表皮生长因子受体（EGFR）信号通路在脊索瘤病理过程中的相关报道，一些靶向药物（如伊马替尼、达沙替尼、舒尼替尼、厄洛替尼、拉帕替尼、索拉非尼等）已在临床开展个体化应用，以伊马替尼为基础的治疗方案显示了一定的抗肿瘤治疗效果。

#### （3）骶尾部脊索瘤放疗的历史

1919 年，Porter 和 Daland 首次使用 X 线治疗斜坡脊索瘤，但当时很多学者认为单独使用放疗或者采用术后辅助放疗治疗脊索瘤的作用有限。纽约纪念斯隆-凯特琳癌症中心（MSKCC）的临床专家更认为脊索瘤存在高度放射抵抗性，且具有剂量依赖性，提高照射剂量至 80 Gy 以上可使局部控制率达到 80%；然而，肿瘤周围正常组织的存在限制了照射剂量的提高,如果放疗剂量达到 80 Gy 以上,可能产生难以接受的放疗并发症。因此,脊索瘤的放疗在当时几乎处于停滞状态。直到 1980 年左右,脊索瘤放疗再次被重视,密歇根大学的 Amendola 等发现,对于无法完整切除的脊索瘤,使用术后辅助放疗可提高肿瘤局部控制率;1982 年麻省总医院的 Suit 等证明质子放疗可作为手术的替代治疗手段,且毒副作用轻微;鉴于以上研究结果,20 世纪 90 年代后应用高精准的放疗技术(调强适形放疗、立体定向放疗、质子放疗及碳离子放疗)治疗脊索瘤的研究越来越多。

作为放疗新技术,质子碳离子放疗具有更好的正常组织保护优势,且碳离子较常规 X 线放疗和质子放疗的肿瘤杀伤效应更强。近年来临床报道日益增多,已有较多证据表明质子线治疗骶尾部脊索瘤是安全有效的;来自欧洲及东亚的一系列研究进一步显示碳离子放疗可作为复发或不可切除脊索瘤根治性治疗的新选择。

### (4) 骶尾部脊索瘤质子和碳离子放疗

放射线在控制或消灭肿瘤时不可避免地会对周围正常组织及器官产生损伤,导致不同程度的早期和晚期毒副作用,尤其是对于毗邻危及器官的肿瘤,受限于正常组织耐受剂量,肿瘤的照射剂量往往无法进一步提高,这影响了肿瘤的局部控制。骶尾部脊索瘤解剖位置特殊,其周围的骶神经根对放疗相对敏感,术后辅助常规 X 线放疗照射范围较广,高剂量放疗容易引起严重的毒副作用。质子线具有在表面释放能量较低、进入人体深处沉积最大能量的特点,能根据肿瘤位置及大小,通过调整扩展的 Bragg 峰使射线精准覆盖肿瘤靶区,从而更好地保护肿瘤周围危及器官,提高肿瘤局部照射剂量。2021 年法国居里研究所分析了 41 例应用螺旋断层放射治疗(TOMO)/TOMO 联合质子常规分割放疗骶尾部脊索瘤的病例,中位随访 46 个月,总剂量 70~73.8 Gy(RBE),2 年及 5 年局部控制率(LC)分别为 89% 和 71%,2 年及 5 年 OS 为 91% 和 75%,3 级急性皮肤反应 7%,3 级远期毒副作用 17%(14% 为疼痛)。质子联合 TOMO 治疗组较单纯 TOMO 治疗组降低了早期和晚期膀胱炎及晚期直肠炎发生率,显示了质子治疗的正常组织保护优势。另一项来自瑞士保罗谢尔研究所的研究纳入了 60 例骶尾部脊索瘤病例(22% 为复发患者,50% 的患者肿瘤完整切除),采用质子/质子联合光子进行术后辅助治疗或根治治疗,中位随访 48 个月,4 年 LC 和 OS 分别为 77% 和 85%。2022 年麻省总医院报道了 67 例高剂量质子/质子联合光子根治性放疗不可切除的初治脊柱与骶骨脊索瘤的结果,其中 82.7% 为骶尾部脊索瘤,剂量方案为 77.4(73.8~85.9)Gy(RBE),常规分割,中位随访 56.2 个月,3 年 LC 和 OS 分别为 92.5% 和 93%,未观察到 3 级及以上毒副作用。日本兵库县粒子束治疗中心回顾性分析了 33 例单纯质子根治性放疗初治骶尾部脊索瘤的数据,剂量方案为 70.4 Gy(RBE)/32 次,3 年 LC 为 89.6%,3 年 OS 为 92.7%,3 级及以上急性皮肤反应 3%,3 级及以上远期毒副作用 9%(疼痛 6%)。

骶尾部脊索瘤通常被认为是一类常规的 X 线放射抵抗性肿瘤,由于肿瘤生长部位隐匿,诊断时往往体积巨大,瘤体出现乏氧,这更增加了放射抵抗性。碳离子射线不同于质子和 X 线,属于高传能线密度(LET)射线,肿瘤细胞经碳离子照射后导致大量的

DNA双链断裂,修复率低,其杀伤效应是质子线和X线的2~3倍。来自日本国立放射线医学综合研究所的Imai等于2016年发布了188例不可手术切除的初治骶尾部脊索瘤患者碳离子放疗的结果,临床靶区(CTV)中位体积345 mL,剂量方案为70.4(64~73.6)Gy(RBE)/16次,中位随访62个月,3年LC和OS分别为91.3%和93%,5年LC和OS分别为77.2%和81.1%,仅4.3%的患者出现远期3级及以上毒副作用(3.2%的患者出现外周神经损伤,1.1%的患者出现4级皮肤反应),疗效与既往可切除病例手术序贯术后辅助X线放疗的历史数据相当,未增加严重毒副作用发生率。2021年日本重离子放射肿瘤学研究组报道了日本多中心研究的数据,219例骶尾部脊索瘤患者(复发患者3%),用碳离子放疗3年的LC和OS分别为88.8%和93%,5年LC和OS分别为72%和84%,3级及以上急性皮肤毒副作用发生率为3%,远期反应发生率为6%。2020年德国海德堡重离子与质子治疗中心更新了初治及复发68例骶尾部脊索瘤碳离子放疗(20.6%为R0/1切除术后;23%诊断时为复发患者)的临床结果,可见肿瘤碳离子放疗剂量为60~66 Gy(RBE)/16~22次,中位随访60.3个月,3年LC和OS分别为65%和86%,5年LC和OS分别为53%和74%,初治患者的3年LC为77%,复发患者的3年LC为27%,21%患者发生了3级及以上远期毒副作用(其中16%为不完全性骨折;5%为外周神经损伤),显示了碳离子放疗可作为复发或初治骶尾部脊索瘤根治性治疗的新选择。2022年Yagiz U. Yolcu等发表了一项骶尾部脊索瘤接受碳离子放疗与获得完整手术切除病例的倾向性评分匹配分析对比的研究结果,两者的总生存率相当,但碳离子放疗组外周运动神经损伤率明显低于整块肿瘤切除术组;碳离子组数据与美国癌症数据库进一步进行倾向性评分匹配,碳离子放疗组的OS优于手术切缘阳性且未行放疗组,中位生存期约为单纯常规X线放疗组的2倍。

综上所述,相较于常规X线放疗,质子放疗具有放射物理学优势,而碳离子放疗兼具放射生物学及放射物理学两大优势。理论上,质子和碳离子放疗的放射物理学优势可在不增加甚至降低肿瘤周围正常组织受照剂量的情况下,进一步提高靶区剂量;碳离子放疗的放射生物学优势可较质子和X线更加有效地杀伤常规放射抵抗的肿瘤,如脊索瘤。但由于骶尾部脊索瘤较为罕见,碳离子资源有限,开展国际国内多中心合作的前瞻性临床研究有望能进一步证实其优效性。目前一项碳离子放疗比对质子放疗疗效的前瞻性Ⅱ期临床研究正在进行当中(NCT01811394)。

此外,由于骶尾部脊索瘤术后瘤床往往被放置金属植入物,这些金属植入物对质子和碳离子剂量分布的影响较X线放疗更大,对于这部分患者,如何优化质子碳离子治疗计划尚在摸索中,在进行治疗前评估时需要慎重考虑患者的获益,相信未来新型植入物材料(如碳纤维)的应用可减少其对粒子放疗的影响。

### (5)骶尾部脊索瘤的多学科综合治疗

手术和放疗仍是骶尾部脊索瘤主要的局部治疗手段。对于可手术的骶尾部脊索瘤,由于肿瘤包膜外可能存在微小转移灶,临床上仅有约50%的病例经手术可获得R0切除,术后联合放疗可较单纯手术提高未获得R0切除患者的LC及OS;对于术前评估切缘阳性可能较大的病例,可考虑术前放疗,术后再个体化接受辅助放疗;对于R1/R2

切除术后病例,需应用高精准放疗技术行术后辅助放疗,R1切除患者放疗剂量推荐70 Gy,R2切除患者推荐72~78 Gy。对于拒绝手术及不可切除的骶尾部脊索瘤,高剂量放疗(>70 Gy)是主要的根治性治疗手段,然而,对于可行R0切除但拒绝手术的患者,需告知R0切除术后辅助放疗的肿瘤局部控制率优于单纯根治性放疗。

肿瘤生长部位也是影响治疗方法选择的主要因素,对于肿瘤病灶位于 $S_3$ 水平以上的骶尾部脊索瘤,手术切除往往会导致神经损伤(例如: $S_3$ 神经根切除可导致50%的患者出现排尿功能障碍, $S_2$ 神经根切除则有96%的患者会出现排尿功能障碍,近50%的患者甚至可出现行动不便);由于 $S_3$ 水平以上的骶尾部脊索瘤手术达到R0切除可能性比 $S_3$ 水平以下部位的肿瘤低,需要与患者充分沟通,告知患者手术与放疗的风险及获益,由患者自行决定选择手术后放疗或者行单纯放疗。同样,对于 $S_1$ 水平脊索瘤,手术可能导致尿/便功能障碍等并发症,根治性放疗相对手术有利于保留患者的神经功能。

此外,部分脊索瘤患者在病程中会出现远处转移,但现阶段暂无明确行之有效的系统性治疗药物。现有的临床研究主要集中于验证小分子酪氨酸激酶抑制剂的有效性,PDGF抑制剂伊马替尼和EGFR抑制剂厄洛替尼的早期结果令人鼓舞。免疫治疗(比如纳武利尤单抗和伊匹木单抗)(NCT02989636、NCT03173950、NCT02834013)和抗Brachyury疫苗(NCT02383498、NCT03647423、NCT03595228)的作用也正在观察中。

由于各类抗肿瘤治疗方法存在不同的特点,所有骶尾部脊索瘤患者确诊后,均建议行多学科会诊,并在有经验的骨与软组织肿瘤中心进行规范诊疗。

### 10.5.2 质子碳离子放疗骶尾部脊索瘤的优势

#### (1) 质子放疗骶尾部脊索瘤的物理学优势

质子射线相较于常规X线,具备物理学优势,可在保护周围危及器官的同时,提高肿瘤照射剂量,进一步提高肿瘤局部控制率,从而降低急性、晚期毒副作用及第二原发性肿瘤的发生风险。质子放疗技术使用笔形束扫描技术,提高了靶区适形性,减少了低剂量照射范围。Beddok等报道了41例接受根治性或辅助放疗的骶尾部脊索瘤患者的分析结果,发现质子联合X线放疗相较于单独使用X线放疗,可降低75%的膀胱剂量。

#### (2) 碳离子放射骶尾部脊索瘤的物理学和生物学优势

碳离子放疗相对常规X线具有物理学和生物学两大优势:①常规X线放疗表现为在组织表面能量释放最大,并随着组织深度逐渐减少;而碳离子放疗在表面释放能量较低,进入人体深处沉积最大能量,即Bragg峰,能可更好地保护周围危及器官。②具有低氧增强比,对乏氧肿瘤仍有效。③可抑制血管生成、肿瘤迁移及转移。④作为高LET射线,可诱导70%~80%的DNA双链断裂,杀伤能力强,相对生物学效应约是常规光子射线的2~3倍。⑤对细胞周期及照射次数依赖度低,可采用较少分次治疗方案,缩短患者住院时间。

骶尾部脊索瘤是一类放射抵抗性肿瘤,理论上使用碳离子射线更能克服肿瘤的放射抵抗，在保护周围危及器官的同时提高放疗剂量，增加强杀伤肿瘤细胞能力，提高肿瘤局部控制率。SPHIC 的回顾性研究结果显示，笔形束扫描碳离子放射治疗不可切除骶尾部脊索瘤是安全有效的，可一定程度上减轻患者疼痛，严重晚期毒副作用少见，未观察到继发于碳离子放疗的严重泌尿和排便功能损伤；目前 SPHIC 一项大分割调强碳离子放射治疗无法切除骶尾部脊索瘤的前瞻性 II 期临床研究（ChiCTR1800018046）正在入组患者中，有待在将来与国内乃至全球粒子治疗中心进行更加深入的合作与交流。

### 10.5.3 骶尾部脊索瘤碳离子放疗的适应证和禁忌证

1）适应证：①细胞学或组织学证实的骶尾部脊索瘤；②排除远处转移；③无法（或患者拒绝）手术的初治和复发骶尾部脊索瘤；术后残留（R2 切除）骶尾部脊索瘤。

2）禁忌证：①照射区域既往已行≥2 次照射；②危及器官的剂量限值无法达到预设安全剂量；③照射野内或照射路径部位装有可能对剂量影响较明显的人工髋关节或金属植入物。

### 10.5.4 碳离子放疗技术

#### （1）膀胱和肠道的准备工作

为了更好地保持治疗靶区位置的稳定性和可重复性，在定位及治疗前，需对患者进行肠道准备，不常规进行膀胱准备。SPHIC 的肠道准备建议如下：为了尽量减少肠道积气对靶区位置及剂量分布的影响，建议患者在模拟定位前和治疗期间调整饮食，减少产气食品（如牛奶、豆类、萝卜和碳酸饮料等）的摄入，并养成每天按时排便的习惯。可预防性使用排气药物，如西甲硅油，帮助减少肠道气体并促进气体排空。在模拟定位和治疗前，可以使用开塞露或甘油灌肠剂辅助排气通便，以尽可能保持直肠位置的相对稳定，减少肠道内容物或气体变化对靶区和正常组织产生影响。

#### （2）放疗体位固定及 CT 模拟定位

根据放射野设计的需要，制作个体化体位固定装置（图 10‐18）：患者常规取俯卧位，双手上举；使用真空垫、热塑膜或 Belly-Board 等固定；由于脊柱的弯曲弧度变化会影响射程，定位时需考虑脊柱弧度的稳定性；同时应尽量减少在碳离子束路径上放置过多体位固定装置，需评估设野路径上所用固定装置的碳离子的阻止本领。扫描范围一般包括影像可见肿瘤以及肿瘤上下界外放至少 5 cm 范围。采用平扫 CT 进行靶区勾画以及计划计算。建议在相同体位下进行 MRI 扫描以便于与定位 CT 融合进行靶区勾画。定位 MRI 建议行全盆腔扫描。

#### （3）放疗计划设计

1）靶区勾画：骶尾部脊索瘤碳离子放疗靶区勾画与光子放疗靶区勾画一致，建议将治疗体位下增强 MRI 与定位 CT 融合，由临床医生在每一层定位 CT 上勾画 GTV 和 CTV。SPHIC 骶尾部脊索瘤的靶区设定如表 10‐17 所示。

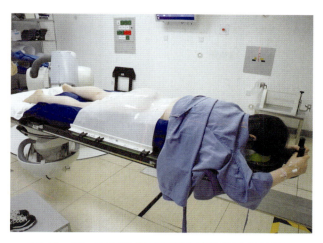

图 10-18 SPHIC 骶尾部脊索瘤体位固定示意图

表 10-17 SPHIC 骶尾部脊索瘤碳离子放疗靶区

| 靶区 | 定义和描述 |
| --- | --- |
| GTV | 基于 MRI 影像学检查所显示的大体肿瘤 |
| CTV | GTV+5～10mm，并避开 OARs |
| PTV | CTVs 外放 5mm，需考虑摆位误差及粒子放射剂量不确定性 |

注：肿瘤的靶区勾画参照融合的 CT 和 MRI 图像。

2）正常组织勾画：参考 RTOG 盆腔正常组织勾画，在平扫定位 CT 上勾画的危及器官包括小肠、结肠、直肠、膀胱、神经（包括坐骨神经）、皮肤和股骨头。小肠、大肠及神经要勾画照射野内及照射野上方 2 cm 的范围。

3）放射治疗计划设计：

A. 放射治疗野的设置：射线角度选择对于最大化靶区覆盖鲁棒性及最小化射程不确定性至关重要。对于骶尾部脊索瘤的射野角度选择建议：①限制射线到达靶区射程的距离（如采取俯卧位体位固定）；②射野路径上避免穿过含气体组织结构（如肠道气体区域）；③限制射野数以缩小低剂量照射区域；④射野角度设计最大化降低皮肤受照射剂量；⑤特别注意提高的相对生物学效应及 LET，避免多个射野的末端聚焦于同一结构，尤其是神经和皮肤；⑥如果术后复发病例存在金属置入物（比如钛），可考虑使用非共面野等技术以避免射线穿过金属置入物。

总之，需要根据肿瘤部位和周围 OARs 等，设计单野、两个野、多野放射，以保证肿瘤受到足量放射而正常组织在耐受量之下。当放射靶区靠近皮肤及神经（如坐骨神经）等正常组织且体积较大时，多野放射可能更有利于减少这些 OAR 剂量。物理师应在保证同等质量放射剂量分布的情况下设计最少的放射野。SPHIC 目前针对骶尾部脊索瘤采用俯卧位，2 个后斜野照射。SPHIC 骶尾部脊索瘤碳离子治疗计划如图 10-19 所示。

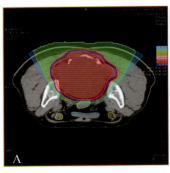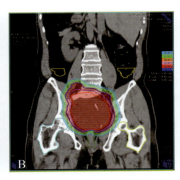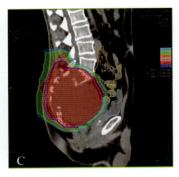

图 10-19 SPHIC1 例骶尾部脊索瘤碳离子治疗计划

注：A 为横断位；B 为冠状位；C 为矢状位。红色区域为 99％等剂量线，粉红色区域为 95％等剂量线，橙色区域为 90％等剂量线，绿色区域为 50％等剂量线。

B. 照射剂量：考虑到不同生物学模型之间的差异，SPHIC 骶尾部脊索瘤积极放疗目前采用单纯碳离子照射，剂量方案为 70.4 Gy(RBE)/16 次。[日本重离子放射肿瘤学研究组常用剂量方案为 67.2 Gy(RBE)/16 次，德国海德堡重离子放射治疗中心常用剂量方案为 64 Gy(RBE)/16 次]

C. 危及器官（OAR）的剂量限制：正常组织耐受剂量如表 10-18 所示。当肿瘤邻近重要危及器官（如结直肠、膀胱、小肠等）时，剂量优化应以上述 OAR 优先。

表 10-18 SPHIC 骶尾部脊索瘤碳离子治疗主要 OAR 的剂量限制

| 器官或组织 | 剂量学参数 | 剂量限制 |
| --- | --- | --- |
| 小肠 | $D_{max}$ | <55 Gy(RBE) |
| 结肠 | $D_{max}$ | <55 Gy(RBE) |
| 直肠 | $D_{max}$ | ≤PD |
|  | $D_{3cc}$ | <60 Gy(RBE) |
|  | $D_{7cc}$ | ≤55 Gy(RBE) |
|  | $V_{30}$ | <30% |
| 膀胱 | $D_{max}$ | ≤PD |
|  | $V_{30}$ | <30% |
| 皮肤 | $D_{2cm^2}$ | <60 Gy(RBE) |
| 坐骨神经 | $V_{64}$ | <3% |

注：如果上述 OAR 受肿瘤侵犯，剂量限制应个体化评估。再程放疗的 OAR 耐受剂量最大值以本表的 70％为上限，具体根据既往放疗计划调整。PD，处方剂量。

D. 放疗计划评估及验证：对于碳离子治疗计划，要求 99％的处方剂量覆盖≥95％的 CTVs，90％的等剂量覆盖≥90％的 PTVs。此外，最大剂量（$D_{max}$）应≤110％的处方剂量，或体积为 0.03 cc 的剂量（$D_{0.03cc}$）应≤110％的处方剂量。鲁棒性评估需从计划的每个方向考虑位置和射程的偏移,射程不确定性应依据机构的标准值进行设置(如3%～5%)。在完成放疗计划设计后、启动治疗前,必须针对每个个体化的治疗计划进行验证,通常采用水箱来开展剂量验证工作。

E. 放疗实施及质量控制:碳离子放疗推荐在影像引导下进行,至少需使用正交X射线验证片来确认治疗位置。建议在首次放疗前再次进行CT扫描,重新评估放疗计划。治疗期间,建议每次治疗前在线CT评估肿瘤位置的精准性,以避免由于肿瘤体积变化及器官位置变化对治疗计划的影响。若有必要,应及时调整治疗计划,以最大限度减少治疗误差。

### 10.5.5　SPHIC放疗骶尾部脊索瘤的临床资料

我们回顾性分析了2015年6月—2022年2月,35例接受笔形束扫描碳离子放射治疗的不可切除非再程放疗的骶尾部脊索瘤患者资料,其中16例为初治脊索瘤、19例为既往接受过多次手术的复发脊索瘤;碳离子放疗中位剂量70.4(69～80)Gy(RBE),中位随访42(12～91)个月,3年总生存率(OS)、病因特异性生存率(cause-specific survival,CSS)、无进展生存率(PFS)、无局部区域复发生存率(locoregional progression-free survival,LRFS)和无远处转移生存率(distant metastasis-free survival,DMFS)率分别为93.2%、96.3%、61.8%、80%和77.3%(图10-2C),放疗后疼痛程度改善、不变或恶化的患者数分别为10例(28.6%)、20例(57.1%)和5例(14.3%)。多因素分析显示,GTV≥210.8 mL是PFS的独立预后因素(*HR* 3.807,95% *CI* 1.044～13.887,*P*=0.043)。3级及以上晚期毒副作用主要表现为疼痛(2.86%)、运动神经病变(2.86%)和皮肤溃疡(2.86%);未观察到严重泌尿和排便功能毒副作用。

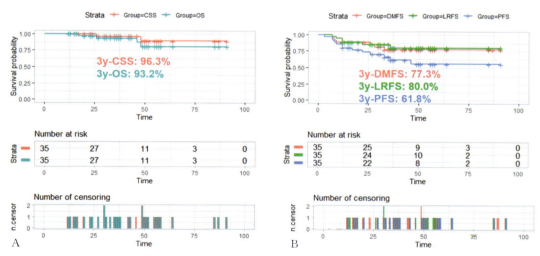

图10-20　SPHIC35例笔形束扫描碳离子放射治疗不可切除的骶尾部脊索瘤患者的生存情况

注:OS,总生存率;CSS,病因特异性生存率;PFS,无进展生存率;LRFS,无局部区域复发生存率;DMFS,无远处转移生存率。

### 10.5.6 SPHIC 放疗骶尾部脊索瘤的典型病例

骶尾部脊索瘤患者，36 岁，男性，治疗前 MRI 显示肿瘤大小为 9.3 cm×10.9 cm×8.0 cm，碳离子照射 70.4 Gy(RBE)/16 次/3.2 周。现已生存 37 个月，碳离子放疗后肿瘤明显退缩（图 10-21）。

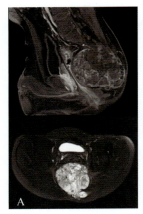
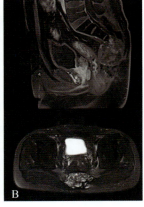
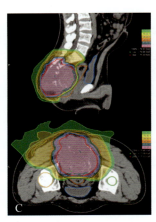

图 10-21　1 例不可切除骶尾部脊索瘤接受碳离子放疗

注：A. 放疗前肿瘤的基线 MRI；B. 碳离子放疗后 28 个月复查的 MRI 图像，显示肿瘤明显退缩；C. 碳离子放疗计划的剂量分布图。

（包慈航　章　青）

## 10.6 直肠癌

### 10.6.1 概述

**（1）结直肠癌的流行病学**

结直肠癌（colon-rectal cancer，CRC）是最常见的癌症之一，在美国及欧洲发达国家中，是发病率常年位于前 3 的恶性肿瘤。在我国，2022 年结直肠癌新发病例数位于恶性肿瘤的第 2 位，约 51.71 万例，其中男性约 30.77 万，女性约 20.94 万。肠癌的发病率也随年龄的增长而上升，40~44 岁组之后上升明显，80~84 岁组达到最高。近年来，我国结直肠癌的发病率虽然总体仍低于美国等发达国家，但呈现上升趋势，而美国等国家该病的发病率和死亡率由于肠癌早期筛查的普及，已经开始出现下降趋势。目前，我国结直肠癌的 5 年生存率（OS）与发达国家相比仍有差距，这可能与我国百姓对侵入性检查如肠镜等的排斥心理有关，导致在肠癌筛查和早期诊断方面的覆盖率与参与率相对较低有关。

**（2）直肠癌的多学科综合治疗**

目前直肠癌的治疗是以外科手术为主的综合治疗，包括放疗、化疗、内镜下治疗、介入治疗等。外科切除是当下直肠癌根治的主要手段，能使患者获得根治或长期生存的获益。但随着医学的进步，在疗效的提高同时，直肠癌患者们更加注重生活质量的维持。对中低位直肠癌接受了新辅助治疗后临床完全缓解的患者使用观察等待策略，使得相当数量的患者器官得到了保留，极大地改善了生活质量。对于早期以及癌前病变期的肠道息肉及病变，内镜下治疗结合了诊断和治疗，对于肠癌人群的筛查、早期诊断、早期治疗提供了更便捷可靠的手段。介入治疗在局部治疗中，对于小病灶可作为根治性手段之一，对部分情况也可作为局部给药的途径，以改善患者病症及生活质量。以化疗为主的系统性药物治疗始终贯穿直肠癌的诊疗，作为辅助治疗、转化治疗、姑息治疗的重要组成部分，化疗、靶向治疗、免疫治疗在直肠癌的综合治疗及放化联合治疗中也正被越来越多地证明其重要性。

### （3）直肠癌放疗的历史

直肠癌的放疗经历过数个阶段的思考和进展。最早对于放疗在直肠癌综合治疗的考量是，直肠癌术后单纯放疗可以减少术区亚临床肿瘤病灶，从而减少局部复发率，改善患者预后。研究显示，相对于单纯手术，术后放疗提高了 LC、术后化疗无病 OS 及总 OS。

德国研究的早期结果提示术前放化疗在直肠癌的 LC 上优于术后放化疗。NSABP 系列研究也得出了类似结论，并比较研究了术前放化疗同期使用的药物：同期使用 5-氟尿嘧啶和口服卡培他滨作用相似，毒副作用相仿。后续研究发现进一步增加化疗药物后疗效没有进一步提高，但放化疗的毒副作用明显增加。虽然 RTOG0247 以及后续的 CinClare 研究提示了伊利替康在局部晚期直肠癌术前同步放化疗中可能的优势，但结合相关的毒副作用，实际临床中仍应谨慎使用。

术前放疗可使病灶降期，转化切除困难的病灶为可手术病灶；可提高器官保留率，改善患者生存质量。巴西研究发现在严格采取观察随访策略的情况下，对新辅助治疗后临床完全缓解的直肠癌患者使用观察等待策略，可使其中部分患者避免手术。在严格的随访中，出现复发并及时行挽救性手术的患者，其预后与限期手术患者相同。这一结果为肠癌的非手术治疗提供一定的支持，也为此类患者保留器官功能、保持生活质量提供了更多选择。

近年来，直肠癌的术前短程放疗也逐渐成为新的治疗选择。相较于长程放化疗，两者在主要的预后指标如 OS、LC、远处转移率等方面均相近；在远期的毒副作用方面也相似。长程放化疗的优势集中在了肿瘤降期，因而在需要降期以手术的患者中更为常用。但随着近年来直肠癌全程新辅助治疗概念的出现，在全程新辅助治疗后，短程放疗也体现出了类似的肿瘤降期作用；加之目前药物进入免疫时代，短程放疗的中大分割对免疫治疗可能的协同作用更佳。在 TORCH 的研究中，短程放疗联合化疗、免疫治疗的全程新辅助治疗模式应用在微卫星稳定的直肠癌患者中，肿瘤完全缓解率超过了 50%，为直肠癌治疗疗效和患者生活质量的提高带来了新的机会。

### （4）直肠癌的质子和碳离子放疗

对于目前的直肠癌的质子放疗，剂量学比较研究较多，多集中于辅助/新辅助放化疗盆腔照射时的剂量学比较,相关临床结果较少。另外,对于盆腔不可切除的手术后局部复发直肠癌的质子治疗,也有部分小样本研究报道。

日本 Yoshiaki 团队报道了 23 例盆腔局部复发的直肠癌患者,接受质子放疗后的疗效。该批患者接受了中位剂量——72.6 Gy(RBE)(60~87 Gy)/(25~35)次的质子放疗,11 例在治疗后一度达到临床完全缓解(clinical compete response,cCR)的标准,8 例患者达到部分缓解,2 例患者稳定,2 例患者治疗后出现局部进展,3 年的 OS 以及 LC 分别为 72.1%和 55%。这一结果显著优于该类患者在常规姑息放疗后的预后。

美国马里兰医学中心回顾了其中心采用质子进行局部复发肠癌再程放疗的 28 例患者的预后。28 例患者接受了中位 48 Gy(RBE)的质子治疗,其中 24 例患者接受的为每天 2 次的超分割治疗,与既往放疗间隔时间的中位数为 48.5 个月。25 例患者完成了全部放疗,1 年的肿瘤 LC、OS 和疾病无进展生存率(PFS)分别为 33.7%、81.8%和 45%。

重离子(碳离子)的放射生物学优势使得它更多地用于盆腔不可切除的手术后局部复发直肠癌中,对于骶前或盆壁的病灶往往有较好的疗效,尤其在放射抵抗性肿瘤类型和再程放疗中有着良好的应用前景。

日本国立放射医学研究所(NIRS)于 2009 年报道了其中心碳离子放疗手术后局部复发直肠癌的 Ⅰ/Ⅱ 期研究长期随访的结果,并于 2016 年更新了相关数据。该研究入组了 180 例复发直肠癌患者(均未接受过既往盆腔放疗),共 186 个复发病灶,采用 67.2~73.6 Gy(RBE)/16 次/4 周的剂量递增照射方式,其 3 个剂量组 67.2 Gy(RBE)/16 次,70.4 Gy(RBE)/16 次,73.6 Gy(RBE)/16 次,3 年的 LC 分别为 70%、87%和 92%,3 年 OS 为 20%、53%和 78%,5 年 LC 分别为 70%、77%和 92%,5 年 OS 为 20%、26%和 59%。全部 180 例患者未出现 Ⅲ 级及以上的急性/晚期毒副作用。显示出碳离子放疗针对该类盆腔复发灶具有良好的局部控制以及安全性。

2018 年日本肿瘤重离子治疗协作组[Japan Carbon-ion Radiation Oncology Study Group(J-CROS)]1404 号的研究回顾了日本该协作组治疗的局部复发直肠癌共 224 例,分 70.4 Gy(RBE)和 73.6 Gy(RBE)两个治疗强度,均为 16 次照射,每周 4 次。该研究病例其中绝大多数为 73.6 Gy(RBE)的高剂量组(220 例),中位随访 62 个月后,该组患者的 3 年和 5 年的肿瘤局部控制率(LC)分别为 93%和 88%;3 年和 5 年的 OS 分别为 73%和 51%。3 级急性毒副作用仅发生 3 例(1.3%),3 级晚期毒副作用发生 12 例(5.3%),无 3 级以上的急性或晚期治疗相关毒副作用。

日本的这两个研究结果提示了在未行盆腔放疗的手术后局部复发直肠癌患者中,碳离子局部放疗是安全且有效的。另外可以发现研究中最高剂量组有着最好的 LC 及生存预后,也提示在毒副作用可控的范围内,更高的放疗剂量能带来更好的局部控制率及生存率。

目前的常规 X 线放疗用于再程积极治疗手术后局部复发直肠癌的相关报道比较少,大多为配合手术彻底切除或争取转变病灶为可切除的综合治疗中的一环。美国 MD 安德森中心 2017 的回顾性分析包含了 102 例既往接受过盆腔放疗的手术后局部复发直肠癌的患者,采用超分割 X 线放疗的疗效示:放疗采用 X 线,1.5 Gy/2 次/天,中位的总剂量为 39 Gy(30～45 Gy),放疗后,对于可手术的患者,建议接受手术治疗。该方法治疗后的 LC:2 年为 51%,3 年为 40%;2 年的总生存为 61%,3 年为 39%。同时,对病灶引起的疼痛,症状缓解能达到 79%。该研究中 45% 的患者在放疗后接受了手术治疗,分析发现,接受了手术治疗的患者,病灶的 LC 和患者的 OS 均优于仅行姑息性放疗的患者。

在碳离子再程放疗用于手术后局部复发直肠癌的报道中,德国 HIT 于 2015 年回顾性报道了 19 例患者接受 36～51 Gy(RBE)/(12～17)次治疗后的情况:局部肿瘤无进展生存期为 20.6 个月,未观察到 3 级及以上的毒副作用。2020 年意大利 CANO 重离子研究中心报道了其中心重离子治疗的 14 例手术后局部复发直肠癌的患者,均为既往接受 X 线盆腔放疗的病例,在接受中位剂量 60 Gy(RBE),15～20 次的碳离子治疗后,1 年和 2 年的 LC 为 78% 和 53%,1 年和 2 年的总生存率为 100% 和 76.2%,无 3 级及以上的急性/晚期毒副作用被观察到。而日本最新的回顾性研究包含 77 例手术后局部复发直肠癌的再程治疗显示了较欧洲研究更好的疗效:在碳离子 70.4 Gy(RBE)/16 次的治疗下,急性和晚期 3 级毒副作用的发生率分别为 10% 及 21%,无 4 级毒副作用,区域控制率 3 年为 85%、5 年为 81%,中位生存时间为 47 个月,3 年 OS 为 61%。这些回顾性研究初步肯定了碳离子放疗用于再程放疗盆腔局部复发的不可切除直肠癌的疗效和安全性,而更高强度的治疗也似乎带来了更好的局部控制和预后,进一步的结论则需要更多的前瞻性研究。

### 10.6.2 质子碳离子放疗在直肠癌中的优势

#### (1) 质子碳离子放疗的物理学优势

相较于常规 X 线放疗,质子重离子(碳离子)由于其特殊的 Bragg 峰物理剂量分布特性,其在盆腔照射中能显著减少消化道、膀胱、睾丸、股骨头和骨髓等正常组织受照射的剂量强度和体积,特别是对小肠照射 10 Gy 和 20 Gy 的体积($V_{10}$ 和 $V_{20}$),而这些参数被认为与预测氟尿嘧啶类化疗药物为主的同期放化疗相关的腹泻有关。在毒副作用可控的前提下,还有进一步提高肿瘤区域的剂量的潜力,从而取得更好的疗效。在局部复发以及寡转移类局部区域病灶的治疗中,可以提供更好的肿瘤局部控制。在盆腔照射中,由于减少了消化道、膀胱、骨盆骨等正常组织的剂量强度和受照射体积,也相对大大降低了放射诱导肿瘤的风险。对部分要求保护生殖功能的患者也提供了一定的可能性,因此,质子重离子的盆腔肿瘤放疗对年轻的患者获益可能更大。

#### (2) 碳离子放射的生物学优势

碳离子还是一种高线性能量传递射线,相对生物效应(RBE)明显高于 X 线。此外碳离子射线还具有相对不依赖于氧、不依赖于细胞周期等优于 X 线的生物学优势,因此被用于多种肿瘤的治疗,并显示了较常规 X 线更能提高治疗反应率及降低正常组织反应的优势。在直肠癌的治疗中,对于部分特殊的病理类型如黏液腺癌、印戒细胞癌这类肿瘤,往往对 X 线放疗相对抵抗,碳离子针对此类情况有着常规放疗所不具备的杀伤能力优势。另外随着目前直肠癌新辅助放化疗的普及,一旦出现复发且无法手术切除的情况,再程放疗是为数不多的治疗选择之一,但由于再程放射的安全性以及复发病灶对放射存在的抵抗性,X线放疗的疗效不佳。日本和意大利报道的碳离子再程放疗用于局部不可切除的直肠癌均体现了其优于X线放疗的局部控制和较好的耐受性,提示碳离子是此类患者治疗的有效选择之一。但目前碳离子用于治疗手术后复发直肠癌患者数量仍有限,治疗模式尤其是对既往接受过盆腔放疗的患者行再程碳离子治疗的最佳方式仍在摸索中。

### 10.6.3 直肠癌质子碳离子放疗的指征和禁忌证

在诊断及临床或病理分期明确的直肠癌综合治疗中,对于需要外照射放疗技术的病例,均可采用质子或碳离子放疗。

#### (1) 辅助/新辅助放/放化疗

对于初始临床分期为Ⅱ、Ⅲ期的中低位直肠癌患者,建议术前行新辅助放化疗,包括部分初始不可切除的直肠癌的转化治疗。对于术前临床分期被低估的患者,术后病理分期为Ⅱ、Ⅲ期的患者,可以给予术后辅助放化疗,仍能有效地减少局部复发率。

#### (2) 手术后局部复发病灶或寡转移病灶的积极治疗或姑息治疗

对于不可切除的手术后盆腔局部复发或寡转移,如盆腔及腹膜后淋巴结孤立转移的直肠癌患者,除了接受相应的全身系统治疗外,也可以根据具体病灶情况考虑局部积极放疗来争取无疾病证据(no evidence of disease, NED)状态。

直肠癌质子碳离子放疗的禁忌证较少,主要需注意患者无法耐受治疗或无法配合治疗进行的情况,如恶病质和精神疾病等。另外,治疗区域短期内接受过放射性治疗或有金属植入物等可导致无法准确定位及剂量计算的特殊情况,也应谨慎考虑。作为局部治疗方式的一种,对有远处转移的肠癌患者,在肠癌治疗争取NED的原则下,局部的积极放疗仍是一种可考虑的手段,但考虑到质子重离子治疗的可及性及性价比,应得到患者充分的知情同意后,谨慎地评估可能的获益。

### 10.6.4 直肠癌的质子碳离子放疗技术

#### (1) 消化道及膀胱准备

1) 肠道准备:定位前尽量排空直肠及射线入路可能经过的肠管,尽可能减少射线入路肠管内容物变化导致的不确定性,必要时可以使用缓泻药或甘油灌肠。同时建议患者治疗前及治疗期间减少产气食物的摄入,养成每天排便的习惯。西甲硅油等促进排气的药物也可酌情使用,从而减少肠道内气体和内容物的变化。图10-22是肠道内容物改变对放疗剂量分布影响的一个典型病例,直肠内气体的变化导致剂量分布改变,使得直肠和深部的组织受到更高剂量照射,可能引起相关毒副作用的发生。因此在直肠癌的放疗中,必须注意肠道内容物的变化,完善肠道准备,定期进行复查。

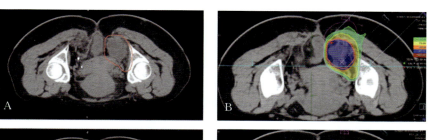

**图 10-22 肠道内容物改变对放疗剂量分布影响的一个典型病例**

注：A 和 B 为初始的放疗计划，直肠内没有气体；C 和 D 为直肠内出现气体的潴留。重新进行剂量计算后的剂量分布图为 D 图，显示高剂量区域更贴近直肠壁，同时高剂量区进入深部组织。

2) 膀胱准备：膀胱是否需要充盈应根据实际病灶的部位以及采取的放疗方式综合考虑。若病灶位于骶前或盆腔后侧，排空的膀胱可大幅减少膀胱受照射的机会；若病灶位于侧盆壁前方或膀胱周边，此时适当充盈的膀胱有助于减少膀胱受照射的体积比例。

（2）体位固定

根据各个中心可采用的治疗方式以及放射野设计的需要，可考虑采用仰卧位或俯卧位。一般来说，仰卧位的患者舒适性和耐受度更佳，可重复性好，盆腔大野照射的患者多选择该体位。对部分病灶位置如骶前，采用俯卧位配合凹陷的真空垫或腹板，在重力作用下，可以使消化道下垂，远离背侧，从而远离照射区域。应注意患者双手及双腿双脚的固定，仰卧位双手可考虑环抱于胸前，或置于头顶，俯卧位可考虑固定于固定装置。双腿的固定装置必须超过膝盖，并固定足部，以减少膝关节弯曲以及髋关节旋转带来的臀部肌肉及骨性结构位置的变化。热塑膜的覆盖使用可以一定程度上减少照射区域肌肉和脂肪的变化造成的影响，同时需嘱咐患者保持体重相对稳定。

（3）模拟定位

采用平扫 CT 进行模拟定位，后续的增强 CT 扫描可以便于血管及淋巴结的分辨，从而有助于淋巴引流区的勾画。部分消化道与病灶靠近，甚至界限难以分辨，在这种情况下可以考虑口服造影剂，以帮助勾画消化道尤其是小肠。

CT 扫描范围为肿瘤上下外放至少 10 cm，包括邻近重要脏器及手术瘢痕（根据射野要求具体调整）；肿瘤位于盆腔时要包括完整盆腔结构；所有受照射组织必须包括在 CT 扫描范围内。条件允许的中心可带定位装置行 MRI 或 PET/CT 检查，保持和 CT 扫描相同的体位，并进行图像融合，为勾画靶区作参考。

（4）放疗计划设计

1) 靶区的勾画：

A. 肿瘤靶体积（GTV）：通过影像和临床检查可见的肿瘤（包括体检、内窥镜、CT、

MRI 和 PET）。

B. 临床靶体积（CTV）：

a. 新辅助/积极治疗的 CTV：GTV+20mm（根据临床情况及病灶所在的位置，考虑亚临床病灶的范围），必须包括直肠旁间隙内的脂肪以及骶前间隙；还要包括盆腔淋巴引流预防性照射区（骶前、髂内、髂外、部分髂总或加腹股沟淋巴结引流区）。

b. 术后放疗的 CTV：瘤床、盆腔淋巴引流区、术后会阴瘢痕（Mile's 术后）。

C. 计划靶体积（PTV）：PTV 的外放需要根据各个中心患者实际的摆位误差并考虑生理运动所需增加的外放范围。一般需在 CTV 的基础上外放 6~8mm。

2）OAR 的勾画：直肠癌放疗需要勾画的盆腔危及器官包括肠管（含小肠及结肠）、正常直肠部分、膀胱、股骨头、脊髓。在治疗范围内的每一层定位 CT 上勾画正常组织，膀胱需要完整勾画，消化道需至少需要勾画至治疗范围上方 2~3cm。

3）放疗计划设计：放射野的布置根据肿瘤部位及周围 OAR，设计为单野、两个侧向对穿野、多野放射，目的是保证肿瘤受到足量放射而正常组织在耐受量之下。当放射靶区靠近皮肤且体积较大时，应设计多野放射以减少皮肤剂量。

4）SPHIC 目前使用的质子及碳离子行直肠癌放疗的剂量：①术前新辅助治疗：质子 45Gy(RBE)/25 次/5 周，病灶可加量 5.4Gy(RBE)/3 次。术后放疗：质子 50Gy(RBE)/25 次/5 周。②盆腔不可切除的局部复发病灶（含再程放疗）：碳离子 74Gy(RBE)/20 次/4 周。

5）OAR 的剂量限制：质子放疗的剂量限制参考 X 线放疗的经验。在日本的 TOHOKU 质子中心的回顾性研究中，采用的质子病灶局部放疗剂量为 60~87Gy(RBE)/(2~3)Gy(RBE)/(25~33)次。其中质子调强放疗计划的 OAR 限量如下：膀胱、尿道、骨盆骨、皮肤的剂量不超过 100% 剂量线；结直肠最大剂量（$D_{max}$）<60Gy；小肠：$D_{max}$<50Gy。

碳离子放疗在 SPHIC 被主要应用于盆腔局部复发和寡病灶的治疗，目前 SPHIC 对 OAR 的限制剂量显示如表 10-19。

表 10-19　SPHIC 盆腔局部复发直肠癌碳离子放疗 [74Gy（RBE）/20 次/4 周] 的 OAR 剂量限制

| 结构 | OAR 剂量限制 |
| --- | --- |
| 结/直肠 | $V_{50}$<2cc；$V_{35}$<6cc |
| 小肠 | $V_{50}$<2cc |
| 股骨头 | $V_{35}$<5% |
| 膀胱 | $V_{60}$<2cc；$V_{40}$<50% |

注：$V_{50}$，接受 50Gy(RBE) 剂量的体积；$V_{35}$，接受 35Gy(RBE) 剂量的体积；$V_{60}$，接受 60Gy(RBE) 剂量的体积；$V_{40}$，接受 40Gy(RBE) 剂量的体积。

6）放疗中的质量控制和保证：①每次照射前患者的体位用二维的 X 线拍片校正，骨骼对准；②每周或每 5 次治疗后进行在线 CT 复查，以观察病灶和周围 OAR 的变化，并且把原始的放疗计划在每周复查的 CT 上进行重新计算，以确定放疗计划是否应该进行修改。③观察患者治疗区域消化道及膀胱排空情况,及时给予患者提醒和建议。

### 10.6.5 SPHIC 直肠癌碳离子放疗的临床资料

盆腔局部复发的直肠癌尤其是无法手术的患者,是目前临床治疗的难点。由于这些患者很多已接受过盆腔放疗,再程放疗的疗效不佳,毒副作用大。SPHIC 首先通过早期治疗的 25 例复发直肠癌的临床实践实现了碳离子放疗的技术应用。在这 25 例患者中,17 例为再程放疗,碳离子放疗中位剂量为 72 Gy(RBE),1 年和 2 年的 LC 以及 OS 分别为 90.4%、71.8%和 82.9%、65.1%。其中接受总剂量≥66 Gy(RBE)强度治疗的患者有更好的 LC 和 OS(表 10-20)。未出现急性期 3 级及以上的毒副作用,晚期 3 级及以上毒副作用见于 3 例患者:1 例为直肠出血,1 例为盆腔感染,1 例为出现疼痛。总体毒副作用可接受。该分析的结论是,对手术后盆腔局部复发的患者,不论既往是否接受过盆腔放疗,进行碳离子放疗的毒副作用是可接受的。采用高放疗剂量的患者能获得较好的局部控制效果。

表 10-20  25 例手术后局部复发直肠癌碳离子放疗的疗效比较

| 比较项 | 1 年 | 2 年 |
| --- | --- | --- |
| LC | 90.4% | 71.8% |
| <66(RBE) | 76.2% | 30.5% |
| ≥66(RBE) | 100% | 100% |
| OS | 82.9% | 65.1% |
| <66(RBE) | 77.8% | 55.6% |
| ≥66(RBE) | 86.5% | 69.2% |

鉴于高剂量碳离子放疗的疗效比低剂量更好,而且毒副作用可以接受,我们提高了放疗的剂量。共治疗了 24 例不可切除的盆腔复发直肠癌 24 例,均为再程放疗。中位总剂量 72 Gy(RBE),中位随访 23.8 个月,1 年和 2 年的 LC 以及 OS 分别为 100%、93.3%和 86.7%、81.3%。未出现急性期 3 级及以上的毒副作用,晚期 3 级及以上毒副作用有 3 例患者,包括 1 例直肠出血,1 例皮肤黏膜损伤,1 例神经疼痛。总体毒副作用可接受。

### 10.6.6 SPHIC 放疗盆腔手术后局部复发直肠癌的典型病例

典型病例一:男性,63 岁,直肠癌。腹会阴联合切除术后 2 年,发现骶前复发,穿刺活检病理为黏液腺癌,既往未接受过盆腔放疗,接受碳离子放疗 66 Gy(RBE)/20 次,4 周照射。放疗后 27 个月局部肿瘤控制,但死于肿瘤广泛转移(图 10-23)。

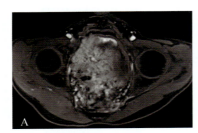 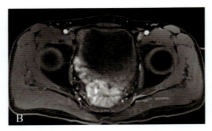

图 10-23 典型病例一：直肠癌手术后盆腔复发［碳离子放疗 66 Gy(RBE)/20 次，4 周］
注：A. 放疗前肿瘤的基线图像；B. 碳离子放疗后 9 个月复查的 MRI，显示骶前肿瘤消失。

典型病例二：男性，直肠癌，41 岁。接受腹会阴联合切除术，术后盆腔辅助放化疗放疗剂量 50 Gy/25 次，5 周。治疗 3 年后侧盆壁复发，给予碳离子放疗，剂量 75.6 Gy(RBE)/21 次，4.2 周。治疗后已经无瘤生存 47 个月（图 10-24）。

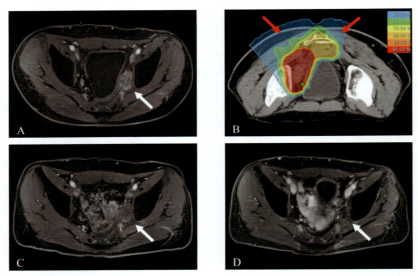

图 10-24 典型病例二：直肠癌手术和术后放化疗 3 年后侧盆壁复发［碳离子放疗 75.6 Gy(RBE)/21 次，4.2 周］
注：A. 碳离子放疗前的 MRI；B. 碳离子放疗剂量分布；C. 碳离子照射后 1 个月的 MRI；D. 碳离子治疗后 47 个月后复查，仅见治疗后改变。

（蔡　昕　王　征　蒋国梁）

## 10.7　乳腺癌

### 10.7.1　概述

**（1）乳腺癌的流行病学**

乳腺癌是最常见的女性恶性肿瘤之一，几乎占全球女性癌症发病的 1/4 和死亡病例的1/6。2022年全球乳腺癌年新发病例约为231万例，年死亡人数约为67万人。中国乳腺癌的发病率在过去几十年中逐年显著上升，尤其是在大城市和经济较为发达的地区。中国国家癌症中心的数据显示，2022年我国乳腺癌的年新发病例达到约36万例。

**（2）乳腺癌的治疗**

根据美国SEER数据，乳腺癌的5年相对生存率为91.2%。其中，早期乳腺癌的5年存活率高达99.6%；伴有区域淋巴结转移的乳腺癌的5年生存率约为86.7%。乳腺癌的治疗方案需要根据患者的疾病分期、肿瘤类型等具体情况进行个体化定制。常见的治疗方法包括手术、放疗、化疗、靶向治疗、激素治疗及免疫治疗。对于早期乳腺癌，手术切除肿瘤通常是首选的治疗方法，结合放疗和药物治疗以达到根治的目的。局部晚期乳腺癌则可先通过化疗或靶向治疗缩小肿瘤，再进行根治性手术切除，并结合局部放疗以降低肿瘤复发和转移的风险。对于伴有远处转移的晚期乳腺癌，需根据患者的分子分型等因素个性化选择治疗方案，旨在延长生存期、缓解症状、改善生存质量。

**（3）乳腺癌的放疗历史**

20世纪初期，随着放射治疗技术的初步发展，人们开始尝试将放疗应用于乳腺癌的治疗。20世纪20年代，伦敦圣巴塞洛缪医院的外科医生Geoffrey Keynes在乳腺癌保守手术后使用镭进行辅助治疗，患者的生存率与1896年推出的Halsted根治性乳房切除术相当。然而由于镭的普及性、操作问题及照射后皮肤纤维化等问题，该技术并未被广泛运用。20世纪中叶，英国的Robert McWhirter报告了759名患者在单纯乳房切除术后针对锁骨上、内乳和腋窝淋巴结进行放疗的结果，5年生存率为62%，与标准的根治性乳房切除术相当，这标志着放疗对于伴有淋巴转移的乳腺癌同样有效。

20世纪60年代，随着钴60射线和兆伏级直线加速器的大量投入使用，人们开始尝试使用高能射线进行乳腺癌的治疗。然而，当时的放疗不够精确，而且治疗计划依据的是体表解剖结构，导致较低的能量产生了严重的皮肤反应。随着计算机技术的出现和软件算法的改进，三维治疗计划使整个乳房的剂量分布更均匀，从而减少了乳腺纤维化的区域和潜在的乳房水肿，并降低了心脏和肺的受照射剂量。在过去的30年里，放射治疗技术和分割照射方式不断改进，调强放射治疗（IMRT）、容积旋转调强放射治疗（VMAT）以及深吸气屏气（DIBH）技术的运用提高了靶区的适形性，降低了正常组织的剂量；中等大分割、超大分割以及部分乳腺放射治疗方案更极大地改变了乳腺癌的放射治疗现状。

**（4）乳腺癌的质子碳离子放疗**

放射治疗在乳腺癌治疗中占据重要地位，接近2/3的乳腺癌患者需要接受术后辅助放疗，其可有效降低局部复发风险及乳腺癌相关肿瘤死亡风险。然而，部分患者放疗后发生心脏疾病或第二原发性肿瘤的风险有所增加，尤其在左侧乳腺癌、既往有心脏病史以及接受内乳淋巴结照射的患者中更为明显。

与传统X线放疗相比，质子和碳离子束具有Bragg峰特性，能够精准地将辐射剂量递送到肿瘤靶区，同时有效保护正常器官和组织。此外，质子还具有改善靶区覆盖的优势，许多乳腺癌X线治疗计划为了限制心脏和肺的辐射剂量，故难以将全部处方剂量递送至临床靶区，特别是内乳淋巴结区域，而质子可弥补这一不足。乳腺癌质子与X线的剂量比对研究表明质子在正常组织保护方面具有优越性，但目前前瞻性研究数据有限，质子与X线放疗比对的RADCOMP、DBCG等随机临床对照研究尚在入组中。目前已发表的临床研究中，质子多用于乳腺癌的术后辅助放疗，对于肿瘤位于左乳/双乳、内侧象限、需要进行区域淋巴结照射（regional nodal irradiation，RNI）尤其是内乳淋巴结照射、再程放疗或因不良解剖结构导致靶区难以获得良好覆盖的患者，质子放疗可以更好地保护心脏等正常器官，从而给患者带来获益。碳离子则应用于拒绝手术的早期乳腺癌患者，以替代手术治疗。

在乳腺癌的放射治疗中，部分乳腺的加速分割照射（accelerated partial breast irradiation，APBI）因其可以减少危及器官（OAR）及正常乳腺组织照射剂量并缩短治疗时间，已成为早期预后良好乳腺癌的标准治疗手段。由于采用X线进行APBI放疗在保护正常组织方面已能满足OAR的剂量限制要求，且毒副作用发生风险较低，采用质子线进行APBI治疗的优势难以彰显，唯有对于瘤床位于中央区以及瘤床体积偏大的左侧乳腺癌、靶区靠近心脏，质子放疗可能更有益。Pasalic等报道了100例早期乳腺癌保乳术后接受APBI质子放疗的Ⅱ期临床研究结果，中位随访24个月，局部控制率和总生存率均达100%，91%的患者和94%的医生反馈治疗后12个月时患者美容效果优良。目前尚无关于扫描质子束APBI治疗后发生严重毒副作用的报道，但既往研究指出，单一设野计划质子线照射与不良美容效果相关，故为确保更佳的美容效果，不推荐采用单野计划进行APBI照射。

皮肤反应是质子治疗中需要关注的一个问题，随着笔形束扫描质子束的运用，质子放疗皮肤毒副作用发生率明显降低。Luo等评估了42名接受乳房切除术后采用笔形束扫描质子技术进行区域淋巴结照射的患者的疗效及副作用，结果显示全组未观察到3或4级放射性皮炎；中位随访时间35个月，3年局部区域无病生存率为96.3%，无转移生存率为84.1%，总生存率为97.2%。最近一项纳入1452例乳腺癌的Meta分析显示，全乳或全胸壁（伴或不伴区域淋巴结）笔形束扫描质子技术治疗后，最常见的严重毒副作用是放射性皮炎，发生率约为6%，而感染、疼痛、肺炎等其他严重毒副作用则很少发生（≤1%）。SPHIC观察到放射性皮炎的发生率在改良根治术后及需要阳性淋巴结局部加量的患者中较显著，同时对于需要序贯使用希罗达等细胞毒性药物和CDK4/6抑制剂等药物的患者，建议协调好放疗和药物治疗的衔接时间。

随着局部晚期乳腺癌接受全乳切除术后乳房重建比例的不断上升，放疗面临的挑战更为复杂。Smith等评估了51例接受了乳房切除术结合组织扩张器的即刻乳房重建患者术后笔形束质子调强放疗（IMPT）的结果，显示IMPT在不影响包括内乳淋巴结在内的靶区覆盖的前提下，对正常组织的保护效果极佳，治疗耐受性良好，治疗结束时3级及以上皮肤毒副作用的发生率为4%；16%的患者出现了重建失败的情况，且该研究发现，大分割治疗与手术部位感染、计划外再次手术以及重建失败显著相关。Gao等回顾性分析了127名改良根治术后接受笔形束IMPT的乳腺癌随访结果，中位随访4.1年，4%的患者发生急性放射性皮炎，在73例重建患者中，10%的患者发生重建失败，该研究皮肤、胸壁和重建并发症发生率与既往质子和 X 线系列研究相比具有优势。梅奥诊所开展的一项 II 期随机对照研究，分析了 88 例乳房切除术后患者 25 次常规分割与 15 次大分割质子放疗的比对结果，其中 57 例患者接受了乳腺重建术（2 例接受自体重建），在并发症发生率方面没有差异（$P=0.27$）。值得注意的是，所有并发症均出现在即刻扩张器或假体植入重建的患者中，且大分割组中晚期 1~2 级不良事件（乳旁和手臂水肿、非心源性胸痛）以及晚期 3 级乳房感染的绝对发生率在数值上更高。在一项针对植入物重建术后并发症的系统综述中，重建术后接受 X 线放疗患者的重建失败率约为 20%。现有研究数据表明乳腺重建术后质子放疗并发症情况较 X 线放疗似乎相对乐观，但质子放疗用于假体重建术后患者的安全性仍有待于进一步临床研究证实。

乳腺癌的再程放疗也是质子放疗的常见适应证之一。在一项多中心前瞻性研究中，50 例乳腺癌患者接受了质子再程放疗，1 年局部区域无复发生存率为 93%，16% 的患者发生 3 级毒副作用（包括急性和晚期）。多项回顾性研究进一步证实，接受质子再程放疗的患者具有较好的局部控制效果，且严重毒副作用发生率较低。

碳离子放疗用于乳腺癌治疗的报道不多，日本 NIRS 报道了乳腺癌碳离子治疗的结果。Karasaw 等针对早期低危乳腺癌开展了剂量递增研究，后续报道了 14 例早期乳腺癌接受根治性碳离子治疗的结果，随访 2 年，13 例患者完全缓解（CR），1 例三阴性乳腺癌（triple negative breast cancer，TNBC）患者在治疗后 6 个月局部进展（PD），遂行根治性手术治疗。急性不良事件主要为 10 名患者出现了 1 级皮肤反应。

**（5）乳腺癌的综合治疗**

乳腺癌综合治疗系多手段联合的系统治疗模式。手术治疗为重要根治方式之一，包括乳腺癌改良根治术与保乳手术等。放疗可于术前使肿瘤体积缩小，术后降低局部复发风险，或对无法手术切除者予以局部控制。系统治疗涵盖新辅助、辅助及姑息治疗：新辅助治疗可将不可手术切除的肿瘤转化为可切除状态，使众多可手术的乳腺癌实现降期，进而增加患者接受创伤较小保乳手术的机会，且能依据治疗反应提供关键预后信息；辅助治疗旨在术后巩固疗效。系统治疗药物方案包含化疗、内分泌治疗、靶向药物治疗和免疫治疗等：辅助或新辅助化疗旨在运用细胞毒性药物缩小肿瘤，根除或控制潜在转移病灶；内分泌治疗针对激素受体阳性的乳腺癌患者，通过调节体内激素水平抑制癌细胞生长，常用药物包括芳香化酶抑制剂或他莫昔芬等；靶向治疗可精准作用于肿瘤细胞特定靶点，副作用较传统化疗更小，可有效控制病情，如针对人表皮生长因子受体 2（human epidermal growth factor receptor-2，HER-2）阳性患者使用曲妥珠单抗等药物治疗等；免疫治疗以及针对特定易感基因突变的药物治疗（如奥拉帕利）在部分乳腺癌患者治疗中亦有有效应用。总之，乳腺癌是一类系统性疾病，需要综合考量患者个体状况，结合各治疗手段的特点，为患者拟定最优治疗方案，以提高治愈率、延长生存期、改善生活质量。

### 10.7.2 质子碳离子治疗乳腺癌的优势

**(1) 质子碳离子放疗乳腺癌的物理学优势**

乳腺癌质子与 X 线的剂量比对研究凸显了质子放疗在正常组织保护方面的优越性。在一项针对 X 线和质子放疗用于区域淋巴结照射的剂量学比对研究中,发现质子放疗可显著降低心脏受量,尤其对于左侧病变者;同时还能降低肺 5 Gy($V_{5Gy}$)和 20 Gy ($V_{20Gy}$)的照射体积;改善内乳及腋窝Ⅱ区淋巴结的靶区覆盖。回顾性剂量模拟研究亦表明,质子放疗在优化肺部剂量方面有优势,有助于降低第二原发性肺癌的发病风险。与 X 线调强放疗/容积旋转调强放疗(IMRT/VMAT)相比,笔形束扫描质子放疗可能降低第二原发性肺癌和对侧乳腺癌发生的风险。

碳离子是一种高 LET 射线,相较于 X 线、质子等低 LET 射线,碳离子在单位物质(即细胞 DNA)释放的能量程度更高。此外,碳离子放射治疗相较于质子放疗和 X 线治疗的一个潜在优势在于,碳离子的侧向剂量跌落更为陡峭。这种更窄的"半影区"比其他照射方式能进一步提高放射精度。碳离子线的这些物理特性从理论上讲可降低心脏和肺的受照剂量,同时也能对靶区体积进行全面的放疗。图 10-25 是一例乳腺癌保乳手术后放疗患者瘤床加量的剂量分布图,试验比较了质子全乳照射后,采用质子/碳离子两种不同的射线进行瘤床加量的剂量分布,可见碳离子的侧向剂量跌落更为陡峭,对周围正常组织保护更有利。

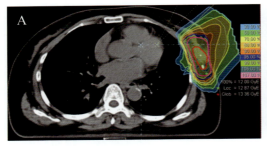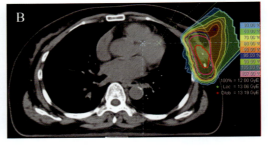

图 10-25 SPHIC 1 例乳腺癌保乳术后质子/碳离子瘤床加量计划的剂量分布比较

注:A. 全乳质子照射 40.05 Gy(RBE)后,质子瘤床加量 12 Gy(RBE)/3 次;B. 全乳质子照射 40.05 Gy(RBE)后,碳离子瘤床加量 12 Gy(RBE)/3 次。

**(2) 质子碳离子放疗乳腺癌的生物学优势**

独特的生物学特性是质子碳离子治疗的核心优势,乳腺癌细胞接受碳离子照射后细胞杀伤的确切生物学机制仍有待阐明。在碳离子照射时,双链断裂附近多种形式的 DNA 损伤更大程度地聚集,致使此类损伤修复难度增加。碳离子的相对生物学效应使其对缺氧、放疗抵抗以及细胞排列紧密的肿瘤细胞尤为有效,而这些恰是三阴性乳腺癌和 HER2 阳性乳腺癌的特征。此外,有研究表明,聚集性的 DNA 损伤会影响共济失调毛细血管扩张突变(ATM)通路。在 MDA-MB-231 人类乳腺癌细胞系中,已证实给予亚致死剂量的 X 线照射会促进癌细胞的迁移和侵袭。而碳离子照射会以剂量依赖的方式抑制这种恶性表型。碳离子放射治疗有望成为局部晚期或复发性乳腺癌的一种有效治疗选择,为乳腺癌治疗提供了新的方向与可能,值得在临床实践与研究中进一步探索与拓展。

### 10.7.3 乳腺癌质子碳离子放疗的适应证和禁忌证

适应证:①病理(细胞学或组织学)确诊的原发性乳腺恶性肿瘤;②早期乳腺癌保乳术后需行辅助放疗的患者;③局部晚期乳腺癌乳房全切术后辅助放疗的患者;④乳腺癌根治术后(放疗后)复发而需进行的挽救放疗(再程放疗)的患者;⑤不可手术晚期乳腺癌需进行局部积极放疗的患者。

禁忌证:①未取得组织学或细胞学诊断的患者;②已接受过≥2次外照射治疗的患者;③待放射区域曾接受过放射性粒子植入治疗的患者。④OAR的剂量限值无法达到预设安全剂量的患者;⑤总体健康状况差,KPS评分低于70,或ECOG评分高于2的患者。

目前,对于乳腺癌质子放疗获益人群的选择尚无统一标准,SPHIC认为以下人群可能从质子放疗中获益:有心脏基础疾病的患者,特别是使用心脏毒性化疗药物或HER2靶向药物者;不良胸型(漏斗胸或隆突胸);不良心脏解剖结构(心脏前部紧靠胸壁);肿瘤位于内象限(减少对侧乳腺照射剂量);需要照射内乳淋巴结,特别是内乳淋巴结需要加量照射的患者;双侧乳腺癌;再程放疗;具有基因不稳定性,第二肿瘤发生风险高的人群;X线放疗计划的心、肺等OAR无法达到限量要求者。

### 10.7.4 质子碳离子放疗技术

#### (1) 制作体位固定模型及CT模拟定位

患者通常仰卧于乳腺托架,双臂上举且下颌微扬,避免颈部皮肤出现皱褶。为确保定位的稳定性与可重复性,可采用真空垫或塑形泡沫等固定肩部及上举的手臂。若需照射区域淋巴结,可用热塑面罩固定头颈部,以提升其定位精度。

质子放疗中,若患者肩关节活动受限,可选用手臂下垂的固定装置与摆位方式(图10-26)。但对于需要全腋窝照射的患者,手臂下垂的摆位方式并不适用,该摆位方式可能导致腋窝解剖结构显露不充分。

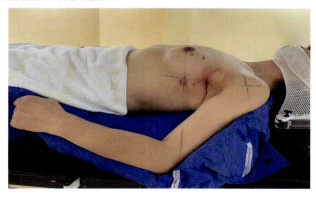

图10-26 SPHIC 1例乳腺癌改良根治术及假体重建术后手臂下垂体位固定摆位

CT 模拟定位一般在患者自由呼吸状态下进行,也可在深吸气屏气(DIBH)状态下完成。既往文献及本院的研究结果支持乳腺癌质子放疗如采用 En-Face 野照射,可采用自由呼吸的方式。借助体表成像追踪等技术有利于提升患者体位的重复性。患者乳腺或胸壁皮肤表面建议放置 3~4 枚放射显影标记点用于精确体表定位。扫描范围从下颌至脐水平,层厚为 2 mm。

对于保乳术后患者,建议在相同体位下额外另扫一套 CT,用于标记瘢痕、乳腺外侧缘与下缘,为靶区勾画提供可靠的参考。对于植入扩张器的患者,从 CT 模拟定位到整个治疗疗程结束,扩张器的充盈状态应保持一致,以保证摆位的可重复性。

### (2) 放疗计划设计

1) 靶区勾画:乳腺癌术后辅助放疗的质子或碳离子靶区勾画与 X 线放疗靶区勾画基本一致,建议参考复旦大学附属肿瘤医院早期乳腺癌术后辅助放疗靶区勾画共识及 RADCOMP 临床研究。考虑到质子剂量跌落急剧下降,RADCOMP 靶区勾画范围相对较大,尤其是锁骨上后外侧组在质子放疗时应考虑在该区域更宽松地进行靶区勾画。

A. 肿瘤靶体积(GTV):乳腺癌术后辅助放疗通常不需要常规勾画 GTV,对于术后淋巴结残留或者无法手术患者,应结合 MRI 或 PET/CT 图像,评估阳性淋巴结等可见肿瘤的大小和范围,勾画 GTV。

B. 临床靶体积(CTV):乳腺保乳术后,乳腺临床靶区(CTVwb)勾画参考定位标记及 CT 上可见的乳腺腺体;瘤床指肿块切除术后的术腔,通常根据术中瘤床标记、血清肿及术前影像等,外扩 10~15 mm 生成瘤床临床靶区(CTVtb)。改良根治术后,胸壁临床靶区(CTVcw)通常参考对侧乳腺腺体进行勾画,包括患侧胸壁及瘢痕。区域淋巴结照射包含锁骨上淋巴结、腋窝Ⅰ、Ⅱ、Ⅲ组及内乳淋巴结,详见表 10-21。

表 10-21　SPHIC 乳腺癌的质子碳离子照射靶区

| 靶区 | 乳腺靶区定义和描述 |
|---|---|
| 全乳腺 (CTVwb) | 基于 CT 影像学表现,参考临床检查,包括 CT 可见的所有乳腺腺体组织 |
| 瘤床 (TB) | 在计划 CT 图像上勾画保乳术后瘤床,包括切除术后的术腔、血清肿、术中钛夹标记及术后瘢痕等明显可见部分 |
| 瘤床临床靶区 (CTVtb) | TB 外放 10~15 mm,不包括胸肌、肋间肌、肋骨,前界位于皮下 5 mm |
| 靶区 | 胸壁靶区定义和描述 |
| 胸壁 (CTVcw) | 包括患侧胸壁及手术瘢痕<br>上界:锁骨头下缘,或参考对侧乳腺上缘<br>下界:临床检查,参考 CT 影像学显示的对侧乳腺组织消失位置下 1 cm<br>前界:皮下 3 mm<br>后界:肋骨胸膜交界处,不包括肋骨和肋间肌,如肋间肌侵犯,则包括相应肋间肌<br>外界:临床检查,参考对侧乳腺外侧界,一般不包括背阔肌<br>内界:胸骨肋骨交界处 |

续表

| 靶区 | 区域淋巴结定义和描述 |
|---|---|
| 锁骨上淋巴结<br>(CTVsc) | 包括锁骨上内侧组及后外侧组淋巴结<br>上界：环状软骨下缘<br>下界：颈内静脉和锁骨下静脉结合水平，与内乳淋巴区域相接<br>前界：胸锁乳突肌或锁骨内侧<br>后界：内侧组为斜方肌前缘；后外侧组为斜角肌、肩胛提肌、胸锁乳突肌后缘（或与颈后三角相接）以及血管区/不超过胸膜<br>外界：胸锁乳突肌外缘，下方可与腋窝Ⅲ组相连<br>内界：包括颈内静脉，不包括颈总动脉及甲状腺 |
| 腋窝淋巴结Ⅰ组<br>(CTV_Ax_L1) | 上界：腋静脉上缘上5mm<br>下界：胸大肌消失，一般在第4肋水平<br>前界：胸大肌和胸小肌外侧缘<br>后界：肩胛下肌及背阔肌前缘<br>外界：胸大肌外侧缘与三角肌或背阔肌连线<br>内界：上方为腋窝Ⅱ组外侧，下方为肋骨及肋间肌 |
| 腋窝淋巴结Ⅱ组<br>(CTV_Ax_L2) | 上界：胸小肌在肩胛骨的附着点<br>下界：胸大肌与胸小肌或胸壁间脂肪间隙消失处（为便于勾画，包括胸小肌）<br>前界：胸大肌后缘<br>后界：肋骨及肋间肌<br>外界：胸小肌外侧缘<br>内界：胸小肌内侧缘 |
| 腋窝淋巴结Ⅲ组<br>(CTV_Ax_L3) | 上界：胸小肌在肩胛骨的附着点<br>下界：胸大肌与胸壁间脂肪间隙消失处<br>前界：胸大肌后缘<br>后界：肋骨及肋间肌<br>外界：胸小肌内侧缘<br>内界：脂肪间隙及锁骨上窝消失处 |
| 内乳淋巴结<br>(CTV_IMN) | 上界：与锁骨上淋巴结下界衔接<br>下界：第4前肋上缘<br>前界：内乳血管前缘<br>后界：胸膜<br>外界：内乳动脉外侧5mm<br>内界：内乳静脉内侧5mm |

C. 计划靶体积（PTV）：对于每日靶区偏差多少是可接受的，目前尚未达成共识，尽管大多数医生认为常规X线放疗的偏差在±3mm的可接受范围内。但对于质子来说情况并非如此，微小的位置偏移就可能导致剂量分布出现较大偏差。

2）正常器官勾画：参考RTOG胸部正常组织勾画，在平扫定位CT上勾画危及器官，包括心脏（可勾画心脏亚结构）、双侧肺、左前降支（left anterior descending artery，LAD）、患侧肋骨、患侧臂丛神经、皮肤、甲状腺、食管、气管和对侧乳腺。

3）放射计划设计

A. 放射野的布置：SPHIC在乳腺癌治疗中采用笔形束扫描质子技术，IONTRIS治疗系统照射野面积为 20 cm×20 cm，通常使用多野优化（MFO）技术进行拼接治疗，以确保靶区得到覆盖。一般选用 2~4 个同侧前斜向 En-Face 设野，设野路径方向与呼吸运动方向保持一致。射野角度使用 45°固定束，通过治疗床等中心旋转实现照射野的非共面照射，其角度通常在 −5°~30°范围内。内乳照射时，可考虑增加对侧野或旋转治疗床至 270°，但仅针对胸壁前侧靶区进行治疗，这样可以避免形成切线野，防止呼吸运动对靶区剂量的影响。SPHIC 使用射程调节器（range shifter）来保证所需的浅部放疗深度。

B. 对乳腺内植入物组织密度的修正：对于乳腺内有扩张器植入患者，在计划制定过程中需要考虑到组织扩张器的金属注水口可能产生的图像伪影。由于无法准确测定其 CT 值，在计划制订过程中有必要对扩张器金属注水口进行轮廓勾画，使用已知的组织成分来覆盖其密度设定，并对金属附近区域内的图像伪影进行校正。同时在设野时，由于金属的存在，至少需要采用两个交错角度较大的设野来保证靶区的剂量分布（图 10-27）。

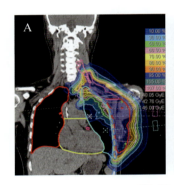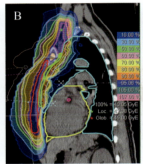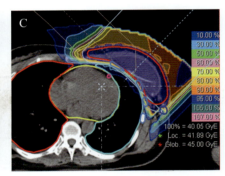

图 10-27　SPHIC 1 例扩张器植入患者的放疗计划

注：该患者接受了全乳切除手术＋扩张器即刻植入术，照射范围为左侧胸壁＋区域淋巴结（包括内乳淋巴结），照射剂量为质子 40.05 Gy（RBE）/15 次。A. 治疗计划的冠状位图；B. 治疗计划的矢状位图；C. 治疗计划的横断位图。在胸壁靶区外侧可见金属注水口，计划制订时需要勾画金属注水口轮廓并进行伪影校正。

对于硅胶假体植入患者的计划制订，SPHIC 赵静芳曾对乳腺硅凝胶假体的实际 RLSP 与 Syngo 治疗计划系统（TPS）读取的数值进行比对，发现两组存在显著差异，这种差异在治疗计划制订过程中会导致束流射程增大，出现剂量过冲（overshoot）现象，进而增加乳腺远端肋骨、肺和心脏等 OAR 的受照剂量。因此，在制订乳腺假体植入病例的治疗计划时，必须对 CT 图像上假体的密度和 RLSP 进行修正，才能正确计算治疗计划的剂量分布。

C. 照射剂量：乳腺癌保乳术后或改良根治术后辅助质子放疗可以采用常规分割，也可采用中等大分割。保乳术后全乳±RNI，常规分割照射剂量为质子 50 Gy（RBE）/25 次或 50.4 Gy（RBE）/28 次，瘤床序贯加量 10~16 Gy（RBE）；中等大分割照射剂量为质子 40.05 Gy（RBE）/15 次，瘤床同步加量（SIB）至 48~50 Gy（RBE），或序贯加量 10~16 Gy（RBE）/5~8 次。改良根治术后胸壁±RNI，常规分割照射剂量为质子 50 Gy（RBE）/25 次或 50.4 Gy（RBE）/28 次；中等大分割照射剂量为质子 40.05 Gy（RBE）/15 次。图 10-28 和图 10-29 是两例典型病例的照射剂量分布图。

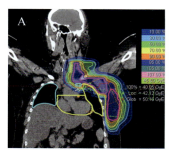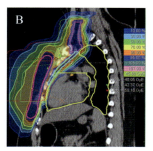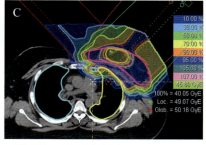

**图 10-28　SPHIC 1 例乳腺癌保乳术后乳腺 + 区域淋巴结照射计划**

注：该患者接受保乳手术，照射范围为左侧乳腺 + 区域淋巴结（包括内乳淋巴结），照射剂量为质子 40.05 Gy(RBE)/15 次，瘤床 SIB 48 Gy(RBE)/15 次。A. 治疗计划的冠状位图；B. 治疗计划的矢状位图；C. 治疗计划的横断位图。

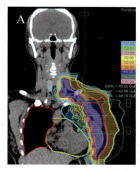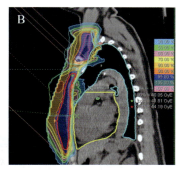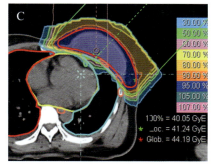

**图 10-29　SPHIC 1 例乳腺癌改良根治术后胸壁 + 区域淋巴结照射计划**

注：该患者接受了改良根治 + 假体重建手术，照射范围为左侧乳腺 + 区域淋巴结（包括内乳淋巴结），照射剂量为质子 40.05 Gy(RBE)/15 次，瘤床 SIB 48 Gy(RBE)/15 次。A. 治疗计划的冠状位图；B. 治疗计划的矢状位图；C. 治疗计划的横断位图。

D. 剂量限制：乳腺癌质子放疗的剂量限制需要根据分割剂量的不同而有所不同。SPHIC 乳腺癌目前主要采用中等大分割质子放疗，具体限量要求根据照射范围有所不同（表 10-22）。

**表 10-22　SPHIC 乳腺癌质子中等大分割治疗剂量限制**

| 器官或组织 | 单纯乳腺/胸壁 | 乳腺/胸壁 + 区域淋巴结 |
| --- | --- | --- |
| 心脏 | $D_{mean} < 0.5$ Gy(RBE) | $D_{mean} < 1$ Gy(RBE) |
| 左前降支 | $D_{max} \leqslant 20$ Gy(RBE) | $D_{max} \leqslant 28$ Gy(RBE) |
| 同侧肺 | $V_{16Gy} \leqslant 10\%$ | $V_{16Gy} \leqslant 15\% \sim 20\%$ |
|  | $V_{4Gy} \leqslant 25\%$ | $V_{4Gy} \leqslant 40\%$ |
| 对侧肺 | $V_{4Gy} \leqslant 10\%$ | $V_{4Gy} \leqslant 15\%$ |
| 对侧乳腺 | 内象限乳腺腺体 $D_{mean} < 1$ Gy(RBE) | 内象限乳腺腺体 $D_{mean} < 1$ Gy(RBE) |
| 皮肤 | $D_{max} \leqslant 103\%$ PD　改良根治术后胸壁皮肤需要 90% 剂量覆盖 | |
| 甲状腺 | — | $D_{mean} < 16$ Gy(RBE) |
| 臂丛 | $D_{max} \leqslant 103\%$ PD | $D_{max} \leqslant 103\%$ PD |

续表

| 器官或组织 | 单纯乳腺/胸壁 | 乳腺/胸壁＋区域淋巴结 |
|---|---|---|
| 肋骨 | $D_{max} \leqslant 100\%$ PD | $D_{max} \leqslant 100\%$ PD |
| 食管 | $D_{max} \leqslant 105\%$ PD | $D_{max} \leqslant 105\%$ PD |

E. 放疗计划评估及验证：质子计划一般采用 95% 的处方剂量覆盖 ≥95%（90% PTV 覆盖也可接受）的 CTV 进行计划评估，内乳区域靶区采用 90% 的处方剂量覆盖 ≥95% 的 CTV，碳离子计划采用 99% 的处方剂量覆盖 ≥95% 的 CTV 进行计划评估，为了避免计划内出现高量，$D_{max} \leqslant 110\%$ 的处方剂量，或者 $D_{0.03cc} \leqslant 110\%$ 的处方剂量。鲁棒性评估需从计划的各个方向进行位置射程偏移考量，射程不确定性设置需要根据机构标准值进行考量（比如 3%～5%）。完成放疗计划设计后，在正式照射患者前必须进行患者个体化计划的验证，一般使用水箱的剂量验证。

目前临床及基础研究表明，在质子射程末端，质子 RBE 会增加。因此在治疗计划制订过程中应留意这些潜在风险，为了避免高 LET 对射程远端正常器官（如肺、肋骨、心脏等）的影响，在靠近胸壁、内乳及肋骨区域可以考虑采用 90%～95% 的处方剂量进行靶区覆盖评估。

在计划评估时，质子射线的射程不确定性的潜在影响须予以考虑，由于乳腺是浅表靶区，所需射程相对较短，并且乳腺治疗所经过的大部分组织由脂肪、肌肉或腺组织构成，这些组织在射程计算中的不确定性较低，射程不确定性的远端边界通常为 2～3mm。

F. 放疗实施及质量控制：每日正交 X 射线验证片，并将其与胸壁及体表标记在 6 个方向进行匹配以确认治疗位置。此外，使用体表追踪系统 C-RAD 对皮肤和体表进行分次间及分次内的体表追踪。

建议放疗前进行复位，重新计算计划评估，如果发现摆位存在较大误差、器官解剖结构发生显著变化、设野路径上组织密度发生改变等，导致靶区覆盖不足、热点增加或者 OAR 剂量不可接受时，需要重新调整计划。

患者治疗过程中每周至少进行 1 次锥形束 CT 或室内在线 CT 扫描，尤其是在体检发现体重变化明显、乳腺组织出现红肿等表现时，需要实时行影像评估，以评估靶区体积覆盖情况、危及器官的受量，以及确定是否需要进行自适应再计划。

### 10.7.5　SPHIC 乳腺癌质子放疗的临床资料

#### （1）乳腺癌质子放疗结果

SPHIC 对乳腺癌的术后辅助质子放疗采用中等大分割治疗方式。前期开展了一项回顾性研究，旨在比较质子常规分割与中等大分割治疗的毒副作用情况。

该研究涵盖 2017 年 1 月—2019 年 12 月期间接受质子放疗的 50 例保乳术后患者，根据美国 AJCC 第 8 版分期，其中 I 期 26 例，II 期 22 例，III 期 2 例。14 例患者接受了常规分割 IMPT，总剂量为 50 Gy(RBE)/25 次，手术床进行 10 Gy(RBE)/4 次的序贯加量照射；36 例患者接受中等大分割 IMPT，总剂量为 40.05 Gy(RBE)/15 次，瘤床

SIB 至 48 Gy(RBE)。中等大分割组的中位随访时间为 35.6 个月(15~43 个月)。常规分割组的中位随访时间为 46.8 个月(36~68 个月)。

在急性毒性方面,常规分割组 1 级和 2 级放射性皮炎的发生率分别为 35.7% 和 57.1%。中等大分割剂量组 1 级和 2 级放射性皮炎的发生率分别为 91.7% 和 8.3%,常规分割组有 1 例患者发生 3 级放射性皮炎,中等大分割组未观察到 3 级及以上放射性皮炎。中等大分割组的放射性皮炎发生率显著优于常规分割组。常规分割组和大分割剂量组 1 级放射性食管炎的发生率分别为 85.71% 和 60%。

在晚期毒副作用方面,常规分割组未观察到放射性肺炎和肋骨骨折。中等大分割组有 3 例患者出现 1 级肺炎,1 例患者出现 2 级肺炎,2 例患者出现肋骨骨折。中等大分割组有 1 例患者出现甲状腺功能减退。所有患者对乳房外形满意。常规分割组 1 年,2 年的总生存率(OS)和无病生存率(DFS)分别为 100% 和 100%,100% 和 92.9%。大分割分割组 1 年,2 年的 OS 和 DFS 分别为 100% 和 100%,100% 和 100%。

综合上述研究结果,初步认为乳腺癌质子中等大分割治疗具有安全性与有效性。后续将持续跟进该治疗方案的远期毒性及疗效,以期为乳腺癌质子放疗提供更全面、深入的临床依据与实践指导。

(2) 典型病例

患者,女,33 岁,双侧乳腺癌。改良根治术及假体植入术后,左侧乳腺癌 $pT_2N_3M_0$,ⅢC 期,右侧乳腺癌 $pT_2N_3M_0$ ⅢC 期。术后辅助放疗,照射方案:双侧胸壁+双侧锁骨上下淋巴结+内乳淋巴结,质子 40.05 Gy(RBE)/15 次。治疗期间出现 1 级急性放射性皮炎及 1 级急性放射性食管炎,随访期间未出现放疗相关不良反应,目前无病生存 2 年,假体无感染或破裂(图 10-30)。

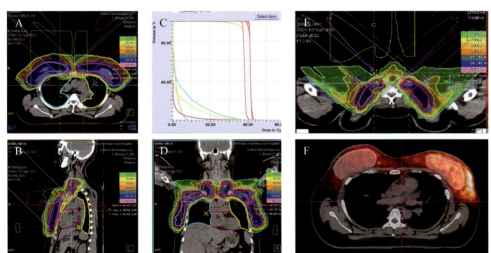

图 10-30 SPHIC1 例双侧乳腺癌改良根治术+双侧假体植入术后

注:双侧胸壁+区域淋巴结辅助质子放疗剂量分布及 PET 验证图。A 为治疗计划横断位图(胸壁层面);B 为治疗计划矢状位图;C 为治疗计划剂量体积直方图(DVH);D 为治疗计划冠状位图;E 为治疗计划横断位图(锁骨上层面);F 为质子放疗后 PET 验证图像。

(李 萍 章 青)

## 参考文献

[1] 郑荣寿,陈茹,韩冰峰,等.2022年中国恶性肿瘤流行情况分析[J].中华肿瘤杂志,2024,46:221-231.

[2] BOYAGES J, BAKER L. Evolution of radiotherapy techniques in breast conservation treatment [J]. Gland Surg, 2018, 7(6):576-595.

[3] BRADLEY JA, DAGAN R, HO M W, et al. Initial report of a prospective dosimetric and clinical feasibility trial demonstrates the potential of protons to increase the therapeutic ratio in breast cancer compared with photons [J]. Int J Radiat Oncol Biol Phys, 2016, 95(1):411-421.

[4] BRAY F, LAVERSANNE M, SUNG H, et al. Global cancer statistics 2022: GLOBOCAN estimates of incidence and mortality worldwide for 36 cancers in 185 countries [J]. CA Cancer J Clin, 2024, 74:229-263.

[5] BRYANT C, SMITH T L, HENDERSON R H, et al. Five-year biochemical results, toxicity, and patient-reported quality of life after delivery of dose-escalated image guided proton therapy for prostate cancer [J]. Int J Radiat Oncol Biol Phys, 2016, 95:422-434.

[6] CAI X, DU Y Y, WANG Z, et al. The role of carbon ion radiotherapy for unresectable locally recurrent rectal cancer: a single institutional experience [J]. Radiat Oncol, 2020, 15:209.

[7] CAI X, LI P, ZHAO J F, et al. Definitive carbon ion re-irradiation with pencil beam scanning in the treatment of unresectable locally recurrent rectal cancer [J]. J Radiat Res, 2023, 64(6):933-939.

[8] CHOI JI, HARDY-ABELOOS C, LOZANO A, et al. PTCOG international survey of practice patterns and trends in utilization of proton therapy for breast cancer [J]. Clin Transl Radiat Oncol, 2024, 48:100847.

[9] CORRAO G, MARVASO G, MASTROLEO F, et al. Photon vs proton hypofractionation in prostate cancer: a systematic review and meta-analysis [J]. Radiother Oncol, 2024, 195:110264.

[10] DAS P, DELCLOS M E, SKIBBER J M, et al. Hyperfractionated accelerated radiotherapy for rectal cancer in patients with prior pelvic irradiation [J]. Int J Radiat Oncol Biol Phys, 2010, 77(1):60-65.

[11] DENMEADE S R, ISAACS J T. A history of prostate cancer treatment [J]. Nat Rev Cancer, 2002, 2:389-396.

[12] EICHKORN T, KARGER C P, BRONS S, et al. Results of a prospective randomized trial on long-term effectiveness of protons and carbon ions in prostate cancer: LEM I and $\alpha/\beta=2$ Gy overestimates the RBE [J]. Radiother Oncol, 2022, 173:223-230.

[13] FISHER B, ANDERSON S, BRYANT J, et al. Twenty-year follow-up of a randomized trial comparing total mastectomy, lumpectomy, and lumpectomy plus irradiation for the treatment of invasive breast cancer [J]. N Engl J Med, 2002, 347(16):1233-1241.

[14] GAO R W, MULLIKIN T C, AZIZ K A, et al. Postmastectomy intensity modulated proton therapy: 5-year oncologic and patient-reported outcomes [J]. Int J Radiat Oncol Biol Phys, 2023, 117(4):846-856.

[15] GEORG D, HOPFGARTNER J, GÓRA J, et al. Dosimetric considerations to determine the optimal technique for localized prostate cancer among external photon, proton, or carbon-ion therapy and high-dose-rate or low-dose-rate brachytherapy [J]. Int J Radiat Oncol Biol Phys, 2014, 88: 715-722.

[16] HALL W A, PAULSON E, DAVIS B J, et al. NRG oncology updated international consensus atlas on pelvic lymph node volumes for intact and postoperative prostate cancer [J]. Int J Radiat Oncol Biol Phys, 2021, 109: 174-185.

[17] HOLT F, PROBERT J, DARBY S C, et al. Proton beam therapy for early breast cancer: a systematic review and meta-analysis of clinical outcomes [J]. Int J Radiat Oncol Biol Phys, 2023, 117(4): 869-882.

[18] HONG Z, YANG Z, MEI X, et al. A retrospective study of adjuvant proton radictherapy for breast cancer after lumpectomy: a comparison of conventional-dose and hypofractionated dose [J]. Radiat Oncol, 2023, 18(1): 56.

[19] LI P, HONG Z, LI Y, et al. Two-year toxicity and efficacy of carbon ion radiotherapy in the treatment of localized prostate cancer: a single-centered study [J]. Front Oncol, 2021, 11: 808216.

[20] MIHALSKI J M, MOUGHAN J, PURDY J, et al. Effect of standard vs dose-escalated radiation therapy for patients with intermediate-risk prostate cancer: the NRG oncology RTOG 0126 randomized clinical trial [J]. JAMA Oncol, 2018, 4: e180039.

[21] MOHIUDDIN M, MARKS G, MARKS J. Long-term results of reirradiation for patients with recurrent rectal carcinoma [J]. Cancer, 2002, 95(5): 1144-1150.

[22] MUTTER R W, GIRI S, FRUTH B F, et al. Conventional versus hypofractionated postmastectomy proton radiotherapy in the USA (MC1631): a randomised phase 2 trial [J]. Lancet Oncol, 2023, 24(10): 1083-1093.

[23] NOMIYA T, TSUJI H, KAWAMURA H, et al. a multi-institutional analysis of prospective studies of carbon ion radiotherapy for prostate cancer: a report from the Japan Carbon ion Radiation Oncology Study Group (J-CROS) [J]. Radiother Oncol, 2016, 121: 288-293.

[24] PARKER C C, JAMES N D, BRAWLEY C D, et al. Radiotherapy to the primary tumour for newly diagnosed, metastatic prostate cancer (STAMPEDE): a randomised controlled phase 3 trial [J]. Lancet, 2018, 392: 2353-2366.

[25] PASALIC D, STROM EA, ALLEN P K, et al. Proton accelerated partial breast irradiation: clinical outcomes at a planned interim analysis of a prospective phase 2 trial [J]. Int J Radiat Oncol Biol Phys, 2021, 109(2): 441-448.

[26] SCHULTE R W, SLATER J D, ROSSI C J, et al. Value and perspectives of proton radiation therapy for limited stage prostate cancer [J]. Strahlenther Onkol, 2000, 176: 3-8.

[27] SCHWARZ M, PIERELLI A, FIORINO C, et al. Helical tomotherapy and intensity modulated proton therapy in the treatment of early stage prostate cancer: a treatment planning comparison [J]. Radiother Oncol, 2011, 98: 74-80.

[28] SHIPLEY W U, VERHEY L J, MUNZENRIDER J E, et al. Advanced prostate cancer: the results of a randomized comparative trial of high dose irradiation boosting with conformal protons compared with conventional dose irradiation using photons alone [J]. Int J Radiat Oncol Biol Phys, 1995, 32: 3-12.

[29] SMITH N L, JETHWA K R, VIEHMAN J K, et al. Post-mastectomy intensity modulated

proton therapy after immediate breast reconstruction: Initial report of reconstruction outcomes and predictors of complications [J]. Radiother Oncol, 2019, 140: 76-83.

[30] TAO R, TSAI C J, JENSEN G, et al. Hyperfractionated accelerated reirradiation for rectal cancer: An analysis of outcomes and toxicity [J]. Radiother Oncol, 2017, 122(1): 146-151.

[31] THORPE C S, NISKA J R, ANDERSON J D, et al. Acute toxicities after proton beam therapy following breast-conserving surgery for breast cancer: multi-institutional prospective PCG registry analysis [J]. Breast J, 2020, 26(9): 1760-1764.

[32] TROFIMOV A, NGUYEN P L, COEN J J, et al. Radiotherapy treatment of early-stage prostate cancer with IMRT and protons: a treatment planning comparison [J]. Int J Radiat Oncol Biol Phys, 2007, 69: 444-453.

[33] VALENTINI V, MORGANTI A G, GAMBACORTA M A, et al. Preoperative hyperfractionated chemoradiation for locally recurrent rectal cancer in patients previously irradiated to the pelvis: A multicentric phase II study [J]. Int J Radiat Oncol Biol Phys, 2006, 64(4): 1129-1139.

[34] VERONESI U, CASCINELLI N, MARIANI L, et al. Twenty-year follow-up of a randomized study comparing breast-conserving surgery with radical mastectomy for early breast cancer [J]. N Engl J Med, 2002, 347: 1227-1232.

[35] WANG W, HUANG Z, SHENG Y, et al. RBE-weighted dose conversions for carbon ion radiotherapy between microdosimetric kinetic model and local effect model for the targets and organs at risk in prostate carcinoma [J]. Radiother Oncol, 2020, 144: 30-36.

[36] ZHANG Y, LI P, YU Q, et al. Preliminary exploration of clinical factors affecting acute toxicity and quality of life after carbon ion therapy for prostate cancer [J]. Radiat Oncol, 2019, 14(1): 94.

# 第 11 章
# 放射生物学研究

在过去的一个多世纪里,肿瘤放射治疗技术的发展取得了显著进步。质子和重离子放射治疗等一系列革命性技术的出现大大提升了治疗的精准度,有效降低了放射治疗对邻近正常组织的损伤。然而,肿瘤的整体治愈率仍有待提高。放射肿瘤学的持续发展为从生物学层面改善临床治疗效果开辟了新的途径。

为推进放射肿瘤学基础理论研究,上海市质子重离子医院(SPHIC)成立了上海市放射肿瘤学重点实验室。该实验室针对现有科学问题,重点开展三个研究方向——个体化精准放射治疗、放射生物学效应和放射免疫效应。作为上海市首个也是唯——个专注于放射肿瘤学研究的科研基地,该实验室在推动学科发展中发挥着重要作用。

## 11.1 实验室建设

实验室建设分为两期进行。第一期重点完善分子、细胞和动物实验的基础条件,建立了常规分子细胞生物学实验和动物实验平台。第二期着重建设样本库及其配套分析测试设施,同时扩建了可供多个课题组开展研究工作的实验空间。经过两期建设,实验室规模逐步完善,总面积达 527 m²,拥有 25 台价值超过 20 万元的设备,7 台价值在 2~20 万元之间的设备,设备总数达 200 台。科研设备固定资产总值超过 2 961 万元。2023 年设备年使用时长达 4 587 小时,2024 年 1 月—9 月达 3 165 小时。实验室设备管理系统的建立,实现了设备的集中管理和使用状态实时更新,并支持手机在线预约,有效提升了设备使用效率;同时配备了视频监控系统、温湿度和二氧化碳检测系统等生物安全和实验环境监控设施。

在实验设备配置方面,针对个体化精准放射治疗方向,建立了二代测序平台、数字化基因检测仪和液相质谱代谢组学平台,可开展基因组、转录组、代谢组和脂质组等组学研究。针对经典的放射生物学研究,建设了专业细胞房,配备了细胞培养箱、乏氧工作站、二级生物安全柜、克隆计数仪、多功能酶标仪、无标记实时细胞分析仪、流式细胞仪和共聚焦显微镜等设备,可进行克隆形成、细胞活力和 DNA 损伤等研究。在分子生物学方面,配置了热循环仪、荧光定量聚合酶链式反应仪、蛋白印迹成像系统等核酸和蛋白检测设备。在组织研究方面,配备了组织解离系统、组织细胞磁分离系统、切片机和放射性磷屏成像仪等。针对活体研究，建有小型动物房，并配备了小动物光子辐照仪、多模式活体成像仪等设备。

## 11.2　样本库建设

2015年初，美国政府从国家战略层面提出"精准医疗计划"。2015年2月，习近平总书记批示科技部与国家卫生和计划生育委员会成立中国精准医疗战略专家组，制定了"精准医疗"战略规划，并将其纳入国家"十三五"重大科技专项。2015年5月SPHIC建院以后，逐步开始收集患者样本，2018年启动收集全院质子重离子患者样本，全院超过90%质子重离子患者样本进入样本库，截至2024年7月，共计收集了5520名质子重离子治疗患者142482份样本，样本库信息系统共计含有样本、质控、备注、知情同意等信息3.7万条，成为全球最大的质子、重离子患者生物样本库。生物样本库的采集、质控以及入库环节均借助本地化的样本库管理软件实现全流程线上管理，具体流程如图11-1所示：①医生开具医嘱后，样本库软件会察觉并生成一条新记录，同时软件自动形成样本编号，进而发起并启动样本入库流程；②护士采集血样后经由运送中心送达样本库，运送中心人员对样本进行扫码以完成送达确认；③样本库技术员通过样本库管理软件进行签收确认，并启动前处理标准操作流程与质量控制流程；④处理完成后，形成的冻存管进行扫码入库，至此完成整个采集流程；⑤若在一定时间范围内未能实现样本流程闭环，则会启动异常情况响应流程，梳理送样的各个环节，以推动样本送样形成闭环。

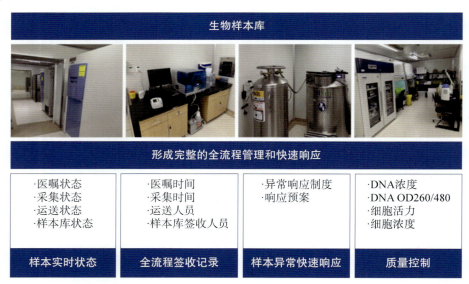

图11-1　生物样本库全流程管理概况

## 11.3 SPHIC 已经建立的技术平台

### 11.3.1 碳离子照射和验证模型

重离子设备在临床治疗中具有毫米级的精确度,然而在基础研究中面临更高的精度要求:单层细胞厚度仅为微米级,小鼠肿瘤体积也远小于人类肿瘤。为确保实验数据的准确性,在照射模具设计中采用 3D 打印技术,不仅提高了模具本身的精度,还实现了对培养瓶位置的精准控制,从而显著提升了照射精度。照射参数方面,选用单能、单 LET 射线进行照射,以保证照射条件的高度一致性。针对动物肿瘤体积较小的特点,开发了碳离子微孔照射技术,通过定制小孔挡块,成功实现了对 1~2 mm 球状结构的精确照射(图 11-2)。为保证照射的准确性,所有照射实验均通过 EBT3 胶片进行验证。

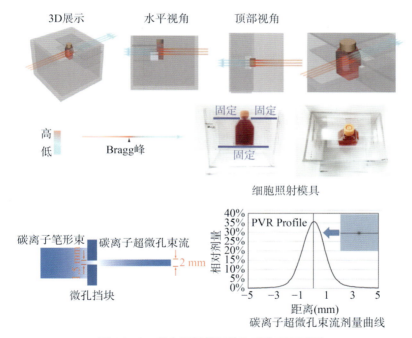

图 11-2 碳离子射线细胞和动物照射模型

### 11.3.2 光子放疗抵抗肿瘤细胞模型

光子放疗抵抗肿瘤细胞模型的构建存在一定挑战。光子射线照射并不能必然导致肿瘤细胞获得放疗抗性,即使部分细胞株成功获得抗性,这种特性也可能在传代过程中逐渐消失。考虑到放疗抵抗细胞株在放疗敏感性研究中的重要作用及其构建周期较长的特点,采用梯度剂量照射模式,成功建立了多个人源光子放疗抵抗肿瘤细胞系,包括人胶质瘤、鼻咽癌、肺癌和前列腺癌等细胞系。

### 11.3.3 代谢组学技术

尽管代谢组学技术在组学研究领域已趋于成熟,但在同时兼顾检测广度和精度方面仍面临挑战,这往往影响大队列研究和模型构建的成功率。为解决这一问题,我院自主开发了一套代谢组学分析软件(软件著作权登记号 2023SR0256527),其核心算法(图 11-3)包括以下三个方面。

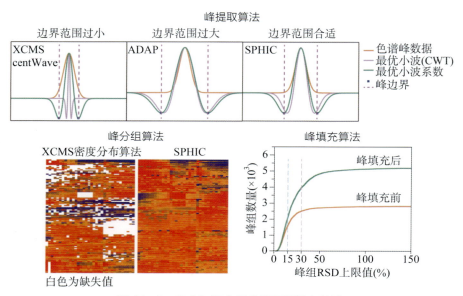

图 11-3　自主知识产权代谢组学核心算法

**(1) 峰提取算法**

现有基于连续小波变换的峰提取算法存在局限性。XCMS 是比较受欢迎的代谢组学分析软件,但是 XCMS 的 centWave 算法仅考虑尺度因子与色谱峰顶点的匹配来确定最佳连续小波变换尺度因子,导致峰边界偏小或误拆分。北卡罗来纳大学的科学家也发现了这一问题,发布的新算法虽考虑了小波与数据的相似度,但得出的色谱峰边界又显著偏大。我们采用高斯密度分布的 $3\sigma$ 准则作为峰边界基准,通过这一方法选择最适尺度因子参数,实现了更准确的峰边界判定和更合理的峰拆分合并。

**(2) 峰分组算法**

传统峰分组算法仅以峰值保留时间作为分组依据,忽视了峰形信息,导致分组精度不高且过度依赖人为参数设置。我们的改进方法是引入了色谱峰的三项高斯拟合参数,这样不仅降低了对人为参数的依赖,还能有效处理各类峰形的分组。特别是,我们采用的核密度分布计算方法成功解决了样本间多峰对应单峰的问题,实现了多对一关系的智能选择。

**(3) 峰填充算法**

针对分组后的峰缺失问题,我们建立了新的填充机制。将峰提取过程中被滤除的低强度色谱峰作为峰填充集，将过滤后的数据作为分组集。在完成核密度分布计算后，将填充集数据整合入色谱峰组别，并进行智能选择。

这些算法已在我院的多个研究项目中得到应用，累计检测达 3 056 针次。在一项 376 针次的非靶代谢组研究中，相较于 XCMS 软件的默认方法，我们的峰分组算法纠正了 183/2 622（6.98%）的错误分组。在一个典型样本中，峰提取算法修正了 2 335/7 698（30.3%）的色谱峰参数，填充了 188 265 个色谱峰（占原有峰数的 71%）。通过这三项算法的综合优化，可用于统计分析（百分比标准偏差＜30%）的特征峰组数量提升了 65%。

### 11.3.4　代谢流技术用于免疫代谢动态分析

代谢流技术通过跟踪特定标记底物在细胞代谢网络中的流向和分布，揭示细胞在不同生理状态下的代谢途径活性和代谢通量变化。我们整合了组织分离、磁分选、稳定同位素标记和代谢组学等多项技术，建立了免疫细胞的动态代谢分析平台。

在技术层面，我们创立了基于磁珠标记的免疫细胞正向和负向分离提纯方法，以及利用 3 种 $^{13}$C 标记的主要营养素进行代谢通路标记的方法。同时，开发了相应的代谢通量信息分析算法。该算法以常规代谢组检出的代谢物为模板，结合体内常见元素（C、H、O、N）的同位素信息，计算不同标记程度下的质荷比和保留时间信息。随后，通过靶向提取方法对标记样本中的被标记代谢物进行定量，从而计算免疫细胞代谢物的同位素质量分布比率、标记量和标记速率等代谢通量信息。这一技术体系为深入研究免疫细胞的代谢动态提供了重要支持，具有广阔的医学研究和临床应用前景。

### 11.3.5　转录组测序技术

基因水平的改变在肿瘤的发生发展过程中发挥着关键作用。目前，测序技术已被越来越多的肿瘤治疗指南采纳，被广泛应用于肿瘤分子分型、用药指导和治疗响应监测等领域。在人类遗传严格管理的背景下，考虑到提高测序质量和准确性的需求，建立自有二代测序平台具有重要意义。我们建立了转录组测序技术平台，并正在逐步拓展全外显子测序等其他二代测序技术。

我们采用了已经广泛验证且成熟的转录组测序方法。在数据分析方面，我们针对 RNA 测序原始数据文件（.fastq.gz）构建了一套本地化分析流程。该流程基于 Linux 系统的 Conda 环境搭建，集成了多个开源且已发表的分析工具，包括 FastQC 用于快速质控、Trim_Galore 用于引物裁剪和低质量 reads 过滤、SortMeRNA 用于核糖体 RNA 数据过滤、STAR 用于基因组比对、featureCounts 用于比对结果定量展示，以及 multiQC 用于多重质控。此外，基于已发表文献和测序平台设备特点，我们制定了一套基于 R 语言的数据质量评估标准。

### 11.3.6　数字式单分子基因表达谱分析技术

二代测序技术因需要进行扩增步骤而存在结果偏向性，且在测试分析石蜡切片样本时面临技术限制。为解决这些问题，我们建立了数字式单分子基因表达谱分析平台。该平台通过分子条形码和单分子成像技术，能够直接对基因表达进行多重计数，实现 RNA 表达水平的精确定性定量分析。

与传统基因表达分析技术相比，该技术具有以下优势：无须 PCR 扩增，可直接检测样本，具有极高的灵敏度、精确度、重复性和通量。目前，我们将该技术与二代测序结合使用，以提高基因检测的准确性。同时，我们还建立了 miRNA 检测流程，单个样本可同时检测 800 多个 miRNA，为 miRNA 的检测和研究提供了重要技术支持。

## 11.4 研究成果

### 11.4.1 碳离子放射治疗的代谢重编程效应研究

放射治疗在过去一个多世纪的发展中已成为治疗肿瘤的重要手段，超过 70% 的肿瘤患者接受过放疗。然而，放疗后肿瘤复发的问题仍然普遍存在，提升放疗效果成为亟待解决的挑战。研究表明，细胞代谢改变是肿瘤发生的重要特征之一。早在 20 世纪 60 年代，《自然》杂志就报道了蜡状芽孢杆菌孢子的辐射抗性与半胱氨酸含量密切相关。2009 年，《自然》杂志进一步揭示了肿瘤干细胞的辐射抗性与其代谢特性的关联。2015 年，美国加州大学威利安-麦克布莱德在《自然-临床肿瘤学评论》（*Nature Review Clinical Oncology*）杂志上发表文章提出，肿瘤特有的 DNA 修复机制和代谢重编程是放射治疗面临的关键挑战。最新的研究发现，抗辐射胶质瘤细胞虽然未显示 DNA 修复通路的明显上调，但代谢通路发生了显著变化。这些研究表明，虽然 DNA 修复能力的差异会影响放疗敏感性，但肿瘤代谢重编程可能在放疗敏感性中发挥着更为关键的作用。

我们自 2017 年建立代谢组学平台以来，在碳离子放射治疗代谢响应研究方面取得了重要进展。研究发现，碳离子治疗能够引起显著的肿瘤代谢重编程，主要表现为对肿瘤代谢的全面抑制作用。在前列腺癌治疗研究中，对激素敏感型寡转移前列腺癌患者采用碳离子放射治疗联合新辅助雄激素剥夺治疗后，患者尿液代谢物谱发生显著变化，其中 51 种风险代谢物（占比 85%）呈现显著降低趋势。尤其值得注意的是，通常在前列腺癌患者中升高的谷氨酰胺水平，经碳离子放射治疗联合新辅助雄激素剥夺治疗后显著降低至健康水平，表明碳离子放射治疗能有效调节谷氨酰胺代谢，抑制肿瘤细胞代谢活性。这些临床发现在细胞和动物实验中得到进一步验证。在 PC3 细胞中，碳离子射线照射不仅抑制了谷氨酰胺代谢，还减少了细胞侵袭和迁移能力。当培养基中去除谷氨酰胺后，碳离子射线对细胞侵袭和迁移的抑制作用更为显著。在肿瘤移植小鼠模型中，碳离子不仅显著抑制了肿瘤生长，还降低了肿瘤组织中的谷氨酰胺水平。

研究进一步发现，碳离子局部加量能增强代谢抑制效应。常规碳离子放疗的同时，在前列腺特异性膜抗原分子影像探针正电子发射断层扫描成像（PSMA-PET）阳性区域进行同步加量，实现了分子影像引导的同步加量碳离子放疗技术。该技术不仅能显著抑制丙氨酸、天冬氨酸和谷氨酸代谢通路中的代谢物，还对DNA损伤和修复相关的嘌呤代谢物产生更强的下调作用，有力证实了肿瘤细胞增殖被显著抑制。

碳离子放射治疗与新辅助雄激素剥夺治疗表现出协同的代谢抑制作用。单纯新辅助雄激素剥夺治疗虽能在一定程度上抑制前列腺癌代谢，但未能完全消除典型的风险代谢物谱，如谷氨酰胺、2-氧代谷氨酸、精氨琥珀酸和谷氨酸等代谢物仍显著高于健康水平。而在新辅助雄激素剥夺治疗联合碳离子放射治疗后，寡转移前列腺癌患者85%的风险代谢物显著降低，谷氨酰胺水平更是恢复至健康水平。

从极性代谢物角度来看，碳离子放射治疗主要影响能量代谢、氨基酸代谢和生物合成相关的代谢通路，包括丙氨酸、天冬氨酸和谷氨酸代谢，精氨酸生物合成，甘氨酸、丝氨酸和苏氨酸代谢等。这些代谢通路的抑制可能通过减少能量供应、阻碍蛋白质合成来抑制前列腺癌细胞的生长和增殖。

### 11.4.2 前列腺癌碳离子放射治疗代谢响应差异和多模态生化复发预测模型建立研究

研究发现，前列腺癌患者的尿液代谢物水平普遍高于健康人群。初诊患者与健康样本相比，有223种代谢物显著升高，10种显著降低。其典型代谢重编程途径主要涉及天冬氨酸和谷氨酸代谢、精氨酸生物合成等，其中谷氨酰胺、2-氧代谷氨酸、精氨琥珀酸、天冬氨酸和谷氨酸等代谢物尤为重要。

即使在相同类型和分期的前列腺癌患者中，碳离子放射治疗的代谢响应也存在个体差异。通过聚类分析发现，接受碳离子放射治疗后的患者可根据代谢物谱分为不同组别，这些组别在精氨酸生物合成和苯丙氨酸、酪氨酸、色氨酸生物合成等途径上表现出显著差异。

研究建立了前列腺癌核心风险代谢物数据集，包括谷氨酰胺、2-氧代谷氨酸、天冬氨酸、谷氨酸、精氨琥珀酸以及多种氨基酸。结果表明，碳离子放射治疗后的前列腺癌代谢水平与疾病进展呈现密切的正相关关系。

在代谢组学和磁共振影像组学的多模态研究中，发现影像组学特征与代谢物之间存在显著相关性。特别是，与甲硫氨酸代谢相关的影像组学特征与生化复发状态密切相关。在104个影像组学特征中，33个与甲硫氨酸改变程度显著相关，其中4个特征（contrast、difference variance、small dependence high gray level emphasis和mean absolute deviation）与生化复发状态高度相关，AUC值在0.704~0.769之间，为前列腺癌的疗效评估和预后预测提供了重要依据。

基于治疗前后的代谢物变化和影像组学特征，可将前列腺癌患者分为不同代谢亚型。例如，激素敏感型寡转移前列腺癌患者因谷氨酰胺水平升高而具有特殊的代谢特征，对新辅助雄激素剥夺治疗联合碳离子放射治疗响应也各不相同。通过分析代谢物和影像组学特征,可识别出对碳离子放射治疗敏感和抵抗的患者亚型,为个体化治疗方案的制订提供了科学依据。

### 11.4.3　碳离子射线有效抑制光子放疗抵抗肿瘤机制探索

具有光子放疗抗性的细胞对碳离子射线表现出较高敏感性,但仍保持一定抗性,这表明光子放疗和碳离子放疗的杀伤机制既有相似之处又存在差异。例如,鼻咽癌CNE-2细胞经反复光子照射后虽获得抗凋亡特性,但碳离子照射仍能有效抑制这些光子抵抗细胞。在对光子抵抗的鼻咽癌(nasopharyneal carcinoma, NPC)细胞系(CNE-2R)及其亲本细胞系(CNE-2)进行质子、碳离子和光子的杀伤效果比较研究中,质子处理的细胞存活曲线与X线相似。在10%生存水平($D_{10}$)下,质子束的相对生物学效应值在CNE-2和CNE-2R细胞中分别为0.95和0.98。碳离子在10%和37%生存水平的相对生物学效应值,在CNE-2细胞中分别为2.46和2.90,在CNE-2R细胞中分别为1.95和2.53。这表明碳离子在两种细胞中的细胞灭活能力均优于光子和质子,但在光子抵抗细胞中的相对生物学效应值相对较低。

在碳离子射线照射下,光子放疗抵抗和敏感的细胞呈现一定的相似变化。碳离子会诱导一系列细胞反应,包括DNA损伤修复(如γ-H2AX荧光信号持续时间延长)、细胞周期阻滞(如$G_2$期和M期阻滞)、细胞遗传学损伤(如微核形成)、形态学改变(如细胞肿胀)以及细胞坏死,这些现象在光子抵抗和敏感细胞中均有被观察到。然而,碳离子射线与光子射线的细胞损伤机制存在显著差异。

放疗敏感性不同的细胞对不同射线的响应机制也存在差异。在光子抵抗的NPC细胞中,坏死性凋亡抑制因子(如caspase-8和Bcl-x)表达降低,而底物混合谱系激酶样蛋白(MLKL)水平升高。经碳离子射线处理后,对光子抵抗的鼻咽癌细胞中磷酸化MLKL显著上调,与光子照射相比,在物理剂量(4 Gy)和相对生物学效应剂量(10 Gy)下均呈现显著差异($P \leq 0.0001$)。在敏感细胞中,碳离子不仅诱导磷酸化MLKL适度上调,还伴随Bcl-x表达下调和粒细胞-巨噬细胞集落刺激因子水平升高。

### 11.4.4　碳离子放射免疫学效应

放射免疫学效应包括免疫原性死亡、远隔效应等一系列辐射诱导的体内免疫学响应。在这一过程中,肿瘤免疫微环境和外周血免疫细胞发挥关键作用。放射免疫疗法作为放疗与免疫疗法的结合,在临床前和临床研究中均展现出优于单一治疗方式的抗肿瘤效果,成为当前提升放疗效果最具前景的方法之一。

研究发现,碳离子射线能够诱导远隔效应,其中乏氧区域的照射尤为重要。在乳腺癌4T1细胞移植小鼠模型中,肿瘤碳离子整体照射与单纯照射肿瘤乏氧区域对未照射对侧肿瘤的抑制效果相当,表明乏氧区碳离子照射是诱导远隔效应的关键因素之一。

碳离子射线还可诱导免疫原性死亡。照射后,坏死抑制因子(如caspase-8和

Bcl-x)表达下调,而磷酸化的 MLKL 水平显著上升,这些关键事件共同指向坏死性凋亡的发生。

在免疫细胞方面,碳离子射线对淋巴细胞群体影响较小。前列腺癌患者接受碳离子放疗后,外周血中 CD3$^+$、CD4$^+$、CD8$^+$ T 细胞和 NK 细胞的比例保持稳定,但 CD4/CD8 比值上升,B 细胞数量减少。除调节性 T 细胞外,各淋巴细胞亚群的增殖能力均有提升,T 细胞功能增强,表现为肿瘤坏死因子分泌适度增加。同时,调节性 T 细胞比例升高,而 MDSCs 比例维持不变。在基因表达层面,碳离子放疗降低了 TGF-β1 的表达,IL-6 表达也呈下降趋势。

碳离子放射治疗增强抗肿瘤免疫反应的机制可能涉及免疫细胞浸润增加和 T 细胞效应功能的提升。小鼠肿瘤模型经碳离子射线照射后,肿瘤内 CD4$^+$ T 细胞和巨噬细胞数量增加,脾脏中 CD8$^+$ T 细胞和 T 效应记忆细胞增强,CD8$^+$ 肿瘤浸润性淋巴细胞产生 IFN-γ 的能力增强,同时肿瘤和脾脏中的耗竭 T 细胞减少。

此外,碳离子射线可能通过激活 cGAS-STING 通路诱导免疫效应抑制肿瘤生长。碳离子射线显著提高了胞质双链 DNA、cGAS-STING 通路中 p-TBK1 和 p-IRF3 蛋白水平,以及下游干扰素刺激基因的表达。使用 STING 抑制剂 C-176 处理 RM1 肿瘤小鼠会减弱碳离子射线的抗肿瘤效果,这表明碳离子射线通过激活 cGAS-STING 通路和增强免疫反应来抑制肿瘤生长。

### 11.4.5 放疗增敏剂

高原子序数金属元素的放疗增敏剂通过辐射催化产生自由基,耗竭细胞内还原性物质,调节肿瘤代谢,从而增强放疗敏感性。2020 年 2 月,基于金属铪的放疗增敏剂获美国 FDA 授予快速审批通道资格,用于治疗不适合铂类化疗的局部晚期 HNSCC 患者,目前正开展全球Ⅲ期临床研究。2017 年和 2022 年,《自然-生物医学工程》(Nature Biomedical Engineering)报道的放射动力学治疗手段成为该领域前沿方向。作为国际、国内最早开展此类研究的机构之一,我院在该领域取得了显著进展,开发了多种机理的放疗增敏剂,在低剂量射线照射下能够调节肿瘤代谢并诱导抗肿瘤免疫效应,提升放疗效果并降低副作用。这些成果已在肺癌患者样本中得到验证,并获得多项中国发明专利授权(专利号:ZL202111048602.0、ZL2111051991.2、ZL202111051904.3)。

其中,一种"超级"四面体金属团簇 $Fe_{12}$-POM 作为放疗增敏剂由四个 $P_2W_{15}$ 能量天线单元和一个作为电子受体及催化中心的 $Fe_3$ 核心组成(图 11-4)。其放射动力学原理为:在辐射激发下,$P_2W_{15}$ 与 $Fe_3$ 核心间发生异金属间电荷转移(metal-to-metal charge transfer,MMCT),导致 $Fe^{3+}$ 转变为 $Fe^{2+}$,同时辐射驱动的电子转移进一步增强 $Fe^{2+}$ 的催化能力。与单独 $Fe_{12}$-POM 的化学动力学效应相比,羟基自由基的生成量提高了 139 倍,较 X 线增加了 43 倍。这种异金属间电荷转移现象通常仅在高温高压等极端条件下出现,在辐射条件下的实现实属罕见,这与分子的高级结构和 Fe、W 金属的特性密切相关。

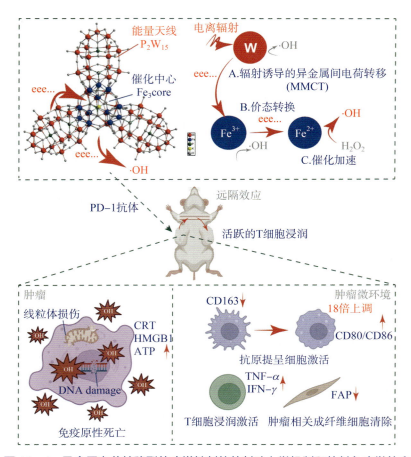

图11-4 异金属电荷转移型放疗增敏剂的放射动力学机制和放射免疫学效应

在辐射激发下,该分子表现出显著的生物学和免疫学效应,包括诱导肿瘤 CD80/86 上调、CD163 和 FAP 下调,以及促进 IFN-γ 和 TNF-α 的释放。$Fe_{12}$-POM 最终可诱导 γ-H2AX 损伤、线粒体损伤、克隆形成抑制、肿瘤免疫原性死亡和放射免疫远端效应,从而有效抑制肿瘤进展。

(孙 筠)

## 参考文献

[1] BAO C H, SUN Y, DONG Y L, et al. The relative biological effectiveness of proton and carbon ion beams in photon-sensitive and resistant nasopharyngeal cancer cells [J]. Ann Transl Med, 2018, 7: 170-179.

[2] BAO C H, SUN Y, DWARAKANATH B, et al. Carbon ion triggered immunogenic necroptosis of nasopharyngeal carcinoma cells involving necroptotic inhibitor BCL-x [J]. J. Cancer, 2021, 12(5): 1520-1530.

[3] CHEN Y, DENG Y, LI Y R, et al. Oxygen-independent radiodynamic therapy: radiation-

boosted chemodynamics for reprogramming the tumor immune environment and enhancing antitumor immune response [J]. ACS Appl Mater Interfaces, 2024, 16(17): 21546-21556.

[4] HU W, PEI Y L, NING R L, et al. Immunomodulatory effects of carbon ion radiotherapy in patients with localized prostate cancer [J]. J Cancer Res Clin, 2022, 149(8):4533-4545.

[5] HU W, ZHANG Z S, XUE Y S, et al. Carbon ion irradiation exerts antitumor activity by inducing CGAS-STING activation and immune response in prostate cancer-bearing mice [J]. Cancer Med-US, 2024, 13(2): e6950.

[6] HUANG Q T, SUN Y, WANG W W, et al. Biological guided carbon-ion microporous radiation to tumor hypoxia area triggers robust abscopal effects as open field radiation [J]. Front Oncol, 2020, 10:597702.

[7] LIU J, DENG Y, QIN X J, et al. Ultrafast synthesizing bismuth mesoporous nanolitchi radiosensitizer loading high dose DOX for CT-guided enhanced chemoradiotherapy [J]. ACS Appl Mater Interfaces, 2019, 11(46):42932-42942.

[8] NING R L, PEI Y L, LI P, et al. Carbon-ion radiotherapy evokes a metabolic reprogramming and individualized response in prostate cancer [J]. Front Public Health, 2021, 9:777160.

[9] PEI Y L, NING R L, HU W, et al. Carbon ion radiotherapy induce metabolic inhibition after functional imaging-guided simultaneous integrated boost for prostate cancer [J]. Front Oncol, 2022, 12:845583.

[10] QIN X J, LIU J, XU Y H, et al. Mesoporous bi-containing radiosensitizer loading with DOX to repolarize tumor-associated macrophages and elicit immunogenic tumor cell death to inhibit tumor progression [J]. ACS Appl Mater Interfaces, 2020, 12(28):31225-31234.

[11] SCHAUE D, MCBRIDE W H. Opportunities and challenges of radiotherapy for treating cancer [J]. Nat Rev Clin Oncol, 2015, 12(9): 527-540.

[12] VINTER V. Changes in radioresistance of sporulating cells of bacillus cereus [J]. Nature, 1961, 189(4764):589-590.

[13] ZHANG G Y, ZHANG Z S, PEI Y L, et al. Biological and clinical significance of radiomics features obtained from magnetic resonance imaging preceding pre-carbon ion radiotherapy in prostate cancer based on radiometabolomics [J]. Front Endocrinol, 2023, 20(14):1272806.

[14] ZHANG Z S, PEI Y L, HU W, et al. The metabolic repression effect of carbon-ion radiotherapy in synchronous hormone-sensitive oligometastatic prostate cancer [J]. Front Endocrinol, 2023, 14:1291653.

# 附录一
# 上海市质子重离子医院（SPHIC）放疗技术和设备参数

表附1  SPHIC的质子重离子设备的基本性能参数

| 比较项 | 参数值 |
| --- | --- |
| 能量 | P：48~221 MeV/u |
|  | C：86~430 MeV/u |
| 射程 | P：21~310 mm |
|  | C：20~310 mm |
| 能量数量 | P：290 |
|  | C：291 |
| 最小能量步长 | 1 mm |
| 单能量束斑数 | 5 |
| 束斑大小（半高宽） | P：8.1~32.7 mm |
|  | C：3.4~13.5 mm |
| 束斑大小（标准差） | P：3.4~13.9 mm |
|  | C：1.4~5.7 mm |
| 单循环最大粒子数 | P：1.4E+10 |
|  | C：5.0E+08 |
| 束流强度 | 动态 |
| 同步加速器周长 | 65 m |
| 机头探测器 | 电离室2个 |
|  | 强度监控器1个 |
|  | 多丝正比电离室2个 |
| 束流探测器气体 | $ArCO_2$ |
| 机头真空窗等效水深 | 1.7 mm |
| 真空-等中心距离 | 1.4 m |

注：P,质子；C,碳离子。

表附2  SPHIC常用的碳离子照射的分割剂量、照射次数和疗程(LEM模型)（每周照射5次）

| 肿瘤 | 肿瘤类型 | 分割剂量 Gy(RBE) | 照射次数 | 总剂量 | 疗程（周） |
|---|---|---|---|---|---|
| 鼻咽癌 | X线放疗后复发 | 3 | 21 | 63* | 4.2 |
| 气管肿瘤 | 腺样囊腺癌 | 3.3 | 22 | 72.6 | 4.4 |
| 肺部非小细胞癌 | 周围型Ⅰ期($T_{1-2}N_0M_0$) | 7～8 | 8～10 | 64～68 | 1.6～2 |
| | 中央型Ⅰ期 | 3.5 | 22 | 77 | 4.4 |
| | Ⅲ期($T_{1-4},N_{1-3},M_0$) | 3.5 | 22 | 77 | 4.4 |
| 原发性和转移性肝癌 | 远离消化道、肝门和肋骨（>1cm） | 6.5 | 10 | 65 | 2 |
| | 靠近消化道、肝门和肋骨（≤1cm） | 4.5 | 15 | 67.5 | 3 |
| 胰腺癌 | 局部晚期不可切除 | 4.5 | 15 | 67.5 | 3 |
| 前列腺癌 | 低危 中/高危（联合内分泌治疗） | 4.1 | 16 | 65.6 | 3.2 |
| 直肠癌 | 手术后盆腔复发 | 3.7 | 20 | 74 | 4 |
| 骶尾部脊索瘤/软骨肉瘤 | | CTV:3.8～4;同步加量GTV到4.4 | 16 | CTV 60.8～64 GTV 70.4 | 3.2 |

* SIB照射技术，肿瘤CTV的剂量为56.7 Gy(RBE)/21次，GTV的剂量为63 Gy(RBE)/21次。

表附3  SPHIC碳离子放疗肺癌的OAR剂量限制［Gy(RBE)］（LEM模型）

| 关键器官 | 22次放疗(≤3.5 Gy(RBE)/次) | 8～10次放疗(5～8.5 Gy(RBE)/次) |
|---|---|---|
| 近端支气管树 | $D_{5cm^3}$≤78, $D_{10cm^3}$≤76 | $D_{1mm^3}$<40 |
| 食管 | $D_{mean}$≤34, $D_{max}$≤78 | $D_{1mm^3}$<40 |
| 两肺-GTV | $D_{mean}$<14, $V_{20}$<25%, $V_5$<50% | $D_{mean}$<5, $V_{20}$<12%, $V_5$<28% |
| 心脏 | $V_{40}$<25%, $V_{30}$<30%, $D_{mean}$<17 | $D_{1mm^3}$<40 |
| 脊髓 | $D_{max}$≤40 | $D_{1mm^3}$<30 |

表附4  SPHIC前列腺癌碳离子放疗的OAR的剂量限制［Gy(RBE)］（16次照射）(LEM模型)

| 组织 | 剂量限制 |
|---|---|
| 小肠 | $D_{max}$<55 |
| 结肠 | $D_{max}$<55 |

续表

| 组　织 | 剂　量　限　制 |
|---|---|
| 直肠 | $D_{3cc}<60$<br>$D_{7cc}<55$<br>$D_{10cc}<50$ |
| 膀胱 | $D_{max}<68.9$<br>$V_{30}<30\%$<br>$V_{60}<10\%$<br>$V_{65}<5\%$ |

表附 5　SPHIC 胰腺癌碳离子放疗的 OAR 的剂量限制 [Gy（RBE）]（15 次照射）(LEM 模型)

| 组　织 | 剂　量　限　制 |
|---|---|
| 胃、十二指肠、空肠和结肠 | $V_{50}<2\,mL$<br>$V_{32}<6\,mL$<br>$V_{21}<24\,mL$<br>$V_{10}<102\,mL$ |
| 肾脏 | $D_{mean}<13\,Gy$<br>$V_{15}<30\%$ |
| 脊髓 | $D_{max}<34\,Gy$ |
| 肝脏 | $D_{mean}<24\,Gy$ |

表附 6　SPHIC 肝细胞癌碳离子放疗的 OAR 的剂量限制 [Gy（RBE）](LEM 模型)

| 组织 | 剂　量　限　制 | |
|---|---|---|
| | 10 次 | 15 次 |
| 肝脏-GTV | $D_{mean}<20\,Gy$ | $D_{mean}<24\,Gy$ |
| 胃、小肠和结肠 | $V_{43}<2\,mL$<br>$V_{28}<6\,mL$ | $V_{50}<2\,mL$<br>$V_{32}<6\,mL$ |
| 肾脏 | $D_{mean}<12\,Gy$<br>$V_{14}<30\%$ | $D_{mean}<13\,Gy$<br>$V_{15}<30\%$ |
| 脊髓 | $D_{max}<30\,Gy$ | $D_{max}<34\,Gy$ |

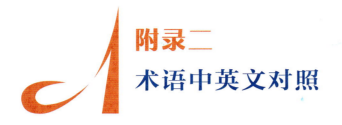

# 附录二 术语中英文对照

表附7 术语中英文对照

| 英文缩写 | 英文全称 | 中文名称 |
| --- | --- | --- |
| 3D-CRT | 3-dimensional conformal radiation therapy | 三维适形放疗 |
| 4D-CT | 4-dimensional CT | 四维CT |
| 95%CI | 95% confident index | 95%可信区间 |
| ABC | active breath coordinator | 主动呼吸控制技术 |
| ACC | adenoid cystic carcinoma | 腺样囊性癌 |
| AED | advanced electron density | 先进电子密度 |
| A-EJ | alternative end-joining | 非经典末端连接修复 |
| AJCC | American Joint Committee on Cancer | 美国癌症联合委员会 |
| ARC | arc therapy | 弧形放疗 |
| ART | adaptive radiation therapy | 自适应放疗 |
| ASCO | American Society of Clinical Oncology | 美国临床肿瘤学会 |
| ATM | ataxia telangiectasia-mutated（gene） | 毛细血管扩张性共济失调症基因 |
| BAMS | beam application and monitor system | 光束应用和监控系统 |
| BED | biologically effective dose | 生物有效剂量 |
| CAD | caspase activated DNase | caspase活化的DNA酶 |
| CDK | cycling-dependent kinases | 周期蛋白依赖性激酶 |
| CF | convert factor | 转换因子 |
| CHO | Chinese hamster ovary（cell） | 中国仓鼠卵巢细胞 |
| CIRT | carbon ion radiation therapy | 碳离子放疗 |
| CNAO | Centro Nazionale di Adroterapia Oncologica | 意大利国家强子治疗中心 |
| CR | complete response | 完全缓解 |

续表

| 英文缩写 | 英文全称 | 中文名称 |
|---|---|---|
| CT | computed tomography | 计算机断层扫描 |
| CTDI | computed tomography dose index | CT剂量指数 |
| CTV | clinical target volume | 临床靶体积 |
| DC | dendral cell | 树突状细胞 |
| DDP | cis-platin | 顺铂 |
| DKFZ | Deutsches Krebsforschungszentrum | 德国国家癌症中心 |
| $D_{mean}$ | mean dose | 平均剂量 |
| DNA-PKcs | DNA-dependent protein kinase catalytic subunit | DNA依赖性的蛋白激酶催化亚基 |
| DSB | double strain break | DNA双链断裂 |
| DVH | dose volume histogram | 剂量体积直方图 |
| ECOG | Eastern Cooperative Oncology Group | 东部肿瘤协作组（体能状态评分） |
| EMT | epithelial-mesenchymal transition | 上皮-间充质转化 |
| EPOM | effective point of measurement | 有效测量点 |
| EV | energy verification | 能量验证 |
| FAPI | fibroblast activation protein inhibitor | 成纤维细胞活化蛋白抑制剂 |
| FDG | fluorodeoxyglucose | 氟代脱氧葡萄糖 |
| FEV1 | forced expiratory volume in one second | 第1秒用力呼气量 |
| FISH | fluorescence in situ hybridization | 荧光原位杂交（技术） |
| FMEA | failure modes and effect analysis | 失效模式与影响分析 |
| FTA | fault tree analysis | 故障树分析 |
| FWHM | full width at half maximum | 半高全宽 |
| GS | Gleason score | 前列腺癌的Gleason分级 |
| GSI | Gesellschaft für Schwerionenforshung | 德国国家重离子研究所 |
| GTV | gross tumor volume | 肿瘤靶体积 |
| H2AX | γ-histone family 2A variant | 组蛋白2A变异体 |
| HCC | hepatocellular carcinoma | 肝细胞癌 |
| HIF1α | hypoxia inducible factor-1α | 缺氧诱导因子-1α |
| HIMAC | heavy ion medical accelerator in Chiba | 千叶医用重离子加速器 |

续 表

| 英文缩写 | 英文全称 | 中文名称 |
|---|---|---|
| HIT | Heidelberg Ion Beam Therapy Center | 德国海德堡大学离子束治疗中心 |
| HLUT | hounsfield look-up table | HU 转换表 |
| HR | homologous recombination | 同源重组 |
| HSG | human salivary gland | 人类唾液腺 |
| HU | hounsfield unit | CT 组织密度 |
| HVL | half-value layer | 半价层 |
| IAEA | International Atomic Energy Agency | 国际原子能机构 |
| ICC | intrahepatic cholangiocarcinoma | 肝内胆管癌 |
| ICRU | International Commission on Radiological Units and Measurements | 国际辐射单位与测量委员会 |
| iDD | integral depth dose distributions | 积分深度剂量分布 |
| IGF-1 | insulin-like growth factor-1 | 胰岛素样生长因子-1 |
| IGRT | image guided radiation therapy | 图像引导放疗 |
| iGTV | internal gross tumor volume | 内肿瘤靶体积 |
| IMCT | intensity modulated carbon-ion radiotherapy | 碳离子调强放疗 |
| IMPT | intensity-modulated proton radiotherapy | 质子调强放疗 |
| IMRT | intensity-modulated radiotherapy | X 线调强放疗 |
| KPS | Karnofsky performance status | 卡氏功能状态评分标准 |
| LBNL | Lawrence Berkeley National Laboratory | 劳伦斯伯克利国家实验室 |
| LC | local control | 局部肿瘤控制 |
| LEM | local effect model | 局部效应模型 |
| LET | linear energy transfer | 线性能量传递/传能线密度 |
| Lig4 | DNA ligase IV | DNA 连接酶 IV |
| LQ | linear quadratic | 线性二次方（模型） |
| MBM | mix beam model | 混合射线模型 |
| MC | Monte Carlo | 蒙特卡罗 |
| MCS | multiple Coulomb scattering | 多次库伦散射 |
| MDSC | myeloid-derived suppressor cell | 骨髓来源的抑制细胞 |
| MDT | multidisciplinary team | 多学科协作团队 |

续表

| 英文缩写 | 英文全称 | 中文名称 |
|---|---|---|
| mFISH | multiplex fluorescence in situ hybridization | 多色荧光原位杂交 |
| MIP | maximal intensity projection | 最大密度投影 |
| MKM | microdosimetric-kinetic model | 微剂量动力学模型 |
| MLIC | multi-layer ICs | 多层电离室 |
| mMKM | modified microdosimetric kinetic model | 修改的微剂量动力学模型 |
| MPA | medical physicist application | 医学物理师应用程序 |
| mPTV | modified planning target volume | 修正的计划靶体积 |
| mTOR | mammalian target of rapamycin | 哺乳动物雷帕霉素靶蛋白 |
| MWPC | multi wire proportional counter | 多丝正比电离室 |
| NED | no evidence of disease | 无疾病证据 |
| NHEJ | non-homologous end joining | 非同源末端连接 |
| NIRS | National Institute of Radiological Sciences | 日本国立放射医学研究所 |
| NPC | nasopharyngeal carcinoma | 鼻咽癌 |
| NSCLC | non-small cell lung carcinoma | 非小细胞肺癌 |
| NTCP | normal tissue complication probability | 正常组织并发症发生率 |
| OAR | organ at risk | 危及器官 |
| OER | oxygen enhancement ratio | 氧增强比 |
| OS | overall survival | 总生存 |
| PBS | pencil beam scanning | 笔形束扫描 |
| PD-1 | programmed death proten-1 | 程序性细胞死亡蛋白-1 |
| PDL-1 | programmed cell death ligand-1 | 程序性细胞死亡蛋白配体-1 |
| PDR | potential damage repair | 潜在损伤修复 |
| PET | positron emission computed tomography | 正电子发射计算机断层扫描 |
| PFS | progression-free survival | 无进展生存 |
| PMMA | polymethyl methacrylate | 聚甲基丙烯酸甲酯 |
| POI | point of interest | 感兴趣的位置 |
| PR | partial response | 部分缓解 |
| PRT | proton radiation therapy | 质子放疗 |
| PRV | planning organ at-risk volume | 危及器官的计划体积 |

续 表

| 英文缩写 | 英文全称 | 中文名称 |
|---|---|---|
| PS | passive scattering (technique) | 被动散射（技术） |
| PSPT | passive scattering proton (or particle) therapy | 被动散射技术的质子放疗（或粒子放疗） |
| PT | particle therapy | 质子重离子放疗 |
| PTV | planning target volume | 计划靶体积 |
| QA | quality assurance | 质量保证 |
| QC | quality control | 质量控制 |
| QM | quality management | 质量管理 |
| QST | National Institutes for Quantum Science and Technology | 日本国立量子科学和技术研究所 |
| RaShi | range shifter | 射程移位器 |
| RBE | relative biological effectiveness | 相对生物效应 |
| RCA | Root cause analysis | 根本原因分析 |
| RiFi | ripple filter | 脊型滤波器 |
| RIGI | radiation induced genomic instability | 电离辐射诱导的基因组不稳定性 |
| RILD | radiation induced liver disease | 放射诱导的肝病 |
| RLSP | relative linear stopping power | 相对线性阻止本领 |
| ROC | receiver operator characteristic curve | 受试者工作特征曲线 |
| RP | radiation induced pneumonia | 放射性肺炎 |
| RPN | risk priority number | 风险优先级数 |
| RPO | radiation protection officer | 辐射防护人员 |
| RT | radiation therapy | 放疗 |
| RTOG | Radiation Therapy Oncology Group | （美国）放射治疗肿瘤学组 |
| SAD | source-to-axis distances | 源轴距 |
| SAE | serious adverse event | 严重不良事件 |
| SBO | single beam optimization | 单野剂量优化 |
| SBRT | stereotactic body radiation therapy | 立体定向放疗 |
| SCLC | small cell lung cancer | 小细胞肺癌 |
| SER | sensitivity enhancement ratio | 放射增敏比 |

续 表

| 英文缩写 | 英文全称 | 中文名称 |
|---|---|---|
| SI | specific ionization | 比电离 |
| SLDR | sublethal damage repair | 亚致死性损伤修复 |
| SOBP | spread-out of Bragg peak | 扩展布拉格峰 |
| SPHIC | Shanghai Proton and Heavy Ion Center | 上海市质子重离子医院 |
| SRL | severe radiation-induced lymphopenia | 放射诱导的严重淋巴细胞减少症 |
| SSA | single-strand annealing | 单链退火修复 |
| SSB | single-strand breakage | (DNA)单链断裂 |
| SSDL | secondary standards dosimetry laboratory | 二级标准剂量实验室 |
| TACE | transcatheter arterial chemoembolization | 动脉灌注化疗和碘油肿瘤栓塞治疗 |
| $TCD_{50}$ | tumor control dose at 50% | 控制50%的肿瘤所需要的剂量 |
| TGF | therapeutic gain factor | 治疗增益因子 |
| TGF-$\beta$ | transforming growth factor-$\beta$ | 转化生长因子$\beta$ |
| TIMPS | treatment information management and planning system | 治疗信息管理和计划系统 |
| TIMS | treatment information management system | 治疗信息管理系统 |
| TLD | thermoluminescent detector | 热释光探测器 |
| TMS | treatment management system | 治疗管理系统 |
| TOMO | tomotherapy | 容积调强放疗 |
| TPS | treatment planning system | 放疗计划系统 |
| Treg | T regular cell | T调节细胞 |
| WED | water-equivalent depth | 水等效深度 |
| XRCC4 | X-ray repair cross-complementing 4 | X线交叉互补蛋白Ⅳ |